总主审　王鸿利　沈　霞　洪秀华　熊立凡　吴文俊

总主编　胡翊群　王学锋

临床检验
一万个为什么
病原检验分册

主　审　洪秀华

主　编　李　敏　张　泓　刘　瑛

副主编　项明洁　陈家旭

秘　书　宋　珍（兼）　秦娟秀（兼）

人民卫生出版社

图书在版编目（CIP）数据

临床检验一万个为什么：病原检验分册/李敏，张泓，刘瑛主编.—北京：人民卫生出版社，2017

ISBN 978-7-117-24925-6

Ⅰ.①临… Ⅱ.①李…②张…③刘… Ⅲ.①病原微生物-医学检验 Ⅳ.①R446.1

中国版本图书馆 CIP 数据核字（2017）第 179742 号

人卫智网　www. ipmph. com	医学教育、学术、考试、健康，购书智慧智能综合服务平台
人卫官网　www. pmph. com	人卫官方资讯发布平台

临床检验一万个为什么
病原检验分册

总 主 编：胡翊群　王学锋
主　　编：李 敏 张 泓 刘 瑛
出版发行：人民卫生出版社 （中继线 010-59780011）
地　　址：北京市朝阳区潘家园南里 19 号
邮　　编：100021
E - mail：pmph @ pmph. com
购书热线：010-59787592　010-59787584　010-65264830
印　　刷：三河市宏达印刷有限公司（胜利）
经　　销：新华书店
开　　本：787×1092　1/16　印张：21
字　　数：511 千字
版　　次：2017 年 9 月第 1 版　2019 年 12 月第 1 版第 2 次印刷
标准书号：ISBN 978-7-117-24925-6/R · 24926
定　　价：79.00 元

打击盗版举报电话：010-59787491　E- mail：WQ @ pmph. com
（凡属印装质量问题请与本社市场营销中心联系退换）

编 者（以姓氏笔画为序）

卫颖珏　上海交通大学医学院附属仁济医院

王　春　上海交通大学医学院附属儿童医院

王　星　上海交通大学医学院附属上海儿童医学中心

王立平　上海交通大学医学院附属同仁医院

刘　倩　上海交通大学医学院附属仁济医院

刘　瑛　上海交通大学医学院附属新华医院

刘庆中　上海交通大学附属第一人民医院

汤　瑾　上海交通大学附属第六人民医院

孙康德　上海交通大学医学院附属第九人民医院

李　敏　上海交通大学医学院附属仁济医院

李　惠　上海交通大学医学院

李崇山　上海市疾病预防控制中心

宋　珍　上海交通大学医学院

张　泓　上海交通大学附属儿童医院

张祎博　上海交通大学医学院附属瑞金医院

陆庭嫣　上海交通大学医学院附属国际和平妇幼保健院

陈　旭　上海交通大学医学院附属第九人民医院

陈家旭　中国疾病预防控制中心寄生虫病预防控制所

项明洁　上海交通大学医学院附属瑞金医院

俞　静　上海交通大学医学院附属新华医院

秦娟秀　上海交通大学医学院附属仁济医院

顾飞飞　上海交通大学医学院附属瑞金医院

顾伟鸣　上海市皮肤病医院

徐伟红　上海交通大学医学院附属同仁医院

徐阳飈　上海交通大学附属胸科医院

奚　卫　上海交通大学医学院附属仁济医院

郭海艳　上海交通大学医学院附属第九人民医院

黄卫春　上海交通大学医学院附属上海儿童医学中心

韩立中　上海交通大学医学院附属瑞金医院

舒　文　上海交通大学附属第一人民医院

3

内容简介

本书介绍了感染性疾病实验诊断有关知识，重点阐述人体常见感染性疾病的病原检验，旨在帮助读者了解病原检验对诊断感染性疾病的重要临床价值及应用评价。

本书共分二十章，第一章至第三章简单介绍病原生物检验基础理论与检验技术；第四章至第十三章对不同人体器官和系统的常见病原生物所致疾病、感染病原检验与常见系统感染性疾病实验诊断的内容做了较详细阐述；第十四章与第十五章分别扼要介绍胎儿与新生儿旅行者感染性疾病的病原检验；第十六章为医院感染与生物安全；第十七章至第二十章涉及抗病原生物体外药物敏感试验与临床常见的耐药病原体的内容。

全书均以"问"与"答"的形式编写，共有951问。读者可根据个人所需，查阅目录相关章节与问题，在书中找到答案。但因感染性疾病实验诊断的学科特点，往往单一问题和答案不能完全解决读者疑问，需要寻找更多相关的知识。本书已将同一知识点若干相关问题编排在相邻位置，方便读者查阅。

本书是系列丛书《临床检验一万个为什么》的分册之一，某些感染性疾病如病毒性肝炎、艾滋病等的病原检验以免疫检验或分子检验为主，故其相关的知识在《免疫学检验分册》与《分子生物学检验分册》中介绍，本书不再对以上内容进行阐述。

序言

"科技创新、科学普及是实现创新发展的两翼，要把科学普及放在与科技创新同等重要的位置"。科学普及要求广大科技工作者以提高全民科学素质为己任，把普及科学知识、弘扬科学精神、传播科学思想、倡导科学方法作为义不容辞的责任。在医学发展的当下，普及医学知识，更好地服务人民大众，显得尤为重要。在上海交通大学医学院（原上海第二医科大学）建校 65 周年之际，在我国著名检验医学教育家，也是我的亦师亦友的王鸿利、沈霞、洪秀华、熊立凡和吴文俊教授等指导下，我的同事和挚友胡翊群和王学锋教授领衔组织我院所属 12 所附属医院的三代"检验学人"精诚合作、和衷共济，共同编写了《临床检验一万个为什么》，并将由人民卫生出版社出版。对此，我由衷地感到高兴，并乐意为此写上几句，以表敬意和祝贺。

《临床检验一万个为什么》是一套系列的临床检验科普实用型丛书，由基础检验、血液学检验、输血检验、病原检验、免疫学检验、生物化学检验、分子生物学检验、遗传检验、检验质量管理及特殊检验等 10 个分册组成，是检验医学专业专著的新尝试。全书特点鲜明，既体现了科普理念和服务模式的创新，又增强了医学科普教育的知识性趣味性。我以为，该丛书至少有如下三个特点：其一，内容丰富、全面。丛书以临床检验为主线，串联着体外诊断器材（仪器设备、试剂）、实验室检测（技术和方法，质量管理）和临床应用（诊治、预防）三大板块，贯穿着检验医学的各个方面和各个系统。其二，格式新颖、别致。全书均以"问""答"格式阐述，以提出问题为"锁"，以回答问题为"钥匙"，一问一答专一性和针对性极强，配合十分默契，宛如"一把钥匙开一把锁"。其三，临床解惑、实用。全书 80% 以上的内容为科普实用型，10%~20% 为基础进展型。因此，"普及"和"实用"是本书的重要特点，适用于广大民众和中、初级检验人员对检验医学知识的渴望和需求。

随着科技的发展，人类已跨入"大健康"和"精准医疗"时代，检验医学也随之进入"大检验"和"精准检验"阶段。我期待《临床检验一万个为什么》系列丛书作为医学知识普及和专业知识更新的读物，能有力地推动我国检验事业的发展和提高，更为普遍提高全民检验医学科学素质做出贡献。

陈国强

中国科学院院士

上海交通大学医学院院长

上海交通大学副校长

2017 年 4 月 15 日

前言

今年是上海交通大学医学院建校 65 周年。为庆祝母校华诞，我们组织了本校从事临床检验诊断的教师、专业技术人员及部分校友，共同编写《临床检验一万个为什么》丛书，作为检验医学专业同仁向母校校庆献礼；也借此机会，为我国的检验医学事业做出一些贡献。

光阴似箭，逝者如斯。丛书编写团队中不论是古稀之年的老教授，还是正当年华、经验丰富的检验工作者，他们都见证了祖国检验医学事业飞速发展并趋于国际先进水平的历程；也见证了我国医学检验教育事业从无到有、从小到大、由弱至强的各个发展阶段。当前，检验医学在疾病诊断、治疗、预防和康复各个方面都发挥着无可替代的作用；尤其随着基因组学、蛋白组学和代谢组学的腾飞，精准检验与个体化治疗得以实施，检验医学各个亚专科正在蓬勃发展。

丛书名为《临床检验一万个为什么》，意指编者以"问""答"显而易见的编写格式向大众、读者介绍临床检验领域内的丰富、普及与实用的医学知识。丛书共有 10 个分册，力求涵盖检验医学的亚专科，分别为《基础检验分册》《血液学检验分册》《免疫学检验分册》《分子生物学检验分册》《病原检验分册》《输血检验分册》《生物化学检验分册》《遗传检验分册》《特殊检验分册》与《检验质量管理分册》。每本分册既独立成书，又与其他分册紧密联系。

期待本书的出版能够为广大中初级医师、临床检验专业人员、患者及家属答疑解惑，成为读者的良师益友。我们将不定期对丛书的内容进行更新，使之与医学事业的发展同步。由于编者人数众多，水平有限，整个丛书难免出现瑕疵，敬请专家和读者不吝指正，在此谨致以衷心的谢忱。

胡翊群　王学锋
2017 年 9 月 1 日于上海

目录

第三章 病原检验技术 ································ 32

第一节 显微镜检查 ································ 32

第二节 病原生物分离培养与鉴定 ································ 36

第十六章 医院感染与生物安全 ………………………………………… 227

第十八章　抗真菌感染药物 …………………………………………………… 255

第一节　常用抗真菌药物作用与耐药机制 …………………………………… 255

第一章 微生物与寄生虫

第一节 细 菌

1. 为什么病原生物可分为细菌、真菌、病毒和寄生虫四大类

答：病原生物按照有无细胞基本结构、分化程度和化学组成等不同可分为细菌、真菌、病毒和寄生虫四大类。细菌（bacterium）由单细胞组成，细胞核的分化程度较低，仅有原始核，染色体仅为单个裸露的 DNA 分子，无核膜和核仁等结构，缺乏完整的细胞器。真菌（fungi）是一类由无叶绿素的单细胞或多细胞组成，细胞核分化程度高，有典型的核结构（有核仁、核膜和染色体），通过有丝分裂进行繁殖；胞浆内有多种完整的细胞器（如内质网、核糖体、线粒体等）。病毒（virus）的体积微小，能通过细菌滤器，无细胞结构，无产生能量的酶系统，由单一核酸（DNA 或 RNA）和（或）蛋白质衣壳组成，必须在活的易感细胞内生长繁殖。寄生虫（parasite）是一类在生活中需要寄生于另一生物才能生存的动物，有完整的细胞膜、细胞质和细胞核，包括单细胞原生动物，多细胞的环节动物、扁平动物、棘头动物、线形动物和节肢动物等。

2. 为什么螺旋体、支原体、衣原体和立克次体都属于细菌

答：螺旋体（spirochaeta）是一类细长、柔软、弯曲呈螺旋状，利用细胞壁和细胞膜间的轴丝运动的活泼原核细胞型微生物。支原体（mycoplasma）是一群没有细胞壁、能在人工培养基中生长繁殖的最小的原核细胞型微生物，最小个体直径 $0.2 \sim 0.3 \mu m$，可通过滤菌器，形态上呈高度多形性，由于生物合成能力有限，生长时需从外界环境摄取胆固醇。衣原体（chlamydia）是一类能通过滤菌器、严格细胞内寄生、有独特的双相生活周期的原核细胞型生物。立克次体（rickettsia）是大小介于细菌和病毒之间，绝大多数为专性细胞内寄生，菌体内同时含有 DNA 和 RNA 两类核酸物质，以二分裂方式繁殖的原核细胞型微生物。从分类学角度上，螺旋体、支原体、衣原体、立克次体这几类结构和成分与细菌具有诸多相似之处，所以将它们统列入广义的细菌范畴。

3. 为什么要对细菌、真菌、病毒和寄生虫进行分类与命名

答：我们往往会对生物进行分类，病原生物也和其他生物相同，分类等级主要包括界（kingdom）、门（division）、纲（class）、目（order）、科（family）、属（genus）、种（species）。病原生物的分类、命名和鉴定是在全面了解细菌、真菌、病毒和寄生虫的生物学特征的基础上，研究它们的种类，探索其起源、演化以及与其他类群之间的亲缘关系，

进而提出能反映自然发展的分类系统。病原生物的分类方法大体包括两种：表型特征分类法和遗传学分类法。病原生物的命名是在分类基础上，给予每种病原生物一个科学名称，使之在生产实践、临床实践和科学研究工作中相互交流成为可能。制定病原生物命名的法规，能保证所有的科研工作者以同样方式给病原生物命名。

4. 为什么要用光学显微镜观察细菌形态

答：细菌大小以微米（μm）为测量单位，按其外形描述可分成球菌、杆菌、螺菌。单个球菌直径约为 0.5~3.0μm，单个杆菌或螺菌长短从 0.5~20μm 不等。人肉眼的最小分辨率为 0.2mm，因此人的肉眼想要观察到单个细菌需要借助光学显微镜的放大功能，细菌被放大几百到上千倍才能看到。一般的光学显微镜包括目镜和物镜，目镜×10 放大，物镜有×4 镜、低倍镜（×10）、高倍镜（×40）和油镜（×100），故观察细菌形态需用光学显微镜的油镜。

5. 为什么可以用革兰染色将大部分细菌分类

答：革兰染色（Gram stain）法由丹麦病理学家 Christain Gram 于 1884 年创立，是细菌学中很重要的鉴别染色法，染色方法分为四步：结晶紫初染、卢戈碘液媒染、95%乙醇脱色、石炭酸复红复染。通过此法染色，可将细菌染成紫色或粉红色，即革兰阳性菌（G+）或革兰阴性菌（G-）两大类。革兰染色法的原理尚不完全清楚，目前主要有 3 种学说：①通透性学说：革兰阳性菌细胞壁结构较致密，肽聚糖层厚，脂质含量少，乙醇不易透入；革兰阴性菌细胞壁结构疏松，肽聚糖层薄，脂质含量多，乙醇易渗入；②等电点学说：革兰阴性菌等电点（pI 4~5）较革兰阳性菌等电点（pI 2~3）高，一般染料酸碱度在 pH 7.0 左右，电离后革兰阳性菌所带的负电荷比革兰阴性菌多，与带正电荷的结晶紫染料结合较牢固不易脱色；③化学学说：革兰阳性菌菌体含大量核糖核酸镁盐，可与结晶紫和碘牢固地结合呈大分子复合物，不易被乙醇脱色；革兰阴性菌菌体内含核糖核酸镁盐很少，吸附染料量少，形成的复合物分子也较小，故易被脱色。

6. 为什么要选择对数生长期的细菌进行细菌生理特征观察

答：细菌生理特征包括细菌的形态、染色性、生化反应及对外界环境因素的作用。生长曲线（growth curve）是以菌落形成单位（colony forming unit，CFU）为纵坐标，培养时间为横坐标作出一条反映细菌生长数变化的规律曲线。典型的生长曲线可以分为迟缓期（lag phase）、对数生长期（logarithmic phase）、稳定期（stationary phase）和衰亡期（death phase）。对数生长期又称指数期（exponential phase）。细菌在该期生长迅速，活菌数以恒定的几何级数增长，生长曲线图上细菌数的对数呈直线上升，达到顶峰状态，在不添加培养基情况下，一般细菌对数生长期维持 4~8 小时。对数生长期的细菌的形态、染色性、生理活性等都较典型，对外界环境因素的作用敏感。因此，研究细菌的生物学性状（形态染色、生化反应等）和药物敏感性应选用该生长阶段的细菌。

7. 为什么细菌动力的观察可以用作细菌种的鉴定

答：细菌的动力来自于细菌的鞭毛（flagellum）。鞭毛是附着于多种细菌（如大多数杆菌、少数球菌、全部弧菌及螺菌）菌体上的细长而呈波状弯曲的丝状物。鞭毛自细胞膜长出，游离于细胞外，其由三个部分组成：基础小体、钩状体和丝状体。鞭毛的长度超过菌体若干倍。并不是所有细菌都有鞭毛，有鞭毛的细菌有动力，可在显微镜下呈活泼有方向的运动，而无鞭毛的细菌没有动力，在镜下只能呈不规则的布朗运动。因此，可用悬滴法或压滴法在显微镜下直接观察其运动，也可将细菌穿刺接种半固体培养基观察穿刺线（是否清晰）与其周围培养基（是否混浊）从而鉴别细菌种类。另外，细菌鞭毛数目、排列和位置常随不同菌种而异，可分为单毛菌（monotrichate）、双毛菌（amphitrichate）、丛毛菌（lophotrichate）和周毛菌（peritrichate）等类型。通过电子显微镜观察鞭毛，或经特殊染色法使鞭毛增粗后在普通光学显微镜下观察也可用作菌种鉴定。

8. 为什么某些细菌容易黏附定植在呼吸道、消化道与尿道等黏膜细胞表面

答：某些细菌表面遍布的比鞭毛更为纤细、短而直的丝状蛋白附属物称菌毛，常把较短的菌毛称为纤毛（fimbriae），较长的称性菌毛（sexpilus），菌毛需借助电子显微镜才能观察到。纤毛数量多，每个细菌细胞的纤毛可达数百根，具有黏附细胞和定居各种细胞表面的能力。借助于菌毛，某些细菌可不受黏膜细胞表面的纤毛运动或蠕动等作用而牢固黏附（adhere）与定植（colonize）在呼吸道、消化道和尿道细胞表面，进而侵入细胞。通常，菌毛与细菌的致病性有关。

9. 为什么青霉素能杀伤细菌而对人或哺乳动物细胞无杀伤作用

答：这是由细菌与人或哺乳动物细胞结构差异造成的。细菌细胞具有细胞壁，不论革兰阳性细菌还是革兰阴性细菌都含有同一组分：肽聚糖（peptidoglycan）又称黏肽（muco-peptide），是细胞壁的主要成分。肽聚糖多糖支架由 N-乙酰葡萄糖胺和 N-乙酰胞壁酸经 β-1,4-糖苷键连接间隔排列形成。各种细菌的多糖支架结构均相同，革兰阳性菌的肽聚糖是由多糖支架、四肽侧链和五肽桥三部分组成，革兰阴性菌肽聚糖仅由多糖支架和四肽侧链两部分组成。青霉素属于 β-内酰胺类抗菌药物，抑制参与肽聚糖合成所需的转肽酶和羧肽酶等，抑制四肽侧链上 D-Ala 与五肽交联桥之间的联结或侧链直接相连，破坏细菌细胞壁的合成从而杀伤细菌。人和哺乳动物无细胞壁结构，亦无肽聚糖，青霉素对人和哺乳动物细胞无毒性作用。

10. 为什么分枝杆菌要用萋-纳法染色

答：萋-纳染色（Ziehl-Neelsen staining）又称抗酸染色，是 1882 年由埃利希（F. Ehrlich）首创并经 F. 齐尔（Ziehl）改进的细菌染色法。分枝杆菌属革兰染色阳性细菌，但不易着色，萋-纳染色呈红色，故而被分类为抗酸阳性菌。分枝杆菌具有特殊的细胞壁结构，其最外层为外脂（outer lipids）与分枝菌酸（mycolic acid）形成的高度疏水的分枝菌酸酯层（mycolate），内层为特殊的肽聚糖层，两层之间由阿拉伯半乳聚糖（arabinogalactan）形成的多糖层连接。分枝杆菌属细菌细胞壁含有丰富的脂质，并比其他细菌的细胞壁要厚，一般的染料通常难于着色。萋-纳染色在加热条件下使分枝菌酸与石炭酸复红牢固结合成复合物，不被盐酸乙醇脱色。当再加碱性亚甲蓝复染后，分枝杆菌仍然为红色，而其他细菌

及背景中的物质为蓝色。由此，可以将分枝杆菌与其他细菌区别开。

11. 为什么细菌丢失细胞壁后仍具有致病性

答：细菌细胞壁坚韧而富有弹性，可维持细菌的固有外形，并可保护细菌抵抗低渗环境影响，是细菌表层结构的重要组成部分。但有些细菌在人工诱导或自然情况下，通过理化或生物因素作用（如临床抗生素治疗），细胞壁肽聚糖合成被抑制或受到破坏而导致细胞壁缺陷的细菌产生，这类细菌称为细菌 L 型，于 1935 年由 Lister 研究所发现而以其第一字母命名。细菌 L 型仍具有致病性，可引起组织间质性炎症和慢性感染，由于用常规细菌培养方法不能检出，因此遇有临床症状未改善的常规细菌培养阴性者应考虑到细菌 L 型感染可能性，应做 L 型的专门分离培养，并更换抗菌药物。

12. 为什么白喉棒状杆菌要用特殊染色法鉴别

答：白喉棒状杆菌为革兰阳性杆菌，但用特殊染色法（Albert 染色）染色后菌体内部颜色会出现差别。这是因为白喉棒状杆菌的细胞质内含有胞质颗粒（cytoplasmic granules or inclusions），大多为营养储藏颗粒，包括淀粉、糖原、脂类和磷酸盐等。颗粒多少与细菌菌种、生长期、养料及能量状况有关。胞质颗粒可用特殊染色显示，又称异染颗粒（metachromatic granules），常用于细菌的鉴别。Albert 染色方法是：先用甲液（甲苯胺蓝、孔雀绿染色液）初染，水洗后滴加 Albert 乙液（碘液）复染，最终菌体被染成绿色，颗粒被染成蓝黑色。

13. 为什么某些细菌会产生芽胞

答：芽胞（endospore）是某些细菌在一定条件下，胞质脱水在菌体内形成具有多层膜包裹的圆形或卵圆形小体。芽胞并非细菌繁殖体，而是避开不良环境维持细菌生存处于代谢相对静止的休眠体。当营养缺乏，特别是碳源和氮源缺乏时，某些革兰阳性菌能形成芽胞，如炭疽杆菌、破伤风梭菌等。不同细菌形成芽胞所需条件不同，如炭疽杆菌须在有氧条件下，而破伤风梭菌则在厌氧条件下。芽胞的形成始于对数生长期末，细菌细胞膜进行性内陷生长，逐渐形成双层膜结构，包被核质成为芽胞核心。细胞膜又能合成特殊物质在内膜和外膜间形成芽胞壁和皮质，再在外膜外围形成芽胞壳和芽胞外衣。成熟的芽胞可被多种代谢物、机械力、热、pH 改变等激活而发芽，先是芽胞酶活化，破坏芽胞壳，水分进入，在合适的温度和营养条件下，芽胞的核心向外生长成繁殖体。一个芽胞发芽只生成一个菌体。

14. 为什么某些细菌只能在无氧条件下生长繁殖

答：细菌生长是细菌和环境相互作用的结果，众多环境因素可影响细菌生长，气体条件就是其中之一。根据细菌对氧的需要程度，细菌分为专性需氧菌（obligate aerobe）、微需氧菌（microaerophile）、兼性厌氧菌（facultative anaerobe）和专性厌氧菌（obligate anaerobe）。氧进入细胞内，常会产生具有杀菌的毒性产物单态氧（singlet oxygen, $^1O_2$）、超氧阴离子（superoxide ion, O_2^-）、过氧化物（peroxides, H_2O_2）和 OH 自由基，它们能破坏和损伤细菌细胞膜，导致生物大分子自由基化，从而对细菌产生致死作用。非厌氧菌通过超氧化物歧化酶（superoxide dismutase，SOD）催化分解 O_2^- 生成 H_2O_2，后者又可在触酶（catalase）或过氧化物酶作用下生成 H_2O。在这种机制下保护细菌得以生存，若细菌没有上述类似的保护机制，则这些细菌不能在有氧条件下生存，专性厌氧菌正因为缺乏处理这些毒性基团的酶类而需厌氧生长。厌氧菌厌氧生长的另一原因为缺乏高氧化还原电势（Eh）的呼吸酶。

15. 为什么细菌代谢旺盛并繁殖迅速

答：细菌以简单的二分裂方式进行无性繁殖。细菌分裂数量倍增所需时间称代时（generation time，G）。多数细菌代时为 20~30 分钟，若细菌进行人工培养，一般 24~48 小时后单个细菌就能二分裂繁殖形成人肉眼可见的细菌菌落。如此迅速的代谢繁殖速度依赖于细菌表面积。水和水溶性物质可以直接通过细菌半透膜性的细胞壁和细胞膜进入细胞内，蛋白质、多糖等大分子营养物质经细菌分泌的胞外酶作用分解成小分子物质被吸收。细菌虽然体积微小，但相对表面积大，有利于同外界进行物质交换。如葡萄球菌直径约 $1\mu m$，则 $1cm^3$ 体积的表面积可达 $60000cm^2$；直径为 $1cm$ 的生物体，每平方厘米体积的表面积仅 $6cm^2$，两者相差 1 万倍。因此细菌的代谢旺盛，繁殖迅速。

16. 为什么夏天食物容易腐败变质

答：这是由于各种细菌、真菌等微生物接触食物，并利用食物中的有机物生长和大量繁殖造成的。但在一般情况下多是细菌的作用。细菌可以分解食物中的多糖、蛋白质产生一些低分子的物质如氨、硫化氢与酮等，使食品发生不良的气味和味道如酸、臭等。细菌的生存需要适宜的温度、pH、水分、营养物质等。在长期进化过程中细菌已适应人体环境，多数为嗜温菌，最适生长温度为人的体温，即 37℃。夏天温度较高，基本在 30℃ 以上，与人体温度近似，食物中又有大量的营养物质和充足水分，非常适合细菌生长。因此，夏天食物中的细菌繁殖加快，细菌数量大幅增加，进而分解食品中的有机物，导致食品的腐败变质。

17. 为什么使用比浊法或分光光度计可以粗略地估计细菌的数量

答：细菌为半透明体，当光线通过细菌悬液时，由于菌体的散射及吸收作用使光线的透过量降低，细菌悬液呈混浊状态。在一定的范围内，微生物细胞浓度与透光度成反比，与光密度成正比，而光密度或透光度可以由相应的仪器例如分光光度计精确测出。因此，可用一系列已知菌数的菌悬液测定光密度，作出光密度—菌数标准曲线。然后，以样品液所测得的光密度，从标准曲线中查出对应的菌数从而粗略估计标本细菌的数量。制作标准曲线时，菌体计数可采用血细胞计数板计数、平板菌落计数等方法。

18. 为什么人体细菌感染时会有发热症状

答：细菌利用人体代谢中的产物和能量不断合成菌体自身成分，如细胞壁、多糖、蛋白质、脂肪酸、核酸等，同时还合成一些在医学上具有重要意义的代谢产物。热原质（pyrogen）或称致热原就是其中一种，是细菌合成的一种注入人体或动物体内能引起发热反应的物质。产生热原质的细菌大多是革兰阴性菌，热原质即其细胞壁的脂多糖（lipopolysaccharide，LPS），细菌死亡裂解后释放在周围环境中。脂质 A 是内毒素的主要毒性组分，各种革兰阴性菌脂质 A 的结构与生物学性质相似，毒性作用类同。LPS 首先在血液中与 LPS 结合蛋白（lipopolysaccharide binding protein，LBP）结合，然后与单核细胞和巨噬细胞表面膜 CD14 分子结合，使其激活并产生释放 TNF-α、IL-1 等细胞因子，继而进一步刺激各种免疫细胞、内皮细胞或黏膜细胞，引起局部或全身性病理生理反应，如发热、白细胞升高，严重者可发生内毒素休克、弥散性血管内凝血。

19. 为什么要对细菌进行人工培养

答：细菌是人类肉眼不可见的微生物，临床微生物检验需对细菌进行分离鉴定、毒力鉴定、抗微生物药物敏感性试验等，为达此目的必须将细菌进行人工体外培养。细菌的人工培养是指人工提供细菌生长繁殖所需的营养和生长条件使细菌迅速生长繁殖。细菌在人工配制的培养基（medium）上生长繁殖，培养基内有适合细菌生长繁殖的营养基质，除营养成分外，还要求合适的 pH（一般在 7.2~7.4）和渗透压，须经灭菌后才能使用。借助人工培养技术细菌可以在体外生长并表现出一定的生长特征，从而满足人们对临床诊断或科研的需要。

20. 为什么可以用生化试验鉴定细菌

答：细菌的生长繁殖需从外界环境中获取营养物质用于细菌生命活动。营养物质被细菌吸收后参与了细菌的细胞组成、构成酶的活性成分和提供细菌各种生命活动所需要的能量。这一过程中各种细菌依据自身酶系统发生新陈代谢，分解底物转化为能量的过程称为分解代谢；所产生的能量用于细胞组分的合成称为合成代谢；将两者紧密结合在一起的过程称为中间代谢。伴随代谢过程细菌还将产生各类代谢产物。细菌种类不同，代谢过程和代谢产物也会有所区别。因此临床常用的细菌生化反应（bacterial biochemical reaction）依据各种细菌具有独特的酶系统，对底物的分解能力不同而产生不同代谢产物，在培养基中加入不同的底物和指示剂，可检测细菌分解底物的能力，通过观察细菌在特定培养基中生长以及所产生的特殊代谢产物对细菌进行鉴定。

21. 为什么在相同温度下湿热法比干热法灭菌效果更好

答：热力消毒灭菌是应用较为广泛的物理消毒灭菌法。高热可以破坏微生物蛋白质、核酸、细胞壁和细胞膜，从而导致微生物死亡。受高热作用后，蛋白质分子运动加快，肽链连接键断裂，蛋白变性凝固；细胞膜功能受损使胞内物质漏出，细菌内外环境平衡失调，从而起到杀灭细菌的目的。热力灭菌分干热灭菌法和湿热灭菌法两大类，干热法包括焚烧、烧灼和干烤等，湿热法包括巴氏消毒、煮沸、高压蒸汽灭菌等。相同温度下，湿热法较干热法效力大，其原因是：①湿热环境中菌体蛋白易凝固，湿热供给充足的水分，蛋白质在含水多的环境中易凝固，随着蛋白质含水量的增加，凝固所需温度降低；②湿热穿透力比干热大，水是热的良导体，湿热传导快，穿透性强，可使被灭菌物品内温度迅速上升，而干热靠辐射传导，穿透性差；③湿热蒸气变为液态时可释放潜热，可迅速提高被灭菌物体的温度。

22. 为什么可以用紫外线对空气或物品表面进行消毒

答：辐射法也是应用较为广泛的物理消毒灭菌法。根据波长不同，辐射（radiation）有电离辐射及非电离辐射，紫外杀菌产生的是非电离辐射效应。杀菌紫外线波长为240～280nm，它作用于 DNA 链上相邻两个胸腺嘧啶或胞嘧啶，共价结合形成二聚体而干扰 DNA 复制与转录，导致细菌的死亡，从而起到消毒灭菌的作用。紫外线能迅速穿透空气，故常用于空气消毒，但其穿透力差，不能穿透固体物品如玻璃、棉布、塑料、纸张等，故而不能用于物品内部的消毒灭菌，加之对机体组织的损伤，只能用于不耐热物品表面消毒。

23. 为什么血清、抗毒素等可用滤过方式除菌

答：滤过（filtration）是以物理阻留的方法将液体或空气中的微生物除去以达到无菌目的。所用的器具称滤器（filter），滤器中的复层网状微孔结构通过毛细管阻留、筛孔阻留和静电吸附综合作用达到除菌效能。过滤法用于不耐高温物品灭菌如血清、抗毒素与抗生素等。滤器种类很多，其制作材料、滤孔大小与除菌效能有关。目前常用的薄膜滤器的滤膜由醋酸纤维素制成，厚度仅为 0.1mm，装在不锈钢或耐高温的塑料支架上。用于除菌的滤膜孔径一般为 0.22μm，且醋酸纤维本身不带电荷，因此当液体滤过时有效成分丢失较少。

24. 为什么将杀灭芽胞作为判断灭菌彻底的标准

答：芽胞是某些细菌在一定条件下，胞质脱水在菌体内形成具有多层膜包裹的圆形或卵圆形小体，其特点是含水少，包膜厚而致密，无通透性，含有的 2,6-吡啶二羧酸（dipicolinic acid，DPA）和钙生成盐能使各种酶有较强的稳定性和耐热性，有助于细菌在不良环境中维持生存，在自然界中芽胞能存活数十年，故而细菌的芽胞对热力、干燥、辐射、化学消毒剂等具有强大抵抗力。一般细菌繁殖体在80℃的水中迅速死亡，芽胞在100℃的沸水中能存活数小时。因此芽胞是较顽强的细菌存在形式，当它被杀灭时，细菌的繁殖体也已经被杀灭，故而将杀灭细菌芽胞作为判断灭菌彻底的标准。

25. 为什么细菌基因发生点突变后细菌表型不一定发生变化

答：突变（mutation）是遗传型变异中常见的一种类型，是细菌细胞中 DNA 核苷酸序列发生了稳定的可遗传的改变。细菌所含有的遗传信息即 DNA 中的核苷酸序列，称为基因型（genotype）。基因型的具体表现称为表型（phenotype）。细菌通过核苷酸序列指导蛋白质的合成。点突变是 DNA 序列上单个碱基的改变。点突变可导致以下结果：同义突变、错义突变、无义突变和移码突变。当碱基的改变不能引起氨基酸的改变或引起氨基酸的改变但此氨基酸不位于蛋白质的重要位置时，细菌可无表型变化，例如同义突变或部分错义突变；当碱基的改变引起氨基酸序列的改变，并进一步导致蛋白质结构发生变化时，细菌的表型会发生变化，例如部分错义突变、无义突变和移码突变。

26. 为什么某些细菌会产生多重耐药性

答：细菌可以通过基因突变的方式获得对一种抗菌药物的耐药性，但这种突变的频率

7

较低，细菌对一种抗菌药物产生耐药性突变的频率按 10^{-6} 计算，则双重耐药的突变率应为 10^{-12}，如此推算，耐三种药物及以上的多重耐药突变率会更低。用基因突变很难解释这种多重耐药性产生。进一步研究发现，这些细菌中存在编码对抗生素耐药的基因，而且可通过类似 F 因子的方式在细菌间传递，这就是 R 质粒。R 质粒含有耐药传递因子（resistance transfer factor，RTF）和耐药性决定因子（resistant determinant factor）。RTF 编码类似性菌毛的可传递装置，r 因子编码对一种或多种抗生素的耐药性，可由几个转座子连接相邻排列，转座子两端的插入序列（IS）使 r 因子可整合入质粒，也可与质粒分离，只有两者处于结合状态时，r 因子才可通过接合传递给受体菌，而受体菌就获得耐药性，同时也变成携带 R 质粒的细菌，可以把 R 质粒再转移给其他细菌。

（宋　珍）

第二节　真　　菌

27. 为什么可用低倍或高倍物镜检查真菌的结构成分

答：真菌属真核细胞微生物，除具有真核细胞的特征外，还有特征性真菌结构-营养体和繁殖体。依营养体形态类型分为单细胞真菌（酵母菌）和多细胞真菌。单细胞真菌大约是球菌的 $5 \sim 6$ 倍，呈圆形或卵圆形的细胞，以出芽方式繁殖，多细胞真菌由菌丝和孢子交织组成，菌丝长短不一，直径一般在 $2 \sim 30 \mu m$ 不等。一般光学显微镜的低倍镜、高倍镜和油镜的放大倍数分别是×100、×400 和×1000。人肉眼的最小分辨率为 0.2mm，因此，根据真菌细胞大小、显微镜放大倍数和肉眼分辨能力，一般的光学显微镜在低倍或高倍物镜下即可观察到真菌的基本结构。

28. 为什么菌丝和孢子可以作为鉴别丝状真菌的重要指征

答：多细胞真菌由菌丝和孢子交织组成，称为丝状真菌（filamentous fungus）或霉菌（mold）。菌丝是由成熟的孢子在基质上萌发产出的芽管，进一步伸长，并产生分枝而不断生长，或是由一段菌丝细胞增长形成。每根单一的细丝称为菌丝（hypha），许多菌丝连接在一起所组成的整个营养体称为菌丝体（mycelium）。各种真菌菌丝形态各异，有网状菌丝、球拍状菌丝、梳状菌丝、螺旋状菌丝、鹿角状菌丝等。菌丝的差别表现在菌丝颜色（无色透明或有色、暗色），直径大小，有隔或无隔，横隔的构造状况和表面有无疣状物等几个方面。另外，不同的丝状真菌都有其特有的孢子，其形状大小、表面纹饰和色泽等各不相同。因此，通过光学显微镜观察菌丝和孢子的形态特征可以鉴别丝状真菌的菌种。

29. 为什么浅表性真菌引起的体癣、股癣等皮肤损害表现为圆形或多环形

答：体癣、股癣主要由浅表性真菌例如红色毛癣菌、须癣毛癣菌、许兰毛癣菌、铁锈色小孢子菌、犬小孢子菌等所引起。当浅表性真菌侵犯人体表面的角质层后，可引起很轻的炎症反应，股癣初起的损害为针头到小米粒大小的丘疹或水疱，色鲜红或暗红，随后向周围扩展，中心愈合，呈环形或多环形、边缘清楚、上覆以鳞屑或痂皮。这一临床表现形式和该类真菌的生长方式相关，浅表性真菌往往从定植的皮肤表面或人工培养基的中心向四周同步生长形成圆形集落，中间为陈旧型集落，边缘为新鲜集落，故临床体癣、股癣等

皮肤损害表现为圆形或多环形，感染的炎症反应边缘也比中心严重。

30. 为什么不同的丝状真菌菌落质地差别很大

答：真菌菌落（fungal colony）一般是指在一定基质上，接种某种真菌的一个孢子或一段菌丝，经过培养，向四周蔓延生长的丝状群体，由菌丝和孢子组成。菌丝是真菌的营养器官，能吸收水分和养料。有的菌丝向上生长，称为气生菌丝（aerial mycelium）；有的伸入培养基中称为营养菌丝（vegetative mycelium）；能产生孢子的称为生殖菌丝（germ mycelium）。气生菌丝构成表面菌丝体质地。底部菌丝体埋伏于培养基中或紧贴培养基表面向四周蔓延。由底部菌丝体直接生出分生孢子梗，菌落外观呈短茸毛状。由底部菌丝体生出气生菌丝，再由它生出分生孢子梗，往往有缠绕的气生菌丝团，一般菌落较厚，呈絮状。也有部分气生菌丝扭结成绳索、还有分生孢子梗自底部菌丝成束地生长，在菌落的外观上成粒状或粉状。有些真菌产生子实体或菌核，则菌落表面呈颗粒结构。有的菌落出现同心环或辐射状沟纹。有些真菌只在菌落中间区域生出分生孢子，边缘菌丝则不生育。菌落的大小也大有不同，有些种的菌落可蔓延扩展到整个培养基，而另一些种的菌落则局限生长。

31. 为什么某些真菌在不同的环境条件下呈现不同的形态

答：依营养体形态真菌分为单细胞和多细胞真菌两类。另有一类称为双相型真菌（dimorphic fungus），其在含有动物蛋白的培养基上37℃培养时为酵母菌型，其营养体可以酵母或小球体形式生长；在25℃普通培养基上呈丝状菌，其营养体由菌丝和孢子交织组成。常见致病双相真菌包括皮炎芽生菌、荚膜组织胞浆菌、巴西副球孢子菌、粗球孢子菌、申克孢子丝菌、马尔尼菲篮状菌等。

32. 为什么人工培养时真菌培养基与细菌培养基不同

答：真菌生长需要碳源、氮源和其他营养成分。体外培养时碳源由培养基提供，几乎所有的真菌都能利用葡萄糖作为碳源。氮源主要由硝酸盐、亚硝酸盐、氨、尿素、氨基酸和其他化合物。通常情况培养基中氮源由真菌转化为氨基酸后才被利用。其他成分如纤维素、氨基酸、无机盐等在培养基中蛋白胨中都已含有。琼脂为真菌体外培养多采用的固化支持物，另外真菌生长的最适pH为4.0~6.0。一般真菌专用的培养基是沙氏葡萄糖琼脂培养基（Sabouraud's dextrose agar，SDA）。细菌培养基pH一般在7.2~7.4，除基本的碳源、氮源还有其他营养丰富的物质。常用的真菌培养基的营养物质往往只提供真菌生长需要最低营养成分，以利于限制细菌生长而促进真菌生长繁殖，提高真菌分离率。

33. 为什么组织病理学检测真菌更有意义

答：真菌的组织病理学检查是指取怀疑有真菌感染的组织进行活检，即切取病损组织，经固定、包埋、切片与染色（HE染色、PAS染色或吖啶橙染色等）后，显微镜检查真菌结构判定是否发生真菌感染。组织病理学检查对于确定致病菌在组织内寄生并了解宿主的反应十分重要，而且一旦在组织切片中发现真菌菌丝和（或）孢子，即为诊断的有力证据。其结果与直接镜检和培养相结合对诊断的意义更大。除常用的真菌病原体染色方法外，免疫组化特异抗体染色可对临床常见条件致病菌做出特异性诊断，其应用于深部真菌感染的组织病理学检测具有高敏感、低背景、快速简便的特点，在真菌病的临床病理诊断中具有很好的应用价值。

（宋　珍）

第三节　病毒与朊粒

34. 为什么一般光学显微镜下观察不到病毒体

答：病毒体（virion）是指有感染性的完整病毒颗粒。病毒的大小以纳米（nm）为测量单位，一般介于20~300nm之间，各种病毒体的大小差别悬殊，最大约为300nm，如痘病毒；最小约为20nm，如细小DNA病毒。一般光学显微镜的低倍镜、高倍镜和油镜的放大倍数分别是×100、×400和×1000。人肉眼的最小分辨率为0.2mm，因此，根据病毒体大小、一般光学显微镜放大倍数和肉眼分辨能力，一般的光学显微镜镜下观察不到病毒体。一般电子显微镜可以放大×300万，分辨率可达0.8nm，所以观察病毒体可在电子显微镜下观察。

35. 为什么病毒只能在活细胞内寄生增殖

答：病毒是一类非细胞型微生物，其主要特点是体积微小，结构简单，无完整的细胞结构，只含有一种类型核酸（DNA或RNA）。病毒本身没有合成蛋白质的场所-核糖体，故必须借助宿主细胞的核糖体合成蛋白质，另外由于病毒缺乏完整的进行独立代谢的酶系统，在细胞外其处于无活性或静止状态，只有进入活的易感宿主细胞，由宿主细胞供给低分子量前体成分、能量、必要的酶和细胞器等合成病毒核酸与蛋白质的原料和场所，病毒才能增殖。

36. 为什么细胞病变效应在病毒的鉴定中具有重要临床价值

答：细胞病变效应（cytopathic effect，CPE）是指大多数病毒在敏感细胞内复制增殖后导致细胞内发生特有的细胞病变，在显微镜下表现为细胞核先发生变化，染色质着边、核浓缩，随后细胞膜发生变化，失去黏附作用，细胞变圆，从培养瓶壁脱落，或细胞互相融合以及细胞内颗粒增多、形成包涵体等。不同病毒的CPE特征不同，如腺病毒和肠道病毒等引起细胞圆缩、团聚或呈葡萄串状；副黏病毒、巨细胞病毒和呼吸道合胞病毒等可引起细胞融合，形成多核巨细胞；单纯疱疹病毒、狂犬病病毒和麻疹病毒等可使细胞出现胞质或核内包涵体。各种病毒产生CPE各不相同，各有其特点，故可借以初步鉴定病毒种属，并可作为病毒增殖的指标。

37. 为什么病毒的感染具有组织亲嗜性

答：病毒在活细胞内增殖，首先要吸附于宿主细胞表面。其中一种方式就是特异吸附即通过病毒表面的吸附蛋白与易感宿主细胞表面特异性受体结合。能与宿主细胞表面受体结合的蛋白称为病毒吸附蛋白（viral attachment proteins，VAP），VAP与受体的相互作用决定了病毒感染的组织亲嗜性。如脊髓灰质炎病毒主要侵犯的靶细胞是神经细胞，因脊髓灰质炎病毒的衣壳蛋白可与灵长类动物神经细胞表面的蛋白受体（免疫球蛋白超家族成员）结合；人类免疫缺陷病毒（HIV）选择性地侵犯 CD4$^+$ 细胞，是因为细胞表面的 CD4$^+$ 分子是 HIV VAP 的主要受体。无受体细胞不能被病毒吸附，因而不发生感染。无包膜病毒通过衣壳蛋白或突起作为 VAP 吸附于受体，包膜病毒通过包膜上的刺突糖蛋白作为 VAP 吸附于受体，这些特异性的糖蛋白可有一个或多个附着位点。当然，VAP 与受体是组织亲嗜性的主要决定因素，却不是唯一的决定因素，如流感病毒唾液酸受体存在于许多组织中，但病毒却不能感染所有的细胞类型。

38. 为什么病毒容易发生变异

答：自然界的任何物种都存在变异，变异是生物适应环境和维持生存的一种重要方式，是生物进化的规律。但不同物种变异速率不一，病毒是变异率比较高的微生物，一方面病毒的复制频率很高，遗传物质很容易在复制过程中发生突变；另一方面病毒在宿主细胞内复制增殖，必然要遭到宿主免疫系统的攻击（免疫压力），而变异则成为逃避免疫杀伤的最好方式。

病毒变异现象包括毒力变异、抗原性变异、空斑、噬菌体变异及理化因素抵抗力变异等，这些变异可单独出现，但大多数是相伴发生，例如温度敏感变异株又表现为毒力变异。

39. 为什么病毒需要用低温保存

答：大多数病毒耐冷不耐热。在低温、特别是干冰温度（-70℃）或液氮温度（-196℃）条件下，病毒感染性可保持数月至数年，因此，需用低温保存病毒，但反复冻融可使病毒失活。病毒对热的敏感性差异颇大，多数病毒 50~60℃ 30 分钟或 100℃ 数秒钟即被灭活，但某些病毒对热的抗性较强，如乙型肝炎病毒需 100℃ 10 分钟才能使其灭活。热对病毒的灭活，主要是使病毒衣壳蛋白变性或包膜刺突糖蛋白发生变化，也能破坏病毒复制所需的酶类。有包膜的病毒比无包膜病毒更不耐热，高温使其感染性迅速消失。

40. 为什么丁型肝炎病毒感染患者往往也是乙肝感染者

答：丁型肝炎病毒（*Hepatitis D virus*，HDV）是一种缺陷病毒，所谓缺陷病毒就是指因病毒基因组不完整或基因发生改变而不能进行正常增殖，复制不出完整的有感染性的病毒颗粒。当其与其他病毒共同感染细胞时，若后种病毒能为缺陷病毒提供所缺乏的物质，缺陷病毒又能完成正常增殖而产生完整的子代病毒，这种有辅助作用的病毒称为辅助病毒（helper virus）。丁型肝炎病毒不能独立复制，需要辅助病毒乙型肝炎病毒（*Hepatitis B virus*，HBV）辅助才能增殖，即需要借助于 HBsAg 作 HDV 的外膜蛋白装配成完整的 HDV 颗粒，因此，丁型肝炎病毒只在感染了乙型肝炎病毒的患者中才能发生。

41. 为什么不同疫苗预防接种时有明确的时间间隔限制

答：在预防病毒性疾病使用疫苗时，每种疫苗都有其特定的接种程序。完整的接种程序应该包括接种剂次、时间间隔、接种剂量、接种途径和接种部位。通常情况下，预防接种工作人员根据"时间间隔"来预约受种者下次接种的时间，是为了诱发机体充分和持久的免疫力，避免病毒干扰（virus interferes）现象，达到疫苗的最佳免疫效果。所谓病毒的干扰现象是指当两种病毒感染同一细胞时，可发生一种病毒抑制另一种病毒增殖的现象。干扰现象不仅在异种病毒之间发生，也可在同种、同型及同株病毒之间发生。干扰现象不仅在活病毒间发生，灭活病毒也能干扰活病毒。发生干扰的原因可能是：①与病毒诱导宿主细胞产生的干扰素（interferon，IFN）有关；②病毒的吸附受到干扰或改变了宿主细胞代谢途径。

42. 为什么某些病毒感染与肿瘤发生密切相关

答：19世纪以前，人们普遍认为肿瘤与生物因素无关，直至1911年劳斯肉瘤病毒（Rous sarcoma virus）被发现，人们才认识到肿瘤的发生与病毒感染存在一定的相关性，一些病毒的慢性感染可诱发肿瘤。目前已知的肿瘤病毒有7种，包括人类乳头瘤病毒（*Human papillomavirus*，HPV）、乙型肝炎病毒（HBV）、EB 病毒（*Epstein-Barr virus*，EBV）、卡波西肉瘤相关的疱疹病毒，（*Kaposi's sarcoma herpesvirus*，KSHV），Merke 细胞多瘤病毒（*Merkel cell polyomavirus*，MCV）、人类 T 淋巴细胞白血病病毒 1 型（*Human T lymphotropic virus type I*，HTLV-I）、丙型肝炎病毒（*Hepatitis C virus*，HCV）。病毒感染可能的致癌机制：①肿瘤病毒可能通过异常激活癌基因、抑制抑癌基因的表达，最终导致宿主细胞发生癌变；②长期病毒感染导致宿主细胞遗传不稳定；③肿瘤病毒可通过影响 DNA 甲基化和组蛋白修饰的形式，抑制抑癌基因表达，干扰细胞周期调控，改变宿主细胞基因表型；④病毒可能经历潜伏、再激活的周期变化，而从持续损害中存活下来的细胞在这个时期不断累积 DNA 损害，继而发生遗传不稳定性、细胞永生化、肿瘤等一系列效应。

43. 为什么朊粒感染人体后，患者会出现痴呆、共济失调、震颤等临床表现

答：朊粒（prion）是由宿主细胞基因编码的、构象异常的蛋白质，对各种理化因素具有很强抵抗力，无核酸成分，具有自我复制能力和传染性，是人和动物传染性海绵状脑病（transmissible spongiform encephalopathy，TSE）的病原体。人类和多种哺乳动物的染色体中存在着编码朊蛋白的基因。正常情况下，细胞 *PrP* 基因编码产生细胞朊蛋白（cellular prion protein，PrPc），PrPc 是一种正常的糖基化膜蛋白，在多种组织尤其是中枢神经系统神经元中普遍表达。在某些因素作用下，PrPc 错误折叠，构象发生异常改变，形成具有致病性的 PrPsc，即朊粒。PrPsc 在中枢神经系统细胞内大量聚集，神经细胞空泡变性、减少等而引发朊粒病，是一类人和动物中枢神经系统慢性退行性、致死性疾病。这些疾病的共同特点为：潜伏期长，可达数月、数年甚至数十年；一旦发病呈慢性、进行性发展以死亡告终；患者以痴呆、共济失调、震颤等为主要临床表现；病变部位只发生在中枢神经系统，而不累及其他器官；病理学特征是脑皮质神经元空泡变性、死亡、缺失，而星形细胞高度增生，脑皮质疏松呈海绵状，并有淀粉样斑快形成，脑组织中无炎症反应；不能诱导宿主产生特异性免疫应答。

（宋 珍）

第四节　寄　生　虫

44. 为什么疟疾患者会出现周期性发热

答：疟疾（malaria）是由疟原虫引起的一种寄生虫病，常见病原有 4 种，间日疟原虫（*Plasmodium vivax*）、恶性疟原虫（*P. falciparum*）、三日疟原虫（*P. malariae*）和卵形疟原虫（*P. ovale*），分别引起间日疟、恶性疟、三日疟和卵形疟。疟原虫的生活史中需要按蚊和人两个宿主，经媒介按蚊传播给人。在人体内有肝细胞内的裂体增殖（红外期）和红细胞内的裂体增殖（红内期）及有性生殖的初期发育。疟原虫红内期阶段有环状体、滋养体、未成熟裂殖体、成熟裂殖体时期。红细胞内成熟裂殖体，胀破红细胞，释出裂殖子，再侵入新的红细胞行另一周期的裂体增殖。间日疟原虫、卵形疟原虫红内增殖周期 48 小时，三日疟原虫为 72 小时，恶性疟原虫为 36～48 小时。成熟裂殖体胀破红细胞释出大量裂殖子、原虫代谢产物及虫体蛋白，变性的血红蛋白及红细胞碎片进入血流，刺激巨噬细胞、中性粒细胞等产生内源性热源质，与疟原虫的代谢产物共同作用于下丘脑体温调节中枢，引起发热。一次典型发作，表现为寒战、高热和出汗退热三个连续阶段，发作间隙期体温恢复正常。红内期裂体增殖是疟疾发作的基础，因此发热具有周期性，此周期与红内期疟原虫裂体增殖周期一致。典型的间日疟和卵形疟隔日发作 1 次，三日疟为间隔 2 天发作 1 次，恶性疟间隔 36～48 小时发作 1 次。

45. 为什么要区分间日疟与恶性疟

答：由于间日疟和恶性疟在致病性、危害程度及治疗方法上有差异，因此临床上必须鉴别开来，以利于治疗和预后。间日疟原虫感染后被寄生的红细胞胀大，有薛氏点，配子体呈圆形，在外周血中可见环状体、滋养体、裂殖体、配子体等各个发育阶段；恶性疟原虫感染后被寄生的红细胞不胀大，有茂氏点，配子体呈新月形或腊肠形，在外周血中仅见环状体及配子体时期。典型的间日疟隔日发作 1 次，发热多始于中午前后和晚上 9 点以前，预后良好，较少危及生命。恶性疟隔 36～48 小时发作 1 次，多突然发病，无寒战，仅有畏寒感，高热者多见，常伴有头痛、全身酸痛、恶心、呕吐、贫血等。常发展成脑型疟，持续高热、全身衰竭、昏迷，甚至死亡。间日疟的治疗首选磷酸氯喹片、磷酸伯氨喹片，治疗无效时，可选用以青蒿素类药物为基础的复方或联合用药的口服剂型进行治疗；恶性疟的治疗以青蒿素类药物为基础的复方或联合用药，包括青蒿琥酯片加阿莫地喹片、双氢青蒿素哌喹片等。因此区分间日疟和恶性疟在临床诊断和治疗中具有重要意义。

46. 为什么许多非洲人天生不患间日疟

答：疟疾是由疟原虫感染人体引起的红细胞内寄生虫原虫病，其病原体包括恶性疟原虫、间日疟原虫、三日疟原虫和卵形疟原虫，还有近期报道的诺氏疟原虫，经按蚊叮咬而感染，注入人体的疟原虫时期为子孢子。疟原虫子孢子侵入人体随血液进行肝细胞，进行裂体增殖，形成肝细胞内裂体，即红细胞外裂殖体，又称红外期裂殖体。红外期裂殖体成熟，胀破肝细胞，释放出成千上万个裂殖子，即红外期裂殖子。红外期裂殖子进入血流，侵入红细胞，进行裂体增殖。裂殖子侵入红细胞需要通过识别附着于红细胞膜表面的受体才能完成。间日疟原虫裂殖子要识别红细胞膜上的 Duffy 血型抗原物质才能侵入红细胞内，而 90% 以上的西非黑人为 Duffy 抗原阴性血型，即其红细胞表面无间日疟原虫侵入红细胞所需的受体，因而间日疟原虫无法入侵其红细胞，故大多数西非黑人不会患上间日疟。

47. 为什么将泡型包虫病称为"虫癌"

答：包虫病（hydatidosis），即棘球蚴病（echinococciasis），是棘球绦虫的幼虫——棘球蚴寄生人与动物体内引起的一种人兽共患寄生虫病。棘球绦虫主要有细粒棘球绦虫和多房棘球绦虫两种，并各需两种宿主：犬、狼、狐等犬科动物为终末宿主，人及其他食草动物为中间宿主，成虫寄生于终末宿主的肠道，棘球蚴寄生于中间宿主的组织器官内，由细粒棘球蚴引起的包虫病称囊型包虫病，由多房棘球蚴引起的包虫病称为泡型包虫病。主要分布于我国西部、北部和西北部的牧区和农牧区，以西藏、青海、四川、新疆、甘肃、宁夏、内蒙和云南等省（自治区）最为严重。人泡型包虫病要比囊型包虫病更严重，泡型包虫病几乎 100% 原发于肝脏，肝内的泡球蚴可通过血液循环转移至肺、脑等其他脏器引起继发感染，由于泡球蚴在肝实质内呈弥漫性浸润生长，并逐渐波及整个肝脏，对肝组织破坏特别严重，可引起肝功能衰竭甚至肝性脑病，或诱发肝硬化而引起门静脉高压，并引发消化道大出血而致死亡。几乎所有患者都有肝功能损害，晚期患者甚至有恶病质（cachexia）现象。泡型包虫病症状类似肝癌，但其病程可长达 1~5 年或更长，所以泡型包虫病又被称为"虫癌"，患者不经治疗，10 年死亡率可达 90%。包虫病的治疗多采取手术治疗，再给予阿苯达唑治疗。

48. 为什么要将猪肉绦虫和牛肉绦虫鉴别开来

答：猪肉绦虫学名链状带绦虫（*Taenia solium*），也称猪带绦虫、有钩绦虫；牛肉绦虫学名肥胖带绦虫（*T. saginata*），又称牛带绦虫、无钩绦虫。两种绦虫的生活史均包括成虫、虫卵、六钩蚴、囊尾蚴等时期。猪囊尾蚴不仅可寄生猪体，也可寄生于人体，人和猪均作为猪肉绦虫的中间宿主。猪囊尾蚴寄生于人的各种组织器官可引起囊虫病，寄生于皮下或肌肉，形成结节，引起皮下及肌肉囊虫病；寄生于脑部，引起脑囊虫病，出现癫痫、半身不遂、口眼歪斜等症状；寄生于眼睛，引起眼囊虫病。牛囊尾蚴只寄生中间宿主牛或羚羊等体内，但不寄生于人体。两种绦虫的成虫均可寄生于两者的唯一终末宿主人体。成虫寄生于小肠，引起较轻微的消化道症状。由于猪肉绦虫对人的危害程度远比牛肉绦虫严重，故在检测时必须鉴别开来。

49. 为什么不接触疫水是预防血吸虫病最有效的方法

答：血吸虫病是由日本血吸虫感染人体而引起的人兽共患寄生虫病，是我国重点防治的寄生虫病之一。日本血吸虫的发育包括卵、毛蚴、母胞蚴、子胞蚴、尾蚴、童虫和成虫等阶段。成虫寄生于人和多种哺乳动物的门脉-肠系膜静脉系统，成虫在宿主体内产卵，卵随粪便排出体外。虫卵入水孵化出毛蚴，毛蚴钻入钉螺体内，经过母胞蚴、子胞蚴的无性繁殖阶段发育为尾蚴，在有水的地方尾蚴从钉螺体内逸出，含有活血吸虫尾蚴的水称为疫水。尾蚴在水中游动时若与宿主皮肤接触，即利用其吸盘黏附于皮肤表面，尾蚴的两组穿刺腺迅速分泌组织蛋白酶等物质，并借助尾部的摆动和体部的强烈伸缩活动钻进宿主皮肤。尾蚴钻皮过程非常迅速，在试验中发现，10 秒即可侵入小鼠和家兔皮肤。尾蚴侵入终宿主先发育为童虫，童虫通过在体内移行，最终在肠系膜静脉发育为成虫。人类感染血吸虫就是接触了含有血吸虫尾蚴的疫水所致，所以加强健康教育，引导人们改变自己的行为、生产和生活方式，避免接触疫水，对预防血吸虫病具有十分重要的作用。

50. 为什么说肝吸虫是最不怕"苦"的寄生虫

答：肝吸虫是华支睾吸虫（*Clonorchis sinensis*）的简称，是引起华支睾吸虫病的病原体。肝吸虫病在我国有悠久的历史，在湖北江陵西汉古尸粪便中发现该虫的虫卵。之所以称肝吸虫为最不怕"苦"的寄生虫，是因为肝吸虫成虫寄生于人体肝胆管内，肝胆管分泌胆汁，胆汁很苦，但肝吸虫却不怕这种"苦"而寄生其中，所以称肝吸虫为最不怕"苦"的寄生虫。

51. 为什么生食淡水鱼鱼片会感染肝吸虫

答：由于绝大多数淡水鱼都可作为肝吸虫的第二中间宿主，其囊蚴寄生在淡水鱼肌肉中，通常以鱼体中间的背部和尾部较多，因此生食或半生食寄生有肝吸虫活囊蚴的淡水鱼是导致人体感染肝吸虫的主要方式。肝吸虫病已经成为我国一种重要的食源性寄生虫病，流行的关键因素是当地人群是否有生吃或半生吃鱼肉的习惯。自觉不吃生的及未煮熟的鱼虾，改进烹调方法或饮食习惯是避免感染肝吸虫的有效手段。

52. 为什么吃未烧熟的福寿螺片可能会引起嗜酸性粒细胞增多性脑膜脑炎或脑膜炎

答：福寿螺、褐云玛瑙螺、蛞蝓等是广州管圆线虫的中间宿主，广州管圆线虫的三期幼虫即感染期幼虫寄生于其体内。广州管圆线虫成虫寄生于鼠（如褐家鼠）肺动脉内，产出的虫卵在肺内孵出幼虫，幼虫随气道分泌物进入肠道排出体外，在外界侵入螺体内（福寿螺等）发育至第三期幼虫。人因生食或半生食含有第三期幼虫的福寿螺、褐云玛瑙螺、蛞蝓等可被感染。人是广州管圆线虫的非正常宿主，在人体内移行造成多个器官的损伤引起幼虫移行症。其幼虫在体内移行通过肠壁、肝脏、肺、脑时可引起机械性损伤及炎症反应，部分分泌物及脱落产物具毒性作用。最严重的是侵犯中枢神经系统，引起嗜酸性粒细胞增多性脑膜脑炎或脑膜炎，此病以脑脊液中嗜酸性粒细胞显著升高为主要特征，俗称"酸脑"。不生食或半生食福寿螺、褐云玛瑙螺等可有效预防本病。

53. 为什么输血可引起弓形虫病、疟疾、黑热病、巴贝虫病，但不会引起丝虫病

答：引起弓形虫病的刚地弓形虫滋养体（又称缓殖子、速殖子）可寄生于人体血液中除红细胞外的其他有核细胞内；引起疟疾和巴贝虫病的病原体疟原虫和巴贝虫寄生于红细胞内；黑热病的病原体利什曼原虫寄生于巨噬细胞内，这些病原体在血液中都具有感染力，当感染这些病原体的患者作为供血者时，会使受血患者感染这些寄生虫而患病。输血不能引起丝虫病是因为人外周血中的微丝蚴需经雌蚊叮咬吸血从而进入蚊胃，

并在蚊胃中脱鞘，穿胃壁，经血腔侵入蚊胸肌形成腊肠期蚴，并于两次蜕皮后形成具感染性的丝状蚴。经输血进入人体的微丝蚴无法发育成感染期幼虫（丝状蚴）或成虫，在受血患者体内被免疫清除，因此输血可引起弓形虫病、疟疾、黑热病、巴贝虫病，但不能引起丝虫病。

54. 为什么蛲虫感染易在儿童中流行

答：蠕形住肠线虫简称蛲虫，主要寄生于人体小肠末端、盲肠和结肠中，引起蛲虫病。蛲虫病分布遍及全世界，是儿童常见的寄生虫病，主要由于蛲虫生活史简单，无需中间宿主。成虫于夜间爬出肛门，在肛门周围产卵，约 6 个小时发育为含幼虫的感染期虫卵。成虫在肛周蠕动，引起肛门周围搔痒，儿童常常用手搔抓，从而将虫卵黏附在手上。儿童吮吸手指，或用不洁的手取食均可将虫卵带入口中而感染。蛲虫卵也可散落于地面，可随尘埃与空气飞扬，使患者衣物、被褥、家具地面等均存在虫卵。儿童由于生活习惯不良，且在学校、幼儿园等集体机构中，儿童接触频繁，感染机会多，因此蛲虫感染易在儿童中流行传播。根据蛲虫的流行特点，可以采取综合性防治措施，以防止相互感染或自身重复感染。儿童应养成饭前便后洗手的习惯，不吮吸手指，勤剪指甲，做好托儿所、幼儿园环境、衣被、玩具及食具的消毒，定期对儿童聚集地成员进行普查普治，以彻底消灭传染源。

55. 为什么夏秋季要避免蚊虫叮咬

答：夏秋季是蚊虫繁殖最旺盛的时期，户外活动常会被蚊虫叮咬。蚊虫叮人吸血除了造成搔扰等直接危害外，更严重的是传播多种传染病所造成的间接危害。蚊虫可不仅传播众多细菌性、病毒性疾病，如蚊传播的常见传染病有登革热、乙脑、黄热病、寨卡病毒病等；也可传播多种寄生虫病，如按蚊可传播间日疟、恶性疟、三日疟、卵形疟、诺氏疟等疟疾；蚊虫也可传播班氏丝虫病、马来丝虫病、盘尾丝虫病、罗阿丝虫病等；白蛉可传播内脏利什曼原虫病、皮肤利什曼原虫病；蜱可传播布尼亚病毒、多种巴贝虫病；恙螨可传播恙虫病等。这些蚊、白蛉、蜱等多是寄生虫的必需宿主，即寄生虫必须经过这些节肢动物体内的发育或繁殖才具有感染性，才能将这种病原体传播给另一人或动物。因此，我们所居住的房屋要安装纱门、纱窗，要挂蚊帐，或点燃蚊香、喷洒驱蚊药水；在户外活动时要涂擦蚊虫驱避剂、穿长裤长衫以防蚊虫叮咬，避免感染。

56. 为什么建议不要食用醉蟹

答：我国东南部地区居民有制作、进食醉虾醉蟹的习惯，将新鲜的溪蟹用黄酒腌制 1~2 天后即食用，但这样的腌制条件不足以杀死寄生在溪蟹体内的肺吸虫囊蚴，食用者会因此感染肺吸虫病。肺吸虫病又称并殖吸虫病，是由并殖吸虫寄生于人体的组织、脏器而引起的寄生虫病。在我国，引起并殖吸虫病的虫种主要有卫氏并殖吸虫和斯氏并殖吸虫两种，卫氏并殖吸虫的第一中间宿主为川卷螺，第二中间宿主为溪蟹、蝲蛄，人因食入含有活囊蚴的溪蟹、蝲蛄而感染。感染卫氏并殖吸虫后最常见的疾病为胸肺型肺吸虫病，以咳嗽、胸痛、咳出果酱色或铁锈色血痰为主要症状，常误诊为肺结核。斯氏并殖吸虫的第二中间宿主也为多种溪蟹和石蟹。人体不是斯氏并殖吸虫的适宜宿主，斯氏并殖吸虫多不能在人体发育为成虫并产卵，因此感染斯氏并殖吸虫后多引起幼虫移行症，以皮肤型为常见，多表现为游走性皮下包块或结节。治疗药物首选吡喹酮，最有效的预防方法为不生食或半生食淡水蟹、淡水虾或蝲蛄及其制品，不饮生水。

（蔡玉春　陈家旭）

第二章　病原体感染与宿主免疫

第一节　人体微生物群与微生态相关疾病

57. 为什么人体正常微生物群细菌与人能长期共存

答：人体中的菌群从无到有、从简单到复杂、从低级到高级演替，有的细菌最终在人体中长期定植下来。人体对细菌也有清除作用，清除率高低对菌群的特征有显著的影响。上述两个因素相互对立、相互作用、最终使菌群的演替进程停滞，菌群暂时处于平衡、稳定状态，此时的菌群即一般所称的"正常菌群"。人体正常微生物群对宿主具有消化、吸收、营养、免疫、生长刺激与生物拮抗等生理作用，这时细菌与人和谐相处。当人体生理功能异常改变、使用抗菌药物或外源性细菌随食物大量进入人体时，都可能打破菌群原有的平衡状态而使菌群发生异常变化，称菌群失调（dysbacteriosis）或者微生态失调。临床很多疾病的发生发展都与菌群失调有关，如内源性感染、抗菌药物相关腹泻等。细菌与人长期多方面互相影响，互相适应才能长期共存。

58. 人体不同部位的常见正常菌群有哪些

答：人体不同部位的常见正常菌群（normal flora）微生物构成见下表2-1。

表2-1　人体不同部位常见正常菌群微生物

部位	常见正常菌群微生物
皮肤	葡萄球菌属、类白喉棒状杆菌、铜绿假单胞菌、丙酸杆菌属、白念珠菌、非致病性分枝杆菌
口腔	葡萄球菌属、甲型和丙型链球菌、肺炎链球菌、奈瑟菌属、乳杆菌属、类白喉棒状杆菌、放线菌、螺旋体、白念珠菌、梭菌属
鼻咽部	葡萄球菌属、甲型和丙型链球菌、肺炎链球菌、奈瑟菌属、拟杆菌属
外耳道	葡萄球菌属、类白喉棒状杆菌、铜绿假单胞菌、非致病性分枝杆菌
眼结膜	葡萄球菌属、干燥喉棒状杆菌、奈瑟菌属
胃	一般无菌
肠道	大肠埃希菌、产气肠杆菌、变形杆菌属、铜绿假单胞菌、葡萄球菌属、肠球菌属、拟杆菌属、产气荚膜梭菌、破伤风梭菌、双歧杆菌属、乳杆菌属、白念珠菌
尿道	葡萄球菌属、类白喉棒状杆菌、非致病性分枝杆菌
阴道	乳杆菌属、大肠埃希菌、类白喉棒状杆菌、白念珠菌

59. 为什么肠道内不同部位菌群不同

答：人体肠道菌群（intestinal flora）是一个复杂的微生态系统。肠道中定居着超过100 万亿微生物，包括细菌、酵母菌和丝状真菌等，与人体存在共生关系，共同维护人体的生理平衡。在人体肠道的不同部位，其微生态环境和定植细菌的数量及组成也有明显差异。小肠对菌群清除率高，菌群总量低只有 $10^5 \sim 10^7$ CFU/ml，菌群组成简单，主要有大肠埃希菌、肠球菌属、以及其他更少量的肠杆菌科细菌和来自唾液的口腔菌群。结肠对菌群的清除率低，因而菌群总量达 $10^{12} \sim 10^{13}$ CFU/ml，菌群极为复杂以专性厌氧菌为主，可分离出的细菌达数百种，优势的细菌有十余种，包括双歧杆菌属、优杆菌属、拟杆菌属、消化球菌属、韦荣球菌属等。兼性厌氧菌的数量约为专性厌氧菌的 1%。可见，肠道中不同部位菌群不同。

60. 为什么不同地区的中国人肠道菌群不同

答：不同地区膳食结构和生活习惯不同，中国人群肠道菌群的多样性也存在明显差异。首次由国内科研院所及社会机构共同完成的中国人群肠道菌群结构及分型研究对来自北京、江苏、安徽、广东、广西、福建、陕西、甘肃、宁夏、青海、山西等 18 省市自治区，5000 余份 0~100 岁健康人群粪便标本，1000 余份慢性患者粪便标本进行分析，构建了我国大陆地区肠道菌群数据库雏形，首次获得了国人 10 种肠道菌群划分趋向：即健康婴儿趋向、健康幼儿趋向、健康少年趋向、健康青年趋向、健康中年趋向、百岁老年趋向、亚健康趋向、疾病初期趋向、慢病趋向和重度疾病趋向。受检者的肠菌群基因检测数据通过与该数据库进行比对分析，可以评价受检者个体肠道菌群健康情况与趋向，根据相应的肠道菌群分类趋向，提供精准健康评估和个性化健康管理方案，可使每一位受检者做到测菌群、知健康，调菌群、保健康。

61. 为什么正常人不易得皮肤感染

答：正常皮肤每平方厘米定居着大约 100 万个细菌。皮肤常居菌具有占位保护作用，有层次、有序定植在皮肤上，犹如一层生物屏障，使致病菌及外籍菌无法立足于皮肤表面；多达 20%常居菌产生抑制病原菌的化合物。如革兰阳性共生菌，包括乳酸菌属、链球菌属、葡萄球菌属可产生杀菌素。表皮葡萄球菌产生一种抗菌肽，对金黄色葡萄球菌、A 族链球菌、大肠埃希菌具有选择性杀灭作用，但不针对其他表皮葡萄球菌及常居菌；常居菌可分解皮脂甘油三酯为脂肪酸，形成乳化皮脂膜，既对自身及表皮角质形成细胞具有营养作用，又可防止皮肤表面水分蒸发，同时弱酸性可抑制一些化脓菌及皮肤癣菌的定植；一些暂住菌中机会致病菌作为抗原刺激机体免疫系统，促进免疫器官发育，增强机体免疫功能。

62. 为什么长期气管插管的患者容易引起下呼吸道感染

答：气管插管的患者因唾液分泌减少、黏膜上皮细胞脱落清除减缓等而致口咽部（口腔）菌群清除速率降低，使得口咽部菌群过度生长，菌群由正常时的简单菌群向复杂菌群演化，菌群的总生物量和多样性增加，除常居菌甲型链球菌、奈瑟菌属、葡萄球菌属等生长外，革兰阴性菌也定植并大量生长。唾液 pH 下降，严重时厌氧菌、真菌也大量增殖。

口咽部革兰阴性菌定植被公认是严重医源性下呼吸道感染的重要来源。

63. 为什么胃内 pH 很低仍有细菌生长

答：正常空腹时，胃液 pH 1~2，是一个极端酸性的环境。在这样的环境下，一般细菌是不能存活的，也就是说即使存在细菌，也只是"路过"，并且在经过胃部时也会被胃酸大量杀死。但是，幽门螺杆菌等可以耐受胃内的酸性环境，某些真菌也可以在胃壁上生长。当胃内酸度降低，胃液 pH 升高至 4.0 左右时，胃内细菌数量可增加 $10^2 \sim 10^4$ 倍，常见于胃大部切除、萎缩性胃炎和服用抗酸药物的患者。幽门梗阻而导致胃排空障碍、胃内容物滞留等可导致胃内细菌过度生长。

64. 为什么抗菌药物治疗时会引起腹泻

答：抗菌药物相关性腹泻（antibiotic-associated diarrhea，AAD）是指应用抗菌药物后发生的、与抗菌药物有关的腹泻。Bartlett 将其定义为伴随着抗菌药物的使用而发生的无法用其他原因解释的腹泻。抗菌药物相关性腹泻的病因和发病机制复杂，目前尚未完全清楚。主要原因为抗菌药物破坏肠道菌群导致肠道菌群紊乱；抗菌药物干扰糖和胆汁酸的代谢，多糖不易被吸收，滞留于肠道而引起渗透性腹泻，次级胆汁酸鹅脱氧胆酸增加，强烈刺激大肠分泌，引起分泌性腹泻；药物本身的直接作用。某些抗菌药物（如大环内酯类）是胃动素受体的激动剂，而胃动素为胃肠肽，可以刺激胃窦和十二指肠收缩，引起肠蠕动改变，导致腹泻、肠痉挛和呕吐。

65. 为什么小肠菌群过度生长会产生不良后果

答：小肠菌群（small intestinal flora）过度生长的特点为小肠中细菌数增长 $10^2 \sim 10^4$ 倍，可分两种类型，即咽菌群型和结肠菌群型，后者更严重、危害更大。小肠细菌生长过度的主要原因有：胃内细菌过度生长；小肠蠕动排空障碍对菌群的清除速率降低，见于各种原因造成的小肠梗阻、肠麻痹患者。小肠菌群过度生长的后果是破坏消化酶和分解胆汁酸，造成消化不良，产生大量有毒代谢产物，吸收后引起机体出现慢性中毒反应；产生肠源性内毒素，尤其是重症肝炎、急性坏死性胰腺炎等疾病因肠麻痹导致革兰阴性杆菌大量生长繁殖产生内毒素，吸收后引起内毒素血症加重病情。

66. 为什么有的结肠菌群是发酵型

答：当食物中的碳水化合物吸收不良或肠蠕动过快没有足够时间消化吸收食物，可导致结肠发酵型菌群（colonic fermentation flora）。见于肝胆胰和肠道疾病、小肠细菌生长过度、肠道慢性炎症、肠易激综合征等。菌群特点是总菌量无减少，但是多样性降低，菌群以革兰阳性杆菌为主，可合并真菌，大便 pH 在 6.0 以下，化学染色可观察到大量脂肪球或淀粉颗粒。临床上很多慢性腹泻患者大便菌群为发酵型菌群，有时合并炎症，给予消化酶制剂、乳酸杆菌或双歧杆菌制剂可显著改善大便性状，使症状得到控制。

67. 为什么有的结肠菌群是腐败型

答：腐败型肠道菌群主要见于蛋白质消化不良和便秘患者。菌群特点为总菌量无减少，与结肠发酵型菌群不同的是，该型菌群以革兰阴性厌氧菌为主。结肠腐败型菌群（colonic spoilage flora）对人体的危害较发酵型更甚，可引起慢性结肠中毒综合征，及结肠中致癌物产生激活增加等。调整饮食、减少肠内有害产毒腐烂菌的数量，给予乳酸杆菌、双歧杆菌等活菌制品，以及使用促进肠蠕动的药物等，可使菌群得到改善。

68. 为什么进行菌群分析

答：菌群分析法微生态诊断是临床医学发展的新课题，尚未在临床实验室常规开展。菌群分析法包括菌群检测、菌群培养、菌群成分检测、菌群代谢产物检测等方法。研究最多的是菌群检测，即依据光镜下细菌的染色和形态对有关细菌进行计数评分（Nugent评分）；或根据涂片染色镜检的结果对各种菌群进行描述和分类的方法。上述方法各有优缺点，如菌群培养的方法可比较准确地了解菌群的种类，但繁琐、费时且昂贵，因此临床上几乎没有使用价值。菌群成分如抗原或核酸检测虽可了解目标细菌，但是不能反映菌群的整体性质。菌群代谢产物检测可以反映菌群的代谢功能，使得在不知道菌群具体组成的情况下对菌群进行定性分析成为可能，可能成为有临床应用前景的一个方向。

69. 为什么肥胖与肠道菌群相关

答：肥胖及相关代谢性疾病已成为全球面临的严重公众健康问题，尤其在发达及发展中国家。肥胖的发生机制非常复杂，与遗传、环境因素、饮食、生活习惯、系统性和脂肪组织炎症密切相关。肠道菌群除了使宿主获取更多能量外，还可直接调节宿主脂肪存储基因的表达，其结构失调导致宿主循环系统中内毒素增加，诱发慢性、低水平炎症，导致胰岛素抵抗，是膳食结构变化与宿主遗传体质相互作用导致肥胖发生的一个重要环节。长期高脂饮食影响肠道菌群结构和数量，反过来又促进肥胖的发生发展。

70. 为什么美国国立卫生研究院要启动人类微生物组计划

答：人类微生物组计划（human microbiome project，HMP）由美国国立卫生研究院（National Institutes of Health，NIH）启动，旨在收集与人体相关的所有微生物，探讨微生物群落的丰度对人体的影响，从而帮助我们了解其在人类健康和疾病中的作用。目前，得益于低成本高通量基因测序技术的发展、计算和成像技术的改进，以及用于数据分析的生物信息学工具的革新等进展，微生物组学的研究已经成为热点，正在迅速发展为促进经济增长的一个新兴学科。

（秦娟秀　刘倩）

第二节　病原生物与感染

71. 为什么当今感染性疾病的诊断和防治愈发困难

答：由于感染型病原体的种类不断发生变迁，过去已经得到控制和消灭的病原体死灰复燃、新的病原体不断出现，微生物变异出现新的亚型、亚株、不典型菌株以及耐药株，使人类具有普遍易感性。现代医疗技术如器官移植、透析疗法等使抵抗力受损的许多患者获救同时破坏宿主的免疫防御能力；激素、免疫抑制剂及抗肿瘤药物的大量使用，导致机体的免疫力功能紊乱；广谱抗菌药物的不合理使用造成机体菌群失调，导致临床致病菌内源性感染不断增加。此外，由于国际间的交流，人类活动交往范围的扩大和不洁性行为等导致性传播疾病和人兽共患病不断增加。上述诸多因素使感染性疾病的诊断和防治更加困难。

72. 为什么新发病原体感染不断出现

答：长期以来，传染性与感染性疾病一直与人类的发展史并存，威胁着人类的生存和健康。新病原体主要为近几十年来新出现的某些病毒或细菌，如 H1N1 流感病毒（2009年）、SARS 冠状病毒（2003 年）、高致病性禽流感病毒（1997 年）、艾滋病毒（1981年）、埃博拉病毒（1976 年）、嗜肺军团菌（1976 年）等。由于生态环境的变化、大量抗微生物药物的应用及微生物宿主从动物到人类迁移以及经济全球化进程的进一步发展等原因，传染性疾病不再受地域的界定和限制，造成新发病原体不断出现与迅速流动传播。

73. 为什么结核病流行再次成为严重的公共卫生问题

答：近年来结核病在全球范围内死灰复燃，成为传染病的首位杀手。世界卫生组织已将结核病列为重点控制的三种传染病之一，宣布全球结核病处于紧急状态，强调遏制结核病行动已到了刻不容缓的程度。化疗的应用使结核病一度成为可治之症，在 20 世纪 80 年代初甚至认为在该世纪末可以消灭结核病，但是，过度的乐观产生了疏忽，世界许多地区的结核病防治系统被削弱甚至取消，环境污染和艾滋病的传播流行降低患者的免疫力使得结核患者迅速增加以及耐药性菌株产生，结核病的流行再次成为严重的公共卫生问题。

74. 为什么细菌携带者是很危险的传染源

答：若显性或隐性感染后病原体未被完全消灭而在体内持续存在，称为带菌状态，该宿主称为携带者（carrier）。携带者是体内带有病原，但无临床症状，经常会间歇性排出病菌，不易引起人们的注意，常成为重要的传染源，如伤寒、白喉等患病后常出现带菌状态。在流行性脑脊髓膜炎或白喉流行期间，不少健康人的鼻咽腔内可带有脑膜炎奈瑟菌或白喉棒状杆菌。医护工作者常与患者接触，很容易成为带菌者，在患者之间互相传播，造成交叉感染。"伤寒玛丽"是美国第一位被发现的伤寒健康带菌者，她自己本身并无伤寒沙门菌感染的临床症状，但身为厨师的她在为雇主服务期间不断将其携带的伤寒沙门细菌排出经消化道途径传播，总计造成 47 人感染、3 人死亡。因此及时查出细菌携带者，有效地加以隔离治疗，是防止传染病流行的重要的手段之一。

（秦娟秀　刘倩）

第三节　条件致病微生物与内源性感染

75. 为什么免疫力正常人体存在大量微生物，但一般不会致病

答：人体内以及环境中存在大量微生物且种类繁多，其中绝大多数对健康人群无致病性，但对处于抵抗力低下或生理功能异常状态的患者，一些致病性弱或对正常机体无致病性的微生物成为病原体，这类微生物就称为条件致病微生物（conditional pathogenic bacteria）或机会病原体。这类微生物主要是来源于人体皮肤和黏膜寄居的正常菌群的细菌。正常菌群分为两大类：①常居菌：是长期寄居于皮肤黏膜，在一定年龄和一定部位相对固定的菌群，正常情况下有益无害；②暂住菌：包括来源于外环境的非致病菌和潜在性致病菌，其在皮肤黏膜上可存在数小时、数日、最多达数月。这些正常菌群在机体免疫力低下、聚集部位改变或菌群失调等特定条件下可引起感染。

76. 为什么免疫力低下或生理功能异常的人群更容易感染条件致病微生物

答：这是由条件致病微生物的特点决定的。条件致病微生物有三个特点：①毒力弱或无明显毒力，条件致病微生物可能是毒力较弱的微生物，也可能是居住在体内的正常菌群或是处于潜伏状态的病原体；②常为耐药菌或多重耐药菌；③长期使用抗菌药物，常可导致菌群失调或新的条件致病微生物出现。因此，某些曾认为与医学关系不大的微生物成为较常见的条件致病微生物。条件致病微生物的这些特点导致其在处于抵抗力低下或生理功能异常状态的患者中快速繁殖，造成局部微生物菌群失调，或微生物寄居部位发生变化，致使疾病的发生。

77. 什么微生物可以导致机会性感染

答：导致机会性感染的微生物即条件致病微生物，常见的有：①细菌：细菌是机会性感染最常见的病原体，常见的有革兰染色阴性的大肠埃希菌、克雷伯菌属、铜绿假单胞菌、沙雷菌属及变形杆菌属等，革兰染色阳性凝固酶阴性的葡萄球菌属等；②病毒：虽然某些病毒容易感染人体，但感染后可长期潜伏或呈静止状态，一旦机体受到某些因素的刺激或免疫力下降时，即可导致机会性感染。常见的机会性致病性病毒包括水痘-带状疱疹病毒等；③真菌：条件致病真菌广泛存在，一般不致病，但免疫功能低下者、长期服用广谱抗菌药物、激素或免疫抑制剂者、长期放置静脉导管插管者等容易感染，包括念珠菌属、隐球菌属及曲霉菌属等。

78. 为什么条件致病微生物容易导致内源性感染

答：内源性感染（endogenous infection）指人体正常菌群成员引起的感染，主要是需氧或兼性厌氧条件致病微生物。内源性感染的病原体来源于自身的体表或体内的正常菌群，条件致病微生物在人体内的增殖与异常定植是引起内源性感染的关键环节。机体生理功能紊乱，条件致病微生物导致的对菌群的清除速率降低是引起人体内条件致病微生物异常增长的首要因素；大量使用抗菌药物破坏肠道正常菌群及其定植能力，导致耐药的条件致病菌或真菌等大量繁殖，可进一步播散到其他部位引起感染。最常见的由条件致病微生物引起的内源性感染主要包括：

（1）下呼吸道感染：主要见于昏迷患者、气管插管和高龄卧床患者等，因生理功能异常导致口咽部清除菌群的功能部分或全部丧失，甲型溶血性链球菌、奈瑟菌属、葡萄球菌属、革兰阴性杆菌等在口咽部大量增殖，数量较正常时高出 1000 倍以上；若由于抗菌药物的大量使用，则以白念珠菌、耐药的葡萄球菌属、革兰阴性杆菌为主，进一步播散至下呼吸道，引起下呼吸道感染。

（2）泌尿道感染：主要见于留置导尿管的患者，插导尿管后患者正常排尿功能对尿道细菌的清除作用消失，导致细菌在尿道异常定植、逆行感染。

（3）抗菌药物相关性腹泻与伪膜性肠炎：使用抗菌药物破坏肠道菌群后可引起抗菌药物相关性腹泻，多见于氨苄西林、林可霉素、头孢菌素类抗菌药物，严重时可引起伪膜性肠炎、真菌性肠炎、葡萄球菌性肠炎等。如果肠道正常菌群破坏后艰难梭菌异常增长并分泌肠毒素，则可损伤肠黏膜引起伪膜性肠炎。

79. 为什么临床微生物检验在内源性感染诊断中非常重要

答：内源性感染主要由条件致病微生物在人体内的增殖和异常定植引起，临床微生物检验可以直接观察检验微生物的数量、形态等，在内源性感染诊断过程中尤为重要。临床微生物学检验主要包括：①标本涂片染色观察：这种方法最直观，特别在显微镜下如果能观察到大量生长的某种微生物和较多白细胞或白细胞吞噬细菌发生，则这种微生物可能是感染源；②细菌的量：进行培养时，如果某种细菌数量多，且菌落比较纯，明显抑制其他微生物的生长，则这种细菌可能是感染菌；③持续存在的细菌：不同时期细菌培养（连续3天）均分离到同一种细菌，且为优势定植菌，则考虑是否该菌引起感染；④数量增长与临床感染症状：若某种微生物的出现或数量增长与临床感染症状的发生或疾病病情加重相一致，则重点考虑是否该微生物引起感染。

第四节　微生物感染与宿主免疫

80. 为什么微生物与寄生虫可以导致感染

答：感染（infection）是指微生物与寄生虫在人体内或体表生长繁殖引起机体损害。根据感染的不同来源分为外源性感染和内源性感染。感染的发生、发展和转归是机体同致病菌相互作用的复杂过程，损害的范围和严重性与微生物致病力、感染数量和部位及宿主健康状况等相关。包括细菌感染、病毒感染、真菌感染与寄生虫感染等。

致病菌或条件致病菌侵入血液循环中生长繁殖，产生毒素和其他代谢产物所引起的急性全身性感染称为细菌感染。病毒侵入人体并在体内增殖，与机体发生相互作用的过程称为病毒感染。由真菌或其产物引起的疾病称为真菌感染。狭义的真菌感染只包括真菌侵入人体引起的疾病。致病性真菌和条件致病性真菌引起的疾病统称为真菌病。广义的真菌感染还包括对真菌孢子或产物的过敏、真菌毒素引起的中毒等。寄生虫在宿主的细胞、组织或腔道内寄生，引起一系列的损伤称为寄生虫感染。

81. 为什么病原菌感染人体后会致病

答：这是由病原菌的毒力决定的，即病原菌在宿主之间传播、侵袭、定植、逃避防御机制、释放毒素或诱发超敏反应等能力。病原菌的毒力包括侵袭力和毒素。病原菌在宿主间传播、黏附、侵袭并逃避免疫的能力，称为侵袭力，由菌体表面结构和侵袭性物质等构成；毒素包括外毒素和内毒素。当病原菌通过各种途径到达人体后，一般先通过吸附或黏附等机制附着于黏膜、皮肤和创面等部位，然后成功逃避免疫作用和有益菌群的拮抗，获得营养快速繁殖，才能成功定植不被清除出体外，随后病原菌可向其他部位侵袭、扩散，或通过释放毒素或诱发超敏反应，引起机体组织损伤而致病。

82. 为什么病原菌侵袭力与致病性密切相关

答：病原菌的致病性主要与两方面因素有关：一是病原菌突破宿主皮肤、黏膜生理屏障等免疫防御机制，进入机体定居、繁殖和扩散的能力，称为侵袭力；二是毒素，即含有损害宿主组织、器官并引起生理功能紊乱的大分子成分。与致病相关有因素包括：

（1）黏附：由黏附素介导，黏附素是病原菌表面的蛋白质或多糖，能增强病原菌黏附至宿主细胞表面的能力；革兰阴性菌的黏附素通常为菌毛，部分细菌的膜蛋白也有黏附作用，革兰阳性菌的黏附素是菌体表面的磷壁酸；宿主黏膜上皮细胞表面有黏附素受体，一般是糖蛋白或糖脂，可与病原菌黏附素特异性结合。

（2）侵袭：病原菌与宿主细胞表面受体结合后可启动侵袭过程，引发一系列基因表达、信号转导、细胞内骨架重排等生理反应，促使病原菌入侵。

（3）炎症逃逸：病原菌必须逃避炎症补体成分的作用和吞噬细胞的吞噬才能存活。

（4）免疫逃逸：病原菌通过多种机制逃避或抵抗宿主免疫，以避免被机体清除。

83. 为什么细菌感染机体后产生的外毒素可威胁生命

答：细菌毒素是细菌致病的重要物质，细菌毒素按其来源、形状和作用分为外毒素和内毒素。产生外毒素（exotoxin）的病原菌大都是革兰阳性菌，包括破伤风梭菌、肉毒梭菌、白喉棒状杆菌、产气荚膜梭菌、A群β溶血性链球菌、金黄色葡萄球菌等。某些革兰阴性菌如痢疾志贺菌等也产生外毒素。外毒素的化学成分是蛋白质，易被蛋白酶分解破坏，多数不耐热，如破伤风痉挛毒素在60℃经20分钟可被破坏，但是外毒素的毒性作用强，根据其作用的靶细胞和所致临床病理特征分为三类：①神经毒素：抑制神经元释放神经递质，引起神经传导功能异常，神经持续兴奋，骨骼肌痉挛或神经肌肉麻痹；②细胞毒素：作用于靶细胞的酶或细胞器，致使细胞功能异常或死亡，组织器官发生炎症、坏死；③肠毒素：作用于肠黏膜上皮细胞引起细胞损伤或肠液分泌增多，患者出现呕吐、腹泻、发热等局部或全身性的症状。破伤风梭菌感染后产生破伤风痉挛毒素，属于神经毒素，可导致机体强直性痉挛，抽搐，严重者可因窒息或呼吸衰竭而死亡。所以应对创口做好清创处理，否则细菌增殖引起破伤风梭菌感染，死亡率极高。

84. 为什么医疗器材类必须经过细菌内毒素检测合格后才能使用

答：这是由革兰阴性菌产生的内毒素的致病性决定的。内毒素（endotoxin）是革兰阴性菌细胞壁外膜中的脂多糖（LPS）组分，细菌死亡裂解后释放。内毒素的主要化学成分是脂多糖中的脂质A，各种革兰阴性菌脂质A的结构与生物学性质相似，毒性作用相同。LPS首先与血液中LPS结合蛋白结合，然后与单核细胞和巨噬细胞表面分化抗原簇14（cluster of differentiation 14，CD14）分子结合，使其激活并释放细胞因子，继而进一步刺激各种免疫细胞、内皮细胞或黏膜细胞，引起局部或全身性病理生理反应，如发热、白细胞升高，严重者可发生内毒素休克、弥散性血管内凝血。由此可见，当内毒素通过消化道进入人体时并不产生危害，但内毒素通过注射等方式进入血液时则会引起不同的疾病。内毒素小量入血后被肝巨噬细胞灭活，不造成机体损害；但大量进入血液时便会引起发热反应，又称"热原反应"。由于细菌死亡或自溶后会释放内毒素，内毒素广泛存在于自然界中，因此医疗器材类（如一次性注射器，植入性生物材料）必须经过细菌内毒素检测合格后才能使用，此外，生物制品类、注射用药剂、化学药品类、放射性药物、抗菌药物类、疫苗类与透析液等制剂也需要经过内毒素检测。

85. 为什么针对不同病原菌感染须采取不同的预防措施

答：因为各种病原菌都有特定的侵入部位，需侵入易感机体的适当部位才能引起感染，这与致病菌需要特定的生长繁殖微环境有关。如伤寒沙门菌必须经口传播，脑膜炎奈瑟菌须通过呼吸道吸入，破伤风梭菌的芽胞须感染深部创伤等。因此预防伤寒沙门菌感染主要加强饮水、食品等卫生监督，脑膜炎奈瑟菌患者则需要进行隔离，而防止破伤风梭菌感染则是伤口的及时处理，扩创。当然，有些病原菌的合适侵入部位不止一个，如结核分枝杆菌可经由呼吸道、消化道、皮肤创伤等多个部位侵入造成感染，所以对结核分枝杆菌最好的预防措施是接种卡介苗获得免疫力。

86. 为什么一些病原菌感染可以自愈

答：宿主的免疫防御功能是决定病原菌感染后是否自愈的一个重要因素。免疫防御功能包括固有免疫和适应性免疫。

（1）固有免疫：也称非特异性免疫或先天性免疫，为先天获得、即时发挥效应、无特异性、无记忆性；固有免疫的主要功能是抗感染，是机体防御病原微生物入侵的第一道防线；包括①表面防御：包括皮肤，胃肠道、呼吸道和泌尿生殖道黏膜等部位；②吞噬作用：血液和组织液内的吞噬细胞能吞噬、杀死病原菌；③补体：血清中含有的一种特殊的蛋白组系统，可被微生物激活后杀死微生物；④炎症反应：中性粒细胞和单核细胞渗入感染部位、巨噬细胞释放细胞因子，以及补体系统激活，均可引起一系列炎症反应，防止微生物增殖和蔓延。

（2）适应性免疫：也称特异性免疫或获得性免疫，包括①黏膜免疫：包括弥散在黏膜上皮内或黏膜下固有层的免疫细胞和免疫分子，以及呼吸道、消化道和泌尿生殖道淋巴小结处聚集成的黏膜相关淋巴组织等参与的免疫反应；②体液免疫：由特异性抗体介导的免疫应答，主要作用于胞外菌及其毒素；③细胞免疫：以 T 细胞为主的免疫应答，在抵御胞内菌感染中起主要作用。适应性免疫能识别特定病原微生物抗原或生物分子，最终将其清除。适应性免疫在识别自我、排除异己中起了重要作用。

87. 为什么有胞外菌和胞内菌的区分

答：根据细菌在宿主细胞的寄居部位，分为胞外菌和胞内菌。胞外菌（extracellular bacteria）寄居在宿主细胞外的组织间隙、血液、淋巴液、组织液等体液中。多数病原菌属于胞外菌，主要包括葡萄球菌属、链球菌属、脑膜炎奈瑟菌、淋病奈瑟菌、志贺菌属、霍乱弧菌、白喉棒状杆菌、破伤风梭菌等。胞外菌的致病机制主要是产生外毒素、内毒素等毒性物质和引起炎症反应。中性粒细胞、单核细胞是杀灭和清除胞外菌的主要非特异性免疫防御机制，而黏膜免疫和体液免疫则是抗胞外菌感染最主要的获得性免疫机制。

胞内菌（intracellular bacteria）分兼性和专性两种，兼性胞内菌在宿主体内主要寄居在细胞内生长繁殖，但亦可以在体外无活细胞的适宜环境中生存和繁殖，如结核分枝杆菌、麻风分枝杆菌、伤寒沙门菌、嗜肺军团菌、产单核细胞李斯特菌等。专性胞内菌则不论在宿主体内或体外，都只能在活细胞内生长和繁殖，如立克次体、衣原体等。胞内菌毒力低，潜伏期较长，病程缓慢，因持续性刺激引起肉芽肿病变，肉芽肿可阻挡病菌扩散，但是可对宿主局部造成病理损伤。因特异性抗体不能进入胞内菌寄生的宿主细胞，对胞内菌的宿主免疫防御机制主要依赖 T 细胞为主的细胞免疫。

88. 为什么新生儿在孕产及哺乳期会发生病毒感染

答：这是由病毒感染的不同方式决定的。病毒感染的方式有水平传播和垂直传播。病毒在人群个体之间的传播为水平传播，也包括从动物到动物再到人的传播，为大多数病毒的传播方式；但是也有些病毒可以通过胎盘或产道传播，病毒从宿主的亲代传给子代的传播称为垂直传播，如果母体感染这些病毒，则可能通过垂直传播的方式传给胎儿引起病毒感染，这些病毒主要包括风疹病毒、巨细胞病毒、乙型肝炎病毒等。流行病学证明，妇女在怀孕前后感染了病毒，不但自身致病，还可使胎儿畸形及感染先天性疾病，故应予以重视。如孕妇患乙型肝炎病毒后，可通过胎盘传给胎儿，造成婴儿急性肝炎，因此在乙型肝炎病毒感染活动期的女性不宜受孕。

89. 为什么有些病毒感染不会导致病毒性疾病

答：病毒侵入人体并在体内增殖，与机体发生相互作用的过程称为病毒感染（virus infection）。感染后因病毒种类、机体状态不同而发生轻重不一的具有病毒感染特征的疾病，称为病毒性疾病。病毒感染是否导致疾病取决于病毒的致病性和宿主免疫两个方面，病毒的致病性低或者宿主免疫力强的情况下，病毒感染不会引起宿主细胞损伤而导致疾病。反之，致病力强的病毒或者宿主免疫力低下时，病毒感染可以引起宿主细胞损伤而导致病毒性疾病。病毒对宿主细胞的损伤作用包括直接作用和间接作用。直接作用包括杀细胞效应和稳定状态感染；间接作用也称为免疫病理损伤，即病毒感染的过程中，针对病毒抗原的免疫应答对机体造成的间接损伤，这是病毒感染过程中的重要发病机制之一，尤其在病毒持续性感染和病毒感染相关的自身免疫性疾病中发挥重要作用。

90. 为什么有些病毒感染细胞后会导致细胞溶解死亡

答：这是由病毒自身的特征决定的。病毒在细胞内增殖引起细胞溶解死亡称为病毒的杀细胞效应，能引起细胞溶解的病毒称为溶细胞型病毒，此类病毒增殖时，病毒信使 RNA（messenger RNA，mRNA）与细胞质核蛋白体结合，利用细胞内物质合成病毒蛋白，阻断细胞蛋白质的合成，因而抑制细胞遗传物质的合成与代谢，导致细胞死亡；同时细胞溶酶体膜功能改变，释放溶酶体酶，促进细胞溶解。病毒在细胞内复制成熟，并在短时间内大量增殖，引起细胞裂解，释放出病毒，在普通显微镜下可见到明显的细胞病变效应（CPE）。CPE 即指病毒在宿主细胞内大量增殖，导致细胞病变甚至死亡的现象，如细胞变圆、肿胀、坏死、脱落等。这种细胞病变也可作为病毒在细胞内增殖的指标。杀细胞效应在体内引起靶器官的细胞破坏死亡，到一定程度和范围就可以出现严重的病理变化。如侵犯重要器官，甚至危及生命。

91. 什么是病毒稳定状态感染

答：在细胞内增殖不引起细胞溶解死亡的病毒称为非溶细胞病毒，引起的感染称为稳定状态感染。这类病毒感染细胞后可引起细胞膜的改变，主要包括：①细胞融合：有些病毒在感染细胞内增殖，由于病毒编码产生的酶或宿主细胞溶酶体酶的作用，使细胞膜相互融合，形成多核巨细胞。感染细胞与未感染细胞相互融合，可使病毒从感染细胞进入邻近的正常细胞，有利于病毒的扩散。多核巨细胞的形成可以辅助鉴定某些病毒，如麻疹病毒在体内形成华新（Warthin）多核巨细胞；②细胞膜出现新的抗原：病毒在细胞内复制的过程中，由病毒基因编码的抗原可以出现在细胞膜表面，受病毒感染的细胞表面抗原表位可发生改变，隐蔽抗原也可以暴露；③细胞凋亡：由细胞基因控制而发生的程序性死亡称为细胞凋亡，可促进细胞内病毒的释放；④包涵体的形成：某些病毒感染的细胞内，在普通光学显微镜下可观察到胞质或细胞核内出现嗜酸性或嗜碱性的圆形、椭圆形或不规则形状的团块结构，其大小、数目不等，这种结构称为包涵体，有利于病毒感染的辅助诊断；⑤基因整合与细胞转化：有些病毒 DNA 或其片段整合于人宿主细胞 DNA 中，使宿主细胞遗传性状发生改变，此时细胞几乎不复制病毒，细胞也不被破坏，反而被激活发生恶性转化成为肿瘤细胞。

92. 为什么不同病毒感染会导致不同的临床特征

答：不同病毒其感染特点（如组织亲嗜性）不同，宿主对不同病毒感染会有不同的免疫反应，从而出现不同的临床特征，表现为不同的病毒感染类型。根据病毒感染后有无症状分为：

（1）隐性感染：病毒在宿主细胞内增殖但不引起临床症状者称为隐性病毒感染。可能是由于侵入机体的病毒数量不多或毒力较弱，或者机体抗病毒免疫功能较强，使病毒在体内不能大量增殖，或虽有增殖但不能到达靶细胞。隐性感染者可向体外排出病毒导致传播，在流行病学上具有重要的意义。

（2）显性感染：病毒在宿主细胞内大量增殖引起明显的临床症状者称为显性病毒感染，显性感染可以是局部感染或者全身感染。按症状出现早晚、持续时间的长短以及病毒在体内持续存在状态等，显性感染又分为急性感染和持续性感染，持续性感染又可分为慢性感染、潜伏感染、慢发病毒感染和急性感染的迟发并发症。

93. 为什么有些病毒感染在宿主体内终身存在

答：病毒在宿主体内持续存在较长时间，数月至数年，甚至持续终身者，称为持续性病毒感染，分为以下 4 种类型：①潜伏性病毒感染：经急性或隐性感染后，病毒长期潜伏在组织或细胞内，不产生有感染的病毒颗粒，也不表现临床症状，经过若干年后，由于生理性或病理性因素影响，使潜伏病毒激活而发生增殖，产生病毒颗粒，出现临床症状；②慢性病毒感染：显性或隐性感染后，病毒长期在体内未被完全清除，可持续地存在于血液或组织中并经常或间歇地增殖并排出病毒，病程长达数月至数年；③慢发病毒感染：或称迟发病毒感染，病毒感染后潜伏期达数月、数年甚至更久，此时机体无症状，也分离不到病毒，一旦出现临床症状，多表现为亚急性进行性过程，最终造成死亡；④急性病毒感染后迟发并发症：急性感染后 1 年或数年，发生致死性的病毒病，如亚急性硬化性全脑炎，该病在儿童期感染麻疹病毒后，青春期发作，表现为中枢神经系统疾病，在脑组织中用电镜可以观察到麻疹病毒。

94. 为什么人体可以抵抗病毒感染

答：宿主的抗病毒免疫防御系统包括非特异性抗病毒免疫和特异性抗病毒免疫。

（1）非特异性抗病毒免疫：是机体抵御病毒感染的第一道防线。皮肤、黏膜、血脑屏障等机体的一些生理屏障可阻止病毒侵入机体，在病毒感染的早期即发挥抗病毒效应，能抑制早期感染的细胞内病毒复制。参与非特异性抗病毒免疫应答的细胞包括免疫细胞如吞噬细胞、NK细胞、树突状细胞等；此外，很多免疫分子也参与该防御过程，主要包括：①细胞因子：细胞因子是重要的抗病毒分子，可由多种细胞产生，包括IFN-α、IFN-β、TNF、IL-12等；②趋化因子：趋化因子是一类能够吸引免疫细胞发生定向运动的小分子蛋白质，病毒等病原微生物进入组织后能通过趋化因子促使吞噬细胞向病原体入侵部位或炎症部位运动。趋化因子可由免疫细胞和非免疫细胞产生；③防御素：防御素是一组耐蛋白酶的分子，对有包膜病毒具有直接杀伤活性。

（2）特异性抗病毒免疫应答：病毒的抗原性强，感染后能引起机体产生特异性抗病毒免疫应答，包括：①体液免疫：病毒感染后，最先产生IgM类特异性抗体，后期出现IgG类抗体，经黏膜感染在黏膜上皮细胞中复制的病毒可诱导局部IgA抗体的产生。在感染早期，抗体可阻断病毒与宿主细胞的受体结合，在感染过程中抗体可中和自病毒感染细胞释放的游离病毒；②细胞免疫：机体主要依赖细胞免疫清除病毒感染的靶细胞。细胞免疫中有杀伤性T细胞、辅助性T细胞和调节性T细胞等，杀伤性T细胞直接杀伤靶细胞，辅助性T细胞释放细胞因子发挥作用，调节性T细胞维持细胞免疫的平衡。

95. 为什么有些病毒不能被机体免疫系统完全清除

答：在机体通过免疫系统清除病毒的同时，病毒也会借助多种方式逃避机体免疫监视、免疫激活或阻断免疫应答的作用，从而在体内长期存在，引起持续性感染。不同的病毒有不同的免疫逃逸机制，这些免疫逃逸机制大致可分为三大类：逃避体液免疫系统的识别；抑制细胞免疫应答；干扰免疫效应功能。主要包括：病毒抗原变异；病毒抗原类型多；病毒感染宿主体内的免疫豁免部位；不同程度显著调节病毒基因的表达；病毒产物通过分子模拟作用，抑制细胞表面免疫分子的表达；病毒产物干扰宿主细胞的抗原提呈，干扰T细胞的功能，抑制细胞凋亡，抑制抗体的功能等。

96. 为什么真菌感染表现不同的临床特征

答：不同属种的真菌、感染不同的组织细胞可导致不同临床特征的真菌感染（fungal infection）。

（1）真菌感染按致病方式分类：①致病性真菌感染：大多是外源性真菌感染，真菌本身具有致病性；②条件致病性真菌感染：真菌一般不具有致病性，在机体免疫力降低及菌群失调时发生感染；③真菌变态反应性疾病：真菌本身并不致病，可由真菌性过敏原引起变态反应性疾病，如荨麻疹、哮喘、变态反应性肺泡炎等；④真菌毒素中毒症：因真菌产生的毒素而中毒称真菌毒素中毒症，可侵犯肝、肾、脑、中枢神经及造血组织，真菌毒素中毒与一般细菌和病毒的毒素不同，有明显的地区性和季节性，但没有传染性，不引起流行。

（2）真菌感染按感染部位分类：①浅部真菌感染：包括表皮真菌感染、皮肤癣真菌感染和皮下组织感染；②深部真菌感染：包括系统性真菌感染和条件性真菌感染。系统性真菌感染有组织胞浆菌、芽生菌、球孢子菌、副球孢子菌等双相性真菌，感染常由吸入导致肺部感染而扩散到全身各器官系统。条件性真菌感染包括曲霉菌、接合菌、隐球菌和白念珠菌，通常免疫功能低下者或者正常菌群失调者发生感染。

97. 为什么不洁的卫生习惯容易导致皮肤癣菌病

答：皮肤癣菌病又称浅部真菌病，由一群生物学性状极其相近的皮肤癣菌侵犯表层皮肤及其衍生物，但不侵犯深层组织造成的疾病。共同的特点是亲角质细胞，分泌胞外酶（角蛋白酶、弹性蛋白酶和磷脂酶）使浅部真菌定居于含角质蛋白的组织，在皮肤局部大量增殖后，通过机械刺激和代谢产物的作用引起局部的炎症和病变，包括足癣（俗称"脚气"）、体癣、头癣等。

不洁的卫生习惯容易导致皮肤癣菌病与真菌感染的传播途径有关，人类感染的真菌主要来自外界环境，并通过接触、吸入或食入而感染。皮肤癣菌病为接触传染，浅部真菌病的传播途径包括：①直接接触：接触患者或动物可以感染头癣、体癣等；②间接接触：如穿公共拖鞋、用公共毛巾或梳子可感染足癣、体癣或头癣。深部真菌病的传播途径较多，常见的是由呼吸道吸入感染，也可从破损皮肤接触导致感染。因此，在日常生活中，为了避免真菌的传染，保持良好的卫生习惯非常重要。

98. 为什么曲霉菌可以导致肺部感染

答：曲霉菌在自然界中广泛分布，曲霉菌可产生丰富的分生孢子，并易被烟雾化存在于空气中，人呼吸道因吸入曲霉孢子而感染，故肺部曲霉病最多见。曲霉菌的分生孢子可经气道直抵肺泡，被肺组织的单核-巨噬细胞趋化捕获，经非氧化途径杀灭，但免疫功能降低尤其是 T 细胞减少或功能缺陷时，孢子可逃避免疫细胞而播散。曲霉菌病的发生可由直接感染、超敏反应和曲霉菌毒素中毒等机制引起。曲霉菌能侵犯机体许多部位而致病，统称为曲霉菌病。

肺曲霉病（pulmonaryaspergillosis）可分为 3 种类型：①真菌球型肺曲霉病：是在器官早已有空腔存在的基础上发生，曲霉在此处生长，不易侵组织，不播散，故又称为局限性肺曲霉病；②曲霉肺炎：常见于免疫功能低下的患者，曲霉在肺中播散，引起坏死性肺炎，并可继发扩散至其他器官；③过敏性支气管肺曲霉病：是一种超敏反应性疾病。

99. 为什么白念珠菌感染的发病率在逐渐增高

答：念珠菌病（candidiasis）主要是白色念珠菌引起的急性、亚急性或慢性感染，是最常见的真菌病。常侵犯皮肤、黏膜，也可引起内脏或全身感染。临床症状错综复杂，急缓不一。儿童多为急性继发性感染。近年来随着大剂量抗菌药物、激素、免疫抑制剂的应用，以及器官移植术的开展，其发病率渐趋增高。

念珠菌感染必须经历黏附、入侵和播散三个阶段：①黏附：即念珠菌黏附于宿主上皮细胞的能力，这是念珠菌入侵体内的第一步，也是其具有强致病性的标志；②入侵：念珠菌的蛋白酶溶解破坏细胞膜，并借磷脂酶/蛋白酶的作用转为芽管，入侵组织；③播散：芽管（假菌丝）或孢子可随血流播散造成多器官感染。酵母型的念珠菌一般不致病，大多数呈寄居状态，但在适宜的条件下，由酵母型转为假菌丝型，既增加了对宿主细胞的黏附力，又能避免吞噬细胞的吞噬，从而引起感染。

100. 为什么人体可以抵抗真菌感染

答：人体抗真菌免疫包括非特异性和特异性免疫两大类。

（1）非特异性免疫：为第一道防御，发生于感染初期，通常能有效阻止真菌细胞的侵入和在活组织中寄生，主要包括：①完整的皮肤屏障；②黏膜；③其他非特异性抵御病原真菌的因素，如温度、胃酸、皮脂、唾液等；④炎症和吞噬反应：中性粒细胞是杀真菌最有效的细胞，可激活呼吸爆发或分泌防御素，杀伤真菌；嗜酸性粒细胞、嗜碱性粒细胞、血小板、NK细胞等在抵抗真菌感染中也起重要的作用；⑤激素的调节：在真菌感染中，性别因素不容忽视，很多真菌病，男性的发病率或感染的严重程度均高于女性，如副球孢子菌病。

（2）人体的特异性免疫主要包括：①体液免疫：大多数真菌病感染期间都会有抗体产生，对抗感染有一定的保护作用；②细胞免疫：主要是T细胞介导的免疫反应，其中Th1细胞免疫应答对宿主发挥免疫保护作用。

（秦娟秀 刘倩）

第三章　病原检验技术

第一节　显微镜检查

101. 为什么暗视野显微镜常用于观察不染色标本微生物的运动

答：明视野显微镜的照明光线直接进入视野，属透射照明。活的细菌在明视野显微镜下观察是透明的，不易看清。而暗视野显微镜则利用特殊的聚光器实现斜射照明，标本照明的光不直接穿过物镜，而是由标本反射或折射后再进入物镜，因此，整个视野是暗的，而样品是明亮的。正如我们在白天看不到的星辰却可以在黑暗的夜空中清楚的显现一样，在暗视野显微镜中由于标本与背景的反差增大，可以清晰地观察到在明视野显微镜中不易看清的活体菌等透明的微小颗粒。而且，即使所观察的微小颗粒的尺寸小于显微镜的分辨率，依然可以通过它们散射的光而发现其存在。因此，暗视野法主要用于观察活的微生物，即不染色微生物的运动。

102. 为什么相差显微镜可观察到微生物形态、内部结构和运动方式

答：光线通过比较透明的标本时，光的波长（颜色）和振幅（亮度）都没有明显的变化，因此，用普通的光学显微镜观察未经染色的标本（如活的细胞）时，其形态和内部结构往往难以分辨。然而，由于细胞的各部分折射率和厚度的不同，光线通过这种标本时，折射光和衍射光的光程就会有差别。随着光程的增加或减少，加快或落后的光波的相位会发生改变（产生相位差）。光的相位差人肉眼感觉不到，但相差显微镜配备有特殊的光学装置环状光阑和相差板，利用光的干涉现象，能将光的相位差转变为人眼可以觉察的振幅差（亮度差），从而使原来透明的物体表现出明显的明暗差异，对比度增强。由于标本的这种反差是以不同部位的密度差别为基础形成的，因此，相差显微镜使人们能在不染色的情况下比较清楚地观察到在普通光学显微镜和暗视野显微镜下都看不到或者看不清的活细胞及细胞内的某些细微结构，适于观察微生物形态、内部结构和运动方式。

103. 为什么细菌标本在培养前需要做直接涂片镜检

答：细菌形态学检查（morphological examination of bacteria）是细菌学检验中极为重要的基本操作之一，包括不染色标本检查法和染色标本检查法。显微镜是观察细菌形态必备的基本工具，在培养前镜检不仅可以迅速了解标本中有无细菌及大致菌量，而且可以根据细菌形态、结构和染色性初步识别病原菌，它不仅确认标本中的细菌存在与否又可提示分离培养检出菌的所用培养基和培养条件，为进一步的培养提供依据。某些细菌感染性疾病通过形态学检查可得到初步诊断，可作为开始抗感染治疗的依据。痰液中的抗酸杆菌和泌尿生殖道分泌物中的淋病奈瑟菌等通过形态学检查，可得到初步诊断，对临床早期诊断和治疗疾病有一定的参考意义，但大多则需要进一步做细菌培养和鉴定才能确诊，同时依据体外药敏试验结果使用抗菌药物。

104. 为什么可用不染色标本观察细菌形态、动力及运动情况

答：采用压滴法、悬滴法在明视野、暗视野或相差显微镜下对微生物活体进行直接观察，这种方法被称为不染色标本观察。由于细菌未染色呈半透明状，因而依靠细菌和周围环境的折光率差别进行观察。其特点是可以避免一般染色制样时的固定作用对微生物细胞结构的破坏，并可用于专门研究微生物的运动能力及生长过程中的形态变化，如细胞分裂、芽胞萌发等动态过程。细菌如有动力，可看到细菌自一处移至另一处，有明显的方向性位移；细菌如无动力，受水分子撞击细菌呈现布朗运动，只在原地颤动而无位置的改变。

105. 为什么涂片染色后可用普通光学显微镜观察病原生物的形态特征

答：细菌、真菌、原生动物和其他微生物体积小且细胞质透明，不借助染色方法很难观察到这些微生物。在光学显微镜下，细胞体液及结构的遮光率与其背景相差很小，因此用压滴法或悬滴法进行观察时，只能看到其大体形态和运动情况。若要在光学显微镜下观察其细致形态和主要结构，一般都需要对它们进行染色，借助颜色的反衬作用提高观察标本不同部位的反差。染色方法可以是简单染色或负染法（一步法），也可以是鉴别染色法（多步法），如革兰染色或抗酸染色，便于更清楚地看到它们的形态特征。

106. 为什么用直接显微镜检查法可以检查皮肤真菌

答：临床皮肤真菌标本的检查目前仍以形态学为主，直接镜检法检查真菌因其简便、快速而广为应用。大部分的皮肤感染真菌属丝状真菌，真菌镜下检查阳性（即镜下查到真菌结构成分-真菌细胞形状、孢子与菌丝）可确定感染。丝状真菌各菌种因有较明确分化的菌丝和孢子，鉴定以形态学为主，必要时进行一些特殊试验。直接显微镜法适合于皮肤、黏膜、趾甲或断发残根标本观察皮肤真菌。将一小块标本放在清洁的玻片上，加10%~20%的氢氧化钾1~3滴，在酒精灯上来回移动加热数秒，加上盖玻片，或加上盖玻片后放置室温15分钟左右，待标本溶解。先用低倍镜观察，再换高倍镜观察，观察是否有菌丝、孢子等。黏膜和小组织块标本放在玻片上加生理盐水数滴，加盖玻片后在显微镜下观察。

107. 为什么在光学显微镜下可观察到内基小体

答：大多数病毒颗粒不能在光学显微镜下见到，但是某些病毒感染后，宿主细胞内可形成在光学显微镜下可见到的包涵体。一般认为，有的包涵体是病毒的团聚，另一些包涵体则是病毒与宿主细胞相互作用的细胞反应产物。根据包涵体形成的部位可分为胞质内及核内包涵体；根据染色性又可分为嗜酸性或嗜碱性包涵体。由于病毒种类不同，包涵体存在的部位及染色性也可以不同。因此，包涵体的检查对诊断某些病毒性疾病具有一定价

值。狂犬病病毒对神经组织有较强亲嗜性，在易感动物或人的中枢神经细胞增殖时，可在胞质内形成嗜酸性、圆形或椭圆形的包涵体，直径为 $3 \sim 10\mu m$，称内基小体（Negri body），即为其废弃的蛋白质外壳在细胞内聚集形成的嗜酸性颗粒，内基小体广泛分布在患者的中枢神经细胞中，是该病实验室诊断的一个指标。因其体积较大，故可以用光学显微镜观察，通过病理组织学染色观察内基小体是一种经典的实验室诊断方法。

108. 为什么急性期的片形吸虫病在粪便标本中查不到虫卵

答：片形吸虫主要包括肝片形吸虫和巨（大）片形吸虫两种。两种片形吸虫的生活史相似，包括成虫、虫卵、毛蚴、胞蚴、雷蚴、尾蚴、囊蚴、童虫阶段。成虫产出的虫卵随胆汁进入肠腔，随粪便排出体外落入水中；在水中孵出毛蚴，遇中间宿主椎实螺，侵入其体内，经胞蚴、雷蚴的发育和增殖，产生许许多多的尾蚴；尾蚴逸出螺体，在水中或水生植物表面结囊，形成囊蚴。囊蚴在终宿主小肠内逸出童虫穿过肠壁进入腹腔，再侵入肝中，在肝实质穿行，经数周或数月，童虫才侵入胆管，发育为成虫后产卵。片形吸虫病临床上分为急性期、潜隐期和慢性期3个时期。急性期也称侵袭期，由童虫侵入腹腔和肝引起腹膜炎和创伤性肝炎所致，此时期主要是童虫移行串扰引起，还未发育到成虫阶段，所以在粪便标本中查不到虫卵。

109. 为什么寄生于血管内血吸虫病可用粪便涂片光学显微镜检查虫卵

答：我国仅有日本血吸虫分布，其生活史包括成虫、虫卵、毛蚴、母胞蚴、子胞蚴、尾蚴和童虫等阶段。血吸虫成虫雌雄异体终生呈合抱状态，在静脉末梢产卵，所产虫卵沉积于肝及肠壁组织，约经 11 天，虫卵发育成熟，虫卵内有发育成熟的毛蚴，毛蚴的分泌、排泄物透过卵壳微孔释出，引起卵周围组织炎症及变态反应，形成以虫卵为中心、淋巴细胞、巨噬细胞、嗜酸性粒细胞、中性粒细胞及浆细胞，以及抗原抗体复合物形成的虫卵肉芽肿。肉芽肿随之液化坏死，而出现嗜酸性脓肿。沉积于肠壁组织的虫卵，由于肠蠕动、腹内压和血管内压的作用，随肉芽肿所致嗜酸性脓肿溃破脱入肠腔，混入粪便排出体外。血吸虫病属虫卵随粪便排出的寄生于消化道外的寄生虫感染，可以用粪便涂片镜检来诊断。

110. 为什么光学显微镜检查疟原虫时宜采用薄、厚血膜同片制作法

答：薄、厚血膜同片制作法是在同张载玻片制作患者外周血液的薄血膜与厚血膜，经染色后镜检，是鉴别疟原虫的虫种与虫期，确诊疟疾的依据。

（1）薄血膜：用血量少、镜下红细胞完整、疟原虫形态典型、便于观察，有利于疟原虫的检查与虫种鉴定，可区分出感染人体的四种疟原虫（间日疟原虫、三日疟原虫、恶性疟原虫和卵形疟原虫），但费时、检出率低。

（2）厚血膜：血量多而集中、省时、准确性高（镜检的敏感性可达疟原虫 $10 \sim 20$ 个疟原虫/μl），厚血膜片的疟原虫比较集中（一个视野可见到的细胞数约相当于 20 个薄血膜视野），但厚血膜在制片过程中红细胞已经被溶解，红细胞轮廓消失，原虫皱缩变形，虫体比薄血膜中的略小，有的原虫胞质着色很深，胞核模糊不清，初学者较难识别，检验人员必须经过一段时间的严格训练，在掌握薄血膜中各种疟原虫的形态特征后，才能认清

厚血膜中的疟原虫。因此，采用厚、薄血膜同片制作法，更有利于检查与鉴定疟原虫虫种，在同一片时应先检查厚血膜上的疟原虫，如鉴定虫种有困难，可再仔细观察薄血膜，以提高镜检效果。

111. 为什么疑似包虫病患者一般不提倡用穿刺涂片镜检诊断

答：包虫病又称多房棘球蚴病，主要由细粒棘球绦虫和多房棘球绦虫的幼虫寄生人体和动物体内引起。细粒棘球绦虫棘球蚴感染引起的称为囊型包虫病，多房棘球绦虫棘球蚴感染引起的称为泡型包虫病，两者所造成的损害均为占位性病变和压迫症状。棘球囊蚴囊一旦破裂，囊内容物进入人体腔或其他组织引起继发性棘球蚴病或急性炎症反应；若棘球蚴液溢出可引起严重的过敏反应而致休克，甚至死亡。在诊断穿刺时，防止内容物渗出以免形成继发性棘球蚴病或过敏反应。按照传统理论，对疑似患者禁止作诊断性穿刺以免引发并发症。但是近年的研究表明，应用 B 超引导下的细针肝脏穿刺，并结合服用杀虫药物，诊断性穿刺检查疑似棘球蚴病例还是相当安全的。需要注意的是如果患者 IgE 抗体高和（或）有过敏史、或棘球蚴囊较大且位于脏器表面并且（或）囊液压力高，不可进行诊断性细针穿刺检查。为了防止穿刺引发继发性棘球蚴感染，在穿刺检查前 4 天要行阿苯达唑治疗，若证实是棘球蚴则要在穿刺后继续用阿苯达唑治疗 1 个月。

112. 为什么利什曼原虫的病原检查以骨髓穿刺涂片最为常用

答：寄生人体的利什曼原虫主要有杜氏利什曼原虫、婴儿利什曼原虫、热带利什曼原虫、墨西哥利什曼原虫等，我国主要有杜氏利什曼原虫和婴儿利什曼原虫。利什曼原虫有 2 个生活史时期，一是在白蛉体内的前鞭毛体时期，虫体呈梭形，有一根前鞭毛；一是在人、犬科动物或啮齿动物体内的无鞭毛体时期，又称利-杜小体，虫体呈卵圆形。当感染白蛉叮吸人血时，其口器中的前鞭毛体侵入人体，被巨噬细胞吞噬，鞭毛消失，变成无鞭毛体，行分裂增殖，形成许多无鞭毛体，胀破巨噬细胞，再侵入新的巨噬细胞。穿刺检查是利什曼原虫感染查找病原体的首选方法，穿刺物涂片成功率高。骨髓穿刺涂片，多选择髂骨穿刺，婴幼儿多选择胸骨穿刺，原虫检出率达 80%~90%；淋巴结穿刺要选择肿大的淋巴结，多以腹股沟、颈部、肱骨上滑车等部位淋巴结，其检出率仅 46%。脾脏穿刺检出率较高，达 90%~99.3%，但极不安全，一般不用。因此，从安全与检出率两方面考虑，以骨髓穿刺涂片法最为安全、最为常用。

113. 为什么肠道寄生的蛲虫、旋毛虫感染不用粪便检查虫卵的方法

答：不用粪便检查蛲虫、旋毛虫虫卵的原因如下：

（1）蛲虫：成虫寄生于人体肠腔内，主要在盲肠、结肠及回肠下段寄生。雌雄交配后，雄虫很快死亡而被排出体外；雌虫子宫内充满虫卵，在肠内温度和低氧环境中，一般不排卵或仅产很少虫卵。当宿主睡眠，肛门括约肌松弛时，雌虫向下移行至肛门外，产卵于肛门周围和会阴皮肤皱褶处，不在粪便里，因此不能用粪便检查虫卵的方法诊断。一般采用透明胶纸法或棉签拭子法在肛门周围黏取虫卵检查。

（2）旋毛虫：感染是由于人生食或半生食寄生有旋毛虫肌幼虫囊包的动物肉引起。肌幼虫在胃液的作用下被消化脱囊释放出来，钻入十二指肠及空肠上段的肠黏膜内，寄生在

肠黏膜上皮细胞细胞龛内，经过 4 次蜕皮在 36 小时后发育为成虫，并进行雌雄交配，96 小时后产出新生幼虫（胎生，不产虫卵）。新生幼虫随淋巴和血液循环到达各组织、器官或体腔，但只有到达骨骼肌的幼虫才能继续发育，并以膈肌、舌肌、咽喉肌、胸肌和腓肠肌等活动频繁、血液丰富的部位多见，幼虫刺激肌细胞，约在感染后 21 天左右形成成熟包囊（内含肌幼虫），主要用肌肉活检法检查囊包。因此，不用粪便检查虫卵的方法诊断寄生在肠道内的旋毛虫成虫。

（李　惠　吴秀萍　陈家旭）

第二节　病原生物分离培养与鉴定

114. 为什么细菌分离培养与鉴定是细菌感染性疾病诊断的"金标准"

答：大多数动植物的研究、利用都能以个体为单位进行，而微生物由于个体微小，绝大多数情况下都是利用群体来研究其属性，微生物的物种（菌株）一般也是以群体的形式进行繁衍、保存。微生物学中，在人为规定的条件下培养、繁殖得到的微生物群体称为培养物。只有一种微生物的培养物称为纯培养物。由于在通常情况下纯培养物能较好地被研究、利用和重复结果，因此把特定的微生物从自然界混杂存在的状态中分离、纯化出来的纯培养技术是进行微生物学研究的基础。在临床微生物学检验中，细菌感染性患者标本只有经过细菌的分离培养、鉴定和药物敏感性试验，才可对感染性疾病进行病原诊断并指导临床用药，因此，细菌分离培养与鉴定（isolation，culture and identification of bacteria）对感染性疾病的诊断、预防和治疗具有重要的作用，也被称作细菌导致的感染性疾病诊断的"金标准"。

115. 为什么大多数细菌可以在体外人工培养

答：细菌体外人工培养是一种用人工方法使细菌在体外的培养基上生长繁殖的技术，应用此技术可以使细菌生长并表现出一定的生长特征。人工制备营养充足的培养基并提供适宜的温度、气体、pH 等培养条件，即能使某些细菌在体外环境迅速生长繁殖。细菌培养对临床上病原菌的分离鉴定、制备抗生素、疫苗等生物制品都是必不可少的。细菌的人工培养程序为：标本（估计菌量少的标本，先增菌培养）→根据培养目的，接种于适当的培养基→适宜的培养环境，35~37℃，18~24 小时→观察细菌的生长情况，选择可疑菌落进行分离、鉴定。

116. 为什么选用选择培养来提高标本中细菌分离率

答：没有一种培养基或一种培养条件能够满足自然界中一切生物生长的要求，一定程度上所有的培养基都是有选择性的。能够从自然界混杂的微生物群体中把某种细菌选择培养出来（即使这种细菌仅占少数）且为纯培养的分离技术必须通过选择培养进行。必须根据该细菌的特点，包括营养、生理和生长条件等，造就抑制非目的细菌生长或有利于目的菌生长的培养基（选择培养基）与环境生长条件，经过一定时间培养后使该菌在群落中的数量上升，然后再对它行进一步的纯培养。

117. 为什么选用鉴别培养基鉴别和鉴定细菌

答：鉴别培养基是利用细菌分解蛋白质和糖的能力以及其代谢产物的不同，在培养基中加入某些指示剂和底物，通过判断指示剂的变化了解各种细菌的生化反应，可在混杂标本中将该种微生物与其他微生物区分开来，挑取需鉴定细菌做进一步鉴定试验。鉴别培养基主要用于微生物的快速分类鉴定以及分离和筛选产生某种代谢产物的微生物菌种。例如，在 SS 培养基上，一些发酵乳糖的细菌菌落为红色，不发酵乳糖的细菌保持无色；将腹泻患者的粪便标本接种在该培养基，孵育后挑选不发酵乳糖无色菌落再做进一步生化反应鉴定及血清学鉴定后，检出沙门菌或志贺菌致病菌。致腹泻大肠埃希菌检测是取可疑粪便标本接种在中国蓝平板（或 MAC 平板或 EMB 平板），孵育 18~24 小时，挑取乳糖发酵粉红色菌落 5~10 个，接种于克氏双糖铁培养基（KIA）和动力、吲哚及脲酶（motility、indole、urease，MIU）培养基管，根据生化反应确定大肠埃希菌。

118. 为什么获得单个纯培养菌落有助于细菌菌种的鉴定

答：单个细菌在适宜的固体培养基表面或内部生长、繁殖到一定程度可以形成肉眼可见的、有一定形态结构的子细胞生长群体，称为菌落。当固体培养基表面众多的菌落连成一片时，便形成菌苔。一个菌落中所有细胞均来自一个亲代细胞，那么这个菌落为纯培养（pure culture）。不同的细菌在特定培养基上生长形成的菌落或菌苔一般都具有稳定的形态和生理特征，可以成为对该种细菌进行分类、鉴定的重要依据。在进行菌种鉴定时，所用的微生物均要求为纯的培养物，即挑取单个菌落培养物进行鉴定。

119. 为什么制备细菌培养基需有合适的 pH

答：细菌培养基是由人工配制而成的专供细菌生长繁殖使用的混合营养物制品。适宜的培养基不仅可以做细菌的分离纯化培养、传代、菌种保存，还可以用于研究细菌的生理、化学特性，是对病原菌分离鉴定的重要环节和必不可少的手段。pH 可影响细胞膜通透性和稳定性、物质溶解和电离等过程。细菌代谢均为酶促反应，它需要最适的 pH，从而使其保持稳定。多数细菌生长的最适 pH 在 6.0~8.0，嗜酸性细菌最适生长 pH 可低至 3.0，嗜碱性细菌最适生长 pH 可高至 10.05，病原性细菌最适 pH 为 7.0~7.6，极个别细菌如霍乱弧菌 pH 在 8.4~9.2 生长最佳。利用霍乱弧菌特殊的最适生长 pH 可制备选择性增菌培养液（碱性蛋白胨水），以提高粪便标本该菌检出率。

120. 为什么血琼脂培养基可供一般病原菌分离培养、溶血性鉴定及保存菌种

答：血琼脂培养基配制时将灭菌后的营养琼脂冷却到 50℃ 左右，以无菌操作加入 10% 无菌脱纤维羊血（或兔血），立即混匀，避免产生气泡，然后以无菌操作分装于无菌试管或平皿，制成血琼脂斜面或血琼脂平板。绵羊血或兔血是微生物生长繁殖的良好营养物质，在 45~55℃ 的基础培养基中加入血液可以保存血液中某些不耐热的生长因子，促使细菌生长繁殖，由于红细胞未被破坏，有利于观察细菌溶血特性，因此，血琼脂斜面可用于保存营养要求高的细菌；血琼脂平板可用分离培养细菌、检测其溶血性及保存菌种。

121. 为什么巧克力培养基适于某些苛养菌的生长

答：将灭菌后的普通琼脂培养基加热融化，在琼脂温度 70~80℃时以无菌操作加入 10%的无菌脱纤维羊血（或兔血）（临用前置 37℃水浴预热 30 分钟），并在 80℃水浴中摇匀 15~20 分钟，使血液中的红细胞破裂，释放出 X 及 V 因子，然后倾注平板后即成巧克力琼脂平板，用于分离培养奈瑟菌属、流感嗜血杆菌属等需要依赖 X 及 V 因子方能生长繁殖的对营养要求较高的细菌。凡疑有流感嗜血杆菌属、奈瑟菌属存在的标本，均应接种巧克力平板。血液标本增菌培养后有细菌生长，若移种巧克力平板上，有利于分离更多的细菌。

122. 为什么病原微生物的分离培养与鉴定要遵循无菌操作技术

答：微生物通常是肉眼看不到的微小生物，而且无处不在。因此，在微生物的研究及检验中，不仅需要通过分离纯化技术从混杂的天然微生物群中分离出特定的微生物，而且还必须随时注意保持微生物纯培养物的"纯洁"，防止其他微生物的混入。在分离、转接及培养纯培养物时防止其被其他微生物污染的技术称为无菌技术，它是保证微生物学研究、检验等正常进行的关键。在进行菌种鉴定时，所用的微生物一般均要求为纯的培养物。获得纯净培养物的关键是防止外来杂菌的入侵。所以，无菌技术围绕着如何避免杂菌的污染展开，主要包括以下几个方面：①对实验操作的空间、操作者的衣着和手，进行清洁和消毒；②将用于微生物培养的器皿、接种用具和培养基等器具进行灭菌；③为避免周围环境中微生物的污染，实验操作应在酒精灯火焰附近进行；④实验操作时应避免已经灭菌处理的材料用具与周围的物品相接触。

123. 为什么普通培养法仅适合一般需氧菌或兼性厌氧菌

答：普通培养法是指需氧菌或兼性厌氧菌等在普通大气条件下的培养方法，又称需氧培养法。将接种好的平板、斜面、液体培养基置于 35℃孵箱中，在普通大气条件下培养 18~24 小时，一般需氧菌或兼性厌氧菌即可在培养基中生长，但标本中菌量很少或难于生长的细菌（如结核分枝杆菌）需培养 3~7 天甚至 1 个月才能生长。为使孵育箱内保持一定的湿度，可在其内放置一杯水。对培养时间较长的培养基，接种后将试管口塞好棉塞或硅胶塞后用石蜡-凡士林封固，以防培养基干裂。其原理为：需氧菌是指具有较完善的呼吸酶系统，需分子氧做受氢体，只能在有氧条件下生长繁殖。兼性厌氧菌是指在有氧或无氧环境中均能生长繁殖的微生物。可在有氧或缺氧条件下通过不同的氧化方式获得能量，兼有有氧呼吸和无氧发酵两种功能。

124. 为什么细菌的分离培养与鉴定需采用接种技术

答：在无菌条件下用接种环或接种针把细菌由一个培养器皿转接到另一个容器进行培养，或将标本中混杂的多种细菌在培养基表面分散生长的操作称为细菌接种，是细菌的分离培养与鉴定中最常用的基本操作。细菌的分离接种法有下述几种方法：①平板划线分离接种法：使标本中混杂的多种细菌在培养基表面分散生长，形成各自菌落，便于观察菌落特征与挑取单个菌落进行纯培养；②斜面接种法：主要用于已获得的单个菌落的移种、纯种培养细菌和保存菌种以及用于某些生化鉴定试验；③液体接种法：用于各种液体培养基如肉汤、蛋白胨水、糖发酵管等的接种；④穿刺接种法：多用于半固体培养基或双糖铁、明胶等具有高层的培养基接种；⑤倾注平板接种法：本法用于兼性厌氧菌或厌氧菌的稀释定量培养和饮水、饮料、牛乳和尿液等标本的活细菌计数。接种技术贯穿细菌分离培养与鉴定全过程，目的是获得单个菌落或纯培养。接种技术需注意无菌操作，标识清楚。近年出现的自动化接种系统在接种技术的标准化、规范化，无菌技术以及提高工作效率等方面取得了很大进步。

125. 为什么大多数细菌都鉴定到"种"

答：分类是认识客观世界的一种基本方法。研究微生物分类理论和技术方法的学科称为微生物分类学。"种"是微生物分类学中最基本的分类单元和分类等级。而鉴定是指借助现有的微生物分类系统，通过特征测定，确定未知的、新发现的或未明确分类地位的微生物所应归属分类地位，是将一个未知的菌株按其生物学特性，经过与所有已知菌进行比较后划归到一个已知菌种的分析过程。常规鉴定内容有形态特征和理化特性。形态特征包括显微形态和培养特征；理化特性包括营养类型、碳氮源利用能力、各种代谢反应、酶反应和血清学反应等。除此之外，细菌鉴定还包括自动化鉴定和分子生物学鉴定。所以，在目前的感染性疾病诊断过程中，大多数的细菌都鉴定到"种"这一分类等级。

126. 为什么要对菌种进行保存

答：通过分离纯化得到的细菌纯培养物，还必须通过各种保藏技术使其在一定时间内不死亡，不被其他微生物污染，不会因为发生变异而丢失重要的生物学性状，否则就无法真正保证微生物研究和应用工作的顺利进行。菌种或培养物的保藏是一项重要的微生物学基础工作，微生物菌种是珍贵的自然资源，具有重要意义。许多国家都设有相应的菌种保藏机构，例如，中国微生物菌种保藏委员会、中国典型培养物保藏中心、美国典型菌种保藏中心、荷兰的真菌中心保藏所、英国的国家典型菌种保藏中心等。国际微生物联合会还专门设立了世界菌种保藏联合会，储存了世界上各保藏机构提供的菌种数据资料，可以通过互联网查询和索取，进行微生物菌种的交流、研究和使用。

127. 为什么要观察真菌菌落形态

答：菌落是指细菌或真菌在适宜的培养基上繁殖后形成的肉眼可见的集合体。真菌菌落形态的观察即真菌在固体培养基上的生长表现。①酵母菌在固体培养基：菌落呈油脂状或蜡脂状，表面光滑、湿润、黏稠，有的表面呈粉粒状，粗糙或皱褶，菌落边缘整齐、缺损或带丝状，菌落颜色有乳白色、黄色和红色等。②丝状真菌在固体培养基：不同真菌在固体培养基上培养2~5天，可见真菌菌落有绒毛状、絮状、绳索状等。菌落大小依种而异，有的能扩展到整个固体培养基，有的有一定局限性（直径1~2cm或更小），很多真菌的孢子和菌丝能产生色素，致使菌落表面、背面甚至培养基呈现不同颜色，如黄色、绿色、黑色、橙色等。正是因为真菌在固体培养基上的生长表现具有一定的特征性，各种真菌在同一培养基上的菌落形状、颜色等相对稳定，故菌落特征也是鉴定真菌的重要依据之一，因此在微生物学检查时需要观察真菌菌落形态。

128. 为什么丝状真菌在培养基上孵育的时间要长于酵母菌

答：在自然基质或人工培养基上由一段（或一丛）菌丝或一个（或一堆）孢子发展而成的菌丝体的整体称菌落。丝状真菌的菌落是由分枝状菌丝组成，因菌丝较粗而长，形成的菌落较疏松，呈绒毛状、絮状或蜘蛛网状，一般比细菌菌落大几倍到几十倍。有些真菌，如根霉、毛霉、链孢霉生长很快，菌丝在固体培养基表面蔓延，以致菌落没有固定大小。有的丝状真菌菌落生长则有一定的局限性，直径1~2cm或更小。菌落表面常呈现出肉眼可见的不同结构和色泽特征，这是因为真菌形成的孢子有不同形状、构造和颜色，有的水溶性色素可分泌到培养基中，使菌落背面呈现不同颜色；一般处于菌落中心的菌丝菌龄较大，位于边缘的则较年幼。菌落具有"霉味"又称霉菌。同一种丝状真菌，在不同成分培养基上的菌落特征可能有变化；但在同一培养基上的菌落形状、颜色等相对稳定。故菌落特征也是鉴定真菌的重要依据之一。酵母菌较丝状真菌生长快，一般培养2~3天后观察，丝状真菌培养至少4周才能确认为阴性，故孵育时间和真菌种类有关。

129. 为什么应根据真菌的种类与标本的类型选择合适的真菌培养基

答：常用的真菌培养基的营养物质往往只提供真菌生长需要最低营养成分，以利于限制细菌生长而促进真菌生长繁殖，提高真菌分离率。至今仍无一种适合所有真菌生长的培养基，根据真菌种的不同选择合适培养基是临床真菌检验的重要任务。常用真菌培养基有：①沙氏葡萄糖琼脂（Sabouraud's dextrose agar，SDA）：是基础培养基并添加各种抗生素组合包括放线菌酮、氯霉素、庆大霉素、环丙沙星、青霉素和（或）链霉素，达到抑制某些真菌、革兰阳性菌和革兰阴性菌以制备各种选择培养基；②沙氏脑心浸液琼脂（sabouraud brain heart infusion agar，SABHI）：是一种通用于所有真菌的分离培养基，可以适合对大多数真菌包括双相性真菌酵母阶段的生长，加入羊血可提供苛养真菌如荚膜组织胞浆菌生长；③马铃薯葡萄糖琼脂（potato dextrose agar，PDA）：促进分生孢子生长的培养基，也可用于促进皮肤癣菌色素形成；④玉米粉葡萄糖（或吐温）琼脂［cornmeal agar with 1% dextrose（or with Tween）agar，CMA］：能促进红色毛癣菌产生深红色色素；玉米浸出液提供酵母生长基本营养物质，用吐温80取代葡萄糖可促进白念珠菌厚壁孢子及假菌丝形成，若用玻片小培养、置于微需氧环境可促进厚壁孢子形成；⑤念珠菌显色培养基（chromogenic candida agar）：是临床检验酵母菌重要选择鉴别培养基，经过37℃24~48小时的培养，根据菌落颜色可以初步提示不同种的念珠菌。

130. 为什么对常见致病真菌的鉴定首先区分酵母菌和丝状真菌

答：致病性真菌有酵母及酵母样真菌和丝状真菌，两者生物学特性、培养鉴定方法及致病性都不同，因此在临床上对常见致病性真菌的鉴定首先要区分酵母菌还是丝状真菌。如果初代培养基上培养出酵母样菌落，在鉴定前应进行分离纯化。在去除细菌和其他真菌污染，区分混合感染后，对纯菌落进行鉴定。丝状真菌的鉴定较为复杂，临床上丝状真菌的鉴定主要根据高倍镜观察孢子和菌丝的形态特征、位置、大小和排列，尤其是产孢结构。初代培养后根据形态学特征一般可鉴定到属的水平，再依据不同真菌属的鉴定要求，采用标准培养基和培养条件进一步完成菌种鉴定。

131. 为什么丝状真菌的培养与鉴定方法小培养优于大培养

答：真菌的形态学检查是正确鉴定菌种的基本方法。为了避免挑取菌落制备涂片时破坏了真菌原有结构（孢子和菌丝的形态特征、位置、大小和排列），尤其是产孢结构，影响菌鉴定种正确性，小培养法是观察真菌结构及生长发育的最佳方法。小培养法有很多种，常用方法有下述几种。

（1）小型盖玻片直接培养法：按常规方法接种标本在试管或平皿中。取无菌 11mm×11mm 大小的盖玻片，加薄层培养基。将此盖玻片有培养基的面朝向接种处插入琼脂，在适当环境培养后，肉眼可见有菌生长时取出盖玻片，有菌面朝下直接覆盖在加有封固液的载玻片上，显微镜下观察。

（2）琼脂方块培养法：在无菌平皿中放入无菌的 U 形或 V 形玻璃棒（或其他支持物），加适量无菌水或含水棉球。取 1 片无菌载玻片放于玻棒上，从平板培养基上取 4～5mm 厚、5mm×5mm 大小的琼脂块置于载玻片上。在琼脂块的四周接种标本，然后加盖无菌盖玻片。在适宜环境中培养，肉眼发现有菌生长，提起盖玻片，移去琼脂块，分别将盖玻片和载玻片制片，显微镜观察。

（3）玻片法：在灭菌的玻片上滴加少许培养基，凝固后接种标本，加灭菌的盖玻片。放入适合的培养皿，于合适的温度培养箱中培养。为保持湿度，培养皿中放置数个盐水棉球。肉眼观察到有菌生长，即可取出在显微镜下观察。

上述 3 种方法均无需制备涂片，可在真菌生长后用光学显微镜观察其的原始结构形态。

132. 为什么在病毒感染性疾病的诊断中需要病毒的培养与鉴定技术

答：随着临床病毒学研究的深入，发现多数感染性疾病是由病毒引起的，已证实对人有致病性的病毒达 500 余种，给人类健康带来极大危害，故能在病毒感染早期做出病原学诊断已成为临床实验室的任务和责任。病毒培养与鉴定技术（viral culture and identification）是指用含有病毒的标本接种活细胞或组织，病毒大量增殖获得纯种病毒后，应用传统或现代的技术方法对获得病毒的生物学特性进行鉴定分析，区分病毒的种和型。病毒培养与鉴定是病毒病原学诊断的"金标准"，也是进行病毒药物敏感性试验的基础。因为病毒体积微小，且具有严格细胞内寄生的特点，通过病毒在活细胞内的增殖及对细胞的作用，可以根据细胞病变、细胞培养物内出现血凝素或其他病毒抗原、红细胞吸附现象及对细胞的作用等方法加以判断。根据培养过程或动物接种后的变化特征、流行病学资料和标本来源可进行初步鉴定，有助于确定病毒的种类，但常需结合血清学试验鉴定。

133. 为什么传统的细胞培养是病毒分离培养中最常用的方法

答：病毒的分离培养方法主要包括：①动物接种；②鸡胚接种；③细胞培养。细胞培养（cell culture）是从生物体内取出组织或细胞，在体外（in vitro）模拟体内生理环境，在无菌、适当温度和一定营养条件下，对这些组织或细胞进行孵育培养，使之保持一定的结构和功能，细胞培养也称为组织培养（tissue culture），两者可作为同义语使用。细胞培养又包括传统细胞培养、离心增强快速细胞培养和遗传改造细胞培养等。传统细胞培养是病毒分离培养中最常用的方法，病毒在合适细胞系与适宜生长条件下能够在细胞中复制增殖。根据细胞来源、染色体特性及传代次数等细胞可分为：①原代细胞（primary cell）；②二倍体细胞系（diploid cellline）；③连续细胞系（continuous cell line）。由于连续细胞系对病毒敏感性稳定，易于获取和保存，广泛用于病毒分离，如 Hela 细胞和 Hep-2 细胞等。根据培养细胞的生长方式，又可将细胞培养分为单层细胞培养（monolayer cell culture）和悬浮细胞培养（suspended cell culture）。传统细胞培养具有结果可靠、敏感性高等优点，特别适用于新病毒或变异株的检测，也是抗病毒药物体外敏感性试验的基础；但传统细胞培养法对技术要求较高、检测周期相对较长，且多种病毒缺乏敏感细胞株或敏感细胞株不易获取，因此限制了其向临床实验室的推广。

134. 为什么说飞片离心培养是一种快速的病毒分离培养方法

答：飞片离心培养又称离心增强快速细胞培养，是在传统细胞培养基础上衍生出来的一种病毒快速分离培养方法，其原理是在飞片培养管中加入玻片，玻片上覆有单层敏感性细胞，将标本加入飞片培养管并离心，此离心步骤极大地增强了标本中病毒与玻片上细胞的吸附侵入，故能明显缩短培养时间，且敏感性也高于传统细胞培养，故被称为一种快速的病毒分离方法。其操作方法可以简单描述为：①在飞片培养管内置放一个玻片，培养管内细胞生长时会在玻片上覆有单层细胞；②将标本接种在飞片培养管内，然后将飞片培养管低速（700×g）离心 40 分钟，再加入适量病毒生长液，于 35~37℃ 5%CO$_2$ 孵箱培养；③16~72 小时后取出玻片，使用荧光标记的病毒单克隆抗体染色或酶染色法对玻片上的病毒进行检测。

135. 为什么遗传改造细胞培养适用于疱疹病毒的检验

答：遗传改造细胞培养是用遗传工程改造的细胞系对特定病毒进行培养，始用于疱疹病毒（HSV）的检测，其原理是将 HSV *UL97* 突变株的基因启动子与大肠埃希菌半乳糖苷酶（galactosidase）*lacZ* 基因相连，稳定转染幼仓鼠肾细胞系（如 BHK-21），当 HSV 感染细胞时，HSV 的 VP16 蛋白和 ICPO 蛋白能特异性地与 *UL97* 启动子结合而诱导半乳糖苷酶的表达，加入此酶的底物 5-溴-4-氯-3-吲哚-β-*D*-半乳糖苷（X-Gal）后，可在细胞中形成蓝色产物，从而指示细胞中 HSV 的存在。该系统的优点耗时短，在普通显微镜下观察即可，适用于疱疹病毒 HSV 的检测。

136. 为什么可用光学显微镜检查病毒增殖的指标-细胞病变效应

答：大多数病毒在敏感细胞内增殖后会引起细胞出现特有的病变效应，在显微镜下表现为细胞圆缩、溶解、融合、脱落，以及细胞内颗粒增多、形成包涵体等。不同病毒的细胞病变效应（CPE）特征不同，如腺病毒和肠道病毒等引起细胞圆缩、团聚或呈葡萄串状；副黏病毒、巨细胞细胞病毒和呼吸道合胞病毒等可引起细胞融合，形成多核巨细胞；单纯疱疹病毒、狂犬病病毒和麻疹病毒可使细胞出现胞质或核内包涵体，根据包涵体在细胞的部位、数量、形状等特点，作为可疑病毒性感染的辅助诊断。以上细胞病变均可以应用光学显微镜观察，因此可以作为病毒增殖的指标之一。

137. 为什么红细胞吸附可对病毒培养物进行快速鉴定

答：含有血凝素的病毒感染敏感细胞后，血凝素会出现于感染细胞膜表面，这种细胞具有吸附个别种类脊椎动物（如鸡、豚鼠和猴等）红细胞的能力，此现象称为红细胞吸附（hemadsorption，HAd），常用以检测具有血凝素的包膜病毒的存在。如流感病毒或某些副流感病毒感染单层细胞培养，虽不产生明显的细胞病变效应（CPE），但它们在受染细胞内复制时所合成的血凝素蛋白，可插入受染细胞膜中，从而使受染细胞获得吸附红细胞的能力。若在这些受染细胞培养物中加入某些动物红细胞时，红细胞便会吸附在受染细胞上。此试验可作为流感病毒或某些副流感病毒增殖的指标和初步鉴定。一些无包膜病毒尽管也具有血凝素（如腺病毒、呼肠病毒等）但其受染细胞无红细胞吸附作用。

138. 为什么病毒血凝试验特别适合流感病毒的鉴定

答：流感病毒血凝试验（influenza virus hemagglutination test）又称红细胞凝集试验。含有血凝素的病毒接种鸡胚或感染细胞后，收集鸡胚组织液或细胞培养液，再向其中加入动物红细胞后可出现红细胞凝集。将含有病毒的组织液或培养液做梯度稀释后，以出现血凝反应的最高稀释度作为血凝效价，可对病毒的数量进行半定量测定。又因流感病毒包膜中除了磷脂分子之外，还有两种非常重要的糖蛋白：血凝素和神经氨酸酶。这两类蛋白突出病毒体外，长度为 10~40nm，被称作刺突。一般一个流感病毒表面会分布有 500 个血凝素刺突和 100 个神经氨酸酶刺突。甲型流感病毒中血凝素和神经氨酸酶的抗原性会发生变化，这是区分病毒毒株亚型的依据。因此血凝试验特别适合流感病毒的鉴定。

（李　惠）

第三节　病原体快速检测

139. 为什么自动细菌鉴定分析系统可以快速、准确地对临床分离细菌进行鉴定

答：过去的微生物学诊断在平板上分离获得单个菌落是鉴定的前提，然后进行菌落特点特征观察、染色形态观察、生理生化特征观察、血清学试验和药敏试验等来将细菌鉴定至属或种水平。如何快速、准确地鉴定微生物，一直是临床微生物工作者的努力目标。20世纪70年代以来，逐步发展了微量快速培养基和微量生化反应系统，实现了从生化模式到数字模式的转化，大大促进了微生物检验的自动化进程。大多数自动化鉴定系统采用细菌分解底物后反应液中 pH 的变化，色原性或荧光原性底物的酶解，测定挥发或不挥发酸，或识别是否生长等方法来分析鉴定细菌，与手工系统相比，自动化检验提高了阳性检出率，灵敏度高，重复性好，缩短检验周期，节省人力。

140. 为什么血清学鉴定是临床微生物学检验的重要方法之一

答：血清学鉴定是采用含有已知特异性抗体免疫血清（诊断血清）与纯培养细菌抗原反应，以确定病原菌的种或型。经血清学试验才能报告的细菌包括：沙门菌属、志贺菌属、霍乱弧菌、肠炎弧菌、肠出血性大肠埃希菌 O157：H7 和嗜肺军团菌。临床常用的方法包括凝集试验、荚膜肿胀试验和免疫荧光技术等，检测未知的细菌抗原成分，可直接使用临床标本或在细菌分离培养之后进行，该试验特异、敏感、简便，即使在是患者使用了

抗菌药物之后采集标本或在细菌培养不易成功的情况下，细菌抗原仍能被检测出来，是临床微生物学检测重要的方法之一。

141. 为什么说分子生物学检测为病原生物的快速鉴定提供了有利条件

答：与传统的表现型方法检测相比，基因型鉴定更具特异性，大大缩短了检验周期，常用的技术有核酸杂交、核酸扩增技术和生物芯片技术。21世纪初，分子生物学检测技术成为最引人关注的细菌鉴定技术，它具有快速准确的优点，尤其是那些培养困难的微生物和血清学方法不易测出的微生物，能客观、准确、快速地应用于临床检测并广泛应用到临床微生物学实验室。但分子诊断技术尚不能代替常规微生物培养和血清学诊断，如分子诊断技术的结果可以检测到微生物的DNA或RNA，但不显示微生物的生存性（检测到DNA或RNA，微生物可能已经死亡）或微生物是否存在感染的过程。

142. 为什么16S rRNA基因测序可以在属或种水平鉴定细菌

答：16S rRNA基因是细菌染色体上编码rRNA相对应的DNA序列，存在于所有细菌的染色体基因组中，由保守区和可变区组成，两者互相交错排列。编码rRNA基因与细菌整个基因组的变化相比，有高度的保守性。现有细菌的RNA均由其祖先一代代传下来，虽然在长期的进化过程中，由于不时突变而有较大变化，但其祖先的某些痕迹仍留在其核苷酸序列中，这种痕迹为细菌的系统进化研究提供了可能。因此，有人将rRNA基因称为细菌的"化石"。这一"化石"的存在，为细菌的研究提供了方便。由于16S rRNA基因核苷酸序列总长度适宜，结构完整，更便于对细菌进行各种研究。设计一对引物，以16S rRNA基因为靶分子在适当条件下进行PCR扩增，便得到扩增后的16S rRNA基因片段，用链终止法或化学降解法对片段进行测序，并与基因库中的片段比对，便得知未知菌与基因库中其他菌的相似性，从而完成对菌的鉴定，其特征性的核苷酸序列是不同分类级别生物（如科、属、种）鉴定的分子基础。当鉴定同源性很高的菌种时，可以用生理生化实验或其他方法作为补充，但16S rRNA基因序列分析在分类学中的地位是无法代替的。

143. 为什么蛋白质谱检验可以用于微生物检验

答：不同的微生物表达其特异性的基因产物。蛋白质组学技术的迅速发展使得可以通过对微生物基因产物主要是蛋白质进行分析，鉴定其种属类别。蛋白质组学的常用技术包括蛋白质的分离和鉴定两部分，目前应用最广泛主要有双向凝胶电泳和质谱技术是。蛋白质组学研究中通过标本制备取得感兴趣的蛋白质点，运用质谱分析确定肽指纹图谱或部分氨基酸序列并利用生物信息学数据库确定。蛋白质谱技术（mass spectrometry）是对目的蛋白质进行分析、检测和鉴定，是近年来蛋白质组学发展起来的重要手段。其基本原理是将标本分子离子化后，根据不同离子间质荷比的差异来分离并确定相对分子质量，根据这些信息借助相应的蛋白序列数据库与已有的蛋白信息比较从而鉴定蛋白的性质，对微生物进行鉴定和分类。以基质辅助激光解吸电离飞行时间质谱（MALDI-TOF-MS）为代表的质谱技术正在微生物诊断领域，特别是病原微生物特异性产物（如毒素）的快速检测和鉴定方面发挥重要作用，鉴定结果准确、快捷。

144. 为什么在鉴定细菌时质谱鉴定技术优于传统鉴定技术

答：21世纪初，基质辅助激光解吸电离飞行时间质谱鉴定技术和16S rRNA基因测序技术一样是引人关注的细菌鉴定技术。质谱技术是利用特定离子源将待测标本各组分发生电离，形成高速运动的离子。离子进入质量分析器后，在电场或磁场作用下，根据质荷比不同而进行分离，用检测器记录各离子流的相对强度，形成质谱图用于分析。基质辅助激光解吸电离飞行时间质谱鉴定技术是通过建立各种细菌具有种属特征的化学物质，如脂肪酸、蛋白质、核酸、糖类等特征指纹图谱库，将临床分离的单个细菌菌落经简单的前处理后，直接上机检测，所获得的质谱图可立即与数据库进行比较，得出鉴定结果。质谱技术整个鉴定过程无需做革兰染色、氧化酶试验等，仅需几分钟，操作简单、快速，高通量，被称之为细菌鉴定的革命。

145. 为什么内毒素检测为一种常用的细菌非培养快速检验方法

答：内毒素的临床检测常用鲎试验法，有半定量和定量测定两种方法。半定量测定采用凝胶法，定量测定采用浊度法（比浊法）与显色基质法（显色法）。鲎试验原理是利用内毒素可使鲎（一种低温海洋动物）血变形细胞中C因子激活，活化的C因子再激活B因子，然后激活凝固酶原，最后促使凝固蛋白原转为凝固蛋白，从而检出微量细菌内毒素的存在。细菌非培养快速检验是指除细菌的直接分离培养和鉴定外的细菌感染性疾病的病原学检测方法，检测微生物的毒力，是临床细菌学检验重要的手段，为一种常用的细菌非培养快速检验方法。目前国内外广泛用于内毒素败血症、菌尿症、革兰阴性菌脑膜炎等的快速早期诊断，也用于食品检验和部分药品细菌内毒素限度的检验，具有快速、简便、灵敏的特点。

（李 惠）

第四章　循环系统感染病原检验

第一节　常见病原生物与所致疾病

146. 为什么血流感染患者病死率较高

答：血流感染（bloodstream infection，BSI）是一种严重的全身感染性疾病，病原生物在循环血液中呈一过性、间歇性或持续性存在，可释放毒素和代谢物质并诱导细胞因子释放，对机体所有器官包括心脏瓣膜、关节等造成损害，严重者可导致休克、多器官功能衰竭、弥散性血管内凝血（disseminated intravascular coagulation，DIC），甚至死亡。引起血流感染的病原生物包括细菌、真菌、病毒及寄生虫等，其中细菌、真菌血流感染较为常见。由于病原生物种类、数量、毒力、入侵途径以及人体免疫功能等不同，血流感染患者的病情复杂多变、进展迅速，导致病死率较高。近年来，随着有创性诊疗技术的广泛开展以及免疫抑制剂、糖皮质激素的大量应用，血流感染发病率呈逐年升高趋势，在各种感染性疾病中其发病率居首位，越来越受到临床医生的重视。

147. 为什么血流感染患者的临床表现并不完全一致

答：血流感染（BSI）的一般临床表现有发热、骤发寒战、呼吸急促、心动过速或低血压，还可能出现乏力、全身不适、皮疹、肝脾肿大以及精神和意识改变。若为继发性血流感染，还包括原发感染灶的症状，如尿路感染、呼吸道感染和皮肤感染等。实验室检查白细胞增加，核左移，血小板减少。病情严重者可有脏器灌注不足的表现，如低氧血症、高乳酸血症、少尿，甚至休克、多脏器功能衰竭、弥散性血管内凝血（DIC）。因原发病、病原菌种类和患者情况的不同，血流感染的临床表现有较大差异。年老体弱、婴幼儿、有基础疾病等患者，可无典型临床症状，如不出现高热，甚至表现为低体温，实验室检查白细胞总数可不上升反而下降等。

148. 为什么免疫力低下的患者容易发生血流感染

答：除了机体屏障功能完整性受到破坏之外，免疫力低下也是患者发生血流感染（BSI）的主要危险因素，其中血液系统恶性肿瘤、糖尿病患者容易发生血流感染。原因如下：①血液系统恶性肿瘤患者因机体免疫功能低下而成为医院感染的高危人群，化疗和免疫抑制剂、广谱抗菌药物、激素的应用及中性粒细胞的减少等，进一步增加病原菌感染机会，使该类患者更易发生血流感染，严重威胁生命。②糖尿病患者体内高血糖和高血浆渗透压状态使中性粒细胞和单核巨噬细胞功能受损，血管病变导致周围组织供血减少、氧浓度降低，降低了白细胞杀菌作用，故其感染发展迅速。糖尿病患者血流感染一般继发于尿路和呼吸道感染，其次为胆道和皮肤感染。

149. 为什么多种病原生物均可引起血流感染

答：血流感染（BSI）患者因基础疾病、感染源和生活环境等状况不同，其病原生物种类也不尽相同。引起 BSI 的常见病原生物包括细菌、真菌、病毒及寄生虫，其中细菌和真菌最为常见。常见细菌包括葡萄球菌属（金黄色葡萄球菌、凝固酶阴性葡萄球菌）、链球菌属（A、B 群链球菌，肺炎链球菌）、肠球菌属（粪肠球菌、屎肠球菌）、产单核细胞李斯特菌、脑膜炎奈瑟菌、大肠埃希菌、沙门菌属、肺炎克雷伯菌、铜绿假单胞菌、不动杆菌属、厌氧菌等，嗜沫嗜血杆菌、伴放线凝聚杆菌、人心杆菌、啮蚀艾肯菌、金杆菌属、布鲁菌属和分枝杆菌属等也可引起 BSI。最常见真菌为念珠菌属，其中白念珠菌、光滑念珠菌、热带念珠菌和近平滑念珠菌尤为常见，新型隐球菌、马尔尼菲蓝状菌、组织胞浆菌、曲霉菌属、镰刀菌属和放线菌属也可引起 BSI，其他念珠菌属、糠秕马拉色菌、红酵母属、毛孢子菌属、皮炎芽生菌、球孢子菌属、外瓶霉属和喙枝孢属则较为少见。

150. 为什么革兰阳性球菌与革兰阴性杆菌引起的脓毒症临床症状不同

答：革兰阳性球菌引起的脓毒症（sepsis）其外毒素能使周围血管麻痹、扩张。临床特点：发热呈稽留热或弛张热，一般无寒战。患者面色潮红，四肢温暖，常有皮疹，可出现转移性脓肿，易并发心肌炎。发生休克的时间较晚，血压下降较慢，患者多呈谵妄和昏迷。

革兰阴性细菌引起的脓毒症其内毒素可引起血管活性物质的释放，使毛细血管扩张，管壁通透性增加，血液淤滞于微循环，并形成微血栓，以致循环血量减少而发生感染性休克。临床特点一般为突发寒战，发热呈间歇热，严重时体温不升或低于正常。休克发生早，持续时间长。患者四肢厥冷，出现发绀，少尿或无尿，多无转移性脓肿。

151. 为什么患者会发生暂时性菌血症、间歇性菌血症或持续性菌血症

答：菌血症按临床症状可分为暂时性菌血症（一过性菌血症）、间歇性菌血症或持续性菌血症，分类如下：

（1）暂时性菌血症（temporary bacteremia）：多由感染组织或黏膜表面定居的微生物引起，可发生在感染组织（脓肿、疖及组织蜂窝炎）外科手术、污染黏膜表面的创伤性操作（拔牙或其他口腔诊疗操作与手术、膀胱检查、直肠镜检查、纤支镜检查）与污染部位的外科手术（经尿道前列腺切除、阴道子宫切除术和烧伤感染清创术）后；暂时性菌血症亦可发生在全身或局部感染的早期。

（2）间歇性菌血症（intermittent bacteremia）：多由未引流的腹腔脓肿引起，也可由骨盆、肾周围、肝脏、前列腺等处未引流的脓肿引起，间歇性菌血症常造成不明原因的发热。

（3）持续性菌血症（persistent bacteremia）：为感染性心内膜炎、感染性动脉瘤、血栓性静脉炎和其他血管内膜感染的主要特征，因为此类疾病的感染灶位于循环系统，病原生物可以持续在血流中大量繁殖并播散，从而导致持续性菌血症。

综上所述，由于感染源不同，患者可能发生暂时性菌血症、间歇性菌血症或持续性菌血症。

152. 为什么近年引起感染性心内膜炎的微生物病原谱会发生变化

答：近年来，感染性心内膜炎（infective endocarditis，IE）的流行病学呈现一定的变化，如患者平均年龄增大，风湿性瓣膜病比例降低，人工瓣膜、老年退行性变、经静脉吸毒与无器质性心脏病患者明显增多，医源性获得性感染性心内膜炎增加，超声检出赘生物明显增加，因脑梗死和急性左心衰竭死亡者增加，初发性心内膜炎存活率较以前提高。这些因素导致感染性心内膜炎的微生物病原谱发生变化，随着静脉药瘾者的增加，金黄色葡萄球菌已经取代草绿色链球菌群成为感染性心内膜炎的主要病原菌；随着经皮、血管内、胃肠道、泌尿生殖道的手术操作明显增多，以及需长期透析的慢性肾衰患者的增多，使口腔链球菌的感染比例下降，而金黄色葡萄球菌、凝固酶阴性葡萄球菌、肠球菌属、牛链球菌感染比例升高。

153. 为什么留置血管导管的患者可发生中央导管相关血流感染

答：中央导管相关血流感染（central line-associated bloodstream infection，CLABSI）是指留置中央导管或拔除中央导管 48 小时内患者发生的原发性、且与其他部位存在的感染无关的血流感染。中央导管是指末端位置靠近心脏或下列大血管之一的，包括用于输液、输血、采血、血流动力学监测的血管导管。这些大血管包括主动脉、肺动脉、上腔静脉、下腔静脉等。常见的发病机制是皮肤定植细菌通过皮下隧道迁移到短期留置的血管内导管尖端，随后引起感染。对于长期留置导管，由于导管尖端被细菌污染，导管腔发生细菌定植，因此可引起感染。较少情况下，血行播散的细菌可定植于血管内导管，形成新的感染灶。长期留置的隧道式导管发生感染的概率较高，而周围静脉留置导管的感染率则较低。

154. 为什么重症患者容易发生真菌血流感染

答：真菌血流感染（fungal bloodstream infection）多发生于重症患者，如严重自身免疫性疾病患者、血液系统恶性肿瘤患者等，这是由于这些患者通常存在长期应用广谱抗生素、肾上腺糖皮质激素及免疫抑制剂等情况。使用广谱抗生素治疗细菌感染的同时也会杀死有益细菌，导致菌群失调，定植于人体皮肤、黏膜等处的真菌得以大量繁殖，作为条件致病菌引起感染；使用肾上腺糖皮质激素及免疫抑制剂后，人体免疫力低下，难以清除侵入体内的致病生物，从而容易出现真菌及其他机会致病菌感染。

155. 为什么化脓性血栓性静脉炎一般不易漏诊

答：化脓性血栓性静脉炎（suppurative thrombophlebitis）属于心血管内科疾病，是由于患者静脉输液导管留置所引起。直接病原菌为革兰阴性菌、葡萄球菌属和真菌等，或为复合感染。血培养往往可得到与静脉壁同样的菌种。化脓性血栓性静脉炎的临床表现较为典型：①一般在留置静脉导管 1 周内发病，患者可出现寒战、高热，静脉插管部位有红肿、热、压痛，或挤出脓性分泌物；②主要症状是原因不明的脓毒症；③多数无血栓性浅静脉炎的典型表现；④肢体浅静脉怒张或呈硬索状；⑤受感染肢体肿胀，同侧肢体因静脉栓塞程度而分别表现为急性肿胀和缓慢进行性肿胀。因此，一般情况下这种临床表现典型的疾病不易漏诊。严重烧伤患者由于烧伤创面掩盖表浅化脓性血栓静脉炎的常见症状，如红、肿、热、痛等，某些患者已经停止静脉输液数天，甚至静脉切开的皮肤切口已愈合，易导致临床上的漏诊。因此，对有血源性肺炎或脓毒症症状，而未查见明显感染病灶的患者，应考虑到化脓性血栓性静脉炎的存在。

156. 为什么乳糜尿不一定是丝虫感染引起的

答：乳糜尿的形成主要是由于主动脉前淋巴结或肠干淋巴结受阻，从小肠吸收的乳糜液经腰淋巴干反流至泌尿系统，相关淋巴管曲张破裂，多发生于肾，乳糜液随尿排出，而引起乳糜尿。由于乳糜液中含有大量蛋白及脂肪，因而尿呈乳白色，淘米水样或米汤样，故有些地方称其为"米汤尿"。乳糜尿的病因有两大类：①非寄生虫性：如结核、恶性肿瘤等广泛侵犯腹膜后淋巴管、淋巴结，造成这一部位淋巴结、淋巴管的阻塞、破裂，致使淋巴液混入尿中排出，形成乳糜尿，此较为罕见；②寄生虫性：绝大多数由丝虫病所致。现今认为乳糜尿系斑氏丝虫常见并发症，可发生于急性期及慢性期；国内资料证明马来丝虫病亦可有乳糜尿与鞘膜积液、精索炎等阴囊内并发症，但为数极少。所以，乳糜尿不一定都是丝虫感染（filarial infection）。

157. 为什么疟疾需采血检查且采血时间有所不同

答：感染人体的疟原虫有4种，即间日疟原虫、三日疟原虫、恶性疟原虫和卵形疟原虫，其在人体内需经在肝细胞内裂体增殖的红外期及在红细胞内裂体增殖的红内期和配子体形成的有性期。疟原虫的红内期经过环状体、滋养体、未成熟裂殖体和成熟裂殖体的发育时期。成熟的裂殖体胀破红细胞引起疟疾发作。疟疾（malaria）的发作周期与疟原虫红内期的裂体增殖周期一致，疟疾发作一次的持续时间在数小时，甚至10小时。恶性疟原虫的环状体在外周血液中经十余小时的发育，逐渐隐匿于内脏毛细血管中，继续发育成大滋养体和裂殖体，后两者不出现在外周血中，而发育形成的配子体则出现在外周血中；间日、三日、卵形疟原虫红内期与配子体均存在于外周血液中。恶性疟原虫的环状体、配子体特征明显，间日、三日、卵形疟原虫的大滋养体、裂殖体与配子体也清晰易辨。因而，为能采集到恶性疟原虫的环状体宜在患者发作时采血检查为好；但为能采集到间日、三日、卵形疟原虫的大滋养体、裂殖体则宜在疟疾发作后十余小时后采血为好。

158. 为什么疟疾主要在非洲流行

答：疟疾（malaria）是一种经蚊子传播的疾病，疟疾的传播与流行需三个环节，即感染源、传播媒介和易感人群。由于人的疟疾只在人之间传播，且绝大部分人（除了部分种族）都对疟疾易感，蚊子成为疟疾流行的重要因素。蚊子不仅将疟疾的原虫从A传播给B，而且原虫在蚊子体内发育繁殖，产生数十万个可以感染人的子孢子。由于非洲，特别是撒哈拉沙漠以南地区（疟疾的高度流行区）地处热带和亚热带，全年气温普遍较高，蚊子密度高，特别是具有高传播疟疾能量的蚊子（如冈比亚按蚊）的广泛分布，人们又没有使用蚊帐的习惯，加上没有很好的疾病控制体系，疟疾在很多的非洲国家广泛流行。若在非洲期间或回国后有出现发热，需考虑患疟疾的可能。

（俞　静　刘　瑛　蔡　黎　陈家旭）

第二节　感染病原检验

159. 为什么血液是最具有临床意义的病原检验标本之一

答：血液属于人体的无菌体液。血液中含有多种抗菌成分，包括溶菌酶、白细胞、免疫球蛋白和补体。病原生物可通过破损的皮肤或黏膜、胃肠道等方式进入血液。正常情况下，这些病原生物几分钟内在血流中被清除。当宿主防御功能下降、菌数量较多时，就会出现血流感染。所以，从血液标本中检出任何病原生物，排除污染情况，可诊断为血流感染、感染性心内膜炎、中央导管相关血流感染、假体植入后感染、关节炎或细菌性肺炎等感染性疾病，可帮助临床医师判断感染性疾病的类型并选择正确的治疗方案或调整经验治疗方案。所以血液是临床最有意义的病原学检测标本之一。

160. 为什么临床怀疑全身感染的发热患者需送检血培养

答：临床怀疑全身感染的发热患者均应送检血培养（blood culture），特别是畏寒、寒战、外周血白细胞升高者，免疫缺陷者，存在血流感染入侵途径（如留置深静脉导管超过5天）及严重局部感染（脑膜炎、心内膜炎、肺炎、肾盂肾炎、腹部术后感染等）的患者。送检指征为：发热$>38℃$或低温$<36℃$；白细胞增多$>10×10^9/L$，"核左移"白细胞增多；粒细胞减少，成熟的多核白细胞$<1×10^9/L$；血小板减少；皮肤黏膜出血；心率>90次/分；呼吸频率>20次/分；二氧化碳分压$<32mmHg$；昏迷；多器官衰竭；休克、寒战；严重的局部感染；低血压或高血压；C反应蛋白（C-reactive protein，CRP）或降钙素原（procalcitonin，PCT）升高。具有上述指征的患者尤其是发热患者很可能发生了血流感染，而血培养作为一个常规项目，能直接从血液标本中检出病原菌，为临床医师提供准确直观的血流感染病原学诊断，指导临床进行正确有效的抗生素治疗。

161. 为什么血流感染实验室诊断方法包括血培养和快速检测法

答：血流感染实验室诊断有血培养和快速检测法，两类方法各有特点，可互为补充，以提高实验室的血流感染诊断能力。传统血培养方法通过全自动微生物生化鉴定系统对阳性血培养产物中的微生物进行菌种鉴定，需耗时2~5天，报告时间长。但血培养（blood culture）是血流感染病原学诊断的可靠标准，通过对其分离得到的纯培养菌落进行药敏试验可得到药敏结果以指导临床用药。快速检测法包括生物标志物检测法、病原菌细胞成分检测法和分子生物学检测法。常见的病原菌感染相关生物标志物为降钙素原（PCT）、C反应蛋白（CRP）和白细胞介素-6（interleukin-6，IL-6）等。常见的病原菌细胞成分检测包括内毒素、真菌β-1，3-D-葡聚糖、曲霉半乳甘露聚糖、新型隐球菌荚膜多糖抗原等。分子生物学检测法是针对阳性血培养产物进行直接鉴定，报阳当天即可得出鉴定结果，涉及的分子生物学方法有核酸杂交，核酸扩增及DNA序列分析，实时定量荧光PCR测定，基因芯片和基质辅助激光解吸电离飞行时间质谱技术等。快速检测法相对血培养耗时短，缺点是无法得到病原生物的药敏结果。

162. 为什么血培养是诊断血流感染病原的最有价值检验项目

答：感染性疾病的确诊需要通过各类感染标本的培养及检查，从而得到病原学依据。血液属于无菌体液，是最有临床意义的病原检测标本之一。当发生血流感染时，细菌可经血液播散并繁殖。在确保无污染的条件下，通过采集外周静脉血进行培养，能够分离出致病菌，从而明确血流感染的病原学诊断。因此，目前血培养被公认是诊断血流感染的"金标准"。此外，阳性血培养产物分离培养可得到纯菌落，对纯菌落进行药敏试验可为临床合理用药提供依据，这对于挽救重症感染患者的生命非常重要。同时血培养还有助于正确采取感染控制措施、监测敏感事件如生物恐怖等。

163. 为什么血培养标本采集作为分析前因素会影响血培养结果

答：医护人员应严格按照血培养标本采集程序进行规范操作，以提高血培养阳性检出率、减少污染率。血培养分析前各因素均会影响血培养结果，原因如下：①采集时机：血培养采集时间应在患者寒战和发热前1小时或抗菌药物使用之前；若患者已行抗菌药物治疗，则应在下一次用药前进行采集；细菌通常在寒战和发热前1小时入血，此时采集血培养标本进行病原菌培养可提高阳性检出率。②采集部位：应从静脉采血，动脉穿刺危险性较大，不建议从动脉采血；因静脉导管或静脉留置装置污染可能性较大，不宜从静脉导管或静脉留置装置取血，除非怀疑中央导管相关血流感染。③消毒程序：为防止皮肤寄生菌或环境引起的污染，应使用消毒剂（碘酊或碘伏）对皮肤进行严格仔细的消毒处理，用70%乙醇或碘溶液消毒血培养瓶橡皮塞子。④采血量：成年患者推荐的采血量为20~30ml，注入每瓶血培养瓶不少于5ml血；婴幼儿患者推荐的采血量为每瓶1~2ml，儿童为每瓶3~5ml；采血量太多可能导致血培养仪假阳性结果，而采血量太少则会降低阳性检出率。⑤采血套数：以一个需氧瓶和一个厌氧瓶为一套血培养，作为常规血培养组合；单瓶血培养不仅阳性检出率低，而且难以区分污染导致的假阳性；推荐临床开展血培养"双侧双瓶"，即从一个部位采血接种一套培养瓶，再从另一部位采血接种另一套培养瓶，可提高阳性检出率。

164. 为什么怀疑感染性心内膜炎时应多次多部位采集血培养标本

答：感染性心内膜炎是指病原微生物经血行途径引起的心内膜、心瓣膜、邻近大动脉内膜的感染并伴赘生物的形成。病原菌通常是高毒力的细菌，如金黄色葡萄球菌、溶血性链球菌或真菌等。主要临床表现为弛张热，听诊可闻及心脏杂音，可出现皮肤淤点、Osler小结、Janeway斑、Roth斑和甲下线状出血，以及脾大、贫血等。血培养阳性是诊断感染性心内膜炎的主要标准之一，多次血培养可以提高病原体检出率，同时由于一些常见的致感染性心内膜炎的病原菌，如草绿色链球菌群和凝固酶阴性葡萄球菌等可能是污染菌，所以需在多个部位采集血标本进行培养。因此，为尽早明确诊断，避免延误治疗，怀疑感染性心内膜炎的患者应在抗生素使用之前，在不同部位多次采集血标本进行血培养检查，随后行抗菌药物治疗。

165. 为什么加有血液标本的血培养瓶不能放入冰箱或孵箱保存

答：加有血液标本的血培养瓶应立即送到临床微生物实验室，如果血培养瓶在送往实验室培养或进行自动化仪器检测之前需放置一段时间，应置于室温。血培养瓶短期内置于室温不影响微生物的检出，但不能放入冰箱冷藏保存，因为某些微生物特别是苛养菌如肺炎链球菌、脑膜炎奈瑟菌和流感嗜血杆菌等对培养环境温度较敏感，低温容易死亡。加有血液标本的血培养瓶也不能放入孵箱保存，因为孵育环境下细菌或真菌在血培养瓶中可繁殖进入平台期，放入血培养仪后，仪器无法检测到其生长速率和加速度的改变，会出现假阴性结果。

166. 为什么实验室会拒收一些血培养标本

答：按美国临床和实验室标准协会（Clinical and Laboratory Standards Institute，CLSI）血培养的原则和操作程序推荐指南，实验室对于不合格、不规范的血培养标本应予以拒收，原因如下：①血培养瓶无标签或贴错标签无法追溯到被检验患者，血培养瓶有渗漏、破裂或明显的污染、血标本采集后放置 12 小时以上、用不适当的培养瓶收集标本均会影响血培养结果；②用失效的血培养瓶采集标本影响阳性检出率；③血培养采血量不足，. 导致检出率低；④未送推荐的培养瓶数或类型，前者会导致无法判断检出细菌是否为致病菌或污染菌，后者会漏检一些相应类型的病原生物如厌氧菌等；⑤血培养瓶中有血凝块会降低血培养阳性检出率。

167. 为什么需要多次采集血培养标本

答：要求多次采集血培养标本，原因如下：①病原生物可能为暂时存在或持续存在于血液循环中，多次采血可提高阳性检出率，减少漏检，尤其是暂时性菌血症；因为暂时性菌血症发生时，细菌仅在外周血中持续存在数分钟。②间歇性菌血症中，病原菌为周期性出现在血液中，不管患者临床症状是否严重，在无细菌期，其血液中的病原菌浓度相当低；临床多次采集血标本进行血培养，可提高病原菌的阳性检出率，但 24 小时内一般不超过三次。③多次采血若培养出复数菌（凝固酶阴性葡萄球菌、类白喉杆菌、肠杆菌、丙酸杆菌等），结合临床症状，则可排除污染，确定为感染病原菌。④血流感染分为原发性和继发性，许多血流感染来源于肺、尿路、肝脏、肠道和伤口，血培养阳性有助于循环外感染的诊断，多次采集血培养标本可以减少漏检。综上所述，多次采集血培养标本可提高病原菌的阳性检出率、减少漏检，有利于对污染菌的甄别。

168. 为什么血培养瓶的成分除了基础培养基还包含抗凝剂和添加剂

答：血培养瓶按患者年龄可分为成人瓶和儿童瓶，按细菌种类可分为需氧瓶、厌氧瓶、真菌瓶、分枝杆菌瓶等。血培养瓶中除了基础培养基之外，还包含了不同的抗凝剂和添加剂，其原因如下：①血液中含有的抗体、补体、噬菌细胞、溶菌酶及抗微生物制剂会抑制或杀死病原生物，从而影响血培养的阳性检出率；血培养瓶中加入抗凝剂，可防止噬菌细胞吞噬作用，抑制补体及淋巴细胞的活性，并可降低氨基糖苷类药物和多黏菌素的活性；常见的抗凝剂有聚茴香磺酸钠（sodium polyanethol sulfonate，SPS）和烯丙基磺酸钠（sodium allyl sulfonate，SAS）；②添加剂：一般添加树脂或活性炭作为抗菌药物吸附剂；树脂和活性炭可以吸附血液中的游离抗菌药物，排除干扰细菌生长的因素，促进细菌生长；培养基中加入溶血素，可溶解细胞，有利于胞内感染的微生物释放，如真菌、分枝杆菌，提高阳性检出率；培养基中添加 10% 蔗糖可促进 L 型细菌的生长；培养基中还需添加各种辅助生长因子，如烟酰胺腺嘌呤二核苷酸、氯化高铁血红素、维生素 B6、盐酸半胱氨酸等，不同的辅助生长因子可促进不同类型苛养菌的生长。

169. 为什么血培养瓶的培养周期一般设置为 5 天

答：相关研究表明，自动化血培养系统一般能在 2 天内检出 90% 以上的细菌和真菌，能在 3~4 天内检出 95%~97% 的细菌和真菌，目前一般实验室的自动化血培养系统中血培养瓶的标准培养周期为 5 天，除了常见血培养病原菌，包括布鲁菌属、流感嗜血杆菌、放线杆菌属、心杆菌属、侵蚀艾肯菌、金杆菌属以及营养变异链球菌等苛养菌的报阳时间基本都在 5 天内，即使对怀疑为感染性心内膜炎患者的血培养也不必延长培养时间。5 天后阴性血培养标本无需常规进行转种。需注意的是有可能存在一些特殊情况则可适当延长培养时间，如分枝杆菌和双相性真菌的血培养等。

170. 为什么要开展厌氧血培养

答：目前临床上对厌氧血培养不够重视，对血流感染病原菌的检测多限于需氧菌培养。常规血培养检验不应忽视厌氧菌的分离，多项研究表明，厌氧血培养能检出相当比例的有氧血培养无法检出的兼性厌氧菌和严格厌氧菌，这是因为兼性厌氧菌在血培养厌氧瓶中更易于生长，而严格厌氧菌无法在需氧血培养瓶中生长。如只采用需氧瓶进行血培养，则会造成这些细菌的漏检，使血培养阳性检出率降低。同时，有资料表明，部分兼性需氧菌以及兼性苛养菌，在厌氧血培养瓶的报阳时间早于需养血培养，有利于病原体的快速诊断。血流感染具有较高的发病率和死亡率，厌氧菌和需氧菌的治疗方案并不相同，所以临床在开展需氧血培养的同时应补充厌氧血培养，这对血流感染病原菌的诊断和治疗具有极其重要的意义。

171. 为什么儿童血培养一般情况下不使用厌氧瓶

答：由于婴幼儿患者中厌氧菌所致菌血症的情况比较罕见，而且儿童特别是婴幼儿血培养采血量较少，所以一般情况下婴幼儿、儿童血培养可以仅使用需氧瓶，为提高检出率、区分污染菌，应采用两个需氧瓶（2 个部位分别采血）为一组血培养。但患绒毛膜炎或分娩时胎膜破裂的母亲所产新生儿、罹患慢性口腔或鼻窦感染、蜂窝织炎（特别是肛周和骶骨）、腹腔感染、咬伤、脓毒性静脉炎以及接受类固醇治疗的中性粒细胞减少症等患儿可考虑使用厌氧血培养瓶。

172. 为什么中央导管相关血流感染除了导管培养还需进行血培养

答：导管培养（catheter culture）是中央导管相关血流感染（CLABSI）实验诊断的常用方法。导管培养半定量法是将无菌采集的插入患者体内最远端约 5cm 的导管片段在平板中进行来回滚动，并于二氧化碳孵箱中过夜培养后，计算在平皿上检测到的菌落数；定量培养法是将每 5cm 长的导管片段进行超声洗脱后接种在平皿上培养过夜，计算次日平皿上检测到的菌落数。当半定量培养结果 ≥15 CFU/平板，定量培养结果 ≥100 CFU/平板，且与外周静脉血培养（至少 1 次）分离到的病原菌相同，同时伴有明显的局部和全身中毒症状时，即可诊断 CLABSI。由于导管培养需拔除导管，故对需保留导管患者仅可使用血培养法进行诊断，需送检 2 套标本进行血培养，一套来自外周静脉，另一套从中心静脉导管采集。比较中心静脉导管血培养与外周静脉血培养的菌落数，前者大于后者 3 倍可诊断 CLABSI；或当中心静脉导管血培养比外周静脉血培养出现阳性结果的时间至少提前 120 分钟时可诊断 CLABSI。因此，血培养有助于 CLABSI 的诊断，尤其是对需保留导管患者的 CLABSI 的诊断。

173. 为什么血培养阳性标本需要进行涂片染色镜检

答：血培养报警阳性后，应立即将其取出，混匀后用无菌注射器取培养物进行涂片染色镜检和传代培养。革兰染色镜检可初步判断为革兰阴性细菌、革兰阳性细菌或真菌，进行血培养一级报告。临床根据此涂片染色结果可早期经验性地选择抗生素进行治疗。涂片染色镜检结果同时可作为后续细菌培养鉴定试验的参考依据，如镜检查见真菌，则可在培养环节增加适合真菌生长的培养基。如果血培养阳性革兰染色未发现病原菌，应加做其他染色如瑞氏染色、吖啶橙染色进行二次镜检。

174. 为什么会出现血培养阳性检出率偏低的问题

答：有多种因素可导致血培养阳性检出率偏低：①采血量不足：血流感染患者血液中含菌量一般较少，平均 1~3ml 血液中仅有 1 个细菌，因此，采血量越多越能提高血培养阳性率，一般成人采血量以 5~10ml/瓶为宜，但临床上普遍对患者采血量不足，降低了血培养阳性检出率。②采血时机和瓶数：病原菌通常在寒战时或发热前 1 小时入血，发热峰值后，病原菌的检出率会随之降低；血培养瓶的采集瓶数应至少在不同部位采集 2 套或更多血培养瓶，以排除污染菌、提高阳性检出率；由于目前临床采血的时机往往掌握不准确，且部分医院仅采集 1 套血培养，使阳性检出率降低。③假阴性：血培养瓶在室温条件下放置过长，可能导致实际为阳性的血培养瓶不报阳的情况，出现漏检。④抗菌药物：血培养标本应在患者使用抗菌药物前进行采集，但临床上往往会忽视患者抗菌药物使用情况，在其体内药物浓度很高时进行采血，使得血液中的细菌受到抗菌药物的抑制作用而难以生长，导致阴性培养结果。⑤苛养菌、少见菌的漏检：苛养菌营养要求高，在普通培养基上不生长；血培养报阳，涂片可见细菌而转种血平板或麦康凯平板在有氧环境下不生长，极有可能是苛养菌感染；国内实验室常常忽视这些细菌的检测，导致苛养菌检出率低。⑥未能识别常见细菌的形态变异：血培养瓶的营养成分丰富及抗生素的滥用都可能导致细菌在液体培养基中的形态变异，如 L-型细菌等。

175. 为什么有时血培养报警阳性但革兰染色镜检未找见细菌

答：通常血培养阳性报警，提示血培养瓶内有病原菌生长，取培养物进行涂片革兰染色镜检可见细菌或真菌。有时革兰染色却未见细菌，其原因可能是有些细菌与染液沉渣混在一起或某些细菌革兰染色着色性较弱，不易辨别。因此未找见菌体时应补充其他染色方法，如瑞氏染色法易查见形态清楚、着紫色的病原菌；吖啶橙染色法则可检查弯曲菌属和布鲁菌属；抗酸染色可以检查分枝杆菌属。若使用其他染色方法仍未发现细菌，应转种厌氧血平板、需氧血平板或巧克力平板，然后继续培养监测，密切注意其他不常见细菌的生长。极少数情况下，由于血细胞数量过多导致 CO_2 增加，造成假阳性结果。

176. 为什么血培养会出现假阳性和假阴性结果

答：大部分全自动血培养仪的工作原理是细菌在代谢过程中释放出 CO_2，CO_2 与瓶内的荧光染料反应，系统通过感应器检测荧光水平并计算形成生长曲线，通过生长曲线斜率变化速度来判断是否有微生物生长。若血培养瓶中血细胞数量过多，瓶中的 CO_2 气体也会迅速增加，造成假阳性结果。产生假阴性结果的原因可能因为仪器原理本身存在缺陷，如以荧光标记为原理的血培养系统，阳性判断是针对生长速率和加速度生长曲线变化，当采血后血培养瓶未及时放入血培养仪时，其中的细菌在仪器外已进入繁殖平台期，放入仪器后不出现生长速率和加速度的改变，会出现假阴性结果。

177. 为什么血培养会出现污染现象

答：血流感染患者抽取的外周血中病原菌含量极少，每毫升血液中一般仅有数个病原菌。若采血过程中混入污染菌，则血培养瓶中丰富的营养成分可能会使污染菌得以生长繁殖，使血培养结果为阳性。所以血培养的关键之一是防止皮肤寄生菌或环境引起的污染，然而，在理想的消毒条件下，仍有 3%～5% 血培养中混有污染菌，它们来源于皮肤（表皮葡萄球菌，痤疮丙酸杆菌，梭杆菌属，类白喉杆菌群）或来源于环境（革兰阳性芽胞杆菌属，不动杆菌属），值得注意的是，这些微生物有时也有致病作用。

178. 为什么阳性血培养可进行直接药敏试验

答：经过血培养增菌过程，阳性标本中菌量较多且大多为单种菌感染，可根据革兰染色结果及美国临床和实验室标准协会（CLSI）制定的药敏试验执行标准选择合适的药敏培养基和纸片，对危重患者阳性血培养标本进行直接药敏试验。使用传统方法，血培养报阳后需分离培养获得单个菌落才能获得药敏结果，一般需要 48 小时；而利用直接法进行药敏试验，在报阳后 6～7 小时就可获得初步药敏结果，这为临床提供了及时并相对准确的用药依据。次日再使用纯培养细菌再进行菌株鉴定和药敏试验，得到更为准确的报告结果。

179. 为什么血培养需实行三级报告制度

答：当患者发生菌血症时，处理不当会发展至脓毒症，其死亡率随之成倍增长。有文献报道，脓毒性休克患者每延迟 1 小时给予有效的抗菌药物治疗，病死率就增加 7.6%。由于血培养结果对血流感染患者的诊断、治疗均有重要意义，所以目前血培养实行三级报告制度（level 3 report system），实验室可分阶段及时将血培养结果通知临床，有助于临床医师及时有效进行抗生素治疗。①一级报告：血培养阳性报警后，立即抽取 2～3 滴培养液进行涂片、革兰染色、镜检，立即以电话方式向临床医护人员报告涂片染色结果，临床医师可根据一级报告选用合适的经验治疗药物；②二级报告：阳性血培养产物转种培养基并进行初步鉴定和直接药敏试验，将结果及时通知临床，医师可根据二级报告结果选用有针对性的、病原菌敏感的抗菌药物进行治疗；③三级报告：对纯培养的菌落进行革兰染色、鉴定和药敏试验，向临床报告最终菌种鉴定及药敏试验结果。医师可根据三级报告结果及时调整抗菌药物治疗方案。

180. 为什么要严格执行血培养技术规范

答：血培养标本采集、储存、运送的正确与否直接影响了血培养结果的准确性，任一环节处理不当，均能引入误差和错误的检查结果。采血前要进行严格的皮肤消毒操作以减少污染情况，而采集时需关注采血时机、采血部位、采血量、血培养套数、血培养瓶类型选择是否符合规范。采集后血标本应立即送实验室，运送时间过长或错误的储存和运送方式也会严重降低血培养阳性检出率。实验室应拒收不合格标本，及时并规范地进行血培养检验流程。最后，血培养阳性结果需遵循三级报告制度，临床实验室应将检测结果及时告知临床医生。因此，严格执行血培养技术规范能提高血培养检验结果的准确性，为临床诊断和治疗提供可靠依据。

181. 为什么要对血培养结果进行评估

答：血培养检出的细菌或真菌并非一定是病原菌，也可能是污染所致，应检查双侧双瓶培养得到的细菌种类是否一致，并结合其他实验室检查结果（降钙素原和 C 反应蛋白等）对血培养结果进行综合分析评估。若两个血培养瓶一瓶为阳性、一瓶为阴性，应分析检出细菌种类；检出的细菌为皮肤定植菌，一般考虑是污染菌；检出细菌为革兰阴性杆菌则可能是病原菌；检出金黄色葡萄球菌或其他条件致病菌，需要临床医生和实验室人员相互沟通、综合分析，建议复查血培养。若两瓶均为阳性但检出不同细菌，如分别为棒杆菌、微球菌时，可认为是污染菌；若是革兰阳性球菌如凝固酶阴性葡萄球菌和阳性杆菌则可能为污染，建议复查血培养；若其中一瓶为金黄色葡萄球菌或大肠埃希菌等，另一瓶为皮肤定植菌，应及时和临床医生沟通。所以实验室若对血培养检出结果有疑义时，应尽快与临床医生联系，了解患者症状、抗菌药物使用和血培养套数等情况，对血培养结果进行综合评估，从而判断血流感染或脓毒症是否存在，指导临床医生对感染性疾病进行正确而有效的治疗。

182. 为什么检查丝虫病需要在晚上 9 点至次晨 2 点期间进行采血

答：丝虫病（filariasis）由是蚊等昆虫传播的一种古老的、危害严重的寄生虫病，它是由丝虫（filaria）寄生人体引起的疾病。丝虫种类很多，包括马来丝虫、班氏丝虫、罗阿丝虫、盘尾丝虫、链尾丝虫等，我国仅有马来丝虫和班氏丝虫。这两种丝虫成虫雌雄异体、线状，寄生于淋巴管中，交配后产出微丝蚴幼虫，微丝蚴随循环进入血液，停留于血管或组织积液中。丝虫分为周期性和亚周期性，我国流行的这两种丝虫均为周期性丝虫，即丝虫的幼虫阶段微丝蚴在外周血液中出现的时间有夜现周期性，也就是微丝蚴白天滞留于肺部毛细血管中，夜晚才出现在外周血液中的现象。两种微丝蚴在外周血液中出现的高峰时间略有不同，班氏微丝蚴为晚上 10 时至次晨 2 时，马来微丝蚴为晚上 8 时至次晨 4 时。所以检查丝虫病采血最好在晚上 9 时至次日凌晨 2 时期间进行。

183. 为什么常用厚血膜涂片染色检查丝虫病

答：当含有感染期丝状蚴的蚊子叮咬人体后，幼虫可迅速侵入宿主附近的淋巴管，再移行至大淋巴管及淋巴结，经 2 次蜕皮发育为成虫。雌雄成虫常互相缠绕在一起，以淋巴液为食。两种丝虫成虫寄生于人体淋巴系统的部位有所不同。班氏丝虫除寄生于浅部淋巴系统外，多寄生于深部淋巴系统中，主要见于下肢、阴囊、精索、腹股沟、腹腔、肾盂等处。马来丝虫多寄生于上、下肢浅部淋巴系统，以下肢为多见。成虫交配后，雌虫产出微丝蚴，微丝蚴可停留在淋巴系统内，但大多随淋巴液进入血液循环。微丝蚴的数量与感染程度有关，由于薄血膜检查的血量极少（1~2μl），很难查到微丝蚴，一般不用；为了提高微丝蚴的检出率，多采用厚血膜涂片染色法检查，取指尖或耳垂血，三大滴血约 $60mm^3$，用吉氏染液染色镜检；如感染度过底，微丝蚴检出更难，这时还可静脉采血进行浓集检查。

184. 为什么在丝虫病患者的体液中也能查到微丝蚴

答：我国流行的班氏丝虫和马来丝虫两种丝虫成虫都寄生于人体淋巴系统，寄生于淋巴管中的丝虫成虫和幼虫刺激淋巴管内皮引起炎症，反复发作，致管壁增厚，加之虫体的存在，可致管腔部分以至完全阻塞。阻塞的淋巴管内淋巴回流受阻致淋巴管内压力增高，造成淋巴管曲张直至破裂，淋巴液注入周围管腔或组织，继而引起鞘膜积液、乳糜尿、乳糜胸腔积液、心包积液等，而成虫在淋巴管产出的微丝蚴则随破裂淋巴管渗入到管腔组织内的淋巴液中。因此，采集由丝虫寄生引起的体液也可查微丝蚴（microfilaria）。

185. 为什么晚期丝虫病患者血液中不能查到微丝蚴

答：丝虫成虫大多寄生在脊椎动物终宿主的淋巴系统，两种丝虫引起丝虫病的临床表现很相似，急性期为反复发作的淋巴管炎、淋巴结炎和发热，慢性期为淋巴水肿和象皮肿。慢性期淋巴系统阻塞是引起丝虫病慢性体征的重要因素，由于成虫的刺激，淋巴管扩张，瓣膜关闭不全，淋巴液淤积，出现凹陷性淋巴液肿，以后淋巴管壁出现炎症细胞浸润，内皮细胞增生，管腔变窄而导致淋巴管闭塞，以死亡的成虫和微丝蚴为中心，周围浸润大量炎症细胞，巨噬细胞，浆细胞和嗜酸性粒细胞等而形成丝虫性肉芽肿，最终导致淋巴管栓塞形成下肢象皮肿。象皮肿的发展很慢，一般在感染后的 10~15 年以上才能达到显著程度，患者的血液中大多已找不到微丝蚴，可能因成虫已死亡，不能产生微丝蚴，或因淋巴循环障碍，微丝蚴不能进入血流。

（俞　静　刘　瑛　陈韶红　陈家旭）

第三节　常见循环系统感染性疾病实验诊断

186. 为什么对血流感染需建立诊断标准

答：血流感染具有较高的发病率和病死率，其诊断标准的建立有利于此类患者的临床诊断、治疗及改善预后，所以对于血流感染需建立统一的诊断标准。对血流感染的诊断，国家卫生和计划生育委员会（简称卫计委）2001 年颁布的标准定义为：体温>38℃ 或<36℃，同时合并下列情况之一：①有入侵门户或迁徙病灶；②有全身中毒症状而无明显感染灶；③有皮疹或出血点、肝脾肿大、中性粒细胞增多伴核左移，且无其他原因可解释；④收缩压低于 12kPa（90mmHg）或下降超过 5.3kPa（40mmHg）；⑤血培养分离出病

原微生物（若为皮肤正常菌群，如类白喉棒杆菌、肠杆菌属、凝固酶阴性葡萄球菌、丙酸杆菌等，需在不同时间采血两次或多次培养阳性），或血液中检测到病原体的抗原物质，可诊断为血流感染。

187. 为什么革兰阴性菌引起的感染性心内膜炎较为严重

答：许多微生物都可以引起感染性心内膜炎，其中革兰阴性菌引起的感染性心内膜炎非常严重，致病菌包括 HACEK 群细菌（嗜血杆菌属、伴放线凝聚杆菌、心杆菌属、啮蚀艾肯菌和金杆菌属）、肠杆菌科细菌、非发酵菌和厌氧菌（拟杆菌属、梭菌属和普雷沃菌属）。此外，有一些少见菌也可引起感染性心内膜炎，如脑膜炎奈瑟菌、沙门菌属、布鲁菌属、纤毛菌属等。由于革兰阴性菌引起的感染性心内膜炎病情复杂，且常常由院内耐药菌引起，治疗效果差。患者并发症发生率和病死率都很高，如嗜麦芽窄食单胞菌引起的感染性心内膜炎通常发生于静脉吸毒者或静脉内置导管的住院患者，病死率高达 50%。泛耐药菌株引起的心内膜炎，由于缺乏有效的抗菌疗法，可因脓毒症而死亡，采用外科手术治疗可挽救生命，但易引起术后并发症。

188. 为什么要制订中央导管相关血流感染诊断标准

答：中央导管相关血流感染（CLABSI）诊断标准的制定是为了使这类感染的发病率与其他国家、地区和医疗机构，以及不同场所和部门的监测数据之间具有可比性。其诊断标准是：留置中央导管或拔除中央导管 48 小时内的患者出现菌血症或真菌血症，并伴有发热（T>38℃）、寒战或低血压等感染表现；≤1 岁的患者有发热（T>38℃，肛温），或低体温（T<37℃，肛温），或呼吸暂停，或心动过缓；除中央导管外，无其他明确的感染源。除上述临床表现之外，CLABSI 诊断至少还需具备以下项目中的 1 项：①导管半定量细菌或真菌培养阳性（>15CFU/导管尖端段 5cm）或者定量培养阳性（>10^2CFU/导管段），并且与外周静脉血培养（至少 1 次）分离到的病原菌相同；②从中心静脉导管、外周静脉同时抽血做培养，导管所取血标本出现阳性的时间（自动血培养仪的报阳时间）至少比外周静脉血早 2 小时以上；③从中心静脉导管和外周静脉同时抽血做定量培养，中心静脉导管血培养的细菌数是外周静脉血培养细菌数的 3 倍以上（目前很少开展）。对于常见皮肤共生菌，如棒状杆菌属（除白喉杆菌外）、芽胞杆菌属（除炭疽杆菌外）、凝固酶阴性葡萄球菌（包括表皮葡萄球菌）等，需要不同时间、采集 2 次或 2 次以上的血培养均阳性才能确诊。如血液中 1 次或 1 次以上培养到金黄色葡萄球菌、肠球菌属、大肠埃希菌、假单胞菌属、克雷伯菌属、念珠菌属等，即可确诊。

189. 为什么血培养结果阴性而导管培养阳性的患者不需要给予抗生素治疗

答：采集患者静脉血进行血培养并同时对导管尖端进行定量或 Maki's 法半定量培养，若血培养结果为阴性而导管培养结果却为阳性，且此时患者并无严重感染的临床表现或拔除导管 48 小时内未使用新的抗菌药物治疗但症状已好转，说明阳性结果可能是导管表面定植菌或采集过程中的污染菌，而患者并未发生中央导管相关血流感染（CLABSI），这种情况下一般不推荐进行抗生素治疗。除非此类患者的导管培养结果为金黄色葡萄球菌生长，此时患者需要给予抗生素治疗，疗程为 5~7 天。对所有怀疑发生 CLABSI 的患者应进行随访，若有相关临床指征则需重复血培养检查。

190. 为什么血培养阴性不能排除人工瓣膜感染性心内膜炎

答：人工瓣膜感染性心内膜炎（prosthetic valve endocarditis，PVE）是指在植入人工心瓣膜后发生的感染性心内膜炎，病情极其凶险，死亡率极高。按照 Horstkotte 2001 年的新分类法以 1 年为界分为早期和晚期 PVE，早期 PVE 的病原体以皮肤定植菌为主，而晚期的细菌种类则与一般的感染性心内膜炎相似，常见的致病微生物为链球菌属、葡萄球菌属和肠球菌属。PVE 的病原菌常来自医院，故容易具有耐药性。若多次血培养阴性，也并不能排除人工瓣膜感染性心内膜炎的可能，须考虑血培养采血之前是否使用了抗菌药物，微生物检验技术是否恰当等因素，同时还需警惕是否存在苛养菌或非细菌性病原体感染，如真菌、立克次体感染、生长缓慢的类白喉杆菌等。

191. 为什么病毒血清学检测对感染性心肌炎诊断价值有限

答：心肌炎是心肌的炎症性疾病。最常见病因为病毒感染。细菌、真菌、螺旋体、立克次体、原虫、蠕虫等感染也可引起心肌炎，但相对少见。能引起感染性心肌炎（infective myocarditis）的病毒有肠病毒、腺病毒、流感病毒、人类疱疹病毒-6、EB 病毒、巨细胞病毒、丙肝病毒和细小病毒 B19 等。病毒血清学检测对病毒性感染性心肌炎诊断价值有限，因为非心肌炎人群的血液中 IgG 抗体阳性率较高，且非心肌炎病毒感染造成抗体效价升高的比例也不低。有研究显示血清学病毒抗体阳性与心肌活检结果的相关性较差。

192. 为什么需要对化脓性心包炎与结核性心包炎进行鉴别

答：感染性心包炎（infective pericarditis）包括结核性、化脓性、病毒性、真菌性等。其中化脓性心包炎与结核性心包炎较为常见，两者病因不同，其治疗方法、预后均有较大差异，需对两者进行鉴别。化脓性心包炎常继发于脓毒症后，也可由心包邻近脏器感染灶直接蔓延而来，多由金黄色葡萄球菌、肺炎链球菌、链球菌属等病原菌所引起。结核性心包炎是最常见的心包疾病，通常由支气管淋巴结结核或肺、胸膜结核直接蔓延或经血行、淋巴管播散而侵入心包，多见于青年。化脓性心包炎（suppurative pericarditis）患者常有原发感染病灶和明显脓毒症表现如高热，常有胸痛，白细胞计数明显增高，血培养可阳性，心包积液为脓性且量较多，中性粒细胞占多数，能分离到化脓性细菌。而结核性心包炎（tuberculous pericarditis）患者常伴原发性结核病或与其他浆膜腔结核并存，通常无发热和胸痛症状，白细胞计数正常或轻度增高，血培养阴性，心包积液多为血性且量大，淋巴细胞较多，有时可分离到结核分枝杆菌。化脓性心包炎需使用抗生素进行治疗，严重时需行心包切开，结核性心包炎患者则使用抗结核药进行治疗。

193. 为什么真菌血流感染患者不易早期确诊

答：以下因素可导致真菌血流感染患者不易早期确诊：①真菌引起的脓毒症多发生在其他细菌感染并经广谱抗生素治疗的基础上，也可能与细菌感染混合存在；②真菌血流感染的临床表现酷似革兰阴性杆菌引起的脓毒症，临床上不易区别，容易漏诊、误诊；③真菌血流感染常继发于严重原发病，临床表现多为原发病所掩盖，不易早期确诊。该疾病常由条件致病菌引起，如念珠菌、隐球菌等，以念珠菌血症特别是白念珠菌为多见；④真菌血培养阳性检出率较低，常需要特殊的培养基或裂解-离心技术才能分离出双相型或丝状真菌，某些真菌生长缓慢，培养时间应延长至4周。

194. 为什么某些血培养阳性患者需要随访复查血培养

答：血培养结果为阳性的菌血症或真菌血症患者一般可通过临床表现来判断治疗效果，血培养复查或者血培养连续监测并非属于必检项目，但对于感染性心内膜炎、真菌性动脉瘤、化脓性血栓性静脉炎、金黄色葡萄球菌血流感染等患者，即使他们并没有复发或者持续感染的症状，也需要进行随访、复查血培养，这对于判断血液中病原菌的根除情况是十分重要的。例如细菌性心内膜炎患者，连续血培养可用于评估其菌血症是否被清除并指导治疗；与感染性心内膜炎无关的金黄色葡萄球菌血症患者，对其阳性血培养之后进行48至96小时追踪可以很好地预测复杂的金黄色葡萄球菌血症。已接受有效抗感染治疗的患者，随访时仍反复出现血培养阳性，通常提示可能存在感染并发症或血管源性的感染。

（俞　静　刘　瑛）

第五章 中枢神经系统感染病原检验

第一节 常见病原生物与所致疾病

195. 为什么病原生物能引起中枢神经系统感染

答：中枢神经系统感染（central nervous system infection，CNSI）系指各种生物性病原体（包括病毒、细菌、螺旋体、寄生虫、立克次体和朊蛋白等）侵犯中枢神经系统实质、被膜及血管等引起的急性或慢性炎症性（或非炎症性）疾病。中枢神经感染的途径主要有：①血行感染：病原体通过昆虫叮咬、动物咬伤、使用不洁注射器静脉或肌内注射、静脉输血等进入血流，面部感染时病原体也可经静脉逆行颅内，或孕妇感染的病原体经胎盘传给胎儿；②直接感染：穿透性颅外伤或邻近组织感染后病原体蔓延进入颅内；③神经干逆行感染：嗜神经病毒如单纯疱疹病毒、狂犬病毒等首先感染皮肤、呼吸道或胃肠道黏膜，然后经神经末梢进入神经干。

196. 为什么需对中枢神经系统感染性疾病进行分类

答：中枢神经系统感染性疾病病因复杂、种类繁多，为了更全面地了解其病理、治疗方法和预后，需要对其进行分类。中枢神经系统感染性疾病根据感染的部位可分为：①脑炎、脊髓炎或脑脊髓炎：主要侵犯脑和（或）脊髓实质；②脑膜炎、脊膜炎或脑脊膜炎：主要侵犯脑和（或）脊髓软膜；③脑膜脑炎：脑实质与脑膜合并受累。根据感染的发病情况及病程可分为急性、亚急性和慢性感染。根据感染的特异性致病因子不同，可分为病毒性脑炎、细菌性脑膜炎、真菌性脑膜炎和脑寄生虫病等。

197. 为什么多种病原生物均可引起中枢神经系统感染

答：因患者的生活环境、基础疾病和免疫状况等不尽相同，故多种病原生物均可引起中枢神经系统感染。常见的病毒有单纯疱疹病毒、乙型脑炎病毒、肠道病毒（包括脊髓灰质炎病毒、柯萨奇病毒和埃可病毒等）、淋巴细胞脉络丛脑膜炎病毒和狂犬病毒等；常见的真菌有新型隐球菌、白念珠菌和曲霉菌等；常见的细菌有脑膜炎奈瑟菌、肺炎链球菌、B 群 β 溶血性链球菌、A 群 β 溶血性链球菌、消化链球菌属、大肠埃希菌、铜绿假单胞菌、流感嗜血杆菌、卡他莫拉菌、炭疽芽胞杆菌、拟杆菌属、不动杆菌属、肺炎克雷伯菌、葡萄球菌属、产单核细胞李斯特菌和结核分枝杆菌等。

198. 为什么单纯疱疹病毒可引起脑炎

答：单纯疱疹病毒性脑炎（Herpes simplex virus encephalitis，HSE）是由单纯疱疹病毒（*Herpes simplex virus*，HSV）引起的最常见的中枢神经系统病毒感染性疾病。单纯疱疹病毒是一种嗜神经 DNA 病毒，分为 HSV-1 和 HSV-2，近 90% 的人类单纯疱疹病毒性脑炎由 HSV-1 引起，6%~15% 由 HSV-2 所致。单纯疱疹病毒最常累及大脑颞叶、额叶及边缘系统，引起脑组织出血性坏死和（或）变态反应性脑损害。病毒先引起 2~3 周的口腔和呼吸道原发感染，然后沿三叉神经各分支经轴索逆行至三叉神经节，并在此潜伏。当机体免疫力低下时，非特异性刺激可导致病毒激活，约 70% 病例由内源性病毒活化所致，约 25% 的病例是由原发感染所致，病毒经嗅球和嗅束直接侵入脑叶，或口腔感染病毒后经三叉神经入脑而引起脑炎。

单纯疱疹病毒性脑炎在任何年龄均可患病，四季均可发病。多急性起病，高热，并有头痛，随后病情缓慢进展，精神症状表现突出。随病情加重可出现嗜睡、昏睡、昏迷或去皮质状态。重症患者可因广泛的脑实质坏死和脑水肿引起颅内压增高，甚至脑疝形成而死亡。

199. 为什么被蚊虫叮咬后有可能罹患流行性乙型脑炎

答：流行性乙型脑炎（epidemic encephalitis B），简称乙脑，是由乙型脑炎病毒经蚊虫叮咬传播所致的急性中枢神经系统感染，是一种人兽共患的自然疫源性疾病，是我国及亚洲地区夏秋季流行的主要传染病之一。乙型脑炎病毒因其最早在日本发现，又称日本脑炎病毒（Japanese encephalitis virus，JEV），是虫媒病毒黄病毒科黄病毒属，为单股正链 RNA 病毒，具有较强的嗜神经性。病毒主要在蚊→动物→蚊间循环传播，我国乙脑病毒的传播媒介主要为三带喙库蚊。蚊感染后病毒在其体内复制，成为传播媒介和贮存宿主。人被携带病毒的蚊子叮咬后可发生感染，但大多数为隐性感染，部分为顿挫感染，少数可发展为脑炎。

200. 为什么肠道病毒可引起病毒性脑膜炎

答：病毒性脑膜炎（viral meningitis）是一组由各种病毒感染引起的软脑膜（软膜和蛛网膜）弥漫性炎症的临床综合征。病毒性脑膜炎是临床最常见的无菌性脑膜炎，主要由肠道病毒引起，该病毒属于微小 RNA 病毒科，有 60 多个不同亚型，包括脊髓灰质炎病毒、柯萨奇病毒 A 和 B、埃可病毒等；虫媒病毒和单纯疱疹病毒也是较常见的病原体。肠道病毒主要经粪-口途径传播，少数通过呼吸道分泌物传播。肠道病毒通常最初先引起下消化道感染，肠道细胞上有与肠道病毒结合的特殊受体，病毒可经肠道入血，产生病毒血症，再经血液感染中枢神经系统。

本病以夏秋季为高发季节，在热带和亚热带地区终年发病率很高。儿童多见，成人也可罹患。多为急性起病，主要表现为病毒感染的全身中毒症状和脑膜刺激症状，如发热、头痛、畏光、肌痛、恶心和呕吐、食欲减退、腹泻和全身乏力等。

201. 为什么结核分枝杆菌可引起脑膜炎

答：结核性脑膜炎（tuberculous meningitis，TBM）是由结核分枝杆菌引起的脑膜和脊髓膜的非化脓性炎症，可继发于粟粒性肺结核及其他器官的结核病灶。结核分枝杆菌首先经肺部吸入，经血行播散后在脑膜和软脑膜下种植。感染 2~4 周后，机体开始出现细胞介导的免疫反应。结核分枝杆菌抗原刺激 T 淋巴细胞产生淋巴因子，后者激活单核吞噬细胞，部分吞噬细胞可被病原体及其产生的毒性物质杀灭，而部分吞噬细胞则仍具活力，由吞噬细胞、淋巴细胞和其他细胞包绕干酪样坏死物质，形成结核结节。感染后的炎症反应程度取决于宿主的免疫力和其他一些尚未阐明的遗传因素。若宿主免疫反应不够强，则易形成大的结核结节并不断扩大，内藏具有活力的结核分枝杆菌。当机体免疫力下降，结核结节内的病原继续增殖，导致结节破溃，大量结核分枝杆菌和有毒性的抗原产物进入蛛网膜下腔，从而引起结核性脑膜炎。

急性或亚急性起病，病程持续时间较长；发热、头痛、呕吐及脑膜刺激征是该病早期最常见的临床表现，如不及时恰当治疗，发病 4~8 周时常出现脑实质损害的症状。

202. 为什么隐球菌易侵犯中枢神经系统

答：隐球菌侵犯中枢神经系统引起隐球菌性脑膜炎（cryptococcal meningitis），是中枢神经系统最常见的真菌感染。隐球菌广泛存在于土壤和鸽粪中，鸽粪被认为是最重要的传染源。隐球菌性脑膜炎通常起病隐匿，早期可有不规则低热或间歇性头痛，后头痛为持续性并进行性加重；免疫功能低下者可呈急性发病，常以发热、头痛、恶心、呕吐为首发症状。人体中枢神经系统的星形胶质细胞是构成血脑屏障、脑脊液-脑屏障的重要部分，可阻止隐球菌进入脑实质。该细胞能产生大量细胞因子和一氧化氮以抑制隐球菌生长。然而，由于脑脊液中缺乏补体系统，且可能缺乏可溶性抗隐球菌抗体；同时，隐球菌可通过其多糖荚膜抑制吞噬细胞的作用，减少特异性 T 淋巴细胞反应，从而逃逸宿主的免疫反应，因而造成感染。此外，脑脊液中的多巴胺可被隐球菌的酚氧化酶酚化而产生黑素。黑素是隐球菌的致病因子之一，它能清除宿主效应细胞产生的过氧化物和其他氧化物，保护隐球菌免受攻击。因此，隐球菌首先累及脑底池引起脑膜炎，然后经血管周围间隙（Virchow-Rolin spaces）扩散至脑实质引起脑膜脑炎。

203. 为什么脑膜炎奈瑟菌可引起流行性脑脊髓膜炎

答：流行性脑脊髓膜炎（epidemic cerebrospinal meningitis）是一种急性化脓性脑膜炎，属于细菌性脑膜炎，是由脑膜炎奈瑟菌（Neisseria meningitidis）引起的以软脑（脊）膜为主的中枢神经系统感染性疾病。人是本病唯一的传染源，病原菌存在于带菌者或患者的鼻咽部，通过飞沫经空气传播。致病菌由鼻咽部侵入血液循环，大部分感染者仅表现为上呼吸道感染（轻型），可成为带菌者。按感染细菌的毒力、数量和机体免疫力高低，可出现普通型、暴发型和慢性败血症型 3 种临床表现。普通型先有上呼吸道炎症，继而病菌进入血流，引起菌血症或败血症，出现恶寒、发热、皮肤出血性皮疹及肝脾肿大等全身中毒症状，最后细菌到达脑脊髓膜，引起化脓性脑脊髓膜炎，出现头痛、喷射状呕吐、颈项强直等症状和体征，患者一般在 1~3 周内痊愈。暴发型只发生在少数患者，起病急剧凶险，若不及时抢救，常于 24 小时内危及生命，死亡率高达 40%~60%。

204. 为什么李斯特菌引起的血流感染易导致中枢神经系统感染

答：李斯特菌属（Listeria）为短小、兼性厌氧、无芽胞形成的革兰阳性杆菌，仅产单核细胞李斯特菌（*L. monocytogenes*）对人类具有致病性。普通人群中李斯特菌感染少见，但在新生儿、孕妇、老年人及免疫缺陷人群中该菌为引起血流感染、脑膜炎、流产、新生儿感染等的重要原因。李斯特菌具有嗜神经性，所以该菌引起的血流感染往往会继发中枢神经系统感染，表现为脑膜炎、脑干脑炎、脑脓肿等。多急性起病，典型临床表现为发热、头痛、恶心、呕吐、脑膜刺激征、共济失调等。

205. 为什么会发生脑脓肿

答：脑脓肿（brain abscess）是指化脓性细菌侵入脑内，引起脑的化脓性炎症，并形成局限性脓腔；少部分也可是真菌及原虫侵入脑组织所致。脑脓肿是最常见的颅内感染性占位性病变。脑脓肿的细菌感染来源有：①邻近感染灶的直接播散：中耳炎、乳突炎、鼻窦炎、颅骨骨髓炎及颅内静脉窦炎等化脓性感染性疾病病灶可直接向脑内蔓延，形成脑脓肿；②血行播散：主要是由口腔、肺部、消化道、皮肤和心脏等远隔部位感染灶经血行播散而形成的；③外伤性脑损伤：化脓性细菌直接侵入脑内；④隐源性脑脓肿：临床上无法确定其感染源的脑脓肿。

引起脑脓肿的常见细菌有链球菌属、葡萄球菌属、肺炎链球菌、大肠埃希菌、克雷伯菌属，变性杆菌属和铜绿假单胞菌等，其中链球菌属占首位，绝大部分是化脓链球菌。葡萄球菌属中金黄色葡萄球菌感染最为常见。免疫功能低下患者发生的脑脓肿往往是由弓形虫、曲霉菌、诺卡菌属及隐球菌等感染所致。在拉丁美洲或其移民中，脑脓肿的主要病原为猪肉绦虫（脑囊虫病）；印度及远东地区，其主要病因为结核分枝杆菌感染。

脑脓肿通常有急性全身感染、颅内压增高和局灶定位症状三大类临床表现，当脓肿发展到一定程度，尤其是颞叶、小脑脓肿容易发生脑疝，如处理不及时，可危及生命。另一危象即脓肿发生破溃，破溃的脓液可进入脑室或蛛网膜下腔，形成急性化脓性脑室炎和脑膜炎，患者可突发高热、昏迷或癫痫发作，查体有脑膜刺激症状，血常规检查白细胞计数和中性粒细胞升高，脑脊液检查可呈脓性脑脊液，处理复杂困难。

206. 为什么有嗜睡、昏迷症状的患者也要考虑寄生虫感染的可能

答：嗜睡、昏迷是临床上较常见的中枢神经系统病变症状，病因复杂，其中就有寄生虫感染的因素。可寄生于中枢神经系统的寄生虫种类有很多，包括原虫、吸虫、绦虫和线虫等。原虫主要有疟原虫、弓形虫、锥虫、肉孢子虫、阿米巴，吸虫有并殖吸虫、血吸虫、异形吸虫等，绦虫有猪带绦、棘球绦虫、迭宫绦虫等，线虫有犬弓首线虫、颚口线虫、圆线虫等。寄生脑部最常引起嗜睡、昏迷的寄生虫有疟原虫、非洲锥虫（冈比亚、罗得西亚锥虫）、广州管圆线虫等。这些寄生虫感染的患者均可出现嗜睡、昏迷的临床症状，除有此共同症状外，各有特点。疟疾会出现周期性发作的寒战、高热、出汗退热这三个连续发生的过程，出现贫血；非洲锥虫病患者有非洲地区旅居、舌蝇（采采蝇）叮咬史，病程长，长期有发热，进而出现倦怠、冷漠、昏昏入睡；广州管圆线虫病，患者有生食或半生食螺肉史，潜伏期1天至2周不等，可急性发作，出现剧烈头痛、颈项强直、感觉过敏，可有中低度发热。因此，临床上出现嗜睡、昏迷的患者也要考虑寄生虫感染的可能，以免误诊、漏诊，耽误治疗。

（卫颖珏　田利光　陈家旭）

第二节 感染病原检验

207. 为什么健康机体的脑脊液是无色透明状液体

答：脑脊液（cerebrospinal fluid，CSF）充满在各脑室、蛛网膜下腔和脊髓中央管内，由脑室中的脉络丛产生，与血浆和淋巴液的性质相似，略带黏性。脑脊液属于细胞外液。正常情况下由于人体存在血脑屏障，血液中有形成分（如：白细胞、红细胞、血小板等）不能自由进入脑脊液，且血浆中的各种成分也需通过中枢神经系统脉络丛的选择才能出现在脑脊液中。所以正常脑脊液中含细胞数总数极少，水分占了99%，外观呈现无色透明状、不发生凝固。

208. 为什么脑脊液标本采集后必须立即送检

答：脑脊液标本采集后应立即送检，不得超过1小时，最佳送检时间为30分钟以内。标本放置过久可导致液体内的细胞破坏影响细胞计数及分类检测，葡萄糖的分解使所检测到的含量偏低，以及病原菌溶解死亡等，这些因素均可导致错误的检查结果，因此采集脑脊液标本后应立即送检。因冷藏可导致某些微生物（脑膜炎奈瑟菌、流感嗜血杆菌等）死亡，故标本应在35℃条件下保温送检，不可置冰箱保存。

209. 为什么宜选用第一管脑脊液作微生物学检查

答：脑脊液一般由临床医师在第3、4腰椎或第4、5腰椎间隙进针至蛛网膜下腔后采集，将脑脊液分别收集在三个无菌试管中并在试管外标注清楚患者的基本信息，然后立即送检。第一管在穿刺操作中穿刺针通过组织时有组织的损伤，损伤的组织和组织液污染穿刺针和附近脑脊液，可能对临床化学及细胞学检查有影响，而对微生物学检查影响甚小，因此推荐选用第一管作微生物学检查。随后两管分别用于临床化学、临床免疫学检验及常规检验（包括细胞学检查）。

210. 为什么部分脑脊液需要床边接种

答：化脓性脑膜炎（purulent meningitis）可以由多种化脓性细菌引起，流行病学资料显示以脑膜炎奈瑟菌、肺炎链球菌等最为多见；儿童以流感嗜血杆菌多见。脑膜炎奈瑟菌对外界环境抵抗力很弱，对寒冷和干燥较为敏感；且脑膜炎奈瑟菌和肺炎链球菌都能产生自溶酶，离体后可迅速自溶，流感嗜血杆菌等苛养菌也较容易死亡，因此，怀疑由此类细菌引起的脑膜炎时，采集的脑脊液标本须立即保温送检或作床边接种，否则会影响病原菌的阳性检出率。

211. 为什么无菌操作获取脑脊液中分离的细菌应视为病原菌

答：通常情况下，脑脊液和血液之间有血脑屏障，阻碍各种微生物通过血液进入中枢神经系统，故健康人的脑脊液是绝对无菌的。确诊或排除脑膜炎最重要的检查即通过腰椎穿刺来分析脑脊液标本。若在脑脊液中检出细菌，在排除标本采集和检验过程中所造成的污染后，都应视为病原体。常见的病原菌有：脑膜炎奈瑟菌、流感嗜血杆菌、肺炎链球菌、A群β溶血性链球菌和B群β溶血性链球菌、葡萄球菌属、产单核李斯特菌、结核分枝杆菌等。

212. 为什么最好在疾病早期、应用抗生素治疗前采集脑脊液标本

答：当发生不明原因的头痛、脑膜刺激征（包括颈项强直、克氏征阳性、布氏征阳性）、发热等症状时，临床医师高度怀疑患者为中枢神经系统感染，则需要采集脑脊液标本进行各项检查来帮助明确诊断。急性脑膜炎的病程通常在四周内，细菌性脑膜炎如治疗不及时，可能会在数小时内死亡或造成永久性脑损伤。在患者各方面条件允许的情况下，先进行脑脊液的采集送检，根据脑脊液常规检查、临床化学检查及病原直接镜检等结果行必要的经验性抗感染治疗。未使用抗菌药物治疗患者的脑脊液标本中病原菌含量较高、生物学性状也较为稳定和典型，有利于对其进行分离培养，提高阳性检出率。实验室也能以较快的速度将培养及药物敏感试验的准确结果报告临床医师，以指导临床进行针对性治疗。

213. 为什么某些情况下脑脊液直接涂片染色镜检阳性但培养却为阴性

答：脑脊液的涂片、染色和镜检是中枢神经系统感染的病原学必查项目，具有简便、快速、直观、有效、价廉等临床应用价值及优点。某些情况下，如：细菌离体后未及时分离培养（脑膜炎奈瑟菌、流感嗜血杆菌等苛养菌）、经验性抗菌药物治疗后采样、培养的方法和时间不合适（结核分枝杆菌、新型隐球菌等）、宿主的免疫力等因素，都可能导致细菌培养出现阴性结果。脑脊液直接涂片、染色和显微镜检查以及病原微生物培养是主要的病原检查手段，对确诊脑膜炎而言缺一不可。

214. 为什么脑脊液在培养前需做革兰染色、墨汁染色和抗酸染色

答：引起化脓性脑膜炎的病原体有多种细菌、真菌等。对脑脊液作直接染色镜检可尽快明确病原。直接染色镜检的方法主要有革兰染色、墨汁染色、抗酸染色等。根据革兰染色结果和细菌形态特征，可初步提示感染病原的种类，如革兰染色镜检的菌体为淡红色、呈肾形凹面相对的双球菌，提示疑似脑膜炎奈瑟菌；脑脊液墨汁涂片镜检，见到圆形或椭圆形的酵母样细胞，菌体被宽厚的荚膜所包裹，菌体不着色呈"负染"，提示为隐球菌；抗酸染色则用于检查标本中有无抗酸性杆菌的存在。一旦发现可疑的病原体存在，可依据涂片检查结果选择合适的培养基与培养条件进行分离培养，如提示为隐球菌感染则选用沙氏葡萄糖琼脂培养基接种，将标本置25℃和37℃培养，2~5天后形成酵母型菌落。通过脲酶试验、葡萄糖、麦芽糖和肌酐同化、酚氧化酶等试验鉴定是新型隐球菌。健康人脑脊液是无菌的，应将脑脊液直接涂片结果和阳性培养结果作为危急值立刻通知临床医护人员。

215. 为什么推荐细胞涂片离心机对脑脊液作离心处理

答：混浊或脓性脑脊液可直接涂片或行细菌培养，无色透明的脑脊液，应以2000r/min离心15分钟，取沉淀物涂片和培养，可显著提高阳性检出率。细胞涂片离心机利用离心力使脑脊液中的细胞、细菌等浓集和涂片两个步骤一次完成，在载玻片较小范围区域中

获得大量所需的细胞及菌体，细胞结构保存良好，使用该装置涂片能提高病原菌检出率，同时还具有节省操作和阅片时间等优势，因此推荐脑脊液培养前使用细胞涂片离心机进行离心处理。

216. 为什么对脑脊液中分离的细菌需进行菌种鉴定和药敏试验

答：病原证据是中枢神经系统感染诊断的必要条件之一，因此，脑脊液分离到的病原菌需要进行鉴定，以明确病原菌的种类。抗菌药物敏感性试验（antimicrobial susceptibility test，AST）简称药敏试验，是一种在体外测定抗菌药物抑制或杀灭细菌的能力，即测定细菌对抗菌药物的敏感性（或耐药性）。药敏结果可为临床提供选择有效抗菌药物的信息，有助于感染的控制和治疗。常用方法有：纸片扩散法、微量稀释法、浓度梯度法等。不同病原菌对抗菌药物的敏感性存在差异。对于不同病原菌引起的中枢神经系统感染，临床需依据其药敏结果给予不同的抗菌药物治疗，因此，对脑脊液中分离到的细菌需要进行菌种鉴定和药敏试验。

217. 为什么脑脊液细菌培养需要在含有 5%~10% CO_2 环境下进行

答：中枢神经系统感染常见的一般病原菌有脑膜炎奈瑟菌、流感嗜血杆菌、肺炎链球菌、A 群 β 溶血性链球菌和 B 群 β 溶血链球菌、产单核细胞李斯特菌、葡萄球菌属等。其中，脑膜炎奈瑟菌、流感嗜血杆菌、肺炎链球菌等苛养菌在初分离时需要 5%~10% CO_2 环境，以促进其生长，而其他常见的病原菌也都能在此环境中生长。因此，在对脑脊液进行细菌分离培养时，应置于含 5%~10% CO_2 环境中进行，以提高苛氧菌的分离率，有助于明确病原。

218. 为什么脑脊液中各类免疫球蛋白的含量有助于鉴别脑膜炎的类型

答：正常脑脊液中的免疫球蛋白（immunoglobulins，IG）含量甚低，一般只能测出微量的 IgG 和 IgA。当中枢神经系统发生病变时，IG 的含量发生变化并可出现正常状态为阴性的 IgM。急性化脓性脑膜炎除了 IgG 和 IgA 浓度增高外，还伴随着 IgM 的出现，而急性病毒性脑炎无此特征。另外，IgG 和 IgA 的含量在各类型的脑膜炎中都会增高，但细菌性脑膜炎较病毒性脑膜炎增高得更为明显；结核性脑膜炎时 IgG 的增高显著高于一般细菌化脓性脑膜炎。

219. 为什么对于严重脑膜炎患者需密切监测血清肌酐和电解质水平

答：严重的脑膜炎可使抗利尿激素分泌异常增多，血浆抗利尿激素浓度相对于体液渗透压而言呈不适当的高水平，从而导致水潴留、尿排钠增多以及稀释性低钠血症等有关临床表现，又称为抗利尿激素分泌失调综合征（syndrome of inappropriate secretion of antidiuretic hormone，SIADHS），进而可影响肾功能。血肌酐与肾小球滤过率之间的关系呈平方双曲线，肾小球滤过率下降到正常的 50% 以上时血肌酐迅速上升，在一定程度上准确地反映肾小球滤过功能的损害程度。当肾功能受损时，各种药物及人体的代谢产物难以排出体外，且部分抗生素使用过程中还可加重电解质紊乱。所以，对于严重脑膜炎患者在积极治疗原发病的同时还需密切监测血肌酐及电解质水平并采取切实有效的纠正措施减少并发症、提高治疗效果。

220. 为什么脑脊液常规细菌培养难以明确慢性中性粒细胞增多性脑膜炎的病原

答：慢性中性粒细胞增多性脑膜炎一般是由真菌（曲霉菌、念珠菌、芽生菌等）或诺卡菌属、放线菌属之类的病原体所引起的感染，脑脊液常规细菌培养不能培养出上述病原。在临床诊疗过程，尤其患有糖尿病、结缔组织病、恶性肿瘤、艾滋病等免疫力低下人群需进一步排除上述病原感染的可能性。实验室可以通过脑脊液直接涂片、染色和显微镜检查的结果有针对性的对上述可能的病原体进行分离培养和鉴定。如：怀疑曲霉菌属、芽生菌属真菌，可使用沙氏葡萄糖琼脂培养基和察氏培养基同时放置于 28℃ 和 37℃ 环境中并延长培养时间进行观察。怀疑诺卡菌属细菌则需延长培养时间至 5~7 天；放线菌属某些种需在厌氧环境中生长，故还要做厌氧培养。必要时还可对上述脑脊液标本用现有的分子生物学方法进行基因测定。

（奚 卫）

第三节　常见中枢神经系统感染性疾病实验诊断

221. 为什么细菌性脑膜炎的脑脊液外观会变混浊

答：脑脊液的外观透明程度与含有的细胞数及细菌数量多少有关。当白细胞数 $>200×10^6$/L 或红细胞 $>400×10^6$/L 时呈现混浊状态。通常，细菌引起化脓性脑膜炎时，脑脊液会因含有的细胞数、纤维蛋白原量的增高以及含有一定的细菌数量而发生明显浑浊，且在标本采集后的 1~2 小时内易出现凝块；发生结核性脑膜炎，脑脊液呈现出毛玻璃样浑浊，在 12~24 小时可形成薄膜。

222. 为什么脑脊液潘氏试验阳性不一定能诊断为细菌性脑膜炎

答：由于正常人体血脑屏障的存在，脑脊液中的蛋白含量与血浆中有很大的不同，80%以上的脑脊液蛋白成分来源于血浆，浓度仅为血浆的 1%。潘氏试验（Penn's test）是对脑脊液中蛋白检查的定性方法；该法不仅针对球蛋白，当总蛋白超过 0.25g/L 时即可出现阳性反应。在化脓性脑膜炎、结核性脑膜炎、病毒性脑炎、蛛网膜下腔出血、脑肿瘤、脊髓肿瘤等病理状态下，潘氏试验都可出现阳性，故该试验缺乏对中枢神经系统感染性疾病的诊断特异性。所以，患者脑脊液潘氏试验阳性时，不一定代表存在细菌性脑膜炎。

223. 为什么脑脊液中葡萄糖含量有助于细菌性与病毒性脑炎的鉴别

答：细菌能将脑脊液中葡萄糖分解成乳酸盐，使脑脊液中乳酸盐水平升高，而葡萄糖含量降低。正常情况下，脑脊液中的葡萄糖浓度相当于血糖浓度的三分之二，当化脓性脑膜炎发病后 24 小时可降至 1.11mmol/L 以下，甚至可完全无糖存在。病毒感染时葡萄糖和乳酸盐水平则在正常范围，但某些病毒感染，如流行性乙型脑炎，脑脊液中葡萄糖浓度可轻度增高。为正确了解脑脊液中葡萄糖含量，脑膜炎患者应同时测定血糖水平，从而避免对脑脊液葡萄糖浓度的误判。

224. 为什么结核分枝杆菌脑膜炎时脑脊液中的氯化物含量会显著降低

答：脑脊液中氯的含量通常以氯化物浓度来表示，对其测定有较大的临床意义，且常伴随着血清中氯的变化而变化。正常脑脊液中蛋白质含量较少，为了维持脑脊液和血浆渗透压的平衡，正常脑脊液中氯化物的含量常较血清高20%左右。当结核分枝杆菌引起脑膜炎时，脑脊液中蛋白质含量增多较为显著，脑脊液和血浆渗透压的平衡遭到破坏，导致大量钠离子、氯离子透过血脑屏障渗入血浆中，故脑脊液中氯化物浓度明显减少。

225. 为什么链球菌性脑膜炎多为继发性的

答：链球菌属可为人体的正常菌群，寄殖于呼吸道、胃肠道和泌尿生殖道等处，但也是人类感染性疾病的重要病原体之一，与细菌性脑膜炎有关的主要为A群β溶血性链球菌和B群β溶血性链球菌。A群链球菌有较强的侵袭力，可自黏膜或皮肤伤口甚至经完整皮肤侵入人体，在局部形成的炎症可通过淋巴管或组织间蔓延，引起咽炎、扁桃体炎、中耳炎、鼻窦炎等。当感染得不到有效控制并伴随病变加剧时，该菌可通过筛板蔓延导致脑膜炎、脑脓肿等，因此多继发于耳鼻喉科感染疾病。B群β溶血性链球菌是产后感染和新生儿感染的重要病原菌之一，该菌寄殖于妊娠期妇女的阴道、肠道和尿道，新生儿科直接自母体或分娩时由母体生殖道寄殖菌上行感染引起败血症、脑膜炎等。

226. 为什么联合检测脑脊液中乳酸脱氢酶活性及其同工酶能鉴别细菌性与病毒性脑膜炎

答：乳酸脱氢酶（lactate dehydrogenase，LDH）是一种糖酵解酶，能催化丙酮酸生成乳酸的酶，几乎存在于所有组织中。其同工酶有六种形式，即LDH-1、LDH-2、LDH-3、LDH-4、LDH-5及LDH-C4，可用电泳方法将其分离。LDH同功酶的分布有明显的组织特异性，所以可以根据其组织特异性来协用诊断疾病。中枢神经系统感染为细菌性脑膜炎时，脑脊液中LDH活性显著增加，可达90%以上，同工酶以LDH4、LDH5增高为主，主要来自于粒细胞；而病毒性脑膜炎时，LDH轻度增加，在10%以下，同工酶以LDH1、LDH2、LDH3增高为主，主要来自脑组织。因此，脑脊液乳酸脱氢酶联合乳酸脱氢酶同工酶检测能为中枢神经系统感染的鉴别诊断提供很好的依据。

227. 为什么对新型隐球菌荚膜抗原检查阳性的脑脊液标本需要同时进行效价测定

答：中枢神经系统新型隐球菌感染的诊断方法，除了脑脊液墨汁染色、真菌培养外，还可用体外血清学方法进行检测。利用单克隆抗体、乳胶凝集试验、胶体金免疫层析或酶联免疫吸附试验等方法检测新型隐球菌荚膜多糖特异性抗原，已成为临床的常规血清学诊断方法。新型隐球菌抗原检测对该菌感染的诊断特异性和敏感性均能达到95%以上，具有辅助诊断和判断预后的价值。毛孢子菌、结核分枝杆菌、巴西副球孢子菌（>0.1mg/ml）感染时因存在交叉反应可造成检测结果出现假阳性；系统性红斑狼疮、结节病、肿瘤等非感染因素亦可使检测出现假阳性。因此，临床高度怀疑新型隐球菌感染时，需将阳性标本进行稀释后检测其效价，初次诊断的效价≥1∶10则认为患有隐球菌病。

228. 为什么不是所有脑脊液标本都可直接注入血培养瓶进行培养

答：血琼脂平板和巧克力平板是初次接种脑脊液或转种用的主要培养基，如标本量较少可先用营养肉汤培养基和血培养瓶进行增菌培养。但血培养瓶中的多茴香脑磺酸钠（sodium polyanethol sulfonate，SPS）成分对脑膜炎奈瑟菌的生长有毒性及抑制作用，从而影响该类细菌的检出。当临床高度怀疑脑膜炎奈瑟菌引起脑膜炎或脑脊液涂片染色查见革兰阴性双球菌时，不推荐将脑脊液直接注入含 SPS 的血培养瓶进行增菌培养。

229. 为什么分子生物学的方法能对脑脊液进行病原分析

答：随着生命科学和化学的不断发展，人们对生物体的认知已经逐渐深入到微观水平。分子生物技术就是通过在分子水平上对蛋白质、核酸进行研究，掌握其性质，利用其性质在分子结构水平上操作从而达到人们对生物的改造、获得人们所需要的产物。主要的分子生物技术有已知序列的基因合成、未知序列的全基因的合成、Southern 杂交、Northern 杂交等技术。怀疑脑脊液中存在一些无法进行常规培养的感染病原时，如病毒、螺旋体等，可运用分子生物学技术对脑脊液进行分析诊断。主要方法有：聚合酶链反应（PCR）、16S rRNA 测序等。

230. 为什么 MALDI-TOF-MS 质谱分析技术能直接对阳性血培养和脑脊液培养进行快速病原诊断

答：基质辅助激光解吸电离飞行时间质谱（matrix-assisted laser desorption/ionization time of flight mass spectrometry，MALDI-TOF-MS）是近年来发展起来的一种新型的软电离生物质谱。在临床感染病诊断中，MALDI-TOF-MS 被广泛应用于临床常见细菌的鉴定、标本直接检测、真菌鉴定、非结核分枝杆菌鉴定和病原菌耐药性检测等多个方面。其仪器主要由两部分组成：基质辅助激光解吸电离离子源（matrix-assisted laser desorption ionization ion source，MALDI）和飞行时间质量分析器（time of flight mass analyzer，TOF）。抽取脑脊液或血液注入血培养瓶进行增菌，血培养瓶报警后取适量阳性血培养标本，使用试剂盒或分离胶等方法分离并富集其中的微生物，最后用 MALDI-TOF-MS 进行病原快速检测。该方法具有速度快、操作简单、高通量、低成本、重复稳定性好、不受细菌生长状态的影响等优势。

231. 为什么凝固酶阴性葡萄球菌中枢神经系统感染常与脑脊液外引流管及分流装置有关

答：表皮葡萄球菌、溶血葡萄球菌、腐生葡萄球菌等凝固酶阴性葡萄球菌（coagulase-negative staphylococcus，CNS）定植于人类皮肤，与感染的关系较为密切。CNS 一般为条件致病菌，当宿主免疫力低下或存在异物植入的情况下可致病，是脑脊液分流术后感染最常见的病原菌，也是脑外伤脑室引流管减压发生感染的常见病原菌。脑脊液外引流管及分流装置等异物的存在严重损害吞噬细胞的功能，且这些异物会迅速被纤维蛋白原、纤维连接蛋白等成分包裹，这些血清成分通过细菌表面成分识别黏附分子使表皮葡萄球菌等定植菌黏附，并产生多糖蛋白质复合物进一步巩固细菌黏附、定植而引发感染。

232. 为什么细菌性脑膜炎病情好转时不能减少抗菌药物的剂量

答：除氯霉素外，常用抗菌药物都不能迅速通过正常的血脑屏障，但发生脑膜炎时，青霉素和其他抗菌药物的通过性提高，抗菌药物应由静脉给药，并贯穿整个疗程。在细菌性脑膜炎恢复期，随着血脑屏障恢复正常，药物进入脑脊液中的水平也会减低，因此，为使脑脊液中抗生素浓度达到治疗剂量不应减少抗菌药物的剂量。治疗由敏感性细菌所致的脑膜炎时，尽量选用杀菌剂（如：青霉素、氨苄西林、三代头孢菌素等）。

233. 为什么体外血清免疫学检测是实验室诊断神经梅毒的主要方法

答：神经梅毒系由苍白密螺旋体（*Treponema pallidum*）苍白亚种感染人体后出现的大脑、脑膜或脊髓损害的一组临床综合征，是晚期（Ⅲ期）梅毒全身性损害的重要表现。男同性恋者是神经梅毒发病率最高的人群，约10%未经治疗的早期梅毒患者最终发展成为神经梅毒。神经梅毒可分为多种临床类型，神经梅毒的临床表现往往和其他中枢神经系统疾病相似。苍白密螺旋体苍白亚种不能在无活细胞的人工培养基上生长繁殖，各种临床类型诊断完全依赖于血清和脑脊液的非梅毒螺旋体抗原血清、梅毒非特异性抗体试验和梅毒螺旋体抗原血清试验检测；磁共振检查可发现脑膜有增强信号。

梅毒非特异性抗体试验包括性病研究实验室试验（Venereal Disease Research Laboratory test，VDRL test）、快速血浆反应素环状卡片试验（rapid plasma reagent，RPR）和甲苯胺红不加热血清试验（toluidine red unheated serum test，TRUST）等。梅毒特异性抗体试验是以梅毒螺旋体为抗原的特异性抗原抗体反应，用以检测梅毒抗体。常用的方法有梅毒螺旋体明胶颗粒凝集试验（treponema pallidum particle assay test，TPPA test）、梅毒螺旋体血凝试验（treponema pallidum haemagglutination assay test，TPHA test）、荧光梅毒螺旋体抗体吸收试验（fluorescent treponemal antibody absorption test，FTA-ABS test）、梅毒螺旋体酶联免疫吸附试验（treponema pallidum-enzyme linked immunosorbent assay test，TP-ELISA test）和梅毒螺旋体蛋白印迹试验（treponema pallidum-western blot test，TP-WB test）等。神经梅毒的实验室诊断标准包括：①梅毒血清学检查阳性；②脑脊液细胞计数或蛋白质测定结果异常；③脑脊液VDRL试验阳性；④脑脊液检测到IgM抗体。脑脊液VDRL试验是诊断神经梅毒的标准试验，但该试验存在假阴性。脑脊液的FTA-ABS试验阴性可排除神经梅毒，但特异性不高，可能存在假阳性。

（奚　卫）

第六章 呼吸系统感染病原检验

第一节 常见病原生物与所致疾病

234. 为什么急性上呼吸道感染患者通常无需使用抗菌药物治疗

答：急性上呼吸道感染（acute upper respiratory tract infection，AURTI），简称上感，是鼻腔、咽或喉部急性炎症的总称。急性上呼吸道感染的病原生物以病毒为主，占 70%～80%，主要包括流感病毒、副流感病毒、呼吸道合胞病毒、腺病毒、鼻病毒、埃可病毒、柯萨奇病毒、麻疹病毒和风疹病毒等。而细菌感染较为少见，以溶血性链球菌为主，其次为流感嗜血杆菌、肺炎链球菌和金黄色葡萄球菌，偶见革兰阴性杆菌。因此绝大部分急性上呼吸道感染患者通常不需要使用抗菌药物治疗，仅当患者有细菌感染证据如咽部脓苔、咳黄脓痰、炎性指标升高明显或痰培养阳性时方可酌情选用抗菌药物治疗。

235. 为什么要对急性上呼吸道感染进行分类

答：根据起病部位和临床表现，急性上呼吸道感染可分为普通感冒、急性病毒性咽喉炎、疱疹性咽峡炎、急性咽结膜炎和急性咽-扁桃体炎。不同类型的上呼吸道感染的病原生物有所不同，对其进行分类诊断有助于临床抗感染治疗。普通感冒多由鼻病毒引起，也可由副流感病毒、呼吸道合胞病毒、埃可病毒和柯萨奇病毒等引起。急性病毒性咽炎多数由鼻病毒、腺病毒、流感病毒、副流感病毒、肠病毒或呼吸道合胞病毒引起。急性病毒性喉炎常由鼻病毒、甲型流感病毒或腺病毒引起。疱疹性咽峡炎主要由柯萨奇病毒引起。急性咽结膜炎主要由腺病毒和柯萨奇病毒等引起。急性咽-扁桃体炎主要由溶血性链球菌引起，也可由流感嗜血杆菌、肺炎链球菌和金黄色葡萄球菌等病原生物引起。对于病毒感染引起的上呼吸道感染，如普通感冒，通常无需使用抗病毒药物，但患者若存在免疫缺陷则可早期使用利巴韦林、奥司他韦等广谱抗病毒药物。急性咽-扁桃体炎患者可根据本地区病原生物流行情况经验性使用抗菌药物治疗。

236. 为什么需对支气管-肺感染进行预防、早期诊断及治疗

答：支气管扩张症（bronchiectasis）是指反复气道感染与炎症所导致的支气管及细支气管不可逆性扩张，典型症状为慢性咳嗽、咳大量脓痰和反复咯血，是造成发展中国家社会经济负担的常见公共健康问题。引起支气管扩张的因素很多，临床上以支气管-肺感染所致的支气管扩张最为常见，支气管-肺感染的常见病原生物包括：①病毒：麻疹和腺病毒等；②细菌：百日咳鲍特菌、流感嗜血杆菌、铜绿假单胞菌、卡他莫拉菌、肺炎链球

菌、肺炎克雷伯菌和金黄色葡萄球菌等；③非典型病原生物：结核分枝杆菌和非结核分枝杆菌等。对于支气管-肺感染需进行预防，如进行麻疹、百日咳和卡介苗的预防接种等；若出现支气管-肺感染应及时根据病情经验性选择抗菌药物治疗，同时尽快明确病原学诊断，根据培养和药敏试验的结果及时调整治疗方案。这些措施可有效地预防和治疗支气管-肺感染，从而降低支气管扩张的发病率。

237. 为什么临床上对肺炎更强调其病原学分类

答：肺炎（pneumonia）是指肺泡、远端气道和肺间质的感染性炎症，可根据解剖学或影像学、病程、病原学、发病场所和宿主状态等进行分类。因病原学诊断对于肺炎的治疗具有决定性意义，所以肺炎的分类更强调病原学分类。根据病原生物学通常将肺炎分为：①细菌性肺炎：常见细菌有肺炎链球菌、流感嗜血杆菌、卡他莫拉菌、金黄色葡萄球菌、肺炎克雷伯菌和铜绿假单胞菌等；此外，肺炎支原体（*Mycoplasma pneumoniae*，MP）、肺炎衣原体、军团菌属、结核分枝杆菌等非典型病原体，也常引起肺炎。②病毒性肺炎：以儿童常见，主要有流感病毒、腺病毒、呼吸道合胞病毒和麻疹病毒；流感病毒和副流感病毒均可引起肺炎，且多伴有继发性细菌性肺炎；免疫抑制宿主易罹患巨细胞病毒和其他疱疹病毒肺炎。③真菌性肺炎：多数为条件致病真菌，主要有念珠菌属、曲霉菌属、隐球菌属和毛霉菌属；耶氏肺孢子菌是免疫抑制宿主的常见病原生物之一。④寄生虫性肺炎：阿米巴原虫、弓形体、肺吸虫、棘球绦虫和血吸虫等均可引起肺炎。

238. 为什么了解社区获得性肺炎患者的宿主因素有助于经验性抗菌治疗

答：社区获得性肺炎（community acquired pneumonia，CAP）是指在社区环境中机体受到微生物感染而发生的肺炎，包括社区感染尚处于潜伏期、因其他原因住院后而发病的肺炎，并排除在医院内感染而于出院后发病的肺炎。宿主因素可影响 CAP 的病原生物种类，CAP 患者的基础疾病及所处的状态与常见病原生物的关系如下：①酒精中毒：常见病原生物为肺炎链球菌、厌氧菌、革兰阴性杆菌和结核分枝杆菌；②近期抗菌药物治疗：耐药肺炎链球菌和铜绿假单胞菌；③慢性阻塞性肺疾病（chronic obstructive pulmonary disease，COPD）或吸烟：肺炎链球菌、流感嗜血杆菌和卡他莫拉菌；④口腔卫生不良：厌氧菌；⑤居住在护理院：肺炎链球菌、流感嗜血杆菌、金黄色葡萄球菌、革兰阴性杆菌、厌氧菌和结核分枝杆菌；⑥流行性感冒：金黄色葡萄球菌、肺炎链球菌和流感嗜血杆菌；⑦结构性肺病：铜绿假单胞菌、洋葱伯克霍尔德菌和金黄色葡萄球菌；⑧接触鸟或动物：鹦鹉热衣原体、流感嗜血杆菌和金黄色葡萄球菌；⑨误吸：厌氧菌；⑩毒瘾：金黄色葡萄球菌和厌氧菌。因此，医生在接诊 CAP 患者时，详细询问病史了解宿主状态，有助于经验性抗菌治疗药物的选择。

239. 为什么医院获得性肺炎患者的临床信息有助于病原学诊断

答：医院获得性肺炎（hospital acquired pneumonia，HAP）是指患者入院时不存在、也不处于感染潜伏期，而是入院≥48 小时在医院内发生的肺炎，包括在医院内获得感染而于出院后 48 小时内发病的肺炎。细菌是 HAP 最常见的病原生物，约占 90%，其中 1/3 为复数菌感染。不同发病时间、基础状况、病情严重程度，甚至不同地区、医院和部门其病原谱存在明显差异。轻、中度和早发性 HAP 以肺炎链球菌、流感嗜血杆菌、甲氧西林敏感金黄色葡萄球菌和抗生素敏感肠杆菌科细菌较为常见；重症、晚发性和免疫低下宿主的 HAP，则以多重耐药的革兰阴性杆菌（如铜绿假单胞菌、不动杆菌属、肠杆菌科细菌）以及革兰阳性球菌（如耐甲氧西林金黄色葡萄球菌）多见。由于第三代头孢菌素的广泛应用，产超广谱 β-内酰胺酶菌株，尤其是肺炎克雷伯菌和大肠埃希菌在国内许多地区和医院流行，并成为晚发性 HAP 的重要病原生物。沙雷菌属可污染呼吸器械导致 HAP 暴发流行。厌氧菌所致的 HAP 多见于容易出现误吸的基础疾病如脑卒中患者。巨细胞病毒肺炎多见于免疫低下宿主。呼吸道合胞病毒和流感病毒多引起婴幼儿 HAP 暴发流行。严重急性呼吸综合征（severe acute respiratory syndrome，SARS）冠状病毒具有高度传染性，其医院感染主要发生在与 SARS 患者密切接触且缺乏严格防护的医务人员、陪护人员以及同居室的其他患者。

240. 为什么患者免疫损害的类型可提示宿主肺炎的病原

答：免疫低下宿主（immunocompromised host，ICH）对各类病原微生物的易感性均增高，但不同类型免疫损害患者所易感的病原生物有所差异，因此，明确患者免疫损害类型对其病原学诊断具有一定的提示作用。①T 细胞介导免疫低下或艾滋病、器官移植、淋巴瘤：常见细菌为李斯特菌属、诺卡菌属、沙门菌属（除伤寒沙门菌）、分枝杆菌属和军团菌属；真菌以新型隐球菌、组织胞浆菌、球孢子菌属、芽生菌属、毛霉菌属和肺孢子菌属多见；病毒以巨细胞病毒、带状疱疹病毒和单纯疱疹病毒多见；寄生虫以弓形体和粪类圆线虫较为常见。②B 细胞介导免疫低下、骨髓瘤、慢性淋巴细胞白血病：常见病原生物为肺炎链球菌和流感嗜血杆菌。③粒细胞缺乏或功能异常、肿瘤化疗、药物反应、慢性肉芽肿病、髓过氧化酶缺乏：细菌以铜绿假单胞菌、肠杆菌科细菌和金黄色葡萄球菌为主，真菌以曲霉菌属和毛霉菌属多见。④脾切除术后：常见病原生物为肺炎链球菌、流感嗜血杆菌、大肠埃希菌、金黄色葡萄球菌和脑膜炎奈瑟菌。⑤补体减少：常见病原生物为肺炎链球菌、流感嗜血杆菌和奈瑟菌属。⑥使用激素、细胞毒药物：常见细菌为金黄色葡萄球菌、李斯特菌属、分枝杆菌属、铜绿假单胞菌、诺卡菌属及其他革兰阴性杆菌；真菌以曲霉菌属、组织胞浆菌、接合菌、新型隐球菌、肺孢子菌属和球孢子菌属等多见；病毒以巨细胞病毒、带状疱疹病毒和单纯疱疹病毒为主；寄生虫则以弓形体和粪类圆线虫较为常见。⑦屏障破坏或静脉留置导管、气管插管或切开：常见病原微生物为金黄色葡萄球菌、铜绿假单胞菌和毗邻部位的定植菌。

241. 为什么肺炎链球菌肺炎病理改变以渗出和实变为主

答：肺炎链球菌隶属链球菌科链球菌属，革兰染色阳性、成双排列或短链状排列，在血平板上呈 α 溶血。肺炎链球菌不产生内、外毒素，故不引起原发性组织坏死或形成空洞，其致病性主要是荚膜的侵袭作用。肺炎链球菌是正常人群鼻咽部的定植菌，当机体受寒、过度疲劳、醉酒、感冒、糖尿病以及免疫功能低下等使呼吸道防御功能被削弱时，细菌侵入肺泡，因荚膜具有抗原性，可使机体出现变态反应，导致肺泡壁毛细血管通透性增强，引起浆液及纤维素渗出及红、白细胞浸润。在富含蛋白的渗出物中细菌迅速繁殖，并通过 Cohn 孔向肺的中央部分扩散，甚至波及几个肺段或整个肺叶。

随着病情进展，肺泡内充满炎性渗出物，表现为肺实变。影像学检查可见大片炎性浸润影或实变影。

242. 为什么金黄色葡萄球菌肺炎需进行及时有效的治疗

答：金黄色葡萄球菌肺炎（*Staphylococcus aureus* pneumonia）是由金黄色葡萄球菌引起的急性肺化脓性炎症，常发生于有基础疾病如糖尿病、血液病、艾滋病、肝病、营养不良、酒精中毒、静脉吸毒或支气管肺疾病者，起病急骤，病情进展迅速，多表现为高热、寒战、胸痛、咳脓痰，毒血症状明显，全身肌肉、关节酸痛，体质衰弱，精神萎靡，可早期出现周围循环衰竭，偶可伴发化脓性心包炎、脑膜炎等，若治疗不及时或不当，病死率甚高。因此，需对金黄色葡萄球菌肺炎进行及时、有效的治疗。

243. 为什么不能根据肺部体征判断肺炎支原体肺炎患者病情的严重程度

答：肺炎支原体肺炎是由肺炎支原体（MP）引起的呼吸道和肺部的急性炎症改变，常伴有咽炎、支气管炎和肺炎，临床症状主要为乏力、咽痛、头痛、干咳、发热、食欲缺乏、腹泻、肌痛、耳痛等。MP 通常存在于纤毛上皮之间，不侵入肺实质，通过细胞膜上神经氨酸受体位点吸附于宿主呼吸道上皮细胞表面，抑制纤毛活动、破坏上皮细胞，故肺部体征并不明显，但 X 线检查可显示肺部多种形态浸润影，偶见肺门淋巴结肿大和少量胸腔积液。因此，临床判断支原体肺炎患者病情的严重程度不能仅根据肺部体征，还需结合影像学和实验室检查结果。

244. 为什么铜绿假单胞菌肺炎患者通常病情较重

答：铜绿假单胞菌广泛分布于自然界，特别是医院环境中，是医院获得性肺炎的常见病原微生物。铜绿假单胞菌致病力强，具有多种毒力因子：①黏附素：菌毛所产生的神经氨酸酶分解上皮细胞表面的神经氨酸而促进细菌的侵入和黏附作用；②多糖荚膜样物质：能抵抗吞噬细胞的吞噬作用，还能使细菌锚定于细胞表面，故与呼吸道感染有关；③内、外毒素：内毒素 A 主要在烧伤或慢性肺部感染中导致组织损伤，外毒素 S 干扰吞噬细胞的杀菌作用；④绿脓菌素：能催化超氧化物和过氧化氢产生有毒氧基团，引起组织损伤；⑤弹性蛋白酶：能降解弹性蛋白引起肺实质损伤和出血，促进铜绿假单胞菌感染的扩散，亦能降解补体和白细胞蛋白酶抑制物加重急性感染的组织损伤，在慢性感染中弹性蛋白酶与相应抗体形成复合物沉积于感染组织中；⑥磷脂酶 C：能分解脂质和卵磷脂，损伤组织细胞。因此，铜绿假单胞菌肺炎患者通常病情较重，临床表现中毒症状明显，呈高热，心律相对缓慢，可伴有精神、神经症状。呼吸道症状有咳嗽、咳翠绿色或黄脓痰，并且常出现呼吸困难、发绀，严重者甚至发展为呼吸衰竭。合并脓毒血症时皮肤可见特征性中央坏死性出血疹。

245. 为什么疑似肺念珠菌病患者还需送检血培养

答：肺念珠菌病（pulmonary candidiasis）是由白念珠菌或其他念珠菌所引起的急性、亚急性或慢性肺炎，通常为机会性感染。临床表现为持续发热，呼吸道症状起初不明显，随病情进展，咳嗽、咳痰增加，痰呈白色黏液状或胶冻状，有酵臭味，偶带血丝。肺念珠菌病的病原生物来源于误吸或经血行播散（继发于念珠菌菌血症），且以后者为主，常见于粒细胞缺乏、中央静脉留置导管、腹部大手术、激素和抗生素治疗、糖尿病、肾功能不全、器官移植等高危人群。当怀疑肺念珠菌病时，血培养念珠菌阳性对于诊断具有一定价值。因此，建议对疑似肺念珠菌病患者送检血培养。

246. 为什么需对肺曲霉病进行分类诊断

答：肺曲霉病（pulmonary aspergillosis）是由曲霉菌引起的一组肺部病变的总称，可分为：过敏性支气管肺曲霉病（allergic bronchopulmonary aspergillosis，ABPA）、肺曲霉球（aspergilloma）和侵袭性肺曲霉病（invasive pulmonary aspergillosis，IPA）。不同类型的肺曲霉病在临床治疗和处理方面存在较大差异，因此应根据患者的临床表现、实验室及影像学检查结果进行分类诊断。

（1）ABPA：特征性表现为反复发作性喘息、咯血，影像学表现为中心性支气管扩张或黏液嵌塞、外周血嗜酸性粒细胞增高，血清总 IgE 及特异性 IgE 和 IgG 升高，通常采用糖皮质激素进行治疗以缓解症状、预防支气管扩张、不可逆性气道阻塞和肺纤维化发生。

（2）肺曲霉球：主要临床症状为咯血，影像学特征是圆形致密阴影伴半月形透光区，曲霉球的治疗主要为预防威胁生命的大咯血，若条件许可应行手术切除治疗。

（3）IPA：见于真菌感染高危人群，有发热、咳嗽和胸痛，咯血常见，严重者可出现呼吸衰竭，临床诊断困难，但 CT 显示浸润性肺部阴影边缘有晕轮影和空气半月征、血清检测半乳甘露聚糖阳性可辅助诊断。侵袭性肺曲霉首选伏立康唑治疗，亦可选用两性霉素 B、两性霉素 B 脂质体、卡泊芬净、米卡芬净、泊沙康唑和伊曲康唑等进行治疗。

247. 为什么可根据肺脓肿的感染途径推测其可能的病原生物

答：肺脓肿（lung abscess）是由于急性吸入和（或）气道阻塞导致微生物清除障碍，大量微生物致使感染肺组织坏死、液化形成的脓腔。临床特征为高热、咳嗽和咳大量脓臭痰，胸部 X 线显示一个或多个含气液平的空洞。肺脓肿的感染途径不同，其致病菌谱也不同。根据感染途径，肺脓肿可分为以下类型：

（1）原发性肺脓肿：即吸入性肺脓肿，主要由于吸入口、鼻、咽部定植菌引起，病原微生物多为厌氧菌，常见的厌氧菌主要有具核梭杆菌、产黑色素普雷沃菌、中间普雷沃菌、厌氧链球菌属和消化链球菌属等。

（2）继发性肺脓肿：支气管阻塞、支气管扩张、支气管囊肿、支气管肺癌和肺结核空洞等肺部基础疾病继发感染可导致继发性肺脓肿，肺部邻近器官化脓性病变，如膈下脓肿、肾周围脓肿、脊柱脓肿或食管穿孔等波及肺也可引起肺脓肿，病原生物通常与原发感染部位一致。阿米巴肝脓肿好发于右肝顶部，易穿破膈肌至右肺下形成继发性阿米巴肺脓肿。

（3）血源性肺脓肿：因皮肤、软组织感染、感染性心内膜炎或注射毒品等引起的菌血症所致。病原生物以金黄色葡萄球菌和链球菌属较常见。

248. 为什么有鸽粪接触史的肺部感染患者需考虑肺隐球菌病

答：新型隐球菌广泛分布于自然界，尤其是土壤和鸽粪中。肺隐球菌病（pulmonary cryptococcosis）多由吸入环境中的新型隐球菌引起，常见于免疫抑制宿主，亦见于免疫功能正常者。因此，肺部感染患者发病前有鸽粪接触史，需考虑肺隐球菌病可能，可依据患者症状、体征、影像学改变以及隐球菌荚膜多糖抗原检测、痰培养等检查结果予以诊断。肺隐球菌病患者临床症状轻重不一，可有发热、干咳，偶有少量咯血、乏力、体重减轻。重症患者可有气急和低氧血症。影像学表现多样，较为特征的征象为单发或多发结节，常有空洞形成，多位于周围肺野；艾滋病并发肺隐球菌病患者可呈弥漫性粟粒状改变。实验室隐球菌荚膜多糖抗原检测阳性或痰培养检出隐球菌有助于诊断。

249. 为什么慢性阻塞性肺疾病患者需注意预防呼吸道感染

答：慢性阻塞性肺疾病（COPD）是一组以气流受限为特征的肺部疾病，气流受限不完全可逆，呈进行性发展。此病可预防并通过治疗延缓病情进展。慢性阻塞性肺疾病急性加重（acute exacerbation of chronic obstructive pulmonary disease，AECOPD）是一种急性起病过程，表现为呼吸困难、咳嗽、痰量增多等急性加重症状，是 COPD 患者死亡的主要原因。AECOPD 最常见的诱因是呼吸道感染，原因如下：

（1）细菌感染：可直接导致 AECOPD，此外细菌还可在气道内定植引起慢性感染，所致的慢性炎症持续影响气道，引起气道阻塞加重。AECOPD 患者痰液中检出率较高的细菌有流感嗜血杆菌、肺炎链球菌和卡他莫拉菌等。

（2）上呼吸道病毒感染：鼻病毒、呼吸道合胞病毒和流感病毒是上呼吸道病毒感染常见的病原，可引起 AECOPD。COPD 患者感染病毒后会引起气道内定植细菌繁殖，进而引起炎症反应加重。

（3）非典型病原生物：肺炎衣原体是引发 AECOPD 的一个重要诱因，是 AECOPD 不容忽视的因素。

因此，COPD 患者日常护理中应预防呼吸道感染，以降低 AECOPD 发生率，提高患者的生存质量。

250. 为什么开放性肺结核具有较强的传染性

答：肺结核病（pulmonary tuberculosis）是由结核分枝杆菌引起的慢性肺部感染性疾病，占各器官结核病总数的 80%~90%，迄今仍然是威胁人类健康的重要疾病和重大公共卫生问题。肺结核病的临床表现主要包括乏力、盗汗、食欲减退、体重减轻等全身症状，以及咳嗽、咳痰、咯血、胸痛、气急等呼吸系统症状。开放性肺结核是指患者痰液中有结核分枝杆菌排出的肺结核病，此类人群是肺结核病最主要的传染源。这类患者的结核分枝杆菌可经痰液咳出体外干燥后，或经咳嗽、喷嚏、大笑、大声谈话通过气道排出等方式随空气播散感染人类，且结核分枝杆菌对干燥、冷、酸、碱均有很强的抵抗力，能在环境中长时间存活。因此，开放性肺结核患者具有较强的传染性，需予以隔离。

251. 为什么部分哮喘患者的痰液中可检测到蛔虫幼虫

答：支气管哮喘简称哮喘，是由多种细胞，包括气道的炎性细胞、结构细胞以及细胞组分参与的气道慢性炎症性疾病，其发病受遗传因素和环境因素的双重影响。蛔虫是引起哮喘发作的变应原之一。人体吞入蛔虫卵后，虫卵在十二指肠中孵化为幼虫钻入小肠壁，并通过血液循环，经过心、肺等重要器官再回到肠道发育成成虫。蛔虫幼虫移行过程中会对人体造成严重的危害，主要包括蛔虫性哮喘和蛔虫性肺炎。蛔虫幼虫进入肺泡可引起发热、咳嗽、哮喘、荨麻疹等症状，重者可有气急或痰中带血。蛔虫性哮喘和蛔虫性肺炎患者的痰液可排出蛔蚴，故此类哮喘患者可通过痰找蛔蚴明确诊断。蛔虫感染引起的哮喘病程短，大多经2周左右可完全恢复。

（刘婧娴　刘瑛　陈韶红　陈家旭）

第二节　感染病原检验

252. 为什么上呼吸道感染病原检验需进行鼻、咽部拭子培养

答：急性上呼吸道感染的病原生物以病毒为主，占70%~80%，主要包括流感病毒、副流感病毒、呼吸道合胞病毒、腺病毒、鼻病毒、埃可病毒、柯萨奇病毒、麻疹病毒和风疹病毒等。细菌感染常继发于病毒感染之后，急性鼻窦炎常见的病原菌是肺炎链球菌；化脓性扁桃体炎常见的病原菌是溶血性链球菌；咽炎的病原菌主要是A群链球菌及溶血隐秘杆菌；喉炎的病原菌以流感嗜血杆菌为主；中耳炎常见的致病病原菌是肺炎链球菌、流感嗜血杆菌、卡他莫拉菌、口腔厌氧菌，金黄色葡萄球菌及铜绿假单胞菌等较为少见；外耳道炎是由感染细菌所致外耳道皮肤弥漫性炎症，常见的为金黄色葡萄球菌，偶见革兰阴性杆菌。通过鼻、咽部拭子对常见呼吸道病原体的检测可在疾病早期提供恰当的治疗方案和采取有效的预防措施，防止疾病传播造成的危害。

253. 为什么怀疑百日咳的患者需采集的标本是鼻、咽部拭子

答：百日咳是由百日咳鲍特菌引起的传染性疾病，临床症状表现为剧烈咳嗽，但有些时候症状并不典型使得诊断较为困难。通常留取的标本类型为鼻咽拭子、鼻腔分泌物等。鼻咽部上皮细胞具有纤毛，且百日咳鲍特菌与其亲和力强。鼻吸出液是目前建议的标本类型，但是当这类标本不能采集时，也可采用鼻拭子和咽拭子。拭子的选择根据检测目的不同也有所不同：①细菌培养：选用藻酸钙拭子。因棉拭子、尼龙纤维拭子可抑制百日咳鲍特菌生长；②PCR：选用尼龙纤维拭子，因藻酸钙拭子可抑制PCR反应。百日咳患者鼻咽分泌物采样可能引起剧烈的咳嗽而导致气道阻塞。如果怀疑百日咳应准备好抢救设备，另外应避免患者剧烈咳嗽时采样。

254. 为什么痰培养对下呼吸道感染的诊断具有一定的参考价值

答：常见的下呼吸道感染（lower respiratory tract infection，LRTI）疾病有急性气管-支气管炎、慢性支气管炎急性发作、支气管扩张及哮喘继发感染、肺炎、肺脓肿、脓胸等，其中肺炎是下呼吸道感染的主要疾病。肺炎包括社区获得性肺炎（CAP）和医院获得性肺炎（HAP）。CAP常见的病原生物有肺炎链球菌、流感嗜血杆菌、肺炎克雷伯菌；其中，肺炎链球菌和流感嗜血杆菌是儿童和老年人最常见的病原生物。HAP常见的病原生物有肠杆菌属、克雷伯菌属、不动杆菌属及假单胞菌属。痰液标本作为最方便和无创伤性的病

原学诊断标本，其病原的检出情况一定程度上能反映下呼吸道的感染状况。痰培养的目的是分离病原生物，对痰液进行定量或半定量培养，可获得感染病原并进行药物敏感试验，为临床的诊断和治疗提供参考信息。痰培养可根据需要进行需氧菌培养、厌氧菌培养、结核分枝杆菌培养、真菌培养等。

255. 为什么合格的痰标本是取得正确检验结果的关键

答：从呼吸系统感染患者的痰标本中检查细菌阳性率较高，但对细菌学结果的正确解释却并非容易，只有区别是病原菌还是上呼吸道的正常菌群之后，才能辅助诊断下呼吸道感染性疾病并制订有效的治疗方案。来自于下呼吸道的痰液标本，分离到的细菌对临床诊断和治疗有较大参考价值。留取痰液标本最好在使用抗菌药物之前，并尽快（2 小时之内）送检至实验室。合格的痰液标本是指痰涂片低倍显微镜检查每个低倍视野里鳞状上皮细胞<10 个；或多核白细胞>25 个；或鳞状上皮细胞：白细胞<1：2.5。痰液标本经过镜检被判断为合格后分别接种于血平板、巧克力平板和麦康凯平板上，置于一定培养条件下进行病原菌分离培养，培养结果需要结合患者情况及其他检查结果进行综合判断。一般需要送检三次，两次检测结果一致临床意义较大。

256. 为什么痰标本涂片染色镜检可快速鉴别诊断某些特定病原生物

答：对痰标本进行涂片染色镜检观察，除可以帮助确定痰标本是否合格，评估痰标本质量，提高病原菌的检出率，还可初步判定是否有病原菌存在以及判断病原菌的种类，结合痰培养的结果可以排除污染的可能。某些特定细菌可以采取不同染色方法，镜下也有其特有的形态，例如：①结核分枝杆菌及麻风分枝杆菌：疑结核分枝杆菌感染，取干酪样或脓性部分的痰或血丝痰制成涂片后抗酸染色；疑麻风分枝杆菌感染，取鼻黏膜拭子涂片进行抗酸染色。②放线菌属及诺卡菌属：挑取痰液中含黄色颗粒（硫磺颗粒）或不透明的着色部分，置载玻片上，覆以盖玻片，轻轻挤压，置高倍镜下观察其结果，并制成涂片进行弱抗酸染色及革兰染色。③白喉棒状杆菌：除见到革兰阳性杆菌外，还须用异染颗粒染色法，镜检含有异染颗粒的杆菌。④念珠菌属：合格痰标本且镜下查见大量芽生孢子和假菌丝。⑤奋森疏螺旋体和梭形梭杆菌：口腔或咽部拭子涂片革兰染色，镜下可见到奋森疏螺旋体和梭形梭杆菌及多形核粒细胞，有助于诊断溃疡膜性咽峡炎。

257. 为什么并非所有痰液标本都可以置于 4℃环境保存

答：根据痰液标本的送检规范，痰液标本采集后应尽快（2 小时之内）送到实验室，因特殊情况延迟送检的标本应置于 4℃冰箱保存，以避免杂菌生长影响病原菌分离，但若怀疑有肺炎链球菌和流感嗜血杆菌等苛养菌感染的应除外，因为将疑似上述两种苛养菌感染的痰液标本放置 4℃环境，会造成肺炎链球菌自溶现象和流感嗜血杆菌不适应外界环境（对温度敏感）而死亡，致使无法分离到病原菌。所以，为了提高痰液标本中苛养菌的分离率应尽快送检标本并处理接种，避免冰箱保存造成病原菌的漏检。

258. 为什么痰标本培养之前需进行均质化前处理

答：病原生物感染肺部时感染灶位于下呼吸道深部，炎性渗出物可限制炎症部位扩散，病原生物被包裹在其中，渗出的病理产物不易及时排出，感染灶中炎症渗出物反复包裹，层层叠叠，病原生物往往位于包裹物的最里层，位于脓细胞胞质中。若直接接种培养基上，包裹物中有价值的病原菌很难在培养基上生长，而痰的均质化处理（homogenizing）有利于病原菌的暴露，减低标本中抑制物浓度，从而提高痰培养的阳性率。均质化处理方法以胰酶均质化为多见，其方法为向痰液内加等量用无菌磷酸盐缓冲液（pH 7.6）配制的1%胰蛋白酶溶液，放置37℃培养箱内消化90分钟即能使痰液均质化，而对痰培养结果无影响。

259. 为什么痰标本不可用强选择培养基进行培养

答：培养基（culture medium）是人工配制的适合微生物生长繁殖或积累代谢产物的营养基质。培养基根据用途可分为选择培养基、鉴别培养基、基础培养基等。选择培养基（selective medium）是根据某一类或某种微生物的特殊营养要求而设计的培养基，或在培养基中加入某种微生物抗性化合物，从而提高特定微生物的分离效率。痰标本所含病原菌丰富，而导致肺部感染的病原菌多种多样，目的菌通常未知，因此，进行痰分离培养时目的并不明确，如采用强选择培养基将会因为培养基的选择性过强而抑制真正有价值的微生物，导致严重的漏检。痰标本培养基的选择应有利于病原菌特别是苛养菌的生长，以提高病原菌的检出率。常规分离选择培养基应为：①血平板：适用于分离各类菌，特别是放入CO_2孵育箱有利于分离肺炎链球菌和β溶血性链球菌；②巧克力平板：置于5%CO_2环境下分离流感嗜血杆菌、脑膜炎奈瑟菌或淋病奈瑟菌；③麦康凯平板：用于分离革兰阴性杆菌。

260. 为什么呼吸道标本涂片镜检与培养的结果会出现不一致

答：呼吸道标本涂片镜检与培养的结果会出现不一致的原因如下：

（1）涂片未找见细菌，培养后有细菌生长：细菌量少，涂片时由于受显微镜所见范围的限制没有被注意到，而接种时标本量一般都比涂片时多；技术人员的读片能力，涂片质量、固定方式、染液浓淡、染色及脱色时间等对细菌着色影响很大，稍有不慎就可能误判；一些胞内菌会出现革兰染色着色不好的情况如结核分枝杆菌等。

（2）涂片找见细菌，培养后细菌未生长：患者留取标本前已经应用了抗生素；某些特殊病原体常规培养条件下不能生长，如结核分枝杆菌、嗜肺军团菌、厌氧菌、L型菌等。

261. 为什么支气管肺泡灌洗液细菌培养需进行定量培养

答：用支气管镜在肺内病灶处直接吸取标本或冲洗后采集支气管冲洗液（bronchial washings fluid）与支气管肺泡灌洗液（bronchoalveolar lavage fluid，BALF）标本，仍有被上呼吸道菌群污染的可能，但与痰标本相比，其培养结果更有诊断价值。由于操作原因，BALF在临床采样过程中仍可能携带部分上呼吸道定植菌，如草绿色链球菌、奈瑟菌属细菌等。BALF定量培养（quantitative culture）可以提示临床检出菌为病原菌或定植菌。对于普通细菌感染者，其细菌培养≥10^4CFU/ml时为确定感染的阈值。但对于某些特殊细菌，如在BALF中分离出结核分枝杆菌、军团菌属细菌即可做出诊断。BALF的定量培养有助于临床治疗效果的观察，比如患者初次BALF培养为肺炎克雷伯菌，菌量≥10^4CFU/ml，经抗菌药物治疗后，再次培养为肺炎克雷伯菌，菌量为 1000CFU/ml，菌量明显减少，提示治疗有效。

262. 为什么支气管肺泡灌洗液对肺部感染的诊断价值优于痰标本

答：支气管肺泡灌洗液（BALF）和痰液均来自于下呼吸道，痰液标本易受到上呼吸道正常菌群的污染难以判断真正病原菌，支气管肺泡灌洗技术采用支气管镜进行肺泡灌洗，直接取材病变肺泡，支气管镜嵌入的远端肺泡面积是相应远端气道面积的 100 倍，能够较大面积地收集肺泡表面衬液标本，且减少了上呼吸道定植菌的污染，从而提高了病原菌检出的阳性率，敏感性和特异性均高于痰培养。BALF 可进行定量培养，有助于病原菌与污染菌的鉴别，BALF 分离的菌落计数≥10^4CFU/ml，可考虑为病原菌。通过对 BALF 的定量培养，可以提高对结核分枝杆菌、真菌等病原生物引起的肺部感染疾病的诊断。

263. 为什么痰培养检出的细菌并非都需做鉴定与药敏试验

答：人体的上呼吸道有定植细菌群，虽然下呼吸道是无菌的，但下呼吸道分泌物经上呼吸道排出时通常受到正常菌群的污染，故从呼吸道标本培养分离到的细菌需要结合痰涂片的结果以及细菌的菌量多少进行分析。如分离到的细菌与涂片染色镜检见到的优势菌，特别是与白细胞内细菌一致，且根据分区划线的细菌在平板上生长的菌落所占的相对比例为纯培养、大量、中等量的细菌，往往指示为病原菌，需要进行鉴定。经过鉴定确认为呼吸道重要病原菌（如化脓性链球菌、肺炎链球菌、流感嗜血杆菌、巴斯德菌属、诺卡菌属等）时应发送培养阳性结果报告并做药敏试验。痰液中检出的呼吸道定植菌（如凝固酶阴性葡萄球菌）不做鉴定，但在报告时应予以说明，当其为生长优势菌时（均占 90% 以上）可做鉴定和药敏试验。

264. 为什么呼吸道感染标本通常不建议做厌氧培养

答：呼吸道是开放腔道，肺部作为体内气体交换的主要场所，氧气含量相对较高，厌氧菌不宜生长。上呼吸道有许多需氧、苛养和厌氧菌定植，约有 21 个属 200 种以上的细菌，以厌氧菌含量最高，主要有厌氧链球菌、乳酸杆菌属和棒状杆菌属等。所以易被口腔部污染的标本，包括来自于上呼吸道的咽拭子，下呼吸道的咳痰、导痰、经口腔或鼻腔吸引的痰液、经人工气道吸引的分泌物进行厌氧培养均无临床意义。怀疑特殊厌氧菌（衣氏放线菌、拟杆菌属、消化链球菌）引起的肺部感染可采集保护性标本刷（protected specimen brush，PSB）、经气管穿刺吸引物（transtracheal aspiration，TTA）、经胸壁针刺吸引物（transthoracic needle aspiration，TNA）、开胸肺活检（open lung biopsy，OLB）等组织标本，由于避免了上呼吸道定植菌的污染，可进行厌氧培养（anaerobic culture）。

265. 为什么痰涂片抗酸染色对诊断结核分枝杆菌感染具有重要参考价值

答：涂片抗酸染色法包括直接涂片法、荧光染色涂片法和集菌涂片法，集菌涂片阳性率高于直接涂片法。可以根据痰涂片显微镜下每个视野菌量的多少，来判断疑似肺结核患者排菌量大小，有助于结核分枝杆菌感染的诊断和治疗效果的评估。此法简便，快速，无需特殊仪器且能当天出结果，但其敏感性低，一般需 5000~10000 条菌/ml 才能得到阳性结果；且特异性不高，各种分枝杆菌均可着色，需进一步鉴定是否为结核分枝杆菌，不能区分死亡菌与活菌。涂片阴性不能排除肺结核，连续检查三次以上，可提高其检出率。因此，此法无法作为结核分枝杆菌感染的"金标准"（gold standard），若报告阳性则可疑为结核，需进一步检测予以确诊。确诊结核病的标准为结核分枝杆菌培养阳性。

266. 为什么痰培养是检验肺结核病病原的重要方法

答：结核患者的呼吸道标本中存在结核分枝杆菌（*Mycobacterium tuberculosis*，TB）。根据结核分枝杆菌生物学特性，采用罗氏培养管固体培养法或自动化的培养系统液体培养（常见的有 BD BACTEC MGIT 960 系统、生物梅里埃的 3D 系统及 Thermo 系统等）可培养出结核分枝杆菌。痰培养结核分枝杆菌阳性可确诊为肺结核病。为提高培养阳性率，可对含有杂菌的标本，在培养前以适当方法（酸处理法、碱处理法、胰酶-新洁尔灭法）加以处理，以达到杀死或减少杂菌和液化痰标本的目的。自动化培养系统具有灵敏度高、培养周期短及可自动分析等优点。液体法和固体法同时进行培养，既可缩短培养周期，又可保证阳性率。结核分枝杆菌和非结核分枝杆菌的鉴别，使用 WHO 推荐胶体金免疫色谱测试卡，可在 15 分钟内鉴别结核分枝杆菌和非结核分枝杆菌。为了确定诊断，取得痰、感染体液或组织等标本应做结核分枝杆菌培养，培养可为后续的药敏试验提供必需的菌株。

267. 为什么 γ-干扰素释放试验可用于结核分枝杆菌染的诊断

答：结核感染者体内存在结核特异性的效应淋巴细胞，效应淋巴细胞再次受到结核抗原刺激时会分泌细胞因子 γ-干扰素（interferon-γ，IFN-γ）。因此，检测效应淋巴细胞抗原特异性 IFN-γ 可用于结核病或结核潜伏感染者的诊断。这种检测方法称为 γ-干扰素释放试验（interferon-γ release assays，IGRAs）。常用检测方法 T 细胞酶联免疫斑点法（T-Spot）和定量 IFN-γ 释放试验（QFT-G）。判定结果如下：①结果阴性且患者无结核病相关症状及影像学表现：提示患者目前无结核分枝杆菌感染；②结果阳性且患者有结核病相关症状及影像学表现：结合患者的病史、临床症状、影像学等其他实验室检查结果进行结核病的诊断；③结果阳性，但患者无结核病相关的临床症状及影像学表现：趋向于潜伏性结核的诊断；④结果阴性，但患者存在结核分枝杆菌感染的临床症状和影像学表现：提示患者可能为非结核分枝杆菌感染。

268. 为什么推荐 Xpert MTB/RIF 作为诊断可疑多重耐药结核的方法之一

答：Xpert MTB/RIF 检测系统（Xpert MTB/RIF detection system）是一种半巢式实时荧光定量 PCR 体外诊断检测系统，针对 *rpo*B 基因 81bp 利福平耐药核心区间（RRDR）设计引物、探针，检测其是否发生突变，进而用于诊断患者是否感染结核分枝杆菌，以及是否对利福平耐药。该方法不仅可为结核分枝杆菌的快速诊断提供依据，也可以用于检测特殊的非呼吸道标本（如淋巴结和其他组织）；对怀疑患有结核性脑膜炎患者的脑脊液标本，Xpert MTB/RIF 优于传统的涂片镜检、培养和药敏试验，其灵敏度和特异性高。此外，使用 Xpert MTB/RIF 检测系统可同时检测结核分枝杆菌是否存在利福平耐药，敏感度较高，与传统方法相比更为准确快速。WHO 文件指出，在高负担地区，利福平耐药是多重耐药结核（multidrug-resistanttuberculosis，MDR-TB）的一个可靠的替代指标，并强烈推荐作为疑似多重耐药结核或 HIV 相关结核患者初筛诊断方法。

269. 为什么结核菌素试验可作为辅助诊断结核病的有力手段

答：结核菌素试验（tuberculin test，TST）是一种基于Ⅳ型变态反应的原理，应用于结核病诊断的技术。结核菌素有两种：一种为旧结核菌素（old tuberculin，OT），现临床不再使用；另一种为纯蛋白衍生物（purified protein derivative，PPD）。将 PPD 注入皮内后，如受试者已感染结核，则结核菌素与致敏淋巴细胞特异性结合；在局部释放淋巴因子，形成迟发型超敏反应性炎症。判定结果解释如下：①阳性表明机体曾感染过结核，但并不表示处于结核发病期；②强阳性提示患者可能有活动性结核，应进一步检查；③阴性提示患者目前无结核分枝杆菌感染，但应考虑以下情况：受试者是否处于原发感染的早期，或正患有其他传染病（如荨麻疹等）、霍奇金病、结节病和艾滋病。

270. 为什么诊断儿童呼吸道病毒感染应采用快速检测方法

答：呼吸道病毒感染（respiratory virus infection）是儿童时期（出生至 15 岁）的主要疾病之一，呼吸道感染患儿常需要住院及时进行综合治疗，此时，非培养、快速的呼吸道感染病毒的检测是非常需要的。常见的病毒有早期发现的呼吸道合胞病毒、副流感病毒、流感病毒和腺病毒，新发现的呼吸道病毒有人类偏肺病毒、人类冠状病毒 NL63 和 HKU1 以及人类博卡病毒。病毒感染机体后，病毒颗粒或病毒抗原会存在于血液、体液、分泌液、排泄物和组织细胞中；病毒颗粒或病毒抗原又可刺激机体的免疫系统，使机体进行免疫应答，产生病毒特异性抗体。临床上，可通过检测标本中上述病毒抗原、特异性抗体或核酸，来确定患者是否存在该病毒感染以明确诊断。

271. 为什么血清 β-1，3-D-葡聚糖可用于检测呼吸道真菌感染

答：因为葡聚糖广泛存在于真菌细胞壁中，β-1，3-D-葡聚糖（β-1，3-D glucan）占真菌壁成分 50% 以上，是真菌细胞壁上的特有成分。当真菌进入人体血液或深部组织后，经吞噬细胞的吞噬、消化处理后，β-1，3-D-葡聚糖可从胞壁中释放出来，从而使其在血液及其他体液中的含量增高。当真菌在体内含量减少时，机体免疫系统可将其清除。在浅部真菌感染中，β-1，3-D-葡聚糖未被释放出来，故其在体液中的量不增高。血清 β-1，3-D-葡聚糖可用于检测念珠菌属、毛孢子菌属、曲霉菌属、镰刀菌属、耶氏肺孢子菌，不可检测隐球菌属、接合菌（根霉属/毛霉属等）。但 β-1，3-D-葡聚糖结果会受到一些因素（部分抗菌药物、白蛋白以及血浆等）的影响结果偏高，因此 β-1，3-D-葡聚糖的阴性结果对排除真菌感染更有价值。

（徐阳飚 张 泓）

第三节 常见呼吸系统感染性疾病实验诊断

272. 为什么对疑似白喉患者的假膜应进行涂片显微镜检查

答：白喉（diphtheria）是由白喉棒状杆菌感染引起的急性呼吸道感染性疾病。携带有产毒素基因（tox$^+$）β 棒状噬菌体（*Corynephage β*）的白喉棒状杆菌溶源性菌株才能产生白喉毒素，这是其主要致病物质。感染后白喉棒状杆菌在鼻咽部黏膜处繁殖，一般不侵入血流，但其产生的大量外毒素可被吸收入血，引起局部炎症和毒血症。细菌和毒素可使局

部黏膜上皮细胞产生炎症、渗出和坏死反应，渗出液中的纤维蛋白将炎症细胞、黏膜坏死组织和菌体凝结在一起形成灰白色膜，称为白喉假膜。假膜很厚且硬，呈污秽的灰色，常位于扁桃体和靠近咽喉的其他部位，假膜可以阻碍气道，有时可引起呼吸障碍导致死亡。白喉棒状杆菌有典型的形态与异染颗粒，可作为本菌的形态鉴别特征。临床应在抗生素使用前用无菌拭子采集假膜标本，尽快送至实验室进行涂片检查，用亚甲蓝、Albert、Neisser 等染色法可显示菌体内有浓染的异染颗粒，排列成念珠状或位于菌体两端（也称为极体），菌体呈直或微弯曲杆菌，菌体不分枝、两边不平行，一端或两端膨大呈棒状，成单、成对、V 型、栅型或呈簇状排列。假膜涂片显微镜检查可白喉患者进行快速鉴别。

273. 为什么流行性感冒流行初期或散发病例需进行病毒检测

答：流行性感冒，俗称"流感"，由流感病毒感染引起。流感多发生于冬季，病毒感染性较强，主要通过飞沫或气溶胶经呼吸道传播，短时间内在人群中突然发生并迅速蔓延，造成不同规模的流行。流感病毒变异频繁，从而逃避人群中已存在的免疫力，不断出现大规模的流行，1918—1968 年曾暴发了 4 次甲型流感的世界性大流行。近年来发现隶属于甲型流感病毒的禽流感病毒某些亚型可传染人类，如 H5N1、H9N2、H7N7、H7N2、H7N3 等。1997 年中国香港报道了全世界首例禽流感病毒 H5N1 感染致死病例。2003—2009 年间，世界多个国家都有不同规模的 H5N1 禽流感流行。2013 年 3 月，我国上海和安徽等地发现一种感染人的新型高致病性禽流感病毒 H7N9，至 2015 年 1 月该型已遍布我国十几个省市，导致 130 多人感染，近 40 人死亡。"流感"起病急，有高热、头痛、乏力等全身症状明显，尤其婴幼儿、老年人以及抵抗力低下的人群可出现并发症，严重者可危及生命。按《中华人民共和国传染病防治法》及《突发公共卫生事件应急条例》，当出现流感样症状就应警惕，积极进行病原学检测，一旦确诊应要求患者入院隔离治疗或居家休养，搞好个人卫生，尽量避免、减少与他人接触。

274. 为什么确诊流行性感冒需依赖于实验室病毒检测

答：流行性感冒一般在流感流行期根据典型的症状即可作出初步诊断，但确诊及鉴别诊断、分型、监测新突变株的出现，以及流行病学调查等必须结合或依靠实验室病毒学检验，包括：①形态学检查：免疫电镜观察是快速和直接的检测方法；②抗原检测：可用直接荧光抗体法、快速 EIA 等方法直接检测呼吸道分泌物、脱落细胞中的病毒抗原；③核酸检测：目前以 RT-PCR 和 Real-Time PCR 检测病毒 RNA 应用最多，可用于感染的诊断和病毒的分型鉴定；④病毒分离培养与鉴定：鼻腔洗液、鼻拭子和咽漱液等接种于 9～11 天龄鸡胚羊膜腔或尿囊腔或接种于 PMK、MDCK 等细胞培养，培养阳性再用用血凝抑制试验（hemagglutination inhibition，HI）鉴定型别；⑤抗体检测：采集患者急性期（早期 1～5 天）、发病和恢复期（发病后 2～4 周）的双份血清进行微量血凝抑制试验检测，如抗体效价升高 4 倍或以上即有诊断意义。

275. 为什么降钙素原检测在细菌性肺炎诊断中具有重要作用

答：肺炎是呼吸系统常见疾病，快速和正确识别是由细菌或其他病原生物所引起的肺炎，有助于指导早期的抗菌药物治疗，减少不必要的抗生素使用。病原菌检测是确诊细菌性肺炎的主要依据，但阳性率不高。CRP是一种非常敏感的急性期炎症反应蛋白，但受到多种因素影响，用于诊断细菌感染的敏感性和特异性均不高，缺乏早期诊断的准确性。降钙素原（PCT）是一个敏感的细菌性感染指标，与CRP相比，具有更好的灵敏度和特异性。细菌内毒素是诱导PCT产生的最主要刺激因子，只要有细菌内毒素的释放，血液中的PCT浓度就会升高。正常情况下血中PCT水平很低，在细菌感染特别是严重细菌感染和脓毒血症时PCT明显增高，而病毒感染或非感染性炎症反应时，PCT不增高或仅有轻微增高。PCT的生成速度快且非常稳定，对于细菌性肺炎和非细菌性肺炎有早期的鉴别诊断价值，可作为抗生素选择以及疗效判断的指标。

276. 为什么病毒性肺炎的临床病原学检查以血清学检测为主

答：引起病毒性肺炎的病毒种类较多，其中以流行性感冒病毒最为常见，其他为副流感病毒、巨细胞病毒、腺病毒、鼻病毒、冠状病毒和某些肠道病毒（如柯萨奇、埃可病毒等），以及单纯疱疹、水痘-带状疱疹、风疹、麻疹病毒等。婴幼儿还常因呼吸道合胞病毒感染产生肺炎。病毒性肺炎多发生于冬春季节，可呈散发流行或暴发。在非细菌性肺炎中，病毒感染占25%~50%，患者多为儿童，成人相对少见。病毒培养较困难，不易常规开展。肺炎患者的痰涂片仅发现散在细菌及大量有核细胞，或找不到细菌，应怀疑病毒性肺炎的可能。检查急性期和恢复期的双份血清，补体结合试验、中和试验或血凝抑制试验抗体效价增高4倍或以上有确诊意义。近年用血清监测病毒的特异性IgM抗体，有助于早期诊断。常采用免疫荧光、酶联免疫吸附试验、酶标组化法、辣根过氧化物酶-抗辣根过氧化物酶法等，可进行病毒特异性快速诊断。临床已有检测流行性感冒病毒、副流感病毒、腺病毒、鼻病毒、冠状病毒、麻疹病毒和某些肠道病毒的商品化试剂盒供应。

277. 为什么应重视住院患者的呼吸机相关肺炎

答：呼吸机相关性肺炎（ventilator-associated pneumonia，VAP）是指应用机械通气治疗48小时后和停用机械通气拔出人工呼吸道48小时内发生的肺实质感染性炎症，是目前常见的院内感染，常由多重耐药革兰阴性细菌导致。根据时间可分为早发性VAP和晚发性VAP。临床上VAP患者住院时间延长、医疗费用高，其直接导致的病死率达27%，所以积极预防、早期诊断和及时有效治疗对VAP的预后非常重要。目前，VAP的早期诊治往往存在困难，诊断常依赖于病原菌检测。应在抗生素使用之前或停用72小时后，经纤维支气管镜采集标本或未经支气管镜的支气管抽吸物进行定量培养，支气管抽吸物细菌数量≥10^6CFU/ml；BALF/10^4CFU/ml；保护性标本刷（PSB）≥10^3CFU/ml，需考虑诊断肺炎。VAP不仅是机械通气的主要并发症之一，也是目前医院内获得性肺炎的重要来源之一，现已受到临床医师日益关注。

278. 为什么尿肺炎链球菌抗原对于诊断肺炎链球菌肺炎具有一定的提示作用

答：肺炎链球菌是临床上引起呼吸道感染的重要病原菌，如诊断治疗不及时，会引起菌血症、脑膜炎和心内膜炎等，可诱发和加重器官功能衰竭，导致患者死亡。目前临床诊断肺炎链球菌感染主要依赖于细菌培养，耗时较长。尿肺炎链球菌抗原是一种可溶性抗原，位于细胞壁的C多糖，为肺炎链球菌各血清型所共有，可存在于肺炎链球菌感染患者的尿液中，其水平高低取决于感染时间、感染严重程度以及机体产生的抗原量。有研究发现，尿肺炎链球菌抗原具有较高的敏感性及特异性，且其阳性率和痰培养的阳性率无显著性差异，提示尿抗原与痰培养在诊断肺炎链球菌感染方面可能具有同等作用。尿肺炎链球菌抗原检测采用免疫层析法，具有简便、灵敏、快速等优点，无创伤性，对临床诊断肺炎链球菌感染具有一定的参考意义。

279. 为什么患者有临床症状且痰涂片找到抗酸杆菌需首先考虑肺结核病

答：抗酸染色阳性的细菌包括结核分枝杆菌复合群、非结核分枝杆菌和麻风分枝杆菌等。麻风分枝杆菌引起麻风病，非结核分枝杆菌引起的肺部感染较少见，结核分枝杆菌复合群包括结核分枝杆菌、牛分枝杆菌和非洲分枝杆菌等，结核分枝杆菌检出率最高，占90%左右，可侵犯全身器官，其中肺结核最为常见。肺结核感染的一般症状为发热，多为长期午后低热，乏力盗汗，咳嗽咳痰2周以上或痰中带血是肺结核的常见可疑症状，因此有以上临床表现结合痰涂片发现抗酸杆菌，需首先考虑肺结核病。

280. 为什么肺脓肿患者的标本必须同时进行需氧菌和厌氧菌培养

答：肺脓肿（pulmonary abscess）是肺组织坏死形成的脓腔。临床上以急起高热、畏寒、咳嗽、咳大量脓臭痰为特征，绝大多数肺脓肿是内源性感染，主要是吸入了上呼吸道或口腔中的定植菌（包括需氧菌、厌氧菌、兼性厌氧菌）所致。根据感染途径不同，肺脓肿可分为吸入性、继发性、血源性三类，吸入性肺脓肿最常见，占60%左右，多为误吸内源性厌氧菌（约90%）所致。肺脓肿常见的病原生物还包括金黄色葡萄球菌、化脓性链球菌、肺炎克雷伯菌和铜绿假单胞菌等，也可为需氧厌氧混合感染。因此为明确属于哪类病原生物感染，需及时将肺脓肿患者引流出的脓液分别进行需氧菌与厌氧菌培养，若只进行需氧培养，很可能因培养方法不当而遗漏厌氧菌，因此，同时进行厌氧培养可提高肺脓肿病原菌的阳性检出率，利于对因治疗。

281. 为什么胸腔积液的一般性状对胸膜炎的病因学诊断有一定提示作用

答：胸腔感染时由于炎症等病变引起的胸腔积液含有大量细胞、细菌、乳糜物质或脂肪等常呈深黄色，因病因不同，亦可呈多种颜色，主要有：

（1）脓样淡黄色：见于化脓性感染，表明有大量白细胞和细菌。常见致病菌为大肠埃希菌、铜绿假单胞菌、肠球菌属、葡萄球菌属、脆弱拟杆菌等。放线菌属感染渗出液浓稠恶臭，可见特有菌块；葡萄球菌属感染渗出液稠厚呈黄色；链球菌属感染渗出液呈淡黄色，量多而稀薄。

（2）红色：多为血性，提示有创伤、恶性肿瘤、肺梗死、结核分枝杆菌感染。肿瘤性血性积液采集后很快凝固，结核性血性积液凝固较慢，结合涂片镜检、腺苷脱氨酶与溶菌酶等指标可区分两者，积液呈不均匀血性或混有小凝块，可能为穿刺损伤出血。

（3）乳白色混浊：积液离心后，若上清液变清，则混浊为细胞或碎片所致；若上清液仍混浊，则很可能是乳糜液或假性乳糜液。真性乳糜液因胸导管或淋巴管阻塞引起，常见于丝虫感染、纵隔肿瘤、淋巴结结核；假乳糜液含有大量胆固醇或卵磷脂，为脂肪细胞变性所致。

（4）黄绿色：可能为铜绿假单胞菌感染或类风湿病。

（5）棕色或果酱色：见于阿米巴肝脓肿累及胸膜时。

（6）黑色：胸膜曲霉菌感染。

结合以上性状以及其他实验室检查指标如葡萄糖、蛋白质及乳酸脱氢酶含量，Rivalta 试验等，进行综合分析可为胸腔积液的病因诊断提供依据。

282. 为什么冷凝集试验对支原体肺炎具有临床诊断参考价值

答：支原体肺炎是由肺炎支原体感染引起的，呈间质性肺炎及毛细支气管炎样改变，占儿童社区获得性肺炎的 10%~40%。肺炎支原体感染的患者血清中常含有非特异性冷凝集素，其本质是 IgM，能在 0~4℃ 与自身红细胞或 "O" 型人红细胞发生凝集。肺炎支原体冷凝集试验是非特异性血清学方法，将人红细胞与倍比稀释后的待检血清混合，在 0~4℃ 中观察凝集现象，借以判断冷凝集素的存在，并观察效价。正常人血清中含有少量冷凝集素，但血清冷凝集素效价在 1∶32 以内。75% 支原体肺炎患者，病后第 2 周冷凝集素效价可达 1∶32~1∶64 或更高，4 周达高峰，6 周后下降或消失。双份血清效价有 4 倍以上增长或效价≥1∶64 有诊断意义。支原体感染的患者血常规会提示红细胞平均体积升高，红细胞计数降低，肉眼观察血液呈絮状，提示细胞发生凝集，这种情况尤其在秋冬季节十分多见。将血液温育后，凝集现象会消失，提示冷凝集现象的存在。

283. 为什么目前临床实验室诊断衣原体肺炎主要依靠血清学方法

答：肺炎衣原体是继沙眼衣原体和鹦鹉热衣原体后第三个被发现的衣原体，在全世界范围内分布，可通过气溶胶在人群传播。约有一半的肺炎衣原体感染患者无症状或有中等程度的咽喉疼痛，其余肺炎衣原体感染的主要表现为持续的干咳、头痛和发热。超过 50% 成人（年龄大于 20 岁）曾感染肺炎衣原体，并产生肺炎衣原体抗体。

由于衣原体肺炎临床症状的多变性，单纯依靠临床症状或者 X 光片不能作出明确诊断，因此实验室诊断学具有重要的作用。衣原体是严格胞内寄生生物，需采用细胞分离培养或鸡胚培养，37℃ 培养 72 小时后经吉姆萨染色或荧光染色镜检见蓝色或紫色包涵体方可确诊，因此不利于快速鉴定。而采用直接免疫荧光法在痰液或者咽部分泌物中检测到肺炎衣原体即可确诊肺炎衣原体感染。采用多聚酶链反应（PCR）检测肺炎衣原体的基因序列，可用于新近感染诊断。由于肺炎衣原体原发性感染 3 周后，可检测到 IgM 抗体，即通过检测患者血清中的抗体诊断衣原体的感染，检测血清抗肺炎衣原体蛋白（蛋白）抗体的微量免疫荧光法（MIF）被认为是 "金标准"，而间接免疫荧光法（IIFFT）和酶联免疫法（ELISA）均为快速可靠的诊断方法。急性感染或既往感染的患者血清中均可检出抗体，因此需要在发病的 2~3 周和 6 周后进行进一步的检测，以区分新近感染与既往/慢性感染。

284. 为什么大环内酯类药物治疗肺炎支原体肺炎的疗效逐年下降

答：肺炎支原体（MP）是引起儿童和成人社区获得性肺炎的常见病原微生物。由于 MP 缺乏细胞壁，故对影响细胞壁合成的抗生素如 β 内酰胺类等固有耐药。长期以来，大环内酯类抗生素被认为是治疗支原体肺炎，尤其是儿童支原体肺炎的一线药物。该类药物通过与 MP 核糖体 50S 亚基的 23S rRNA 的特殊靶位及某种核糖体的蛋白质结合，选择性抑制 MP 蛋白质的合成。然而，随着该类抗生素长期广泛的临床应用，自 2000 年以来，

MP 对大环内酯类抗生素的耐药率在世界范围内呈上升趋势。MP 对大环内酯类抗生素的耐药机制主要是药物作用靶位 23S rRNA 基因位点突变（最常见的点突变为 A2063G，其次是 A2064G），导致抗生素与核糖体亲和力下降而引起高水平耐药。另一方面，不规律、过度使用大环内酯类抗生素治疗呼吸道感染或生殖道感染也是导致其耐药增强，疗效下降的一个重要原因，尤其在亚洲，耐药率高达 90% 以上。因此，应加强抗生素管理，合理规范使用大环内酯类抗生素。

285. 为什么侵袭性肺曲霉病患者的半乳甘露聚糖检测使用支气管肺泡灌洗液

答：半乳甘露聚糖（galactomannan，GM）是广泛存在于曲霉菌和青霉菌细胞壁中的一类多糖，当机体感染曲霉菌后，随着菌丝生长，半乳甘露聚糖从薄弱的菌丝顶端释放出来，是最早释放的抗原。在侵袭性肺曲霉病（IPA）中曲霉菌常通过呼吸道侵入机体，进入支气管的菌丝通过肺泡毛细血管屏障侵入血液。一方面，在 IPA 早期阶段，支气管肺泡受菌丝入侵比血清早，曲霉菌载量在肺部较血清高，因而 BALF 中 GM 含量较血清更高。另一方面，曲霉菌感染肺部后，肺泡中存在大量吞噬细胞，吞噬曲霉菌后可能释放更多的 GM，提高了诊断的敏感性。接受抗真菌药物治疗可降低 GM 检测的敏感性，有研究证实抗真菌治疗对血清 GM 试验影响比 BALF GM 试验大，BALF GM 试验相比血清 GM 试验更加稳定，药物干扰更小，因而 BALF GM 检测价值高于血清 GM。

286. 为什么选用痰培养药敏试验中敏感的药物治疗肺部感染并非都有效

答：体外药敏试验与临床应用差异的可能原因如下：①抗生素敏感试验是根据 CLSI 标准判定为敏感、中介和耐药；CLSI 折点的制订基于血流感染，对于肺部感染，药物在肺部的组织浓度与血药浓度不同，药敏折点不一定合适。②体外药敏试验判断为敏感，表示常规剂量可获得临床疗效，但实际应用还要考虑抗菌药物的 PK/PD、患者的生理状态等制订给药方案。③细菌本身的因素：如生物被膜、诱导耐药等，也会造成药物体外敏感，体内耐药。

287. 为什么卫氏并殖吸虫和斯氏狸殖吸虫的检查方法有所不同

答：卫氏并殖吸虫是人体并殖吸虫的重要虫种之一，是引起肺型并殖吸虫病为主的并殖吸虫。卫氏并殖吸虫的致病，主要是童虫或成虫在人体组织与器官内移行、寄居造成的机械性损伤，及其代谢物等引起的免疫病理反应。卫氏并殖吸虫的病原学诊断主要有以下方法：①痰或粪便虫卵检查：查获卫氏并殖吸虫虫卵可确诊；②活检：皮下包块或结节手术摘除可能发现童虫，或典型的病理变化；③皮内试验：常用于普查，阳性符合率可高达 95% 以上，但常有假阳性和假阴性；④酶联免疫吸附试验：敏感性高，阳性率可达 90% 以上；⑤循环抗原检测：近期应用酶联免疫吸附抗原斑点试验（AST-ELISA）直接检测血清中循环抗原，阳性率在 98% 以上，且可作为疗效评价。

斯氏狸殖吸虫首先在果子狸的肺中发现，人是其非正常宿主，主要引起皮下型并殖吸虫病。由于人体内找不到成虫，故病原学诊断仅靠皮下包块活体组织检查。另外，常用免疫学检验对斯氏并殖吸虫病进行辅助诊断。

（李 敏 陈韶红 杨 爽 杨思敏）

第七章　消化系统感染病原检验

第一节　常见病原生物与所致疾病

288. 为什么消化系统感染较为常见

答：消化系统感染是最常见的感染病之一，引起消化系统感染的微生物种类繁多，以细菌最为常见。以侵袭性为主的细菌主要有沙门菌属、志贺菌属（A 群）、空肠弯曲菌、肠致病性大肠埃希菌（enteropathogenic *E. coli*，EPEC）、肠侵袭性大肠埃希菌（enteroinvasive *E. coli*，EIEC）、小肠结肠耶尔森菌、副溶血弧菌、类志贺邻单胞菌，弗劳地枸橼酸杆菌和幽门螺杆菌等。以毒素性为主的细菌有霍乱弧菌、志贺菌属（B/C/D 群）、金黄色葡萄球菌、肠产毒性大肠埃希菌（enterotoxigenic *E. coli*，ETEC）、肠出血性大肠埃希菌（enterohemorrhagic *E. coli*，EHEC）、肠集聚性大肠埃希菌（enteroaggre-gative *E. coli*，EAEC）、产气荚膜梭菌、艰难梭菌、肉毒梭菌和亲水气单胞菌等。病毒有轮状病毒、肠道腺病毒、杯状病毒、肝炎病毒和诺如病毒等。真菌有白念珠菌和曲霉菌属等。寄生虫有隐孢子虫、蓝氏贾第鞭毛虫和溶组织内阿米巴等。多数胃肠道感染有较强的传染性，且人群有易感因素。消化道感染与每个国家的公共卫生标准，特别是食品和水的质量标准密切相关，发展中国家更易发生消化道感染，这些都增加了消化系统感染的发生率。

289. 为什么消化系统感染患者可出现多种症状

答：消化系统感染可能出现多种症状，常见的有呕吐、腹泻和腹痛等。排便次数每天 3 次以上，或每天粪便总量大于 200g，其中粪便含水量大于 85%，则可认为是腹泻。部分患者也会有大便性状的改变如：水样便、稀便、脓血便等。大便的性状、次数以及是否有里急后重感觉等可以提示其患不同的疾病。腹痛也是消化道感染的主要症状，不同病原生物感染以及不同的病变部位所引起腹痛的性质、持续时间以及伴随症状也各有不同。腹泻相关的疼痛多为绞痛，由过度的肠蠕动引起；而肝脏、胆管和胰腺感染相关的腹痛为剧烈疼痛，右上腹疼痛常提示肝和胆道有疾病。

290. 为什么食管感染性炎症中以真菌感染最为多见

答：食管感染性炎症中以真菌感染最为多见，主要是白念珠菌，其他真菌如热带念珠菌、近平滑念珠菌等较为少见且多与白念珠菌混合感染。原因是念珠菌存在于正常人体的皮肤和黏膜中，35%~50%正常人及 70%住院患者的口腔内可检出白念珠菌，当机体抵抗力降低或大量使用广谱抗生素，其他微生物生长受抑制，念珠菌属大量生长而致病，口腔中的真菌随食物进入食管，机体存在高危因素（如长期应用大量广谱抗生素、糖皮质激素、免疫抑制剂、器官移植、恶性肿瘤）或免疫力低下，难以抵抗真菌侵袭性感染，从而引发食管炎，因此食管感染性炎症中以真菌感染最为多见。

291. 为什么幽门螺杆菌感染是慢性胃炎的主要病因

答：幽门螺杆菌（ *Helicobacter pylori* ，Hp）是引起慢性胃炎，尤其是慢性胃窦炎的一种主要因素，近二十多年来，慢性胃炎患者中幽门螺杆菌感染的阳性率高达 80%～95%。幽门螺杆菌作为慢性胃炎主要病因的证据有：①绝大多数慢性活动性胃炎患者胃黏膜可检出幽门螺杆菌；②胃内幽门螺杆菌的分布和胃内炎症分布一致；③根除幽门螺杆菌可使胃黏膜炎症消退；④志愿者和动物模型中可复制幽门螺杆菌感染引起的慢性胃炎。幽门螺杆菌引起慢性胃炎的机制是：①通过尿素酶产氨作用、分泌空泡毒素 A 等物质引起细胞损害；②其细胞毒素相关基因蛋白能引起强烈的炎症反应；③其菌体胞壁还可作为抗原诱导免疫反应。

292. 为什么急性蜂窝织炎性胃炎的病情常较为严重

答：急性蜂窝织炎性胃炎是胃壁（以黏膜下层明显）的急性化脓性炎症，也是一种病情较严重的临床罕见疾病。发病常由其他器官感染的血源播散引起，多在扁桃体炎、丹毒、产褥感染和败血症等原发疾病的基础上发生，亦可继发于胃部疾病（如胃溃疡、胃癌、胃手术创伤等）。病原微生物以溶血性链球菌最为多见，其次为肺炎链球菌、金黄色葡萄球菌、大肠埃希菌和变形杆菌属等。由口腔吞入的病原菌直接从溃疡或糜烂进入胃壁，引起蜂窝织炎。该病起病急，病变可迅速从黏膜扩展至黏膜下层，胃壁明显肿胀增厚，容易出现坏死出血。多以全身脓毒血症与急腹症为临床特征，包括高热、寒战、上腹部剧痛，常有明显呕吐，呕吐物为脓样物，亦可有腹泻，上腹有明显压痛，腹肌紧张或强直，伴有鼓肠，甚至出现周围循环衰竭及黄疸。因此急性蜂窝织炎性胃炎病情较为严重，临床医生应予以重视。

293. 为什么不同类型的细菌性肠炎临床表现有所差异

答：细菌性肠炎也称结肠细菌感染，其发病机制较为复杂，致病菌借助菌毛黏附于肠黏膜上皮细胞，使其能够在肠壁生长繁殖，成为致病的先决条件。细菌性肠炎可分为产肠毒素型和侵袭型两大类。这两种类型有不同的发病机制和临床表现。肠毒素型细菌性肠炎发病机制是致病菌黏附而不侵入肠黏膜，在细菌生长繁殖过程中分泌肠毒素，与小肠膜的上皮细胞受体结合，激活细胞膜上的腺苷酸环化酶，在该酶的催化下，使细胞内的 ATP 转化为 cAMP。当细胞内 cAMP 的水平升高时，通过一系列的酶反应，使小肠黏膜大量分泌水和电解质滞留在肠腔内引起腹泻。侵袭型细菌性肠炎是通过致病菌黏附并侵入肠黏膜和黏膜下层，引起明显的炎症，此类肠炎的基本临床表现是全身毒血症明显，有高热，重症患者可发生感染性休克。因此不同类型的细菌性肠炎临床表现有所差异。

294. 为什么肠道感染可引起分泌性腹泻

答：分泌性腹泻是由于肠黏膜受到刺激而致水、电解质分泌过多或吸收受到抑制所引起的腹泻。感染病原生物（病毒、细菌、寄生虫）产生的肠毒素与其受体相互作用，影响肠道运转，从而导致氯离子分泌增加，肠细胞分泌功能增强；除刺激分泌外，肠毒素还可阻断特定的吸收途径，大多数肠毒素可抑制钠离子-氢离子在小肠和结肠的交换，从而抑制水分吸收，两者共同作用，引起分泌性腹泻。

295. 为什么食入经煮沸的金黄色葡萄球菌污染食物仍可引起腹泻

答：金黄色葡萄球菌污染的淀粉类、鱼肉、蛋类及乳制品等食品，若在室温条件下长期放置（5小时以上），可引起金黄色葡萄球菌大量繁殖并产生肠毒素。这种肠毒素耐热性很强，经加热煮沸30分钟仍可保持其毒力（高温仅能杀死细菌，并不能完全破坏肠毒素的活性），肠毒素被人体摄入后仍然可以引起恶心、呕吐、腹泻等症状。因此烹饪的食物不应在室温放置时间过长，尤其是夏季，以防发生金黄色葡萄球菌食源性腹泻。

296. 为什么小肠感染细菌后常引起贫血

答：维生素 B_{12} 又叫钴胺素，自然界中的维生素 B_{12} 均来源于微生物合成，高等动植物不能制造维生素 B_{12}，只能在内因子帮助下形成内因子与维生素 B_{12} 复合体在回肠黏膜与受体结合才能吸收。维生素 B_{12} 的主要生理功能是参与制造骨髓红细胞，防止恶性贫血。小肠感染细菌后，导致肠道菌群紊乱，在小肠淤滞下寄生的革兰阴性需氧菌和各种厌氧菌竞争性吸收维生素 B_{12}。虽然内因子能有效地抑制厌氧菌吸收维生素 B_{12}，但对革兰阴性需氧菌无作用，后者与宿主竞争吸收维生素 B_{12}，导致患者体内维生素 B_{12} 吸收不良且内因子不能纠正，从而引发巨细胞性贫血。部分患者淤滞的袢内可发生溃疡，出血后引起铁缺乏，表现为小细胞低色素性贫血，也可呈混合性贫血。

297. 为什么志贺菌属引起的细菌性痢疾常有里急后重的临床症状

答：细菌性痢疾是夏秋季常见肠道传染病，主要临床表现是腹痛、腹泻和黏液脓血便等，可伴有发热及全身毒血症状，严重者有感染性休克或中毒性脑病。细菌性痢疾多由志贺菌属所致，而志贺菌属内各菌株均可产生强烈的内毒素，内毒素能作用于肠壁自主神经系统，使肠功能发生紊乱，肠蠕动失调和痉挛，尤其是直肠括约肌痉挛最明显，因而患者可表现为腹痛、里急后重等临床症状。

298. 为什么霍乱患者的粪便呈"米泔水"样

答：霍乱患者的粪便呈"米泔水"样是由霍乱弧菌主要致病物质霍乱毒素（cholera toxin，CT）所致。CT 由一个 A 亚单位和 5 个 B 亚单位构成，A 亚单位为毒力亚单位（包括 A1 和 A2 两个组分），B 亚单位为结合亚单位，两者以非共价键形式结合。霍乱弧菌在小肠黏膜大量繁殖产生 CT 后，CT 的 B 亚单位与小肠黏膜细胞神经节苷脂受体结合，使毒素分子变构，A 亚单位脱离 B 亚单位进入细胞内作用于腺苷酸环化酶，使细胞内 cAMP 浓度明显增加，肠黏膜细胞分泌功能亢进，肠液大量分泌，引起严重的腹泻和呕吐，患者粪便因为含有大量的水而呈现"米泔水"样。霍乱的英文名 Cholera 常被翻译成"虎厉拉"，形容腹泻和呕吐症状的严重程度，若不及时治疗，可因严重脱水，酸碱平衡失调导致休克。

299. 为什么肉毒梭菌食物中毒出现中枢神经系统症状

答：肉毒梭菌在厌氧条件下可产生毒性极强的外毒素-肉毒毒素，它是目前已知毒素中毒性最强的毒素，且无色无臭无味，不易被发现。该毒素具有嗜神经性，经肠道吸收入血后作用于中枢神经系统的脑神经核、外周神经-肌肉接头处及自主神经末梢，抑制乙酰胆碱的释放，导致肌肉迟缓性麻痹。主要的临床表现如眼肌瘫痪、视觉模糊、复视、眼睑下垂、瞳孔扩大、对光反射减退，甚至出现咀嚼、吞咽困难，言语、呼吸困难等，但神志始终清醒，感觉正常。因此肉毒梭菌中毒更容易侵犯中枢神经系统。

300. 为什么婴幼儿出现水样或蛋花样便需考虑轮状病毒感染

答：轮状病毒感染是婴幼儿病毒性腹泻的常见病因，感染常突然起病，多伴有发热，继之是水样便或蛋花样便，大便无黏液和腥臭味。轮状病毒所致的腹泻主要发生于 5 岁以下儿童，尤其是 6 月龄至 3 岁的婴幼儿。我国大部分地区一般呈散发，每年 10 月份起流行，南方 11 月份进入高峰，持续至次年 1 月份，北方高峰持续至 2 月份后才下降。在高峰季节，婴幼儿的腹泻中轮状病毒的感染率可达 70% 以上。因此 5 岁以下儿童尤其是 6 月龄至 3 岁的婴幼儿出现水样便或蛋花样便时，应考虑轮状病毒感染。

301. 为什么需重视病毒性肝炎

答：目前病毒性肝炎被世界卫生组织（WHO）列为全球第九大引起死亡的疾病，在我国，病毒性肝炎发病数位居法定管理传染病的第一位，仅慢性乙型肝炎病毒感染者就达1.2 亿。病毒性肝炎是由病毒引起的肝脏炎性损伤，病毒主要包括甲型肝炎病毒（*Hepatitis A virus*，HAV）、乙型肝炎病毒（*Hepatitis B virus*，HBV）、丙型肝炎病毒（*Hepatitis C virus*，HCV）、丁型肝炎病毒（*Hepatitis D virus*，HDV）及戊型肝炎病毒（*Hepatitis E virus*，HEV）。上述 5 种病毒的主要传播方式有消化道和血源性两种，其中 HAV 与 HEV 由消化道传播，只引起急性肝炎，不转为慢性肝炎或使患者成为病毒携带者；HBV 与 HCV 均由输血、血制品或注射器污染而传播，除引起急性肝炎外，可致慢性肝炎，并与肝硬化及肝癌相关；HDV 为一种依赖 HBV 辅助方能复制的缺陷病毒，其传播途径与 HBV 相同。近年来还发现一些可能与人类肝炎相关的病毒如庚型肝炎病毒（HGV）和 TT 型肝炎病毒（TTV）等。此外，还有一些病毒如巨细胞病毒、EB 病毒、黄热病病毒、单纯疱疹病毒、风疹病毒等也可引起肝炎。病毒性肝炎的发病率、死亡率高、具有传染性，对人类健康构成威胁，加重社会经济负担，故需引起重视。

302. 为什么肝脏感染还需考虑除病毒性肝炎外的细菌与寄生虫感染

答：虽然我国病毒性肝炎属高发病，但细菌性肝脓肿与阿米巴肝脓肿也不应忽视。细菌性肝脓肿是由化脓性细菌侵入肝脏形成的肝内化脓性感染，其侵入途径有血流途径、腹腔内感染直接蔓延、脐部感染经脐血管和门静脉途径等，多以兼性厌氧菌感染、厌氧菌感染及需、厌氧菌混合感染为主。阿米巴肝脓肿也较为常见，其发病与阿米巴结肠炎有密切关系，且脓肿大多数为单发。其他少见的致肝脏感染病原体有结核分枝杆菌、原虫、蠕虫、真菌。根据肝脏感染的一般临床特征如食欲减退、腹痛、腹泻等消化道症状，以及肝区不适、肝区疼痛、肝大和黄疸等肝脏受累的临床表现，再结合病史、体格检查和流行病学资料，对肝脏感染不难做出诊断，但病原学检查是病因诊断的确切依据。

303. 为什么要进行肠道致病菌的监测

答：临床上对肠道感染病例的病原学诊断能够促进患者的有效治疗，肠道感染，尤其是细菌性感染，常会出现人与人的交叉感染，容易引起传播。因此，在分离到这些致病菌的基础上，进行进一步的分子分型（如表型分型和基因分型），能够及时发现暴发、预警暴发，追溯暴发源头、从而在第一时间采取高效率的控制策略与措施，预防和控制疫情进一步扩散。综上所述，我们应该开展肠道致病菌的监测工作。

304. 为什么肠血吸虫病会引起脾脏肿大

答：血吸虫病是由血吸虫引起的一种慢性寄生虫病，主要流行于亚、非、拉美的 73 个国家，患病人数约 2 亿。血吸虫病主要分两种类型，一种是肠血吸虫病，主要为曼氏血吸虫和日本血吸虫引起；另一种是尿路血吸虫病，由埃及血吸虫引起。我国主要流行的是日本血吸虫病。肠血吸虫病急性期有发热、肝脾肿大、腹泻和血嗜酸性粒细胞增高，慢性期以肝脾肿大为主要特征，晚期可发展为门静脉高压、巨脾和腹水。急性期患者发生脾大，是由于虫体代谢产物的毒性作用及抗原抗体结合形成的免疫复合物沉积所引起的炎症反应所致。慢性巨脾症的发生，主要是由于血吸虫病肝硬化导致持续性门静脉高压，使脾脏处于长期淤血状态，引起网状细胞和巨噬细胞增生、脾髓索增厚、纤维化，以及新生血流通路增加和动静脉短路开放，从而发展成巨脾。

305. 为什么蛔虫病患者可呕出虫体

答：蛔虫是人体肠道内最大的寄生线虫，成体略带粉红色或微黄色，体表有横纹，雄虫尾部常卷曲。成虫寄生于小肠，多见于空肠，以半消化食物为食。雌、雄成虫交配后雌虫产卵，卵随粪便排出体外，受精卵在荫蔽、潮湿、氧气充足与适宜温度（21~30℃）下，经 2 周，其内的卵细胞发育成第一期幼虫，再经一周，在卵内第一次蜕皮后发育为感染期卵。感染期卵被人吞入，在小肠内孵出幼虫。幼虫能分泌透明质酸酶和蛋白酶，侵入小肠黏膜和黏膜下层，钻入肠壁小静脉或淋巴管，经静脉入肝，再经右心到肺，穿破毛细血管进入肺泡，在此进行第 2 次和第 3 次蜕皮，然后，再沿支气管、气管移行至咽，被宿主吞咽，经食管、胃到小肠，在小肠内进行第 4 次蜕皮后经数周发育为成虫。蛔虫病常见症状有脐周疼痛、食欲不振、腹泻或便秘、荨麻疹等，儿童有流涎、磨牙、烦躁不安等，重者出现营养不良。蛔虫有钻孔习性，患者发热或食用辛辣食物会刺激虫体活动加剧，此时患者出现剧烈的阵发性腹部绞痛、恶心、呕吐，虫体可随呕吐物吐出。

306. 为什么钩虫病患者会出现贫血

答：钩虫病是由钩虫寄生人体小肠所引起的肠道线虫病。流行于我国的钩虫主要有十二指肠钩虫和美洲钩虫。两种钩虫的生活史中均有成虫和幼虫两个时期，均不需要中间宿主。成虫雌雄异体，线形，寄生于小肠，产出的虫卵随粪排出体外，在外界发育至感染期幼虫（丝状蚴）。丝状蚴经皮肤感染人体，经体内移行，到达小肠并发育为成虫。成虫以其口囊和齿咬附于肠壁黏膜上，以血液为食，致使患者长期慢性失血，铁和蛋白质不断消耗，造成小细胞低色素性贫血。钩虫感染造成长期慢性失血的原因有：①钩虫吸入的血液迅速从其消化道排出，即"唧筒"样作用；②钩虫吸血时分泌抗凝素，致使伤口不断渗血；③虫体有更换咬附部位的习性，使伤口增多、流血不止。每条十二指肠钩虫导致患者失血量可达 0.14~0.26μl/天，美洲钩虫为 0.014~0.1μl/天。重度感染者每天失血量可达 200ml，致使严重贫血。轻度贫血者表现为头昏、乏力、轻度气促、心悸等；中度贫血者表现为皮肤黏膜苍白，下肢轻度水肿，明显气急、心悸、乏力、头晕、眼花、心率加快等；重度者则上述症状加重，并可出现贫血性心脏病。少数钩虫感染者还会表现出喜食生米、生豆、泥土、纸屑等异嗜症现象。

307. 为什么生食菱角、荸荠、茭白等水生蔬菜可能引起姜片吸虫病

答：茭白、荸荠和菱角等是我们日常饮食中常见的水生植物蔬菜，但它们又是姜片虫的传播媒介。姜片虫学名为布氏姜片吸虫，寄生于人和猪的小肠内，以十二指肠最多，通过强大的吸盘吸附于黏膜或者植入黏膜中，属肠道寄生大型吸虫。姜片虫雌雄异体，虫体成长舌状，生姜片状。姜片虫的生活史中需要两类宿主，扁卷螺为中间宿主，人或猪为终宿主。成虫产出的虫卵随粪便排出体外，在水中孵化出毛蚴，侵入扁卷螺体内，发育为胞蚴、母雷蚴、子雷蚴和尾蚴。成熟尾蚴逸出螺体，在水生植物表面结囊，形成囊蚴。人生食或半生食含活囊蚴的菱角、荸荠等水生植物而感染。囊蚴在小肠内脱囊，并在 1~3 个月内发育到性成熟。轻度感染患者可无明显临床表现，感染较重时患者常出现腹痛、腹泻或便秘，甚至肠梗阻等临床表现，严重者可有低热、消瘦、贫血、水肿、腹水及智力障碍等症状。

308. 为什么生食牛肉可引起牛带绦虫病

答：牛带绦虫又名牛肉绦虫、肥胖带绦虫或无钩绦虫。成虫为乳白色，寄生于人体小肠内。人是牛带绦虫唯一终宿主，中间宿主除牛外，还有羊、美洲驼、长颈鹿、羚羊等。从人体排出的虫卵或孕节片污染牧草、水源，被牛吞食后，虫卵在其肠内孵出六钩蚴，侵入肠壁进入血管，随血流到达肌肉组织发育成囊尾蚴。如牛肉没有加热至足以杀死肉中囊尾蚴的温度，食入后可引起牛带绦虫感染，约经 3 个月左右的时间，囊尾蚴即可在小肠内发育成长为 4~8m 的成虫虫体。患者可无明显症状，或有腹部不适、腹痛、消化不良、腹泻、体重减轻等症状。由于孕节片活动力较强，常自动从肛门逸出，而被患者发现，患者常有肛周瘙痒感。因而，食用牛肉还是烧熟烧透较为安全。

309. 为什么对腹泻患者进行病原检查时不能忽略阿米巴原虫

答：腹泻是临床常见的就诊原因之一，引起腹泻的病原生物很多，包括细菌、病毒和寄生虫等。阿米巴结肠炎是由溶组织内阿米巴原虫寄生于人体结肠内而引起腹泻的一种常见消化道感染性疾病。溶组织内阿米巴又称痢疾阿米巴，有滋养体和包囊两个生活史时期。四核包囊是其感染阶段，滋养体是其致病阶段。溶组织内阿米巴滋养体主要寄生于结肠部，也可寄生于肠外多种器官组织。人因食入被四核包囊污染的食物、水源而感染，包囊中虫体在肠道内脱囊而出，随分裂发育成 8 个滋养体，定居于结肠部。溶组织内阿米巴滋养体侵入结肠壁后，借其分泌的多种蛋白水解酶破坏组织，形成了典型的口小底大的烧

瓶样溃疡。病变好发于盲肠和升结肠，其次为乙状结肠和直肠。起病缓慢，一般不发热，有时也可发热至38℃左右，出现高热常提示有并发症存在。主要症状有全身不适、乏力、食欲不振、恶心、消化不良、肠痛及腹泻等。大便每天5~6次或以上，为黏液血便，以血为主，呈暗红色或紫红色糊状便，具有特殊的腥臭味，故一般称为"赤痢"。溶组织内阿米巴滋养体还可侵入肠壁血管，随血流分布于身体各种组织器官，引起肠外阿米巴病。最常侵犯的脏器有肝、肺、脑等，所引起的病症就更严重、更危险。因此，对腹泻患者进行病原检查时应关注阿米巴原虫。

（秦娟秀　艾　琳　陈木新　韩立中）

第二节　感染病原检验

310. 为什么一般不建议对粪便标本进行涂片染色镜检查找病原微生物

答：由于粪便标本中含有大量的正常菌群，大部分是非致病性的，若直接涂片则根据染色性和形态无法区别病原菌，故一般不建议进行直接涂片检查。但如果临床怀疑是霍乱弧菌、分枝杆菌属、艰难梭菌感染或真菌二重感染等，直接涂片检查可能有指导意义。疑为霍乱患者的水样粪便或呕吐物标本，采用悬滴法暗视野（或相差显微镜）镜检，细菌呈穿梭状极活泼的运动。加入O1或O139血清群霍乱弧菌诊断血清，若细菌运动停止则为血清制动试验阳性，提示霍乱弧菌感染。疑为伪膜性肠炎患者的粪便或肠镜标本，直接涂片，进行革兰染色油镜检查，发现革兰阳性粗大杆菌且无荚膜，通常有位于菌体一端的卵圆形芽胞，提示艰难梭菌感染。疑为肠道菌群紊乱引起的腹泻，如发现大量革兰阳性呈葡萄状排列的球菌，提示可能为葡萄球菌属感染；如有革兰阳性的芽生孢子和假菌丝，提示念珠菌属感染。

311. 为什么胃肠道感染用于微生物检验的标本具有多样性

答：胃肠道感染时，最常采用的标本是粪便和肛拭子，患者的可疑食物、呕吐物也可作为检验标本。胃镜及肠镜下，如发现有病变组织，应夹取少量病变组织进行相应的检查。注意采集粪便标本的非正常部分，因为细菌培养阳性率的高低与粪便的性状关系很大，脓血黏液部分的检验效果最好。成形便致病菌通常为阴性，霍乱弧菌感染时为米泔水样便。为提高阳性检出率，标本需新鲜且最好在使用抗菌药物前采集，腹泻患者应尽量在急性期采集标本。采集容器应为带盖的洁净广口容器。用于厌氧菌培养的标本，应尽量避免接触空气，最好立即接种培养基并进行培养。如不能立即送检，可取1g粪便保存于10ml 3%甘油缓冲盐水中或Cary-Blair运送管中并尽快送检。若疑为细菌性痢疾患者，应挑取脓血黏液部分检验，疑为霍乱患者则标本应置于碱性蛋白胨水中。此外，疑有弯曲菌属或耶尔森菌属等感染标本，应置于相应的运送培养基中送检。

312. 为什么消化道组织涂片法是诊断幽门螺杆菌感染快速准确的方法

答：经内镜获取患者胃窦、胃小弯、十二指肠壶腹的黏膜组织，将组织黏膜均匀涂在洁净的玻璃片上，经自然干燥后，可分别采用Warthin-Starry银染法、Giemsa染色、Brown-

Hopps 染色、吖啶橙染色等几种染色之一，再于油镜下查找弧形成螺旋状弯曲样幽门螺杆菌，此法为幽门螺杆菌组织涂片检测法。可根据幽门螺杆菌分布的数量和密度进行半定量，Marshall 将幽门螺杆菌感染分为 4 级报告：①0 级为无特征性细菌；②Ⅰ级为仔细寻找偶有细菌发现；③Ⅱ级为大多数高倍视野发现散在分布的或偶有成丛的细菌；④Ⅲ级为大多数高倍视野发现大量的细菌。该法简便、快速，可半定量、检测敏感度可达 80% 以上。

313. 为什么幽门螺杆菌感染引起的胃炎易出现家庭聚集现象

答：幽门螺杆菌能从感染患者的胃返流入口腔，使口腔成为它的储存库，唾液、胃液、返流液或呕吐物、牙斑和粪便中均存在幽门螺杆菌，患者容易成为传染源，人又是幽门螺杆菌的自然宿主。一般认为，感染了幽门螺杆菌的儿童，其家庭成员中幽门螺杆菌的检出率明显高于非儿童感染幽门螺杆菌的家庭成员；在同一个家庭中，不同成员感染的幽门螺杆菌经 DNA 限制性内切酶谱分析，约 50% 为同一菌株；父母检出幽门螺杆菌，其子女感染率也明显升高；另外，集体生活可增加幽门螺杆菌感染的概率。这些现象均说明幽门螺杆菌可以通过人与人之间传播。因此幽门螺杆菌感染容易出现家庭聚集现象。

314. 为什么幽门螺杆菌体外药敏试验与临床疗效有不一致现象

答：幽门螺杆菌在体外药敏试验中对多种抗生素敏感但临床疗效并不佳，原因如下：①抗生素不能到达幽门螺杆菌栖息处：大多数抗生素（除甲硝唑和克林霉素）不能穿透黏液层，无法在局部达到有效杀菌浓度，幽门螺杆菌能够定植于细胞内，而体外药敏试验结果是针对细胞外细菌对药物的敏感性；②胃内低 pH：大多数抗生素对于幽门螺杆菌的抗菌作用依赖于环境的 pH，而胃内低 pH 不利于抗生素发挥抗菌作用；③幽门螺杆菌的休眠形式：抗生素对正在复制的细菌才能起作用，处于休眠形式的细菌不受抗生素的影响。

315. 为什么检测肠道病原菌应选用不同的分离培养基

答：由于粪便标本中含有大量的正常菌群，因此需要利用选择性培养基促进病原菌分离培养。一般常规粪便培养建议同时选用肠道强选择性培养基（如 SS、XLD、HE 平板）和弱选择性培养基（如 MAC、EMB 或中国蓝平板），经 35℃ 培养 18~24 小时，观察菌落性状。如为乳糖不发酵菌落，则进行下一步生化反应鉴定及血清学鉴定。若 MAC 平板和 SS 平板培养后未检出常见致病菌，但感染性腹泻症状明显，可重新采集粪便标本接种 GN 肉汤进行增菌，35℃ 培养 4~6 小时后，再行分离培养。如怀疑沙门菌感染，可先用亚硒酸盐增菌液（selenite enrichment medium，SF）或四硫磺酸盐煌绿肉汤（tetrathionate broth，TTB）增菌 12 小时以提高检出率。氨苄西林血平板（BAP-AMP）选择性培养基（氨苄西林血平板，每 10ml 的血琼脂培养加入 10mg 氨苄西林）有助于检出气单胞菌属。IBB 选择性培养基（肌醇-亮绿-胆盐平板）有助于检出邻单胞菌属。对于某些病原菌，可选择特殊的针对性更强的培养基进行分离培养和鉴定，如 TCBS（thiosulfate citrate bile Salts sucrose），分离霍乱弧菌和副溶血弧菌；CIN 培养基分离小肠结肠炎耶尔森菌，Camp-BAP 平板或 Skirrow 血平板等分离空肠弯曲菌，改良的 Skirrow 平板分离幽门螺杆菌，CCFA 分离艰难梭菌，改良罗氏固体培养基分离结核分枝杆菌属细菌等。

316. 为什么肠道病原菌的阳性检出率较低

答：肠道病原菌阳性检出率较低是目前实验室普遍存在的共性问题，其原因大致可归纳为以下几点：①感染性腹泻目前的病原检验多为细菌检验，细菌性腹泻只占所有腹泻一半不到，病毒是感染性腹泻主要的病原微生物；②临床标本采集的合格性和送检的时效性：合格的标本是病原菌检出率即检验结果准确性的基础与保证，如不及时送检，会导致非病原菌快速生长并发生数量改变，致使病原菌的分离更加困难，易造成漏诊或误诊；③感染性腹泻涉及的病原菌种类较多，实验室所涉及可检测病原菌的覆盖面、检测能力、操作的规范化等均会影响病原菌的检出率。因此肠道病原菌阳性检出率较低。

317. 为什么"米泔水"样便接种于碱性蛋白胨水中可提高霍乱弧菌检出率

答："米泔水"样便是烈性肠道传染病霍乱患者粪便的性状特点。霍乱的病原菌是霍乱弧菌，它是一种兼性厌氧菌，耐碱，在 pH 6.8~10.2 范围均可生长，在 pH 8.2~9.0 的碱性蛋白胨水或碱性平板上生长迅速。霍乱弧菌具有耐碱特性，标本初次分离时选用 pH 8.5 的碱性蛋白胨水进行选择性增菌，35℃培养 4~6 小时可在液体表面形成菌膜，取增菌液表层菌膜移种 TCBS 平板进行霍乱弧菌分离培养可提高霍乱弧菌检出率。

318. 为什么黄绿色水样粪便应考虑接种高盐甘露醇培养基

答：黄绿色水样便腹泻患者通常是由金黄色葡萄球菌引起的胃肠道感染，此类标本应接种高盐甘露醇培养基。高盐甘露醇培养基含 7.5% NaCl 与甘露醇，金黄色葡萄球菌具有耐盐性（有别于与其他肠道细菌特性），在高盐琼脂上生长良好；同时金黄色葡萄球菌可发酵甘露醇，能使培养基由紫色变为黄色（指示剂为溴甲酚紫）。接种35℃培养 18~24 小时后，平板有细菌生长且培养基由紫色变为黄色即报告标本金黄色葡萄球菌培养阳性。

319. 为什么需要检测致腹泻性大肠埃希菌类型

答：大肠埃希菌是肠道正常菌群，但某些血清型可引起人类肠道感染，称之为致腹泻性大肠埃希菌，该病的发生与食入致腹泻性肠埃希菌污染的食物和水源有关，属于外源性感染。致腹泻性大肠埃希菌的培养特性与其他大肠埃希菌相似，但具有各自特殊的血清型、肠毒素或毒力因子。因此，要通过血清型试验、肠毒素检测或细胞黏附等试验来鉴定型别。根据其血清型、致病机制、作用部位、所致疾病及症状与预后不同，分成五种类型：肠产毒性大肠埃希菌（ETEC）、肠致病性大肠埃希菌（EPEC）、肠侵袭性大肠埃希菌（EIEC）、肠出血性大肠埃希菌（EHEC）、肠集聚性大肠埃希菌（EAEC），因此快速高效的检测尤为重要。对于未知标本，可以采用能够同时检测多个毒力基因的多重 PCR 方法。

320. 为什么儿童一般不推荐做艰难梭菌检查

答：文献显示，正常 0~1 个月龄的婴幼儿中艰难梭菌的携带情况为37%，1~6 月龄的携带率为30%，6~12 个月龄的携带率为14%，3 岁以上儿童的携带率跟正常非住院的成人的携带率相当极低，为 0~3%。住院的儿童和成人携带率较高为20%左右。儿童的艰难梭菌携带率较高，且很多是无症状携带者，没有发生腹泻可能的原因是儿童早期肠道淋巴系统发育不成熟或肠道内缺乏相应的毒素受体。因此一般不推荐儿童进行艰难梭菌检测。

321. 为什么艰难梭菌感染的患者治疗后无需再进行艰难梭菌的检测

答：因为艰难梭菌感染（Clostridium difficile infection，CDI）患者治疗后，体内的艰难梭菌并不会立即被清除，一段时间内患者会成为无症状携带者，艰难梭菌感染治疗2周后，艰难梭菌毒素的检出率为13%～24%，4周后为6%。因此不宜通过艰难梭菌毒素检测或者艰难梭菌的分离培养来判断艰难梭菌感染是否治愈，不建议将艰难梭菌检测阴性作为艰难梭菌感染的治愈标准。

322. 为什么对疑似空肠弯曲菌感胃肠道标本接种后置于42℃微需氧环境培养

答：空肠弯曲菌是弯曲菌属中最常见的致病菌，占弯曲菌腹泻的80%～90%。弯曲菌属细菌培养温度通常取决于所需要分离的菌株，最适生长温度随菌种而异。在考虑可能是空肠弯曲菌感染时，绝大多数实验室通常会用42℃作为初始分离空肠弯曲菌的温度，这一温度对其生长有利，相反其他菌株在37℃生长良好。因此42℃微需氧环境培养有利于空肠弯曲菌的检出。弯曲菌在平板上形成直径1～2mm、凸起、湿润、略带红色、有光泽的半透明菌落。若培养基表面较湿润时，空肠弯曲菌可扩散生长，形成扁平的大菌落。革兰染色为阴性、细长、两端稍尖的弧形细菌，亦有呈S形、螺旋形或纺锤形者。空肠弯曲菌鉴定试验为马尿酸盐水解试验与醋酸吲哚酯水解试验阳性；对萘啶酸敏感，对头孢噻吩耐药。

323. 为什么需在患者清晨排便前采集检测蛲虫虫卵的标本

答：蛲虫病是以引起肛门、会阴部瘙痒为特点的一种肠道寄生虫病。在卫生条件差的家庭往往多数成员同时患病。人是蛲虫唯一宿主，蛲虫感染者是蛲虫病的唯一传染源。传染方式有自身及异体感染两种。自身感染系雌虫于夜间爬行至肛门，在周围皮肤上产卵，引起奇痒，小儿用手指瘙痒而沾染虫卵。在进食或吮吸时吞入虫卵。虫卵在胃及十二指肠内孵化成幼虫，最后在小肠下段及大肠内发育为成虫。若虫卵在肛门口孵化，幼虫可爬进肛门，侵入结肠，引起逆行感染，这两种自身感染方式使感染加重，迁延不愈。异体感染是通过被污染虫卵的食物、玩具经口感染，也可经口鼻吸入飞扬的虫卵再咽下而感染，这是造成集体和家庭间传播的主要方式。因为蛲虫雌虫常于夜间爬出肛门产卵，虫卵附着于肛门部位和会阴皮肤皱褶处，如果清晨排便后再进行蛲虫虫卵检查，虫卵则可能由于肛门周围擦拭干净而漏检。

324. 为什么采用改良加藤厚涂片法检查钩虫卵时需尽快读片

答：在我国流行分布的钩虫主要有十二指肠钩虫和美洲钩虫，两者的形态与生活史相似，寄生部位与致病性相近，治疗方案亦相仿。钩虫感染的病原实验检测方法主要有粪便直接涂片法、改良加藤厚涂片法和饱和盐水浮聚法等，改良加藤厚涂片法是世界卫生组织（WHO）推荐的肠道寄生虫卵标准检查法。钩虫卵无色透明、卵壳薄，在粪样透明过程中，卵内水分被吸出，使虫卵干瘪皱缩，形态不再典型，加上甘油后则使虫卵更透明，很难与气泡相区别。因此，利用改良加藤厚涂片法检查钩虫卵时，应尽快读片检查，否则虫卵透明过度，无法观察。

325. 为什么检查钩虫感染首选饱和盐水漂浮法

答：饱和盐水漂浮法是利用饱和盐水比重大于某些虫卵比重而设计的肠道蠕虫卵检查方法。饱和盐水比重一般在 1.2 左右，远大于钩虫卵 1.055~1.080 的比重，同样也大于鞭虫卵（1.150）、蛲虫卵（1.105～1.115）、受精蛔虫卵（1.110～1.130）、带绦虫卵（1.140）、微小膜壳绦虫卵（1.050），及溶组织内阿米巴包囊（1.060~1.070）、结肠内阿米巴包囊（1.070）和贾第虫包囊（1.040~1.060）的比重，但与肝吸虫卵、姜片虫卵、肝片形吸虫卵和日本血吸虫卵的比重（1.17~1.20）相近或相等。因此，饱和盐水漂浮法可用于检测线虫卵（除未受精蛔虫卵）、带绦虫卵与原虫包囊，但不适于检测吸虫卵。由于钩虫卵卵壳较薄，加藤法易因透明过度难以识别而漏诊，生理盐水直接涂片法由于粪样量太少，漏检率更高。因此，采用饱和盐水漂浮法检测钩虫卵效果最好，为首选检测法。

326. 为什么改良加藤厚涂片法检查肠道蠕虫卵优于生理盐水直接涂片法

答：消化道寄生虫卵的检查方法有生理盐水直接涂片法、水洗沉淀法、改良加藤厚涂片法等，改良加藤法是 WHO 推荐使用的肠道寄生虫卵标准检查法。该法同时具有浓集、定性、定量等功能，也是我国肠道寄生虫卵调查的常用方法。其原理是利用粪便定量或定性厚涂片，以增加视野中虫卵数，可作虫卵定量检查。经甘油和孔雀绿处理，使粪膜透明，从而使粪渣与虫卵产生鲜明的对比，便于光线透过和镜检。孔雀绿则使视野光线变得柔和，以减少眼睛的疲劳。改良加藤法适用于检查各种蠕虫卵，方法简便，操作过程中虫卵不会散失，效果较好。生理盐水直接涂片法也是一种常用的寄生虫病原检测方法，不仅可检查蠕虫卵，也可检查原虫的包囊和滋养体等。该方法操作极其简便、快速，但由于涂制粪膜所用粪样量少，致其检出率很低，易于漏诊。而加藤厚涂片法所用粪样量是生理盐水直接涂片法的数十倍乃至百倍，其阳性检出率远高于前者，因此改良加藤厚涂片法检查肠道蠕虫卵优于生理盐水直接涂片法。

327. 为什么镜检时易混淆灵芝孢子和华支睾吸虫卵

答：华支睾吸虫也称肝吸虫，成虫寄生于肝胆管内引起肝吸虫病，严重感染者晚期可导致肝硬化、肝癌。华支睾吸虫卵形似芝麻，淡黄色，一端较窄且有盖，卵盖周围的卵壳增厚形成肩缝，另一端有小瘤。虫卵很小，显微镜下其形态与随粪便排出体外未破壁的灵芝孢子十分相似，如果经验不足很容易造成误诊。所以作为临床检验工作者进行粪便常规镜检时，如发现大量形似华支睾吸虫卵的小体时需格外小心，应根据灵芝孢子与华支睾吸虫卵形态学上的异同点进行认真鉴别。

328. 为什么可采用透明胶纸法检查带绦虫感染

答：带绦虫主要包括猪带绦虫和牛带绦虫两种，两者的成虫均由头节、颈部、链体组成，链体包括未成熟节片、成熟节片和孕节。虫体寄生于人的小肠上段，孕节多逐节或数节连在一起脱离链体，通常每天排出 6~12 节，最多达 40 节，每一孕节含虫卵 8 万~10 万个。从链体脱落下来的孕节仍具有显著的活动力，可随宿主粪便排出，有的主动从肛门逸出。部分孕节在肠道内破裂并散落出虫卵，但多数孕节，特别是牛带绦虫孕节，由于节片肌肉较为肥厚，很少能在肠道内受压破裂散落出虫卵，多数节片受肛门括约肌挤压，破裂释出虫卵，致使虫卵黏附在肛周皮肤上，通过粪检可查见虫卵或孕节。透明胶纸法，即将市售透明胶纸剪成小片，将有胶的一面粘贴肛周皮肤皱褶处取下，虫卵即可附于胶纸上，然后将胶面贴于载玻片上镜检。透明胶纸肛拭法是一种简便、快速检查肛周虫卵的有效方法，因而可用于带绦虫卵的检查。

329. 为什么宜采用金胺-酚改良抗酸染色法检查隐孢子虫

答：隐孢子虫可寄生于人体消化道，引起以腹泻为主要临床表现的隐孢子虫病，其生活史中包括卵囊、子孢子、滋养体和裂殖体，及雌雄配子体等时期，卵囊为感染阶段。仅卵囊可脱入肠腔随粪便排出体外，其他阶段虫体均位于小肠上皮细胞内，因此只能通过查找其卵囊检测隐孢子虫。由于直接涂片法难以使隐孢子虫与其他肠道原虫相鉴别，所以需利用染色法检查显示其特殊结构以利于鉴定。常用方法有金胺-酚染色法、改良抗酸染色法和金胺-酚改良抗酸染色法。金胺-酚改良抗酸染色法克服了另两种方法（金胺-酚染色法、改良抗酸染色法）的不足。染色后用光学显微镜观察，隐孢子虫卵囊呈玫瑰红色，而非特异性颗粒呈蓝黑色，有利于卵囊查找与鉴定。

330. 为什么免疫磁分离技术能提高隐孢子虫和贾第鞭毛虫的检出率

答：隐孢子虫和贾第鞭毛虫均为水源性寄生虫，呈世界性分布，是国内外的水质检测中必须或推荐检测的仅有的两种寄生虫，也被列入世界卫生组织与联合国粮食及农业组织2014年发布的危害严重的24种食源性寄生虫名录之中。在虫密度或感染度较低的情况下，这两种寄生虫的病原检测较为困难，因此，需采取富集法来提高其检出率。浓集方法有水洗沉淀、蔗糖漂浮浓集法等，近年研制出的免疫磁珠浓集分离技术是利用连接隐孢子虫卵囊及贾第虫包囊特异性抗体的磁珠，分别与目标物隐孢子虫卵囊和贾第虫包囊接合，形成带有磁性的复合体，在磁场作用下目标物被浓集纯化，再经酸解离使虫体分离。该方法可有效地对标本进行浓集分离，从而提高隐孢子虫和贾第鞭毛虫的检出率。

（秦娟秀　陈木新　艾　琳　韩立中）

第三节　常见消化系统感染性疾病实验诊断

331. 为什么组织活检是真菌性食管炎的确诊试验

答：食管炎症中以真菌感染最为多见，食管真菌感染包括3种形式：①急性感染见于极度衰弱的免疫功能低下患者，常导致死亡；②亚急性感染常引发食管狭窄；③慢性感染通常始于儿童期，多合并黏膜下真菌感染和免疫功能低下。真菌性食管炎的上消化道造影和内镜表现都无特异性，临床上应与其他病因造成的食管炎，如病毒性食管炎、反流性食管炎等相鉴别，并与食管静脉曲张、食管癌相鉴别，因此可采集食管刷标本进行荧光（calcofluor）、KOH、或革兰染色检查和真菌培养。因某些真菌是胃肠道共生菌，培养阳性尚不足以诊断真菌性食管炎，需在内镜下活检组织查见有菌丝侵入上皮细胞方可确诊。

100

332. 为什么可采用不同的幽门螺杆菌检测方法诊断幽门螺杆菌胃炎

答：幽门螺杆菌检测有多种方法，因每种方法都有其不足之处，故需视情况而定。

（1）细菌培养：是诊断幽门螺杆菌感染最可靠的方法，也是验证其他诊断方法的金标准，但幽门螺杆菌的不均匀分布可能导致假阴性结果。

（2）组织涂片法：是快速检测幽门螺杆菌感染方法，该法简便，检测敏感度可达80%以上。

（3）分子生物学方法：简便、快速、灵敏度高、特异性高，可直接对标本进行检测，且标本无需严格的保存条件。但由于根除治疗后胃中残存的幽门螺杆菌 DNA 亦能被 PCR 扩增，因此不宜用来判断幽门螺杆菌治疗的短期效果，也不适用于幽门螺杆菌感染的常规诊断。

（4）免疫学检查：目前最常用的方法是 ELISA 定性或者定量检查幽门螺杆菌 IgG 抗体，其敏感性和特异性高，准确率高达 90%~95%，重复性好，易于推广应用。

（5）快速尿素酶试验，其原理是利用幽门螺杆菌产生脲酶分解尿素使培养基 pH 升高，指示剂酚红变色，但是其结果容易受标本中幽门螺杆菌的密度、环境温度、病菌分布差异等影响，故敏感性、特异性和准确性均较低，不能单独作为判断有无感染的证据。

333. 为什么通常仅检测 O1 和 O139 这两个血清型的霍乱弧菌

答：霍乱弧菌是烈性肠道传染病霍乱的病原体。霍乱弧菌有不耐热的 H 抗原和耐热的 O 抗原。O 抗原具有群特异性和型特异性，是霍乱弧菌分群和分型的基础。根据 O 抗原的不同，霍乱弧菌现分为 155 个血清群。根据流行资料统计，其中仅 O1 群霍乱弧菌和 O139 群霍乱弧菌可引起霍乱。自 1817 年以来，已发生七次世界性的霍乱大流行，均由霍乱弧菌 O1 群引起，前六次病原体均为霍乱弧菌的古典生物型，第七次为埃尔托生物型。自 1992 年 10 月起分离到新的血清群 O139，现在世界各地均有其流行或散发病例报告。O139 群与 O1 群抗血清无交叉反应，但遗传学特征和毒力基因与 O1 群相似。除 O1 群和 O139 群以外的霍乱弧菌仅可引起人类的胃肠炎，无明显的季节分布，不引起霍乱流行。

334. 为什么沿海地区食物中毒应考虑副溶血弧菌感染

答：副溶血弧菌属于弧菌属，是一种嗜盐性细菌，在含 3.5% NaCl、pH 7.7~8.0 培养基中生长较好，最适生长温度为 30~37℃，当 NaCl 浓度高于 8.0% 时则不生长。副溶血弧菌主要存在于近海的海水、海底的沉淀物、鱼虾类和贝壳及盐腌加工的海产品中。该菌主要引起食物中毒和急性腹泻，1950 年首次在日本大阪引发食物中毒的暴发流行，也是我国沿海地区及海岛食物中毒的最常见病原菌。因此沿海及海岛地区食物中毒应考虑副溶血弧菌所致。

335. 为什么发生抗生素相关性腹泻时应检测艰难梭菌毒素

答：抗生素相关性腹泻是使用抗生素后导致肠道菌群紊乱而引起的腹泻。抗生素相关性腹泻多见于使用氨苄青霉素、林可霉素、头孢菌素类抗生素。其致病机制主要是肠道正常菌群原有的平衡状态被破坏后而使菌群发生异常变化，即结肠菌群（厌氧菌群）显著减少、抑制、多样性减低；常伴有耐药菌生长过度，严重时引起假膜性肠炎、真菌性肠炎、葡萄球菌肠炎等。艰难梭菌是人和动物肠道中的正常菌群，在婴幼儿的粪便中分离率较高，成人中的分离率仅有 0%~2%。该菌对克林霉素、红霉素等抗生素耐药率较高，长期口服这些抗生素，尤其是克林霉素，易引起肠道菌群失调，致使艰难梭菌在肠道中过度繁殖并产生毒素而致病，引起抗生素相关性腹泻。艰难梭菌可产生多种毒性因子，其中尤以毒素 A 和毒素 B 最为重要。毒素 A 为肠毒素，能使肠壁出血坏死，液体积蓄；毒素 B 为细胞毒素，系伪膜性肠炎的致病因子，能使肠上皮细胞的肌动蛋白解聚，破坏细胞骨架，直接损害肠黏膜细胞。毒素的阳性检出率随病情的严重程度而升高，但粪便中毒素的效价高低与病情的轻重并不平行。总之，艰难梭菌是抗生素相关腹泻的重要致病菌，且毒素是其重要致病因子，因此发生抗生素相关性腹泻时应检测艰难梭菌毒素。

336. 为什么食入"毒黄瓜"可引起致命性的溶血性尿毒症

答："毒黄瓜"是指受到肠出血性大肠埃希菌（EHEC）污染的黄瓜。食用污染 EHEC 的黄瓜可引发致命性的溶血性尿毒症，其致病机致如下：EHEC 可产生黏附素和毒素这两种主要致病因子，病菌随食物进入消化道后，由紧密黏附素介导与宿主末端回肠、盲肠和结肠上皮细胞结合，然后释放毒素，引起血性腹泻并选择性地破坏肾内皮细胞，这种破坏可引起肾小球滤过减少和急性肾功能衰竭。将疑似 EHEC 感染患者的粪便标本接种于鉴别培养基，挑选可疑菌落并鉴定为大肠埃希菌后，再分别用 ELISA 检测 VT 毒素、PCR 核酸扩增与探针杂交检测 *VT* 基因与血清型特征可明确诊断。

337. 为什么细菌性胃肠型食物中毒诊断需从呕吐物、粪便和可疑食物中检出同一病原菌

答：细菌性胃肠型食物中毒是由于进食细菌及毒素污染的食物引起，有恶心、呕吐、腹痛、腹泻等急性胃肠炎表现，大便多为稀水便和脓血便。而食物中毒可以起因于食品、添加剂、饮食器皿或包装容器的中毒，致病因子包括细菌、化学物质和自然毒物等，因此细菌性胃肠型食物中毒确诊有赖于从患者呕吐物、粪便或可疑食物中检出同一病原菌，从而确定中毒病原菌的来源。

338. 为什么质粒使得胃肠道感染的病原菌危害变大

答：具有毒力的病原菌中，可存在不同于基因组核心序列的、决定细菌毒力的完整DNA 序列，称为质粒。质粒可编码黏附素、毒素、铁摄取系统、侵袭素、Ⅲ型和Ⅳ型分泌装置等；质粒含有整合酶和转座酶等基因，可完整地通过转化、转导、接合和溶原性转换转移至无毒的菌株中，使其成为毒力菌株。当无质粒的细菌获得质粒后，此菌通过基因复制和菌体繁殖成为一个新的有毒力的克隆。如引起婴幼儿腹泻的肠致病性大肠埃希菌的染色体与大肠埃希菌标准菌株相比具有一个 355 kb 的质粒，与该菌对肠道上皮细胞所产生的损伤有关。因此含有质粒的菌株通常毒力更强，更易发生水平传播，危害更大。

339. 为什么肠结核病的确诊有赖于细菌学检查

答：对有活动性肺结核病而影像学和实验室检查支持有肠道累及的患者，细菌学检查结果比 X 线平片、钡剂检查、CT 检查及血沉升高等更为重要。这是因为有些肠结核病患者的血沉等常规实验室检查结果多为非特异，影像学检查对诊断有帮助却无法确诊。因此肠结核的确诊需要组织中检出细菌，如直接抗酸染色见到抗酸杆菌，或对活检的组织进行

细菌培养，或采用 PCR 方法检测病原菌等。

340. 为什么真菌性肠炎诊断困难

答：患者发生真菌性肠炎主要是由于其存在严重基础疾病，机体免疫力下降，或抗生素的使用破坏了肠道正常菌群，造成继发性真菌感染。该疾病属于深部真菌感染，临床上较为少见，一般可无特殊症状和体征。实验室诊断方面确诊本病需在结肠黏膜组织中查见真菌，同时多次真菌培养应呈阳性且证实为同一克隆株。但真菌组织的染色检查中往往因真菌数量少、苏木精-伊红染色不良常被忽略。因此，无论临床还是实验室对真菌性肠炎的诊断均有一定的难度。

341. 为什么自发性细菌性腹膜炎多为需氧菌感染

答：自发性细菌性腹膜炎（spontaneous bacterial peritonitis，SBP）是指腹腔内无原发病灶（如脏器穿孔等）而发生的急性细菌性腹膜炎。成人原发性细菌性腹膜炎中，厌氧菌和微需氧菌感染很少见，仅占 5% 以下，这可能是因为腹水中氧含量比较高，平均氧分压与静脉血相仿，不利于厌氧菌生长。腹水中分离到的微生物以需氧革兰阴性杆菌最多见，如果腹水中检出厌氧菌，尤其是多种菌丛的病例，需要警惕有继发性腹膜炎的可能。

342. 为什么细菌性腹膜炎细菌检查不能仅作涂片显微镜观察

答：因为腹腔感染时腹水中的细菌数较低，为 1~10 个/L。腹水涂片，即使是离心涂片后作细菌革兰染色检查，阳性率仍很低，仅为 10%~20%，因此除涂片显微镜观察外，需要对腹水作需氧菌和厌氧菌培养。若推测单一微生物感染，则可以将腹水注入血培养瓶。若接种前进行的革兰染色结果显示微生物呈多形态，腹水则不需进行血培养瓶培养，因为细菌间的竞争性生长可能会妨碍有临床意义病原的分离。仅在怀疑患者为继发性腹膜炎时需进行腹水厌氧培养，该类患者有时会存在厌氧菌感染。如不能确定是自发性细菌性腹膜炎还是继发性腹膜炎，将液体同时注入需氧与厌氧血培养瓶，能提高诊断的阳性率。

343. 为什么引起继发性腹膜炎的病原菌多为肠道正常菌群

答：继发性腹膜炎是继发于腹腔内脏器的炎症、穿孔、外伤、缺血坏疽，以及腹部手术相关的腹腔感染。肠道被破坏，肠道内的细菌进入腹腔后成为继发性腹膜炎的病原菌，该病常为包含厌氧菌的多种菌丛的混合感染。继发性腹膜炎的诊断依赖于病原生物侵入源头的识别，通常是胃肠道菌群。常见病原生物包括需氧和厌氧的革兰阴性杆菌（大肠埃希菌、克雷伯菌属、拟杆菌属）以及革兰阳性菌群（梭菌属、肠球菌属、双歧杆菌属、消化链球菌属）。实验室应该提供对培养结果的基本描述（如混合需氧菌和厌氧菌肠道菌丛），对特定病原菌进行鉴定如耐甲氧西林金黄色葡萄球菌、β 溶血链球菌、多重耐药革兰阴性杆菌、耐万古霉素肠球菌等，以指导经验性抗感染治疗。

344. 为什么脓液性质对判断腹腔脓肿的病原生物种类有一定参考价值

答：腹腔脓肿是指脓性液体积聚于腹腔内某些间隙中，并由周围的纤维组织、肠、肠系膜、大网膜及其他腹膜内脏器包裹、粘连，并与游离腹腔相对隔绝所形成的局限性脓肿。腹腔脓肿的脓液性质因致病菌的不同而异，如果以大肠埃希菌为主的混合感染，多为有粪臭味的灰白黏稠脓液；如有铜绿假单胞菌感染时，脓液呈淡绿色；如合并产气菌感染时，脓腔中存有气体。因此辨别脓液性质对腹腔脓肿的病原生物种类的判断有一定的参考价值。

345. 为什么腹膜透析患者需预防腹膜透析相关性腹膜炎

答：腹膜透析是终末期肾病的肾脏替代治疗方式之一，腹膜透析相关性腹膜炎（peritoneal dialysis associated peritonitis，PDAP）是其最主要、最常见的并发症。长时间的透析造成患者免疫力低下、腹膜抵抗力降低，同时患者在治疗过程中，由于接触污染、胃肠道感染、导管相关性感染及医源性操作等原因可导致病原菌进入腹腔，也容易引发腹膜炎。PDAP 感染多是单微生物性质，厌氧菌感染罕见。PDAP 的常见病原生物与自发性细菌性腹膜炎截然不同，其中革兰阳性细菌（主要是葡萄球菌属，其次是链球菌属、棒状杆菌属）比例>60%，革兰阴性细菌（主要是大肠埃希菌、克雷伯菌属、肠杆菌属）<30%，而厌氧菌与真菌所致感染均<3%。PDAP 是腹膜透析技术失败和患者死亡的主要原因，因此腹膜透析患者需预防 PDAP，以提高存活率和生存质量。

346. 为什么胰腺坏死的患者多伴有病原生物感染

答：因为胰腺梗阻、自身免疫性疾病或摄取酒精，引发胰腺炎症，进而导致胰腺组织坏死，坏死位点会出现胰腺感染。胰腺感染是急性胰腺炎的并发症之一。病原生物进入胰腺组织存在多种途径，包括胆道和十二指肠-胰反流、血液和淋巴扩散，以及肠道的局部细菌易位。肠源性革兰阴性菌，包括大肠埃希菌、克雷伯菌属等，是胰腺感染最常见的致病源，这提示急性重症胰腺炎可能发生了肠道黏膜屏障破坏，从而导致肠道细菌易位。同时坏死失活的胰腺组织失去阻止细菌和真菌增殖的免疫功能，抗生素的渗透也受到限制。因此胰腺坏死患者多伴有病原生物感染。

如出现胰腺感染时，可以送检坏死组织或胰腺抽吸物进行需氧细菌培养、革兰染色，同时采集 2~3 套血培养标本进行血培养。抗菌药物敏感性试验结果可以用来指导治疗，以减少胰腺脓毒症、感染扩展到邻近器官的发生率并降低死亡的概率。胰腺坏死组织培养阴性并不常见，结果为阴性时要考虑扩展搜索范围，如苛养或慢生长的微生物、寄生虫或病毒。

347. 为什么急性胆囊炎患者易继发胆囊细菌感染

答：急性胆囊炎是一种常见的疾病，是由于胆囊管梗阻、化学性刺激和细菌感染所引起的急性胆囊炎症型病变。急性胆囊炎的发病早期常为非细菌性的，但发病 1 周后，50%以上患者可继发细菌感染，感染途径如下：①血源性：全身性细菌感染如伤寒、脓毒血症等，病原菌可随血流进入胆囊壁；②肠、肝源性：肠道内细菌可自门静脉血回流至肝脏，如未被单核-巨噬细胞消灭，肝内细菌可随淋巴管或胆汁进入胆囊，或随胆汁排入胆囊引起细菌感染，此外，肠道内细菌也可由蛔虫逆行钻入胆道而被带入，引起炎症，并引起胆道梗阻；③临近脏器感染的蔓延或胆囊创伤，细菌直接侵犯胆囊引起感染性炎症。因此急性胆囊炎患者易继发胆囊细菌感染。如出现急性胆囊炎时，应对胆汁进行革兰染色、需氧菌培养与厌氧菌培养。如果同时有脓毒症、腹膜炎体征应该补充血培养和腹水培养等检查。

348. 为什么一般不采用血清学方法诊断肠道寄生虫感染

答：免疫学检查是诊断感染性疾病较为常用的技术方法。免疫检测目标物为抗原或抗体，抗原是病原寄生虫的分泌排泄物或虫体溶解物，抗体是感染机体针对寄生虫抗原物质产生的免疫球蛋白（Ig）。目前除疟原虫抗原快速检测试验外，其他寄生虫抗原的免疫检测都未能获得很好的应用。虽然抗体检测应用广泛，市售试剂盒种类很多，但该检测不能区分现症感染与既往感染，治愈后抗体还可持续存在很长一段时间，因此对疗效评估并无参考价值。肠道寄生虫感染，虫体的分泌排泄物经由肠壁吸收，因此在患者血清中可检测到相应抗体，但其含量不足，容易出现假阴性。由于从粪便标本中较易检测到肠道寄生虫的病原而明确诊断，故一般不采用血清学检查来诊断肠道寄生虫感染。

349. 为什么可采用钩蚴培养法鉴别十二指肠钩虫与美洲钩虫

答：在我国寄生于人体的钩虫有十二指肠钩虫和美洲钩虫，这两种钩虫的分布、致病性及对药物敏感性均有所不同，应予以鉴别。虽然它们的虫卵无法鉴别区分，但幼虫期（丝状蚴）则可在显微镜下鉴别，且成虫形态结构也具有明显差异。因此，可通过成虫或其幼虫丝状蚴进行鉴别诊断。由于成虫不易获得，故通过培养使虫卵孵出幼虫并在显微镜下观察钩蚴形态成为主要鉴别方法，这种培养得到钩虫丝状蚴的方法称为钩蚴培养法。钩蚴培养法操作简便，取黄豆粒大小粪便标本，在"T"形的滤纸上涂成粪膜，插入盛有少许清水的试管，忌粪膜接触水面，20~30℃下培养3天，观察蛇形蠕动的幼虫，若有则继续培养至5天，获得钩虫丝状蚴用以鉴别。

350. 为什么宜采用分子生物学方法对姜片吸虫卵与肝片形吸虫卵进行鉴别

答：姜片吸虫与肝片形吸虫是两种生活史相似的虫种，前者寄生于人体小肠内，而后者则寄生于人体的肝胆管内，引起不同的病变与临床表现。两者的虫卵均可在粪便标本中检出，但两者形态相近、大小相似，以致从形态上难以区分。分子生物学技术已在寄生虫病研究领域得到了广泛应用，尤其是PCR技术以及以PCR技术为基础的其他分子技术，在寄生虫病的诊断、分类以及流行病学调查等方面显示出无可比拟的优势。随着分子生物学迅速发展，可以在蛋白、核酸等分子水平分析寄生虫虫种和虫株间的差异。所以，鉴别姜片吸虫卵与肝片形吸虫卵时可采用相关的分子技术从基因方面对两种虫卵进行更为准确的鉴别。

351. 为什么检测贾第虫时需连续多次送检标本

答：蓝氏贾第鞭毛虫分布于世界各地，是人体肠道感染的常见寄生虫之一，可引起人类的贾第虫病，此病通常在旅游者中发病率较高，故又称旅游者腹泻。蓝氏贾第鞭毛虫感染的患者，以无症状带虫者居多。人或动物摄入被其包囊污染的水或食物而被感染。包囊在十二指肠脱囊形成两个滋养体，后者寄生于十二指肠或小肠上段。虫体借助吸盘附着于小肠绒毛表面，以二分裂方式进行繁殖。在外界环境不利时，滋养体分泌囊壁形成包囊并随粪便排出体外，包囊在水中或凉爽环境中可存活数天至1个月之久。由于包囊排出具有间隙性，故应连续多次送检标本进行检查以提高检出率。

（秦娟秀 陈木新 艾琳 韩立中）

第八章　泌尿系统感染病原检验

第一节　常见病原生物与所致疾病

352. 为什么会患尿路感染

答：尿路感染（urinary tract infection，UTI）又称泌尿系统感染，是因细菌、真菌等病原生物入侵泌尿系统而导致炎症反应，一般伴有尿频、尿急、尿痛等膀胱刺激症状。尿路感染分为上尿路感染（输尿管炎和肾盂肾炎）和下尿路感染（膀胱炎和尿道炎），其临床特征与感染的微生物种类及感染部位有关。细菌是最常见的病原生物，常因机体排尿冲刷、黏膜抗菌能力等防御机能受损，或存在尿路梗阻、膀胱输尿管反流、神经源性膀胱与泌尿系统结构异常等因素，具有毒力或达到一定数量细菌通过上行感染或血行感染以及淋巴道感染等途径侵入泌尿系统。入侵细菌分泌的黏附素等因子与尿路上皮细胞受体结合，启动侵袭过程，并大量繁殖导致感染。

353. 为什么尿路梗阻等某些因素可导致尿路感染

答：容易导致尿路感染的因素及原因如下所述：

（1）尿路梗阻：可由尿路解剖或功能异常导致尿流不畅，细菌不易被冲洗清除，在局部繁殖引起感染。

（2）膀胱输尿管反流：输尿管膀胱壁内段及膀胱开口处的黏膜形成瓣膜阻止尿液从膀胱反流至输尿管，当其功能或结构发生异常改变时尿液可发生反流，膀胱内细菌随之逆行至肾盂，引发肾盂肾炎。

（3）免疫缺陷：机体免疫力低下，不仅增加尿路感染发生的几率，而且可使尿路感染反复发作。

（4）神经源性膀胱：支配膀胱的神经功能障碍，导致长时间尿液潴留。

（5）妊娠：孕期输尿管蠕动功能减弱、暂时性膀胱输尿管活瓣关闭不全及妊娠后期子宫增大致尿液引流不畅。

（6）性活动：性生活时尿道口周围细菌易被挤压入膀胱而引起尿路感染。

（7）医源性因素：导尿或留置导尿管、膀胱镜和输尿管镜检查、逆行性尿路造影等可致尿路黏膜损伤，易引发尿路感染。

（8）泌尿系统结构异常：如肾发育不良、肾盂及输尿管畸形、移植肾、多囊肾等。

（9）其他因素：如宿主基因、雌激素水平等。

354. 为什么需要对尿路感染进行分类

答：尿路感染的临床症状较为复杂，可表现为急、慢性肾盂肾炎，急、慢性膀胱炎，无症状性细菌尿，也可引发严重并发症如败血症、感染性休克等，少数反复发作或迁延不愈，甚至肾衰竭。由于不同类型的尿路感染在临床症状、病原生物种类、治疗方案及患者预后等方面均有所差异，因此需要对尿路感染进行分类。常见的分类如下：

（1）根据感染发生部位：可分为上尿路感染和下尿路感染。前者指输尿管炎和肾盂肾炎，感染部位包括输尿管、肾盂、肾实质，后者包括膀胱炎和尿道炎。

（2）根据有无基础疾病/尿路解剖与功能异常：分为单纯性尿路感染和复杂性尿路感染。复杂性尿路感染是指伴有机体抵抗力低下的基础疾病、使用免疫抑制剂、存在泌尿系统解剖或功能异常所致的尿路梗阻或畸形等。

（3）根据有无症状：分为有症状尿路感染和无症状细菌尿。前者有临床症状，同时清洁中段尿细菌培养菌落计数 $\geq 10^5$ CFU/ml。后者无症状，但连续 2 次清洁中段尿细菌培养菌落计数 $\geq 10^5$ CFU/ml，且为相同菌株。

（4）根据是否初发：分为初发性尿路感染和再发性尿路感染。前者指首次发作的尿路感染，后者指 6 个月内发作 ≥ 2 次，或 1 年内 ≥ 3 次者，包括重新感染与复发。

355. 为什么病原生物的鉴定结果可提示尿路感染类型

答：革兰阴性杆菌是尿路感染最常见的病原菌，以大肠埃希菌最为常见，占尿路感染全部病原菌的 80%~90%，其次是变形杆菌属和克雷伯菌属。5%~10% 的尿路感染由革兰阳性细菌引起，主要为肠球菌属和凝固酶阴性葡萄球菌。大肠埃希菌最常见于无症状性细菌尿、单纯性尿路感染或初发尿路感染。医院内感染、复杂性或复发性尿路感染、尿路器械检查后发生的尿路感染，则多由肠球菌属、变形杆菌属、克雷伯菌属和铜绿假单胞菌所致。其中变形杆菌属常见于伴有尿路结石者，铜绿假单胞菌多见于尿路器械检查后继发的感染，金黄色葡萄球菌常见于血源性尿路感染。混合性细菌感染多见于长期留置导管、反复器械检查、免疫力低下的患者。因此，病原生物的鉴定结果对于尿路感染类型有一定提示作用。

356. 为什么正常情况下泌尿系统能够抵御细菌侵袭

答：正常情况下泌尿系统防御机制能抵御细菌侵袭，主要包括：①排尿的机械性冲洗作用；②尿道和膀胱黏膜分泌抑制细菌生长的物质；③尿液高渗透压、低 pH 与高浓度尿素等不利于细菌生长；④出现感染后白细胞很快进入膀胱和尿液从而清除细菌；⑤输尿管膀胱连接处活瓣结构可防止尿液、细菌进入输尿管。一旦泌尿系统防御功能被破坏，病原菌可乘虚而入，诱发泌尿系统感染。

357. 为什么尿路感染需要及时治疗

答：尿路感染患者如未及时治疗可能出现以下并发症：

（1）肾乳头坏死：指肾乳头及其邻近肾髓质发生缺血性坏死，主要表现为寒战、高热、剧烈腰痛、腹痛和血尿等。

（2）肾周围脓肿：为严重肾盂肾炎直接扩展所致，除原有症状加剧外，常出现明显的患侧腰痛，且向健侧弯腰时疼痛加剧。

（3）革兰阴性杆菌败血症：多见于复杂性尿路感染患者，尤其是接受膀胱镜检查或长期留置导尿管后。病情凶险，突起寒战、高热及休克。

（4）尿路结石与梗阻：可导致肾盂积液、反流性肾病，加速肾功能损害。

此外，如果伴有糖尿病和（或）存在复杂因素的尿路感染，特别是急性肾盂肾炎者，未及时治疗或治疗不当，可出现多种并发症，所以尿路感染需及时进行治疗。

358. 为什么急性膀胱炎会表现为尿频、尿急、尿痛症状

答：急性膀胱炎（acute cystitis）以浅表膀胱炎症多见，尿道内口及膀胱三角受累最明显。病原菌侵入下尿道后，在膀胱内大量繁殖，累及黏膜、黏膜下层，导致膀胱黏膜血管扩张充血、上皮细胞肿胀、黏膜下组织充血水肿及炎症细胞浸润，尿道口持续受炎症刺激，从而表现为尿频、尿急、尿痛等排尿不适。病原菌多为大肠埃希菌，约占75%以上。由于细菌仅在局部繁殖，并未入血，亦未上行至上尿路，因此一般无全身感染症状，少数患者可出现腰痛、发热，但体温一般不超过38℃。

359. 为什么住院患者出现不明原因发热建议送检尿培养

答：尿路感染是最常见的医院感染之一，尤其留置导尿管的住院患者中发生率较高，易出现上尿路感染，如急性肾盂肾炎。上尿路感染主要表现为发热、寒战，体温多在38℃以上，部分患者尿频、尿急、尿痛、排尿困难等尿路刺激症状可不典型或缺如。婴幼儿出现细菌所致的尿路感染时，尿路刺激症状不明显，仅出现高热、抽搐等全身症状。因此当住院患者出现发热，而临床未发现明确的感染灶，即使无明显尿路刺激症状，也建议送检尿培养以明确或排除感染源。

360. 为什么要尽量减少或避免尿路导管的使用

答：留置尿路导管容易引起导尿管相关尿路感染（catheterassociated UTI）。导尿管相关尿路感染是指患者留置导尿管后或者拔除导尿管48小时内发生的泌尿系统感染。患者可出现尿频、尿急、尿痛等尿路刺激症状，或者有下腹触痛、肾区叩痛，伴有或不伴有发热。出现上述临床症状，且有以下条件之一可予以诊断：

（1）清洁中段尿或者导尿留取尿液（非留置导尿）培养：革兰阳性球菌菌落数≥10^4CFU/ml，革兰阴性杆菌菌落数≥10^5CFU/ml。

（2）耻骨联合上膀胱穿刺留取尿液培养：细菌菌落数≥10^3CFU/ml。

（3）新鲜尿液标本经离心应用相差显微镜检查：每30个视野中有半数视野见到细菌。

（4）经手术、病理学或者影像学检查，有尿路感染的证据。

（5）患者如果没有症状，但在1周内有内镜检查或导尿管置入，尿液培养革兰阳性球菌菌落数≥10^4CFU/ml，革兰阴性杆菌菌落数≥10^5CFU/ml，应当诊断为无症状性菌尿症。

尽管定时更换导尿管可以减少尿路感染的发生，但是预防导尿管相关尿路感染最有效的办法是减少或避免尿路导管的使用，或尽可能缩短保留时间。

361. 为什么部分患者无尿路感染症状亦可诊断为尿路感染

答：尿路感染根据有无症状可分为有症状细菌尿和无症状细菌尿。患者没有症状或仅

有轻度的发热、乏力，但连续 2 次清洁中段尿细菌培养菌落计数 ≥ 10^5 CFU/ml，且为同种细菌，即可诊断为无症状细菌尿。无症状细菌尿多见于老年女性和妊娠期妇女，患者可长期无症状，尿常规可无明显异常，但尿培养有真性菌尿。女性患者以大肠埃希菌感染最为常见，而男性则以奇异变形杆菌较为多见。绝经期非妊娠妇女、老年人、脊髓受损患者一般不建议治疗，而妊娠期妇女、留置导尿管患者以及行泌尿外科手术的患者出现无症状菌尿则建议予以治疗。

362. 为什么变形杆菌感染可引起尿路结石与梗阻

答：变形杆菌属细菌存在于人的肠道，其中奇异变形杆菌和普通变形杆菌能引起人的原发性和继发性感染，是泌尿道感染的主要病原菌之一，并且与尿路结石（lithangiuria）形成有一定的关系。这类细菌可产生脲酶，分解尿素，使尿液碱化，从而使得尿中磷酸盐易析出结晶，进而形成感染性结石。此类结石多为鹿角型，常为双侧，结石小裂隙内可藏有病原菌，导致感染治疗不彻底，存在尿路感染反复发生的风险。因此，培养结果提示变形杆菌属感染时，尚需结合泌尿系统影像学结果等制订治疗方案。

363. 为什么细菌性前列腺炎需要区分急性和慢性

答：由于急性细菌性前列腺炎与慢性细菌性前列腺炎的治疗方案有所不同，因此需要对细菌性前列腺炎（bacterial prostatitis）进行区分。急性细菌性前列腺炎多由尿道上行感染所致，也可由血行感染、尿液经前列腺管逆流引起。病原菌多为肠杆菌科细菌或假单胞菌属细菌，葡萄球菌属、淋病奈瑟菌等也可引起急性前列腺炎。治疗常选用复方磺胺甲噁唑、喹诺酮类，以及头孢菌素、妥布霉素、氨苄西林和红霉素等。慢性细菌性前列腺炎患者多无急性炎症过程，主要经尿道逆行感染所致，病原菌有大肠埃希菌、变形杆菌属或葡萄球菌属、链球菌属，也可由淋病奈瑟菌引起。治疗效果往往不理想，首选红霉素、复方磺胺甲噁唑、多西环素等具有较强穿透力的抗菌药物。

364. 为什么附睾炎与尿路感染的病原种类相似

答：急性附睾炎多由泌尿系统感染沿输精管蔓延到附睾或菌尿逆流至附睾所致，如开放性前列腺切除或经尿道前列腺电切术后的患者若存在尿路感染，由于射精管口向前列腺窝敞开，排尿时压力增高，可使菌尿经输精管逆流至附睾，引起附睾炎（epididymitis）。慢性附睾炎多因急性附睾炎治疗不彻底而形成。因此附睾炎的感染病原与尿路感染病原生物相似。最常见的病原菌为大肠埃希菌，其次是变形杆菌属、葡萄球菌属、肠球菌属及铜绿假单胞菌等，此外沙眼衣原体、结核分枝杆菌等不典型病原体也可引起附睾炎。

365. 为什么急性睾丸炎患者需要检测病原生物种类

答：急性非特异性睾丸炎多发生于尿道炎、膀胱炎、前列腺炎、前列腺增生切除术后及长期留置导尿管的患者。感染经淋巴或输精管扩散至附睾，引起附睾睾丸炎。常见的病原菌为大肠埃希菌、变形杆菌属、葡萄球菌属及铜绿假单胞菌、沙眼衣原体、淋病奈瑟菌等。此外，病毒也可以直接侵犯睾丸引起急性睾丸炎，最多见的是流行性腮腺炎病毒。细菌性睾丸炎和病毒性睾丸炎有不同的治疗方案，抗生素治疗对于病毒性睾丸炎无效。因此诊断急性睾丸炎时，进行相应实验诊断以明确病原生物种类，对确定后续治疗方案具有重要意义。

366. 为什么肾结核患者尿路刺激症状缓解后病灶内仍可能存在结核分枝杆菌

答：肾结核（renal tuberculosis）患者典型临床表现有尿频、尿急、尿痛、血尿、脓尿，腰痛和肿块，晚期可有发热、盗汗、消瘦、贫血等结核消耗症状。若治疗过程中上述症状缓解则提示治疗有效。但是，少数肾结核患者病程中可出现全肾广泛钙化，肾功能丧失；肾内混有干酪样物质，输尿管完全闭塞，含有结核分枝杆菌的尿液不能流入膀胱，膀胱继发性结核病变逐渐好转和愈合，膀胱刺激症状也逐渐缓解甚至消失，尿液检查也会趋于正常。但是此时病灶中仍有大量存活的结核分枝杆菌，可导致疾病复发。因此，肾结核患者短时间内出现症状好转、尿常规检查结果正常，尚需结合影像学检查等以明确疾病是否完全愈合。

（刘　瑛　刘婧娴）

第二节　感染病原检验

367. 为什么尿细菌培养可出现假阳性或假阴性结果

答：尿液细菌培养（urine bacterial culture）出现假阳性结果主要是由于：①中段尿收集不规范，尿标本被污染；②尿标本在室温下存放超过 1 小时才接种平皿。

出现假阴性结果主要由于：①近 7 天内使用过抗生素，尿液中细菌暂时性处于生长抑制状态；②尿液在膀胱内停留时间不足 6 小时，细菌繁殖未到达一定数量；③收集中段尿时，消毒液混入尿标本内，导致标本内细菌死亡；④饮水过多导致尿液稀释而使尿液中的细菌浓度也相应被稀释；⑤感染灶排菌呈间歇性，在排菌的间歇期收集尿液可导致假阴性结果。

368. 为什么尿亚硝酸盐试验可作为尿路感染的快速过筛试验

答：健康人尿液含有一定量硝酸盐，当机体泌尿系统感染大肠埃希菌、克雷伯菌属、变形杆菌属、葡萄球菌属和假单胞菌属等具有硝酸盐还原酶的细菌后，硝酸盐可被还原成亚硝酸盐。尿常规亚硝酸盐试验（nitrite test，NIT）快速、简便，检测阳性对发现潜在的尿路感染或尿路感染的高危人群具有很大价值。但是尿液标本存放时间过长，服用非那吡啶药物等因素可导致假阳性结果；而尿液在膀胱停留时间短、摄入大量维生素 C 和利尿剂、摄入量过少导致体内亚硝酸盐缺乏的患者以及感染不产硝酸盐还原酶的细菌则出现假阴性结果。因此，仍需要对尿液进行细菌培养予以确证。

369. 为什么尿白细胞酯酶试验可用于诊断尿路感染

答：白细胞酯酶是白细胞内的一种丝氨酸蛋白酶，当人体发生炎症反应时，多核白细胞由于趋化性在炎性病灶聚集，释放白细胞酯酶。当尿路感染时，尿液中可出现大量参与炎症反应的中性粒细胞，因此大量白细胞酯酶被释放入尿液，通过尿常规白细胞酯酶试验（leukocyte esterase test，LET）检测白细胞酯酶活性强弱可初步推断是否发生感染以及感染强度。尿液白细胞酯酶检查主要针对粒细胞的酯酶，既能与完整的粒细胞反应，又能与破坏的粒细胞释放出的酯酶反应，简单快速且灵敏度高。因淋巴细胞、单核细胞和红细胞不存在酯酶，该方法仅与粒细胞反应，故特异性强。因此可作为尿路感染诊断的辅助手段。

370. 为什么尿三杯试验可帮助确定临床上血尿或脓尿的来源

答：尿三杯试验（urine three cup test）是确定临床上血尿或脓尿的病变部位，揭示病因而进行的检验方法。步骤是清洗外阴及尿道口后，将最初10~20ml尿液留在第一杯，中间30~40ml尿液留在第二杯，终末5~10ml留在第三杯，然后根据血尿或脓尿与排尿先后的关系进行分析，可初步了解病变部位。前段血尿或脓尿提示病变在前尿道；终末血尿或脓尿提示病变在膀胱颈、三角区或后尿道。如三杯尿呈均匀血色，镜检都有大量红细胞，多见于肾结核、泌尿系统炎症、尿路结石、肾结石、肾炎，也可见于血液系统疾病；仅有前段血尿者，见于前列腺炎，也可见于尿道损伤、肿瘤等；仅有后段血尿者，见于急性膀胱炎、膀胱结石或肿瘤、前列腺病变等。如三杯尿均呈混浊，镜下全程有大量脓细胞，多见于输尿管炎、肾盂肾炎、肾脓肿、肾积脓、肾肿瘤合并感染等；脓尿仅见于第一杯者，见于急性、慢性前尿道炎；仅有终末脓尿者，见于前列腺炎、精囊炎、后尿道炎等。

371. 为什么尿涂片显微镜检查到抗酸杆菌不是诊断肾结核的唯一依据

答：肾结核是慢性膀胱炎的常见原因之一，若出现无明显原因的慢性膀胱炎，尿常规培养无细菌生长，常规抗菌药物治疗无效，附睾有硬结或伴阴囊慢性窦道者，需考虑肾结核可能。尿沉渣涂片显微镜检查（urine sediment smear microscopy）找抗酸杆菌是辅助诊断的一个重要检查，但是由于尿道周围皮肤、环境中存在耻垢杆菌等抗酸杆菌，易与结核分枝杆菌混淆，因此即使找到抗酸杆菌也不应作为诊断肾结核的唯一依据。明确诊断尚需结合尿结核分枝杆菌培养等其他检测方法，虽然尿结核分枝杆菌培养时间较长，但结果较为可靠。

372. 为什么耻骨上膀胱穿刺尿的结核分枝杆菌培养通常标本无需去污染

答：耻骨上膀胱穿刺所取的尿标本属于无菌体液，因此可经离心浓缩处理后，重悬于无菌的牛血清白蛋白溶液，再将标本接种至适当的固体或肉汤培养基。但是，若怀疑标本有污染则需进行去污染处理。由于结核分枝杆菌对一般的去污剂有较强的抵抗力，可采用合适的去污剂如NaOH杀灭污染菌，以防止因杂菌快速生长而抑制结核分枝杆菌的生长。

373. 为什么上尿路感染尿沉渣检查可见白细胞管型

答：上尿路感染的尿沉渣检查（urinary sediment examination）可发现白细胞管型的原因如下所述：①上尿路感染累及肾实质，可引起全身炎症反应，白细胞受炎症因子的趋化作用，聚集在感染部位，由于尿路感染最常累及的部位为肾小管，因此肾小管内常有大量脓性分泌物。②肾小管受损时，肾脏Henle髓袢升支和远曲小管上皮细胞合成和分泌Tamm-Horsfall（T-H）蛋白增加，从而使尿液中的Tamm-Horsfall（T-H）蛋白增加，而Tamm-Horsfall（T-H）蛋白是形成管型的主要基质。因此，发生尿路感染的患者进行尿沉渣镜检发现白细胞管型有助于定位诊断。

374. 为什么尿路感染患者尿液涂片显微镜检查白细胞可出现假阴性结果

答：尿液涂片显微镜检发现脓尿是支持尿路感染诊断的一个重要条件，但是该检查在以下情况中会出现假阴性结果：①尿液放置时间过久，导致白细胞破坏，造成结果不准确；②脓尿可呈间歇性，在间歇期收集尿液可检测不到白细胞；③变形杆菌属、铜绿假单胞菌、克雷伯菌属所致的肾盂肾炎，因尿液呈碱性，尿中白细胞被破坏，亦可出现假阴性结果。因此尿标本收集后应尽快检查，并多次留取标本重复检查以提高准确性，对特殊病原生物尚需结合尿培养结果。

375. 为什么患者尿沉渣的抗体包裹细菌检测可用于尿路感染间接定位诊断

答：上尿路感染由于细菌侵犯到肾脏的深部组织，菌体 O 抗原能刺激肾脏组织中的浆细胞产生抗体并包裹于细菌的表面，抗体类别主要为 IgG，部分为 IgA、IgM，抗体包裹的细菌排入尿中可与加入的特异性荧光抗体结合而呈阳性，所以尿沉渣抗体包裹细菌（antibody coated bacteria of urinary sediment）试验阳性提示有累及肾脏的复杂性尿路感染。下尿路感染因细菌只侵犯到膀胱及以下部位的浅表组织，不引起机体的免疫反应，不产生抗体包裹细菌现象，故试验为阴性。因此抗体包裹细菌方法的检测结果可以用于尿路感染的定位诊断。

376. 为什么怀疑尿路感染时需要送检尿细菌定量培养

答：将定量尿接种培养基孵育并计算每毫升尿液的菌落数即尿细菌定量培养（urine bacterial quantitative culture）简称尿培养。从尿液中分离出一定数量病原菌是诊断泌尿系统感染的重要依据，结合临床症状有助于明确诊断，同时可对病原生物进行药物敏感性试验，从而指导临床医师合理有效使用抗生素。尿液培养的标本通常为中段尿，标本容易留取且无创伤性。有下述情况的患者需送检尿培养：①有典型尿路感染症状：如尿频、尿急、尿痛等膀胱刺激症状；②肉眼脓尿或血尿；③尿常规检查提示白细胞或亚硝酸盐阳性；④不明原因的发热，无其他局部症状；⑤留置导尿管的患者出现发热；⑥膀胱排空功能障碍：尿液在膀胱停留时间长，即使有少量细菌侵入，因其有足够时间繁殖及侵入组织，亦可引起感染，且由于膀胱充盈，压力增高，尿液可逆流至输尿管，进而可引起肾盂肾炎；⑦尿道口有脓性分泌物；⑧泌尿系统疾病手术前。

377. 为什么需要对尿路感染进行定位诊断

答：上尿路感染和下尿路感染在治疗上有所不同，所以尿路感染定位诊断很重要。前者症状重、预后差，易复发，为尽快杀灭病原菌，防止脓毒症发生常需静脉用药、联合用药，为避免复发疗程一般需大于两周。下尿路感染症状较轻，通常采用口服抗生素治疗，可选择单剂量或短程疗法，治疗效果好，复发概率小。定位诊断可以通过症状、体征以及相关的检验结果，如尿渗透压、白细胞管型、Tamm-Horsfall（T-H）蛋白、β2 微球蛋白、抗体包裹细菌及影像学检查等进行综合判断。

378. 为什么尿涂片革兰染色镜检是尿路感染病原检验的重要方法

答：通过尿涂片革兰染色镜检（urine smear Gram staining microscopic examination）可

以观察尿液标本有无细菌、多形核白细胞和扁平上皮细胞，判断标本是否存在污染，如在女性尿液标本中若发现存在许多扁平上皮细胞，提示可能受到阴道分泌物污染，应重新采集尿液标本送检。尿液标本离心后涂片进行革兰染色镜检，可以快速筛查菌落计数较高的患者、大部分无症状患者以及肾盂肾炎患者。可根据镜下细菌的形态和染色特性，快速为临床经验性抗菌药物治疗提供依据。此外，镜检结果与培养结果可以相互验证，从而提高检验结果的准确性。

379. 为什么不同类型尿路感染的细菌学诊断标准有所不同

答：美国感染性疾病学会（Infectious Diseases Society of America，IDSA）和欧洲临床微生物学和感染疾病学会（European Society for Clinical Microbiology and Infectious Diseases，ESCMID）基于循证医学相关的统计结果对不同类型的尿路感染设定了不同的细菌学诊断标准。临床实验室通常采用中段尿细菌定量培养（middle urine bacterial quantitative culture），细菌定量 $\geq 10^5$ CFU/ml 定义为真性菌尿（true bacteriuria），可诊断尿路感染；但由于 1/3 急性膀胱炎患者尿培养菌落计数小于 10^3 CFU/ml，而有较大一部分急性单纯性肾盂肾炎患者中段尿培养菌落计数未能达到 10^5 CFU/ml，因此规定急性单纯性膀胱炎的细菌学诊断标准为中段尿培养菌落计数 $\geq 10^3$ CFU/ml，急性单纯性肾盂肾炎为 $\geq 10^4$ CFU/ml。对于长期留置导尿管而出现无症状性菌尿的女性患者 1 次尿培养菌落计数 $\geq 10^5$ CFU/ml，尿路感染的可能性仅 80%，而男性一次尿培养菌落计数 $\geq 10^3$ CFU/ml 即提示尿路感染，因此，女性中段尿培养菌落计数 $\geq 10^5$ CFU/ml，而男性中段尿或女性复杂性尿路感染导尿标本菌落计数 $\geq 10^4$ CFU/ml 即可诊断为尿路感染。

380. 为什么要对再发性尿路感染进行分类

答：再发性尿路感染（recurrent urinary tract infection）是指 6 个月内发作 ≥ 2 次或 1 年内 ≥ 3 次者，可分为重新感染和复发，两者的治疗方案有所不同，因此需要进行区分。重新感染是指治疗后症状消失，尿菌阴性，但在停药 6 周后再次出现真性菌尿，分离所得的菌种与上次感染不同；复发指治疗后症状消失，尿菌转阴后在 6 周内再次出现菌尿，菌种与上次相同且为同一血清型。重新感染治疗方法通常与首次发作时相同，而复发且为肾盂肾炎者，在去除诱发因素的基础上，应按药敏结果选择强有力的杀菌性抗菌药物。

381. 为什么建议长期留置导尿管的患者定期送检尿培养

答：患者因留置导尿管而发生尿路感染的概率大大增加，据统计，一次导尿后持续性菌尿的发生率为 1%~2%，留置导尿 4 天以上，持续性菌尿发生率为 90% 以上，并且有发生严重肾盂肾炎和革兰阴性菌脓毒症的风险，因此建议长期留置导尿管的患者应定期送检尿培养，及时发现病原菌并进行针对性治疗。此外，留置导尿管的患者一旦出现发热、尿液浑浊或其他尿路感染症状时，需及时拔除导尿管并留取尿标本送检。

382. 为什么多次尿培养阴性的慢性尿路感染患者需培养尿 L 型细菌

答：当细菌细胞壁的肽聚糖结构受到理化生物因素的直接破坏或合成被抑制，通常会因菌体内的高渗状态而胀裂死亡，但某些细胞壁受损的细菌在高渗环境下仍可存活，称为

L型细菌。L型细菌仍有一定的致病力，故常引起慢性感染。尿路感染以革兰阴性菌居多，通常经验性使用β内酰胺类抗生素抗感染治疗，此类抗生素抑制细菌细胞壁合成易诱发形成L型细菌，而尿液含有尿素等多种成分呈现的高渗状态则为L型细菌的生长提供条件，所以慢性尿路感染患者病原有一部分可能为L型细菌引起。由于L型细菌较难培养，需在高渗含血清的培养基中才能生长，故常规尿培养通常为阴性。对于症状明显而尿液标本常规细菌培养阴性者，需考虑采用高渗培养基进行尿L型细菌培养（urinary L type bacteria culture）。

383. 为什么尿培养菌落计数低于诊断标准并不能完全排除尿路感染

答：尿细菌定量培养是诊断尿路感染的重要依据之一，诊断尿路感染的标准为：革兰阴性菌以菌落计数 $\geq 10^5$ CFU/ml，而革兰阳性菌以菌落计数 $\geq 10^4$ CFU/ml。但尿菌落计数低于此标准并不能完全排除尿路感染，因为受某些因素影响可导致菌落计数减少，如：①使用抗生素治疗，细菌生长受抑制；②尿液稀释，尿比重<1.003，营养成分减少，细菌生长迟缓；③pH<5.0或>8.5，细菌生长受抑制；④尿频时膀胱内细菌停留时间短，菌落数减少；⑤尿道口消毒液混入标本中，影响细菌繁殖，菌落数减少；⑥不同种类的细菌生长速度不同、营养要求不同，菌落计数也有所不同。因此，对于菌落数未达到诊断标准的尿培养阳性结果应与临床医师沟通，结合患者的临床症状，决定是否需要进一步进行细菌鉴定及药物敏感性试验。

384. 为什么尿标本中分离到耐头孢唑啉肠杆菌科细菌还需检测对头孢地尼的敏感性

答：根据美国临床和实验室标准协会（Clinical and Laboratory Standard Institute，CLSI）2016年颁布的标准，治疗因大肠埃希菌、肺炎克雷伯菌和奇异变形杆菌等引起的单纯性尿路感染时，头孢唑啉的试验结果可预测口服的头孢菌素，包括头孢克洛、头孢地尼、头孢泊肟、头孢罗齐、头孢呋辛、头孢氨苄和氯碳头孢等。但头孢唑啉耐药时，则需单独测定头孢地尼、头孢泊肟和头孢呋辛等抗生素的敏感性，因为有些分离株可能对上述抗生素仍保持敏感，临床可根据药敏结果选择敏感的抗生素进行治疗。

385. 为什么尿培养标本需采集清洁中段尿

答：清洁中段尿采集是在采集前先用肥皂水或清洗液清洗女性外阴部或男性尿道口，再用灭菌水冲洗尿道口，然后排尿弃去前段尿，留取中段尿约10ml于带盖灭菌容器内，立即送检，2小时内接种培养基。因为尿道外口寄居有正常菌群，尿液很容易被肛周或黏膜表面微生物群所污染，没有进行外阴部或尿道口清洁的尿标本通常含有微生物群。清洁后可以使外阴皮肤、黏膜的细菌负荷降低；在留取中段尿过程中，由于前段尿的冲刷作用可使下尿道残留的细菌排出，且女性患者可以避免白带等阴道分泌物造成的污染，从而可减少污染菌繁殖。因此，留取清洁中段尿（middle urine）进行尿细菌定量培养是诊断尿路感染的标准，得到的结果更为正确可靠。

386. 为什么尿细菌培养标本需选择适宜的时间采集

答：尿液标本采集时间可影响病原菌培养阳性率，原因如下：

（1）由于大一部分抗生素是经过肾脏排泄的，因此，在使用抗生素之前采集标本，并确保尿液在膀胱内储存 4 小时以上，可以提高阳性率。

（2）对于具有传染性的病原菌，根据其致病特点及生长特性，选择合适的采样时间可提高阳性率，如怀疑沙门菌感染时，一般在病后 2 周左右采集尿液培养，怀疑钩端螺旋体感染时，一般在感染后 2 周左右采集尿液培养。

（3）怀疑结核分枝杆菌感染时，患者应在停药 1~2 天后采集晨尿或 24 小时尿沉渣部分 10~15ml 送检。

因此，选择适宜的时间采集尿标本，可以提高尿培养细菌的阳性率。

387. 为什么不推荐对留置导尿管所导出的尿液进行培养

答：由于尿道周围组织器官如肛周、阴道以及尿道周围皮肤黏膜等有微生物定植，留置导尿管后，这些细菌可在导管表面快速形成细菌生物膜，因此，留置导尿管数小时后导尿管所导出的尿液标本可能会含有定植菌群，从而造成尿液标本培养阳性，该结果诊断价值有限。一般情况下并不推荐对留置导尿管所导出的尿液进行培养，如临床确有需求，可与临床医师充分沟通，建议予更换新的导尿管后，及时从尿液采集口留取标本送检。

388. 为什么尿培养要求尿标本留取后 1 小时内送检

答：尿路感染最常见的病原菌为肠道菌群，占尿路感染病原菌 90% 以上，而尿道周围皮肤、黏膜表面有这类细菌定植，在留取中段尿过程中若清洁不彻底或操作不规范，标本很容易被此类定植菌污染，而尿液可作为合适的培养基促进其生长，同时这些细菌繁殖周期短，若延长送检时间，很可能为这些污染菌的繁殖提供契机，最终干扰培养结果的判断。因此，建议尿液标本留取后 1 小时内送检，并尽快接种，若不能在 2 小时内接种的标本，需置于 4℃ 保存或添加防腐剂（含 0.5ml 的硼酸-甘油或硼酸-甲酸钠），但均不能超过 24 小时。

389. 为什么尿液标本并非都可置于 4℃ 保存

答：一般情况下，尿液标本采集后应及时送检、及时接种，如果 2 小时之内不能完成接种需将标本置于 4℃ 冷藏。但是当怀疑淋病奈瑟菌引起的泌尿生殖道感染时，由于淋病奈瑟菌对冷和干燥的抵抗力弱，因此，在标本运送过程中应注意保温，而不能冷藏保存。且实验室接收标本后应尽快离心，取沉淀物接种至选择性培养基（如 MTM 培养基），并置于 5%~10% 二氧化碳气体条件下 35~37℃ 孵育 24~48 小时。

390. 为什么尿液培养需要做定量培养

答：由于自然排尿收集的标本很难避免会阴部及下尿道细菌污染，所以需要定量培养与合理评价才能判断培养的细菌是否与尿路感染有关。一般认为清洁中段尿标本中单种细菌菌落数 $\geq 10^5 CFU/ml$ 可能为感染，$< 10^4 CFU/ml$ 可能为污染，在两者之间需要根据具体情况进行评估。导尿标本菌落数 $\geq 10^3 CFU/ml$，生长细菌 3 种以内都有意义，4 种以上细菌生长无意义，应报告污染。对于耻骨上膀胱穿刺尿液标本任意数目均有意义。因此，不同方法获取的尿液标本做定量培养，并正确评价培养结果，有助于临床诊断和治疗。

391. 为什么中段尿一般不推荐做厌氧培养

答：厌氧菌是人体内主要的正常菌群，泌尿生殖道是厌氧菌最常见的定植部位之一，留取中段尿的过程很容易受到定植菌污染而导致培养结果的错误判断，因此一般不推荐进行中段尿厌氧培养。近年来，由于临床不合理使用抗菌药物，造成菌群失调及异位等原因，尿路感染中复合型细菌感染概率不断增加，其中厌氧菌感染常与其他细菌感染合并存在。由于厌氧菌的培养生长条件较为特殊，常规尿培养容易漏检厌氧菌，因而对于反复发生尿路感染，常规抗菌药物治疗无效者，仍需考虑进行厌氧培养，但是在样本采集时应严格控制尿道口周围正常菌群污染，应行耻骨联合上膀胱穿刺留取尿液培养细菌。

（刘　瑛　刘婧娴）

第三节　常见泌尿系统感染性疾病实验诊断

392. 为什么肾结核患者临床表现有尿路刺激症状但尿培养阴性

答：肾结核（renal tuberculosis）病程长，进展缓慢，腰痛及全身症状不明显。疾病早期主要是由于含结核分枝杆菌的脓尿经输尿管到达膀胱，刺激膀胱黏膜，且结核病变可累及膀胱壁引起慢性膀胱炎而表现有尿道刺激症状。因此，膀胱炎症状持续存在并逐渐加重，伴有终末血尿；尿细菌培养阴性，常规抗菌药物治疗无明显疗效者，应考虑肾结核可能，尤其是青壮年男性。可做尿沉渣涂片抗酸染色初筛，50%～70%肾结核患者可找到抗酸杆菌，以清晨第一次尿沉渣涂片检查阳性率最高，可作为肾结核诊断的初筛试验。进一步明确诊断尚需进行尿结核分枝杆菌培养并结合影像学检查。

393. 为什么有尿道刺激症状的女性患者并非都诊断为细菌性膀胱炎

答：细菌性膀胱炎主要症状表现为尿频、尿急、尿痛等尿道刺激症状，但是出现上述症状的患者诊断时需与其他以排尿改变为主要症状的疾病相鉴别，如阴道炎、尿道炎等。滴虫是引起阴道炎的常见病原生物，引起膀胱炎者则极为少见。滴虫性阴道炎患者由于白带增多刺激尿道口，因解剖位置相近，感染易累及尿道，故可出现尿频、尿急、尿痛等症状，尿液中可混有脓性分泌物，因此有尿频、尿急等症状的患者尿液脓性分泌物涂片镜检发现滴虫，需首先考虑滴虫性阴道炎而不是膀胱炎。

394. 为什么急性前列腺炎患者尿培养的标本不能在前列腺按摩后采集

答：急性前列腺炎，通常表现为发热，会阴部胀痛，排尿困难，直肠指检前列腺肿胀、压痛，局部温度升高，表面光滑，形成脓肿可有饱满或波动感，常见的并发症有急性尿潴留、附睾炎、直肠或会阴瘘以及急性肾盂肾炎等。虽然前列腺按摩后的标本对于病原菌检出更有利，但是对于急性前列腺炎患者，进行前列腺按摩可促进感染蔓延，引起精囊炎、附睾炎，甚至细菌入血引起菌血症，因此不推荐对急性前列腺炎患者进行前列腺按摩后的尿标本定量培养。

395. 为什么慢性细菌性前列腺炎的确诊试验可做"尿四杯法"

答：Meares-Stamey 的"尿四杯法"检查方法是：采集标本前嘱患者多饮水憋尿并按

要求排尿。取初尿 10ml（voided bladder one，VB1），再排尿 200ml 后取中段尿 10ml（voided bladder two，VB2）。然后，作前列腺按摩，收集前列腺液（expressed prostatic secretion，EPS），完毕后排尿 10ml（voided bladder three，VB3）。VB1、VB2、EPS、VB3 均送细菌培养及菌落计数。菌落计数 VB3>VB1 10 倍可诊断为前列腺炎，若 VB1 及 VB2 细菌培养阴性，VB3 和前列腺液细菌培养阳性，即可确诊慢性细菌性前列腺炎。该方法通过分段留取尿液标本，可以排除下尿路感染、标本污染等对诊断的干扰，因此是确诊慢性细菌性前列腺炎的最佳方法。

396. 为什么前列腺液白细胞检查对前列腺炎诊断有重要意义

答：前列腺炎患者的前列腺液中白细胞计数通常可增高，高倍镜下白细胞>5 个/HP 需考虑炎症可能，白细胞>10 个/HP，卵磷脂小体减少，可诊断为前列腺炎。此外，根据前列腺液中白细胞的数量多寡还可区分前列腺炎性程度或进行分型。前列腺液白细胞成堆或集簇分布通常提示可能存在重度前列腺炎症。白细胞>10 个/HP，且聚集、成簇分布，提示慢性前列腺炎。若白细胞<10/HP，但分散存在，则提示正常前列腺液。

397. 为什么前列腺液分离到凝固酶阴性葡萄球菌并非都是污染菌

答：凝固酶阴性葡萄球菌是定植于皮肤最常见的细菌之一，也是造成标本污染最常见的细菌。前列腺液留取过程中很容易受到外阴等部位皮肤的污染，因此前列腺液分离到凝固酶阴性葡萄球菌需要判断是病原菌还是污染菌。可以通过以下方法进行区分：①重复多次培养，如果每次或超过 2 次培养出同种细菌，应考虑是病原菌；②同时做外生殖道和前列腺液的培养，如果仅外生殖道培养出凝固酶阴性葡萄球菌应作污染处理；③变换采集标本的人员防止习惯性动作造成的污染。

398. 为什么附睾结核的诊断尚需进行前列腺、精囊的结核检查

答：男性生殖系统结核大多数继发于肾结核，50%~70%男性肾结核患者合并生殖系统结核。生殖系统结核首先在前列腺、精囊引起病变，以后再经输精管蔓延到附睾和睾丸。前列腺、精囊结核，因其部位隐蔽，临床症状常不明显，不易发现。但附睾结核临床症状较明显，可表现为阴囊部肿胀不适或下坠感，附睾尾或整个附睾呈无痛性硬结状，容易被患者及临床医生发现。因此，临床医师对附睾结核（tuberculosis of epididymis）患者，需同时进行尿、前列腺液及精液的抗酸杆菌检查以明确是否存在肾结核、前列腺结核、精囊结核等。

399. 为什么感染性睾丸炎患者需进行病毒血清学检查

答：睾丸炎是一种以睾丸内白细胞浸润，精曲小管损伤为特征的炎性病变。根据病因可分为感染性睾丸炎和非感染性睾丸炎。感染性睾丸炎中较为常见的是细菌性睾丸炎，多数情况下是细菌通过输精管、附睾感染蔓延到睾丸引起。此外，病毒性睾丸炎的发生率也较高，病毒可以直接感染睾丸，也可经血流传播引起病毒性睾丸炎，最常见的为腮腺炎病毒，其他病毒如柯萨奇病毒、EB 病毒（Epstein-Barr virus，EBV）、流感病毒和人类免疫缺陷病毒。因此，对感染性睾丸炎（infectious orchitis）患者建议进行特异性病毒血清学

检查。

400. 为什么急性腮腺炎患者出现高热、睾丸肿大需要检测血清特异性抗体

答：流行性腮腺炎病毒属于副黏病毒科，可经飞沫传播，学龄期儿童容易感染。病毒侵入呼吸道上皮细胞和局部淋巴结内增殖后，进入血流，可经血流侵入腮腺及其他腺体器官，如睾丸。青春期和青春后期男性腮腺炎患者最常见的并发症是睾丸炎。通常在急性腮腺炎发作 3~10 天后出现病毒性睾丸炎，发病率达 5%~37%。主要临床表现为突发高热，出现睾丸肿大，并伴有严重阴囊疼痛及下坠感。因此急性腮腺炎患者出现高热、睾丸肿大需行特异性血清学检查及影像学检查等以明确是否存在睾丸炎。

401. 为什么对长期留置导尿管的住院患者需行尿真菌检验

答：泌尿系统真菌感染是一种特殊类型的尿路感染。当人类机体免疫功能下降、大量使用抗生素，或泌尿系统侵入性操作等情况下，广泛分布于泌尿生殖器官和周围皮肤等处的真菌过度生长，成为病原菌而引起尿路感染。泌尿系统真菌感染最常见的病原菌为念珠菌属，念珠菌性下尿路感染主要是因为长期留置导尿管所致，而肾念珠菌病则通常由血流播散所致。

对疑为泌尿系统真菌感染患者需进行尿真菌检验，包括：

（1）尿常规检查：常取尿沉渣涂于玻片上，盖上盖玻片，在高倍镜下观察。如果观察到发亮的卵圆形真菌孢子，且伴有出芽现象或管状假菌丝，则可初步报告"找到酵母样细胞，形态似念珠菌"。也可取尿沉渣革兰染色后在油镜下观察，结果更清楚。

（2）尿液定量接种：可进一步鉴定到种，念珠菌菌落计数 $>10^5$ CFU/ml 提示可能为泌尿系统感染；菌菌落计数 $<10^4$ CFU/ml 可能为采集时污染；菌落计数 10^4~10^5 CFU/ml，需要结合患者的临床症状分析是否为泌尿系统真菌感染。

402. 为什么对钩体病患者需行尿标本的感染病原检验

答：钩体病（leptospirosis）是由问号钩端螺旋体（ *L. interrogans* ）自破损的皮肤、口、鼻、眼、胃肠道黏膜侵入人体后，迅速进入血流引起钩端螺旋体血症，在血流中大量繁殖并侵入肝、肾、肺、脑膜等各种组织器官，大量繁殖的钩端螺旋体及其毒性物质和死亡钩端螺旋体引起机体中毒。钩体病都有不同程度肾脏损害，黄疸出血型的肾脏损害最严重。黄疸出血型患者常出现黄疸，肝大伴压痛，伴有有鼻出血、皮肤黏膜出血、尿血等。尿中常有蛋白、红细胞、白细胞、管型等，严重患者尿少、尿闭，出现尿毒症、酸中毒。

实验诊断方法：①可取菌尿期尿液，取尿沉淀物暗视野显微镜检查或涂片后用 Fontana 镀银法染色镜检。此外，还可用荧光标记抗体快速检查钩端螺旋体。②分离培养及鉴定，将患者尿液接种于柯氏（Korthof）液体培养基，28℃培养 5~7 天，如果有云雾状浑浊，则继续接种平板进行培养及鉴定。如果钩端螺旋体培养阳性，则可确认。

（刘　瑛　刘婧娴）

第九章　生殖系统感染病原检验

第一节　常见病原生物与所致疾病

403. 为什么会发生生殖系统感染

答：生殖系统感染（genital tract infections）是细菌、真菌、病毒与寄生虫通过性接触或生殖道黏膜上的固有菌群紊乱及某些条件致病菌入侵生殖系统所致的炎症反应。大多是由于下生殖道微生物的异位繁殖、性活动、体内激素的变化、分娩及各种宫腔操作与抗生素的使用等各种原因致机体免疫能力下降，生殖道内的菌群生态平衡被打破，使条件致病菌大量繁殖或各种外界病原体侵入而导致生殖道发生感染。女性生殖系统感染有阴道炎、宫颈炎，盆腔炎等；男性常见的生殖系统感染有前列腺炎，附睾炎，睾丸炎，龟头包皮炎等；性传播疾病（sexually transmitted diseases，STD）包括有艾滋病、生殖器疱疹、生殖器尖锐湿疣、巨细胞包涵体病、梅毒、淋病、非淋菌性尿道炎及宫颈炎、性病淋巴肉芽肿与软下疳等。

404. 为什么生殖系统感染的一般临床表现有助于临床诊断

答：生殖系统感染的临床特征与病原体累及的组织结构有关，所以可根据临床表现帮助临床诊断。如下所述：①外生殖道感染常伴大量分泌物，尤以男性患者为多见，分泌物的性状有助于临床诊断。②男性生殖道感染常见症状有发热、外生殖器疼痛、局部红斑、溃烂、水疱以及尿频、尿急、尿痛、排尿困难等。③女性下生殖道感染常见白带增多，性状异常，外阴瘙痒等症状。④女性上生殖道感染常见发热，下腹压痛等症状。⑤性传播疾病（STD）的主要症状是尿道痛、排尿痛和外生殖器疼痛，患者常因排尿障碍、瘙痒和不正常生殖器出血就诊；皮肤黏膜的主要体征是溃疡和小水疱，也可表现为丘疹、糜烂、结节、疣赘等；淋巴结肿大，特别是腹股沟淋巴结肿大是生殖系统感染的重要临床体征，借助肿大淋巴结累及范围、有无粘连及排脓等表现可进行鉴别诊断。

405. 引起生殖系统感染的常见病原生物有哪些

答：引起生殖系统感染的常见病原微生物种类繁多，可为单一病原体或是多种病原体混合感染。常见的引起生殖系统感染的微生物有：①细菌：梅毒螺旋体苍白亚种、沙眼衣原体沙眼生物变种、沙眼衣原体性病淋巴肉芽肿变种、淋病奈瑟菌、杜克嗜血杆菌、解脲脲原体、人型支原体、生殖道支原体、阴道加德纳菌、厌氧菌（消化球菌属、消化链球菌属、放线菌属、克氏动弯杆菌、脆弱类杆菌、梭形杆菌等）、金黄色葡萄球菌、大肠埃希菌、肠球菌属、β 溶血链球菌（如化脓性链球菌、无乳链球菌等）；②真菌：白念珠菌及其他念珠菌；③病毒：人类免疫缺陷病毒、单纯疱疹病毒、人乳头瘤病毒、传染性软疣病毒、巨细胞病毒、肝炎病毒；④原虫：阴道毛滴虫等。

406. 为什么女性个体发育的不同阶段阴道菌群的优势菌有所不同

答：在女性个体的发育过程中，生理上会不断发生变化，性激素水平也会随之变化。女性的性激素主要包括雌激素和孕激素，两者对女性阴道菌群（vaginal flora）组成有很大影响，从而导致女性个体在发育的不同阶段阴道菌群优势有所不同。在新生儿出生的第一个月内，阴道内就会出现细菌群落，但是这些菌群会很快消失，这种内源性细菌群落的变化与女婴在母体内所获得的雌激素水平变化密切相关。从该时期到整个青春期之前，虽然阴道内一直有细菌存在，但细菌数量都非常低，并不致病。到了性成熟期，阴道内细菌菌群的组成突然变得复杂起来，包括多种需氧菌和厌氧菌。在整个生殖期与孕期都占明显优势的细菌为乳杆菌属（*Lactobacillus*），其主要作用是通过产生乳酸与过氧化氢来保持阴道的健康。到了绝经期，女性体内雌、孕激素水平降低，阴道内的细菌种类也发生明显改变，肠杆菌科细菌成为主要菌群，而乳杆菌和其他共生菌则处于次要地位。

407. 为什么阴道菌群微生态对维持阴道的自净起着重要作用

答：正常状态下，阴道内存在着多种微生物，其中乳杆菌属细菌是阴道微生物群中优势菌，其数量占阴道微生物95%以上。栖居于阴道黏膜上每一种属的微生物群在数量、比例、分布、位置上都彼此恒定，维持阴道微生态平衡。阴道菌群微生态（microecology of vaginal flora）群落会随着卵巢功能的改变、月经周期、妊娠阶段等因素的变化而变化，但其在生理范围内的波动是有益于宿主适应环境与宿主的生态演替，这种演替是微生物与环境和宿主所建立的新的、协调的动态平衡。阴道菌群之间，不但存在着共生的关系，也存在着拮抗关系。高度有序地定植在阴道黏膜上皮和分布于阴道分泌液之中的微生物群落，作为生物屏障，不仅直接通过产生 H_2O_2、细菌素、防御素和营养竞争使外来侵袭病原体无法立足，而且在维持阴道的酸性环境与激活宿主免疫功能等方面发挥重要作用。一旦阴道的微生态平衡被破坏，失调的阴道菌群可引起多种疾病。

408. 为什么经常阴道冲洗会引起阴道菌群失调

答：对妇女一般不推荐经常进行阴道冲洗（vaginal douche），因为阴道冲洗，尤其是使用抗菌液如碘伏进行冲洗，就会减少共生菌，引起菌群失调，从而使得更多的致病菌有机会在阴道内大量繁殖。此外，某些冲洗液呈碱性，会降低阴道内氢离子浓度，破坏阴道内原有的酸性环境，形成一个有利于多种致病菌生长的环境。对于处于孕期的妇女而言，冲洗还会导致羊膜感染或胎膜早破，所以应尽量避免。

409. 为什么机体存在外阴及阴道的防御机制但还是易发外阴及阴道炎症

答：女性生殖道对感染有一定的防御能力，其防御机制有：①解剖及生理特点：外阴及阴道的两侧大阴唇自然合拢，遮掩阴道口与尿道口；由于盆底肌的作用，阴道口闭合，阴道前后壁紧贴，可以防止外界的污染；阴道中的丰富糖原在乳杆菌作用下分解为乳酸，维持阴道正常的酸性环境 pH 3.8~4.2 之间，抑制病原菌生长。②阴道内正常菌群，维持阴道微生态平衡。③人体组织的氧化还原电势可以阻止阴道厌氧菌的繁殖。

但当下述因素存在时女性仍可能发生外阴及阴道的炎症，如：①外阴与尿道、肛门毗邻，易受其污染；外阴及阴道是性交、分娩及各种宫腔操作的必经之道，容易受到损伤及各种外界病原体的入侵。②当大量应用抗生素、体内激素发生变化或各种原因致机体免疫能力下降，阴道内菌群之间的生态平衡被打破，条件致病菌也可导致生殖道发生感染。③当生殖道发生血管损伤、肿瘤压迫、组织水肿坏死及有异物时，可造成组织缺氧或氧化还原电势降低，厌氧菌得以生长繁殖发生感染。

410. 为什么说细菌性阴道病是阴道内微生态失衡的一种表现

答：阴道菌群微生态的紊乱是妇产科感染的基础，阴道菌群中的细菌也常常是生殖道感染中的病原菌。细菌性阴道病（bacterial vaginosis，BV）是因为各种原因导致阴道内的微生态环境发生了变化，乳杆菌明显减少，阴道内 pH 上升，厌氧菌（如普雷沃菌属、动弯杆菌属）、阴道加德纳菌以及人型支原体等微生物明显增加，从而引起多种微生物群改变的临床综合征。因此，细菌性阴道病其实是阴道内微生态失衡的一种表现。患 BV 的妇女其妇科术后并发症与妊娠合并症概率增加，且感染性传播疾病（STD），如人类免疫缺陷病毒（Human immunodeficiency virus，HIV）、淋病奈瑟菌、沙眼衣原体和单纯疱疹病毒Ⅱ型（HSV-2）等风险增大。

411. 为什么会出现以专性厌氧菌为主阴道多重微生物综合征

答：阴道多重微生物综合征（vaginal multiple microorganisms syndrome）又称为阴道细菌过度生长，菌群特点为总菌量增加 10^2~10^4 倍，细菌种类增加并复杂，以专性厌氧菌为主，阴道酸度减弱 pH 升至 4.6 以上；阴道分泌物中可有白细胞（阴道炎），或无白细胞（细菌性阴道病）。其病因比较复杂，主要与性激素水平、性生活过度、使用宫内节育器、以及抗菌治疗扰乱阴道正常菌群有关。

阴道细菌生长过度有很重要的临床意义，除了引起一系列临床症状以外，还与流产、早产、胎儿宫内发育迟缓、产褥感染等有密切关系，也是盆腔感染、尿路感染的感染菌来源之一。目前治疗用得最多的药物是甲硝唑（灭滴灵），其抑制厌氧菌的作用强而对乳杆菌作用弱；乳杆菌制剂也已开始在临床上应用阴道多重微生物综合征的治疗。

412. 为什么性病的概念发生了改变

答：性病是指通过性接触而发生传播的一组传染病。随着医学模式的转变及科学研究的深入，性病的概念也逐渐发生了改变。20 世纪 70 年代以前所称的性病为经典性病（venereal diseases，VD），指通过性接触发生传播的疾病，包括梅毒、淋病、软下疳、性病性淋病肉芽肿和腹股沟肉芽肿等。1975 年世界卫生组织（WHO）对经典性病的概念进行了扩展，将之称为性传播疾病（STD）。由于许多性病病原体感染后没有症状，而未受到重视，疾病得不到及时控制而导致了严重的远期危害，此类病原体感染的患者在性病流行中起着重要的传染源作用。因此在 20 世纪 90 年代后，提出了性传播感染（sexually transmitted infections，STI）的概念。目前已知经过性接触传播的病原体超过 30 种。在我国目前重点防治与监测的 STD 为艾滋病、梅毒、淋病、生殖道沙眼衣原体感染、尖锐湿疣、生殖器疱疹等。

413. 为什么不同的病原体导致具有各自临床特征性的性传播疾病

答：性传播疾病（STD）临床特征与病原体累及的组织结构有关。常见的 STD 有以下几种：

（1）艾滋病：由人类免疫缺陷病毒（HIV）所致，主要侵犯 CD4$^+$ 细胞，引起细胞免疫功能缺损，晚期可导致体液免疫功能缺损，临床表现并不具特异，可有发热、乏力、消瘦等，由于免疫功能低下可引起各种感染。

（2）生殖器疱疹：由单纯疱疹病毒（*Simplexvirus*，HSV）所致，生殖器皮肤簇集性丘疹、水疱、溃疡和结痂，皮损可自发愈合。感染后病毒潜伏于骶神经节中，是生殖器疱疹复发的根本原因。

（3）生殖器尖锐湿疣：由人乳头瘤病毒（*Human papilloma virus*，HPV）所致，生殖器部位乳头状、菜花状丘疹。

（4）梅毒：由梅毒螺旋体（*Treponema pallidum*，TP）苍白亚种所致，慢性性传播疾病，可侵犯全身各个器官。在入侵部位形成硬下疳（一期梅毒），二期梅毒的临床症状表现为皮肤黏膜损害、淋巴结肿大、眼和关节损害等。三期梅毒的皮肤关节损害较二期严重，且梅毒螺旋体侵犯心血管系统和神经系统，引起梅毒性心脏病和神经梅毒。先天性梅毒是由梅毒孕妇通过胎盘传播导致胎儿感染。

（5）淋病：由淋病奈瑟菌（*Neisseria gonorrhoeae*，NG）所致。患者临床常表现为尿频、尿急、尿痛和尿道脓性分泌物等急性尿道炎症状；女性多不出现临床症状和体征。

（6）非淋菌性尿道炎、宫颈炎：由解脲脲原体（*Ureaplasma urealyticum*，Uu）等所致，男性表现为尿痛或尿道浆液性或黏液脓性稀薄分泌物；女性主要表现为宫颈内膜炎、宫颈充血、水肿、黄色黏性脓性分泌物增多等。

（7）性病淋巴肉芽肿：由沙眼衣原体（*Chlamydia trachomatis*，CT）所致，早期腹股沟淋巴结肿大，中期淋巴结炎，晚期淋巴结肉芽肿，常形成瘘管。

（8）软下疳：由杜克雷嗜血杆菌（*Haemophilus ducreyi*）所致，多发性、疼痛性生殖器溃疡，常伴有腹股沟淋巴结化脓性炎症。

（9）巨细胞包涵体病：由人巨细胞病毒（*Human cytomegalovirus*，HCMV）所致，在孕妇可引起胎儿宫内感染或围产期感染，导致胎儿畸形，智力低下或发育迟缓等，严重者可引起全身性感染综合征。

414. 为什么需要对高危人群及潜在易感人群进行性传播疾病的筛查

答：对高危人群（性工作者、男同性恋、吸毒人员等）及潜在易感人群（孕妇、婚前体检人员）进行淋病奈瑟菌、梅毒螺旋体、衣原体、单纯疱疹病毒等筛查是控制性传播疾病（STD）的重要策略之一，可以主动发现无症状的 STD 感染者。无症状 STD 性病感染者是指已感染性病病原体，但临床无症状或症状轻微的患者，但此类患者仍具有传染性。由于他们无任何不适或自觉症状不明显，往往不能主动和及时就诊，其性伴侣及周围直接或间接接触者没有及时采取有效预防措施，医务人员容易忽略而造成漏诊，所以是最危险的传染源之一。通过实验检测对高危人群及潜在易感人群进行主动筛查，发现这类无症状的 STD 感染者，从而大大减少并发症、后遗症的发生，并且能及时切断潜在的传播源，对 STD 控制具有重要意义。

415. 为什么孕妇患有尖锐湿疣可引起婴幼儿复发性呼吸道乳头瘤

答：约 90% 的尖锐湿疣（condyloma）是由低危型 HPV6 和 HPV11 感染引起的。除生殖器疣外，HPV6 和 HPV11 也与结膜、鼻、口、咽部的湿疣相关。尖锐湿疣通常是无症状的，可因疣体大小及部位不同，而产生疼痛及瘙痒。尖锐湿疣可发生于尿道口、肛周皮肤、肛门、大小阴唇、阴道口、会阴、阴道壁、宫颈等部位，通常表现为生殖道黏膜扁平、乳突状或带蒂的赘生物。孕妇若患有尖锐湿疣，HPV6 和 HPV11 可通过胎盘、分娩时的母婴垂直传播以及产后的接触传播等途径导致胎儿发生感染，从而引起婴幼儿复发性呼吸道乳头瘤（recurrent respiratory papillomatosis，RRP）。剖宫产不能保证防止 HPV 感染新生儿。如果生殖器疣妨碍产道导致经阴道分娩可能发生大出血者，应选择剖宫产。诊断尖锐湿疣一般通过肉眼观察诊断，如果病变不典型（如色素沉着、坚硬、与皮下组织粘连、出血或溃疡）可行活检确诊。

416. 为什么支原体与泌尿生殖系统疾病相关

答：支原体可致下述泌尿生殖系统感染：

（1）尿道炎：支原体是泌尿系感染的常见致病微生物，以尿道炎最为多见，其他还包括肾盂肾炎等。非淋菌性尿道炎中 20%~40% 与支原体相关，解脲脲原体（Uu）和生殖支原体（*Mycoplasma genitalium*，Mg）已被证明是男性非淋菌性尿道炎病原体。

（2）宫颈炎和盆腔炎：生殖支原体（Mg）是宫颈炎、子宫内膜炎、盆腔炎、男性生殖道疾病和输卵管性不孕的病因。Mg 有很重要的临床意义，但我国的 Mg 临床检测很少，约有 10% 的盆腔炎患者能培养出 Mg，Mg 感染还可致产后发热，其原因可能是造成了子宫内膜炎。

（3）绒毛膜羊膜炎及早产：Uu 可以导致羊膜腔内感染，但不需要对孕期下生殖道检出 Uu 的患者进行干预和治疗。如果怀疑下生殖道支原体上行感染至宫腔导致绒毛膜、羊膜炎及早产，需要从上生殖道取样进行评估。

（4）对男性精液质量的影响：Uu 可影响精子活动度，其原因可能是支原体黏附影响精子活动，也有可能是支原体诱导抗精子抗体的产生。

（5）对辅助生殖的影响：男女双方生殖道 Uu 培养阳性不影响体外受精及胚胎移植的妊娠结局。

417. 为什么婴幼儿与少女时期容易发生外阴与阴道炎症

答：在婴幼儿与少女时期，阴道炎与外阴炎往往同时存在，临床上主要表现为患儿外阴部疼痛、瘙痒、分泌物较多，最常见的细菌是葡萄球菌属、链球菌属、大肠埃希菌以及类白喉棒状杆菌。导致婴幼儿容易发生外阴、阴道炎的原因主要有以下几点：①解剖上由于幼儿外阴发育不成熟，没有大小阴唇的保护，且缺乏阴毛对微生物的防御，外阴部皮肤特别薄嫩，所以容易受到病原微生物的侵犯。②幼女阴道中 pH 呈中性，阴道中的乳杆菌全部为不能分解糖原产酸的菌种，且大多为兼性厌氧菌，这与育龄期妇女阴道内的乳杆菌明显不同。③儿童的卫生习惯差，很少洗手，或者由于好奇心，很容易将泥土、沙子等异物弄到阴道之中，引起炎症。④受到性侵犯的儿童，可感染淋病奈瑟菌、衣原体等性传播性疾病病原。

418. 为什么盆腔炎性疾病常见的病原菌是淋病奈瑟菌、沙眼衣原体与厌氧菌

答：盆腔炎性疾病（pelvic inflammatory disease，PID）是指女性内生殖器及其周围结缔组织、盆腔腹膜发生的炎性疾病，包括子宫内膜炎、输卵管炎和输卵管、卵巢脓肿，以及扩散后产生的盆腔腹膜炎等。由于性传播疾病发病率的上升，淋病奈瑟菌和沙眼衣原体引起的子宫内膜炎、输卵管炎有不断增加的趋势。约1/3的PID患者输卵管或子宫直肠窝分泌物中可以分离培养到淋病奈瑟菌，20%的PID患者体内可分离出沙眼衣原体，淋病奈瑟菌与沙眼衣原体同时混合感染的大占25%~40%，是盆腔炎性疾病的第一位病因。由于细菌性阴道病的发生、广谱抗生素的使用、妇产科手术等因素导致原寄居于阴道内的菌群上行感染，厌氧菌也成为PID的重要致病菌。

419. 为什么有阴部瘙痒或烧灼感与白带增多等症状者要考虑滴虫性阴道炎

答：滴虫性阴道炎（trichomonas vaginitis，TV）由阴道毛滴虫（*Trichomonas vaginalis*）感染所致。阴道毛滴虫是寄生在人体阴道和泌尿道的鞭毛虫，其生活史仅有滋养体而无包囊期，呈梨形，有4根前鞭毛和1根后鞭毛，可通过波动膜的波动作旋转式运动。其滋养体主要寄生于女性阴道，尤以后穹窿多见，偶可侵入尿道。正常情况下，健康妇女阴道的内环境因乳杆菌的作用而保持酸性（pH 3.8~4.4），可抑制虫体及细菌生长繁殖，即为阴道的自净作用。而滴虫寄生阴道时，消耗糖原，妨碍了乳杆菌的糖酵解作用，降低了乳酸浓度，从而使阴道的pH变为中性或碱性，滴虫得以大量繁殖，促进继发性的细菌感染，加重炎症反应。大多数虫株的致病力较低，许多妇女虽有阴道滴虫感染，但无临床症状；一些虫株则可引起明显的阴道炎，阴道壁可见黏膜充血、水肿等，可发生阴部瘙痒或灼烧感，白带增多。当滴虫侵及尿道时，有尿频、尿急和尿痛等症状。因此，有阴部瘙痒或烧灼感、白带增多等症状者应考虑阴道毛滴虫的感染的可能。

420. 为什么备孕的女士和孕妇应尽量远离宠物并于孕前检查弓形虫

答：感染弓形虫的初孕妇女，可经胎盘血流将弓形虫传播给胎儿。在妊娠期的前3个月内感染，可造成流产、早产、畸胎或死胎，其中畸胎发生率最高，如无脑儿、小头畸形、脊柱裂等。若孕妇于妊娠期后期感染，受染胎儿多表现为隐性感染，存活者中90%有精神发育障碍，其次表现为弓形虫眼病。

刚地弓形虫是弓形虫病（toxoplasmosis）的病原体，人和许多动物都能感染引起人兽共患的弓形虫病。弓形虫需要二种宿主，终宿主猫，中间宿主人与其他温血类动物，在猫体内，寄生于肠上皮细胞内，行无性及有性生殖，最终形成含子孢子的卵囊，随粪便排出体外，卵囊是其感染阶段；在人体与其他动物体内，则可寄生于所有有核细胞内，进行无性繁殖。当猫粪中的弓形虫卵囊或动物肉类中的包囊或假包囊被人吞食后，在肠内逸出子孢子、缓殖子或速殖子，随即侵入肠壁经血或淋巴进入单核巨噬细胞系统的细胞内寄生，

并扩散到全身各个器官，进入细胞内发育增殖，形成假包囊。其缓殖子在脑、眼、骨骼肌等处易形成包囊，包囊可在人体内存活数月、数年或更长。

所以备孕者与孕妇应避免与猫、猫粪和生肉接触并于孕前及孕中定期做弓形虫常规检查，以减少先天性弓形虫病的发生。

（陆庭嫣 沈俐 俞英昉 陈家旭）

第二节 感染病原检验

421. 为什么生殖系统感染诊断需做实验室常规检查

答：根据病史、实验室常规检查及合适的病原检验结果，可为生殖系统感染的临床诊断提供确切的依据。急性上生殖系统感染如急性细菌性前列腺炎、急性盆腔炎等发热患者需做血常规检查，可表现为白细胞总数和中性粒细胞增多。女性患者需做阴道分泌物常规检查（包括阴道分泌物物理学性状及清洁度），如白带外观异常（如脓性白带、豆腐渣样白带、泡沫状稀薄白带等）、pH增高（>4.5）、Ⅲ-Ⅳ度的阴道清洁度提示生殖系统感染。前列腺液颜色和透明度、卵磷脂小体、白细胞检查可有助于前列腺炎诊断，若前列腺液变为黄色浑浊、呈脓性，白细胞数大于10个/HP、成簇分布，卵磷脂小体减少常为慢性前列腺炎。

422. 为什么生殖系统感染标本需做病原检验

答：生殖系统感染病原检验（etiological examination of genital infection）是诊断生殖系统感染"金标准"，可确定感染性疾病的发生与性质。根据不同疾病的特征及检验项目采集不同标本。男性尿道口、女性阴道等部位外生殖器可有正常菌群的存在，应避免正常菌群污染。对不能人工培养的梅毒螺旋体，临床应用抗体检测方法则采集血液标本分离血清。生殖系统感染标本送达实验室后，病原检验包括：

（1）标本直接涂片进行显微镜检查：可分为湿片检查、革兰染色镜检、微生态菌群检测、暗视野镜检，镀银染色、免疫荧光染色等，根据检查结果可发出初步报告。

（2）培养：根据标本来源，将采集的标本接种在适合的培养基上，常用细菌与真菌的培养基有血琼脂、巧克力琼脂、淋病奈瑟菌选择培养基（如改良的T-M培养基、NYC等）、厌氧强化血琼脂、支原体培养基、沙氏葡萄糖琼脂培养基及其他专用选择性培养基。根据平板上菌落生长形态、革兰染色涂片结果和生化反应结果进行菌种鉴定，并结合药敏试验结果发出最终报告。病毒感染性疾病可行细胞培养分离病毒。

（3）其他相关检查：生殖道沙眼衣原体感染抗原快速检测法、梅毒螺旋体血清试验、病毒相关抗体血清学检测、细菌性阴道病唾液酸酶检测试验与核酸杂交检测等。

423. 为什么阴道分泌物湿片镜检可作为阴道炎症的常规检测方法

答：阴道分泌物湿片镜检（vaginal discharge wet filmmicroscopy）是一种确认细菌性阴道病以及外阴阴道炎病因的方法，它既经济又快速、简单，因此可作为生殖道炎症常规检测方法。作湿片检查时需将阴道分泌物与生理盐水混匀，取一部分涂于载玻片上，盖上盖玻片在低倍镜和高倍镜下观察，如发现活动的阴道毛滴虫即诊断为滴虫性阴道炎；如发现真菌孢子或假菌丝即提示念珠菌性阴道炎；见线索细胞提示可能为细菌性阴道病。通常应在采集标本 1~2 小时内作湿片镜检。如果怀疑有阴道毛滴虫，应该立即检查，因为阴道毛滴虫离体后受环境的影响会很快失去动力。

424. 为什么生殖道感染病原检验需采集不同的标本

答：做生殖道感染病原检验的标本采集（specimen collection for etiological examination of genital tract infection）应根据不同疾病的特征及检验项目不同而定，从而提高检测方法的特异性和敏感性，获得更为可靠的诊断结果。标本采集有以下几种方法：①外阴及阴道炎采集阴道及宫颈口分泌物进行培养，应在窥阴器下操作，用无菌棉签；②盆腔脓肿患者则于直肠子宫陷凹处穿刺抽取脓液；③羊膜腔感染时可经腹壁抽取羊水或经子宫颈插管抽取羊水进行病原体检测；④在怀疑有急性宫腔内感染时，原则上不采取宫腔分泌物，以免引起感染播散，必要时使用灭菌导管抽取，导管外覆一层保护膜，经子宫颈插入宫腔后再刺穿保护膜抽取分泌物；⑤STD 常取尿道口分泌物、阴道宫颈口分泌物和前列腺液等，若外阴部糜烂、溃疡，则先用生理盐水清洗，然后用无菌拭子擦取病灶边缘的分泌物或用力挤压后吸取组织液；⑥怀疑淋病，男性患者应采集尿道分泌物或精液标本，尿道分泌物采样时要深入到尿道内 2~4cm 处，并蘸取少量黏膜；女性疑为淋病患者先用无菌棉拭擦去宫颈口分泌物，再用另一棉拭深入宫颈内 1cm 处旋转并停留 10~30 秒，让拭子尽可能多地蘸取分泌物；⑦梅毒螺旋体不能进行人工培养，临床可采集血液标本分离血清后检测其特异性抗体，也可用无菌针头、注射器采集病损处渗出物或增大的淋巴结取标本，用暗视野显微镜直接检测梅毒螺旋体病原体。

425. 为什么对于不同的生殖道分泌物标本其运送要求与暂存条件有所不同

答：根据检验项目不同，生殖道分泌物（genital tract secretion）标本有其相应的运送要求及暂存条件以确保病原菌的检出，如下所述：①用于细菌培养的标本最好在 2 小时内送到实验室并完成接种过程，使用运送培养基可相应延长标本运送时间，在运送过程中必须符合生物安全防护要求；②因淋病奈瑟菌不耐干燥、低温，所以需进行淋病奈瑟菌分离培养的标本，应当在采集后使用 Amies 或 Stuart 运送培养基转运标本，转运时间越短越好且注意保温；③进行生殖道疱疹涂片检查运送时标本保持冷藏温度，但不能冷冻或置于室温，可将放置标本的容器浸没于冰水中；④HPV 核酸检测标本运送及暂存时应保持冷藏温度；⑤厌氧培养标本应置于无菌、密闭容器中，针筒抽取标本可置于带有针帽或保护性橡胶塞的注射器内，采样后立即送到实验室，及时接种厌氧培养基并放置于厌氧环境中培养，有条件最好床边接种后立即放入厌氧袋中或用针筒抽取标本后立即接种厌氧培养瓶。

426. 为什么生殖道分泌物革兰染色涂片的结果可作为生殖道炎症的诊断依据

答：生殖道分泌物包括有阴道分泌物、女性宫颈分泌物与男性尿道、生殖器分泌物，通过生殖道分泌物革兰染色涂片（genital tract secretion gram stain smear）镜检观察的白细胞数或线索细胞等可作为生殖道炎症的诊断依据之一。

（1）阴道分泌物：直接涂片革兰染色可作 Nugent 评分，对诊断细菌性乳杆菌阴道病具有较好的特异性和敏感度。正常阴道分泌物涂片可见占大多数的乳杆菌，每个高倍镜视野中白细胞数少于 5 个。典型细菌性阴道病的涂片可查见线索细胞，即上皮细胞被革兰阴性短杆菌所覆盖，边界不清，伴随由大量革兰阴性、阳性的短小杆菌、球菌、弯曲杆菌组成的混合菌群，并且没有革兰阳性大杆菌；少量白细胞（<5 个/HP）。

（2）宫颈分泌物：涂片检查非常有助于黏液性宫颈炎的诊断，每油镜视野下多于 10 个多形核白细胞，是黏液性宫颈炎的有效诊断依据。该病通常由淋病奈瑟菌和（或）沙眼衣原体感染引起。

（3）男性尿道、生殖器分泌物：急性尿道炎患者标本进行革兰染色镜检，若查见多形核白细胞多于 10~15/HP，且多形核白细胞内出现革兰阴性双球菌则淋病性尿道炎诊断特异性达 95%。

427. 为什么生殖道分泌物标本细菌培养需选择不同的培养基及培养条件

答：生殖道分泌物细菌培养（bacterial culture of genital tract secretion）时，要根据采集标本的部位、感染部位潜在的有可能致病病原体及检测目的来选择理想的培养基和培养条件。上生殖道标本、深部组织抽取物、脓肿脓液标本应该接种于血琼脂培养基、巧克力培养基、厌氧培养基等有利于苛养菌及厌氧菌生长的培养基平板，并同时进行需氧、微需氧及厌氧环境的培养。来源于宫颈、阴道、尿道分泌物、精液、前列腺液的标本在进行一般细菌培养和念珠菌培养的同时，应要考虑到淋病奈瑟菌、沙眼衣原体、解脲脲原体、人型支原体感染的可能。如需要进行淋病奈瑟菌培养，采样后尽早接种淋球菌专用培养基（如改良的 TM 培养基和 NYC 培养基），培养条件为 5% CO_2 的气体环境。如进行念珠菌培养需接种沙保弱琼脂培养基或念珠菌选择性培养基。沙眼衣原体分离培养较困难，临床实验室常用免疫的方法检测沙眼衣原体抗原。解脲脲原体、人型支原体的检测需接种专用的支原体培养基，并置于 37℃、5% CO_2 的环境下生长最佳。

428. 为什么阴道分泌物不宜常规厌氧培养而疑为上生殖道积脓则应厌氧培养

答：正常女性阴道内有大量细菌，包括厌氧菌。阴道分泌物标本厌氧培养阳性结果无临床意义，很可能是因取材部位正常共生菌污染所致，所以对阴道分泌物不进行常规厌氧培养。当生殖道发生损伤、分娩、流产、生殖道手术或机体免疫功能下降、长期应用抗生素时，阴道内的厌氧菌可被带至子宫腔内，诱发女性上生殖道厌氧菌感染。因此上生殖道感染有积脓、脓肿时应该行厌氧培养。

因为厌氧菌对空气和干燥非常敏感，女性生殖系统厌氧菌培养项目不宜使用棉签采样。外科操作采集标本时，可从感染部位采集引流液，或用针筒抽取脓液，如：羊膜液、阴道后穹窿穿刺液、输卵管吸出液或组织、盆腔穿刺液、封闭脓肿抽出液等。标本应置于无菌、密闭厌氧容器中，采样后立即送到实验室，同时进行需氧和厌氧培养。接种后剩余标本应立即进行涂片、革兰染色并镜检。如发现标本有恶臭味，革兰染色涂片查见 G^- 梭杆菌、G^+ 末端平削、粗大杆菌等或 G^+ 和 G^- 杆菌和球菌同时存在时，提示可能为厌氧菌感染。

（陆庭嫣 沈俐）

第三节　常见生殖系统感染性疾病实验诊断

429. 为什么分泌物革兰染色涂片法仅对男性淋病有诊断价值

答：淋病患者分泌物标本进行革兰染色涂片镜检可发现，在多形核白细胞的胞质中常有成对排列、两菌接触面扁平或稍凹、呈肾形的革兰阴性球菌。部分慢性感染者、耐药菌株感染者和接受不规则治疗者的分泌物涂片中，细菌数量较少，且常位于细胞外。根据镜检作出相应报告：多形核白细胞内找到革兰阴性双球菌或多形核白细胞外找到革兰阴性双球菌 或未找到革兰阴性双球菌。对有明显临床症状和病史的男性急性淋菌性尿道炎患者标本进行革兰染色镜检，若查见 10~15WBC/HP 且多形核白细胞内出现革兰阴性双球菌则诊断淋病，其特异性达 95%。而女性感染者因阴道一些非致病菌也可表现为类似淋病奈瑟菌的双球菌形态，革兰染色涂片的形态检查不能确定是淋病奈瑟菌，故对女性感染者不推荐用涂片法作为诊断依据。再因女性淋病患者多无明显症状而延误治疗，最终发展为慢性淋病，以致标本中淋病奈瑟菌数量较少，且常位于细胞外，涂片敏感性低。故革兰染色涂片法仅对男性淋病（male gonorrhea）患者有诊断价值。

430. 为什么病原检验是淋病正确诊断的关键

答：在细菌性 STD 中，淋病（gonorrhea）为第二常见疾病。因为 40%~60% 的女性患者表现为亚临床感染，容易漏诊；另外，淋菌感染与非淋菌性感染的临床表现基本相同，单凭经验容易误诊。淋病的正确诊断依赖于对病史、临床表现及实验室检查结果的综合考量，其中实验室病原检验是确定病原体的关键。

实验室病原检验方法如下：

（1）分泌物涂片革兰染色显微镜检查：男性尿道分泌物涂片行革兰染色，镜下可见大量多形核白细胞，多个多形核白细胞内可见数量不等的革兰阴性双球菌，特异性 > 99%，灵敏度 > 95%。革兰染色涂片对宫颈管、直肠和咽部淋病奈瑟菌（NG）感染检出率低，不推荐应用。

（2）细菌培养法：标本接种淋病奈瑟菌选择培养基上，常用血平板或巧克力琼脂培养基、改良的 T-M 培养基、NYC 培养基等。接种标本后置于 35℃、5%CO_2 的潮湿环境中培养，18~48 小时后观察菌落性状，作进一步生化反应鉴定。培养法是 WHO 推荐的淋病筛查的唯一方法，也是实验室诊断的"金标准"。目前 JEMBEC 平板是一种提高淋病奈瑟菌检出率实验诊断系统，可用作床边即刻接种。

（3）核酸扩增试验（nucleic acid amplification test，NAAT）：美国食品药品管理局（Food and Drug Administration，FDA）批准应用培养法和 NAAT 诊断淋病。NAAT 可用于检测宫颈拭子、阴道拭子、尿道拭子（男性）和尿液标本（女性与男性）等。FDA 尚未批准应用 NAAT 检测直肠、咽部与结膜标本。如果怀疑患有淋病或证明对淋病的治疗失败，需要同时行细菌培养和药敏试验。

431. 为什么孕妇需常规筛检淋病与获得性免疫缺陷综合征等性传播疾病

答：孕妇性传播疾病（STD）所致胎儿及新生儿先天性感染可发生在妊娠的各个时

期，宫内感染后可造成严重后果。绝大多数 STD 可以是无症状或症状极轻的亚临床感染或隐性感染，因此，常规筛检孕妇 STD 的实验诊断具有极其重要的临床价值。对孕妇进行 STD 筛查是产前监护的重要组成部分。如下所述：

（1）淋病：为淋病奈瑟菌引起的泌尿生殖系统化脓性感染，易导致感染性流产。发生播散性淋病时，胎儿易发生宫内感染和早产。分泌物淋病奈瑟菌培养阳性可确诊。

（2）梅毒：为苍白密螺旋体感染引起的慢性全身性传染病，可通过胎盘感染胎儿引起先天梅毒。皮损分泌物找到梅毒螺旋体可确诊，无症状者通过血清学筛查并结合病史进行诊断，梅毒非特异性抗体试验还用于疗效评定。

（3）尖锐湿疣：由不同型别 HPV 感染引起的生殖道疣状增生性病变。可通过产道感染引起婴幼儿呼吸道乳头状瘤。组织学检查和 HPV DNA 检测可以确诊。

（4）生殖器疱疹：为单纯疱疹病毒引起的感染，表现为生殖器及肛门皮肤溃疡。多数通过产道感染胎儿，引起新生儿眼、口腔、中枢神经系统等炎症。病毒抗原检测和核酸扩增试验是常用的诊断方法。

（5）生殖道沙眼衣原体感染：孕妇感染多无症状。主要通过产道感染胎儿，引起新生儿眼炎和肺炎等。常用诊断方法有衣原体抗原检测等。

（6）支原体感染：为机会性感染，常与其他病原体共同引起生殖道泌尿道感染。可经胎盘和产道感染胎儿，导致流产、早产等，甚至死胎。诊断方法有支原体培养、核酸分型等。

（7）获得性免疫缺陷综合征（AIDS）：由人免疫缺陷病毒（HIV）引起的持续性免疫缺陷，可经胎盘、产道感染胎儿。主要诊断方法是病毒抗体检测。此外，还可提取核酸后进行多靶标检测以提高试验敏感性。

432. 为什么梅毒的病原体检查和血清学检测各有局限性

答：梅毒（syphilis）是由梅毒螺旋体（*Treponema pallidum*）苍白亚种感染人体所引起的具有复杂临床表现的慢性全身感染性疾病，可通过性接触、血液和母婴三种途径传播，是传染性较强、危害较大的一种性传播疾病。梅毒的临床诊断主要依赖于在特征性皮损中检测到梅毒螺旋体或在血清中检测到抗体。但梅毒的临床表现复杂，感染梅毒后可不出现皮损或皮损不明显，或检查不到病原体；或在梅毒感染的窗口期而检测不到抗体等。

梅毒的病原检验是取早期病损处分泌物涂片，用暗视野显微镜检查或直接荧光抗体检查梅毒螺旋体。但由于该检测方法需要特殊的仪器即暗视野显微镜或荧光显微镜，并需经过培训、具有经验的人员操作，才能得到可靠的结果。所以它在实际应用中受到一定的限制，对晚期及隐性梅毒患者也不适用。

血清学是目前实验室梅毒检测的主要方法，包括梅毒非特异性抗体试验（nonspecific antibody tests）和梅毒特异性抗体试验（specific antibody tests）两类方法。前者试验主要用于判断现症梅毒患者、疗效随访等，实验操作简易、快速，但敏感性、特异性较差，易受其他因素影响；后者试验主要确诊梅毒特异性抗体，全自动检测系统适合批量筛查，但是无法鉴别现症或既往梅毒患者。需要综合分析病史、体征和症状、以及实验室检测结果，才可做出临床诊断梅毒病例。应该充分掌握两类试验的临床应用价值，选择合适的试验作为筛查工具。

433. 为什么梅毒血清学检测的两类方法需要相互复检确证

答：血清学检测是目前实验室对于梅毒检测的主要方法，包括梅毒非特异性抗体试验和梅毒特异性抗体试验两类方法。当按照传统法路径采用梅毒非特异性抗体试验（RPR或 TRUST）对标本进行初筛时，对呈阴性反应的标本，可出具 RPR/TRUST 试验阴性（-）报告；对呈阳性反应的标本，需进一步采用梅毒特异性抗体试验（TPPA、ELISA、RT 或CLIA 等）复检，排除 RPR/TRUST 生物学假阳性，确认是否为梅毒性抗体。同时还应进行 RPR/TRUST 半定量试验获得初诊时的基线抗体滴度，可用于疗效的监测。当按照逆向法路径采用梅毒特异性抗体试验对标本进行初筛时，对呈阴性反应的标本，可出具试验阴性（-）报告；对呈阳性反应的标本，进一步梅毒非特异性抗体试验进行复检，以判断是梅毒既往感染或现症感染，同时应做 RPR 半定量试验。梅毒血清学试验的临床意义见表 9-1。

表 9-1　梅毒血清学试验的临床意义

试验结果		主要临床意义
梅毒特异性抗体试验 （TPPA、TPHA 等）	梅毒非特异性抗体试验 （RPR、TRUST 等）	
+	+	现症梅毒
		或接受过治疗的晚期梅毒
		（但不能用于先天梅毒的诊断）
-	-	排除梅毒感染
		或极早期梅毒（窗口期尚无任何抗体产生）
-	+	生物学假阳性
+	-	临床治愈的病例（既往感染者）
		或极早期梅毒（特异性梅毒抗体的窗口期较非特异性梅毒抗体短）

　　TPPA：梅毒螺旋体明胶颗粒凝集试验；TPHA：梅毒螺旋体血凝试验；RPR：快速血浆反应素环状卡片试验；TRUST：甲苯胺红不加热血清试验

434. 为什么梅毒血清学检测会存在有假阳性

答：梅毒血清学试验假阳性可见于以下几种情况：①技术性假阳性，由于标本的保存转送或操作技术不当引起。②生物学假阳性，可分为急性和慢性两类：急性常见于很多病毒感染如麻疹、水痘、病毒性肝炎等，此外还可见于肺炎、活动性肺结核、疟疾、钩端螺旋体病等，这些病例血清反应滴度均较低，并且多在 6 个月内转为阴性，用梅毒螺旋体荧光抗体吸收试验（fluorescent treponemal antibody-absorption test，FTA-ABS）检测时，血清反应呈阴性；慢性生物学假阳性，可持续数年甚至终生，常见的疾病有系统性红斑狼疮、风湿热、系统硬化症等结缔组织疾病及肝硬化、慢性胃炎。③此外，海洛因成瘾、妊娠、年老等也可出现梅毒血清反应假阳性。一旦出现假阳性应密切随访，重复梅毒血清反应检查，全面检查以排除其他疾病。

435. 为什么甲苯胺红不加热血清试验阴性不能排除梅毒感染

答：甲苯胺红不加热血清试验（toluidine red unheated serum test，TRUST）是一种梅毒非特异性抗体试验，TRUST 试验抗原是从牛心肌中提取的心磷脂、胆固醇和纯化的卵磷脂，即类脂质抗原，主要用于梅毒的筛查和疗效观察。梅毒螺旋体感染人体后，宿主迅速对螺旋体表面的脂质做出免疫应答，产生抗类脂质抗原的抗体。这种非特异性抗体产生到被检测出阳性反应，取决于试剂的最低检测限和抗体的浓度水平二个因素。在感染早期，抗体还没有产生或者浓度水平低于试剂的检测痕量-既窗口期，该试验会呈阴性反应。另外少数晚期梅毒由于免疫麻痹或者耐受现象，也可以呈阴性反应。因而 TRUST 试验阴性不能排除梅毒感染。阳性反应结果需进一步做梅毒特异性抗体试验确认。TRUST 阳性时其滴度与疾病活动相关，可用于梅毒的筛查和治疗效果的监测。

436. 为什么甲苯胺红不加热血清试验阳性还需做梅毒螺旋体抗体试验

答：由于甲苯胺红不加热血清试验（TRUST）或快速血浆反应素环状卡片试验（rapid plasma regain circle card test，RPR）的抗原由心磷脂、胆固醇和卵磷脂等按合适比例人工配制，不具有特异性，除梅毒患者外，一些非梅毒疾病也可暂时或长期地存在低滴度阳性反应，如麻风、结核、传染性单核细胞增多症、红斑狼疮、类风湿性关节炎、雅司、回归热及一些感染性疾病，此外在孕妇、老年人、海洛因成瘾者、肝病患者、肿瘤患者中也可呈低滴度阳性。故对 TRUST、RPR 阳性需做进一步做梅毒特异性抗体试验确认。梅毒特异性抗体试验的抗原由梅毒螺旋体组成，阳性反应可以确认梅毒性抗体。梅毒经过治疗后，所有特异性抗体试验仍为阳性，可持续终生，故特异性抗体试验不用来评价疗效。目前常用的是梅毒螺旋体荧光抗体吸收试验（FTA-ABS）和梅毒螺旋体明胶颗粒凝集试验（treponema pallidum particle agglutination test，TPPA）。

437. 为什么高危型 HPV 筛查只推荐应用于宫颈癌

答：目前发现有超过 100 多种型别的人乳头瘤病毒（HPV）存在，其中 40 种以上与生殖道感染有关。大多数的 HPV 感染为无症状感染或为亚临床感染，具有自限性的特点，大多数感染会在 2 年内被机体自然清除，只有持续性的高危 HPV 感染才会导致机体的病理改变。HPV 分为高危型和低危型，HPV6、11、40、42、43、44、54、61、72 和 81 等型别为低危型，与宫颈大部分良性病变有关；HPV16、18、31、35、39、45、51、52、56、58、59、68、78 和 82 等型别为高危型，高危型 HPV 持续感染对几乎所有宫颈癌及大部分外阴癌、阴道癌、肛门癌及口咽部癌的发生均起重要作用。其中 HPV16 和 HPV18 型是最常见的高危型 HPV，HPV16 多见于宫颈鳞癌，HPV18 多见于宫颈腺癌。所以 HPV 高危型筛查（high risk type HPV screening）只推荐应用于：不明意义的非典型鳞状细胞（atypical squamous cells of undetermined significance，ASCUS）且年龄≥25 岁女性患者的分类；年龄≥30 岁女性患者的常规筛查（结合宫颈细胞学检查）；宫颈癌前病变随访。高危型 HPV 筛查采用 HPV 核酸检测，可对患者的 HPV DNA 进行序列分析，区分型别。

438. 为什么单纯疱疹病毒 IgM 抗体检测能较早诊断生殖器疱疹

答：生殖器疱疹（genital herpes，GH）是由单纯疱疹病毒（HSV）感染泌尿生殖器及肛门部位皮肤黏膜而引起的一种复发性疾病，是一种较常见性传播疾病。HSV 有两种类型：单纯疱疹病毒Ⅰ型（HSV-Ⅰ）和单纯疱疹病毒Ⅱ型（HSV-Ⅱ）。多数 GH 是由 HSV-Ⅱ引起，轻型或未诊断的感染患者生殖道间断性排出病毒会导致单纯疱疹病毒传播。

实验室可采用病毒培养、聚合酶链反应（PCR）方法及血清学方法进行检测。通过对患者生殖器溃疡或其他黏膜与皮损处组织或细胞培养检测 HSV 敏感性低，且随着皮损溃疡愈合培养敏感性迅速下降；PCR 检测疱疹病毒 DNA 更加敏感，但成本较高，对检测者要求较高，且容易出现假阳性，目前仅推荐用于诊断中枢神经系统 HSV 感染以及全身性 HSV 感染（如脑膜炎、脑炎和新生儿疱疹等）。由于 HSV 感染早期即出现 IgM 抗体，因此采用血清学检测方法能较早对 HSV 感染作出诊断；由于初发者往往仅 IgM 阳性，而复发者 IgM 和 IgG 通常均为阳性，因此该方法还可以对感染类型作出推断。目前血清学检测主要用于复发 GH 或不典型 GH、疱疹病毒 PCR 检测或培养阴性患者血清、临床诊断为 GH 患者但无实验室证据与性伴侣患有 GH 者。所以 HSV 抗体的血清学检测适用于感染判断、人群监测、孕前筛查等。

439. 为什么有多种实验检查方法可选择作为细菌性阴道病的诊断

答：Amsel 法和 Nugent 评分是《细菌性阴道病诊治指南》推荐的细菌性阴道病（BV）诊断标准。Amsel 法符合以下四项中的三项即可诊断为 BV：①线索细胞阳性；②氨试验阳性；③阴道 pH 大于 4.5；④阴道均质稀薄的分泌物。Nugent 评分计数革兰染色涂片上大的革兰阳性棒状杆菌（乳杆菌），小的革兰阴性及染色不定的棒状杆菌（加德纳菌/类杆菌），弯曲的染色不定的棒状杆菌（动弯杆菌），并进行 0~10 的评分，被认为是优于 Amsel 法的更为客观、准确的细菌性阴道病诊断方法。但是以上两种方法的结果判读与操作人员的经验有很大关系，主观因素强，且不适用于大标本量的检测。

其他辅助诊断方法中，细菌性阴道病快速诊断试剂主要是结合阴道 pH 检测及阴道分泌物中各种微生物功能检测，如过氧化氢酶、唾液酸苷酶和白细胞脂酶等。这种方法敏感性及特异性较高，且操作简单快速，适用于大批量标本的筛查。Affirm VP Ⅲ 是一种 DNA 杂交探针检测法，可以对临床具有阴道病症状患者的阴道分泌物进行检测，识别念珠菌属、阴道加德纳菌和阴道毛滴虫核酸，从而诊断细菌性阴道病、外阴阴道念珠菌病和滴虫性阴道炎。其特点是诊断快速，操作方便简单，敏感性和特异性较高，对合并感染的诊断有一定优势。

440. 为什么不孕症等检查要做支原体和衣原体的筛查检测

答：解脲脲原体、人型支原体、生殖道支原体和沙眼衣原体是引起生殖道疾病的病原体，可严重危害女性及男性的生殖健康，也可导致新生儿感染，其主要危害如下：

（1）对男性生育的影响：解脲脲原体、衣原体感染能引起男性非淋菌性尿道炎、睾丸附睾炎；病原体可吸附于精子表面，阻碍精子运动；产生神经氨酸酶样物质干扰精子与卵子结合，对精子产生免疫损伤，影响其穿透卵细胞的能力，导致不孕。

（2）对女性生育影响：支原体、衣原体可导致女性宫颈炎引发盆腔炎、子宫内膜炎影响受精卵的着床、输卵管炎性不孕或异位妊娠。

（3）对妊娠及新生儿的影响：支原体、衣原体从宫颈或阴道上行感染羊膜、羊水及胎儿；通过胎盘感染胎儿，引起自发性流产、早产、死胎与低体重胎儿；新生儿可通过产道感染，引起呼吸道感染和支气管肺发育不良、新生儿肺炎、中耳炎和结膜炎等。

（4）引起内源性感染：对于无症状的支原体或衣原体携带者，介入性治疗可能将定植的支原体或衣原体带入上生殖道，引起内源性感染。

综上所述，不孕症检查、介入性治疗前与孕前检查筛查支原体和衣原体对查找不孕不育原因、备孕、预防新生儿感染与减少内源性感染是有价值的。

441. 为什么采用核酸检测分析比培养法更有利于支原体感染的鉴别诊断

答：从人体分离到的支原体（mycoplasma）共有 16 种，其中 7 种对人体有致病性。与泌尿生殖道感染有关的常见支原体类型有解脲脲原体（Uu）、人型支原体（*Mycoplasma hominis*，Mh）、生殖支原体（*Mycoplasma genitalium*，Mg）等。Uu 可分为两个亚型：Parvo 生物型和 T960 生物型。Parvo 生物型支原体又被称为微小脲原体（*Ureaplasma parvum*，Up），常见于临床无症状携带者，无需治疗。目前 Uu 和 Mh 实验检测主要使用液体培养基直接检测并同时进行支原体药敏试验。但是，这种方法无法区分出 Up 亚型。即使使用固体培养基培养出的这两种亚型形成的菌落外观亦一致，只有通过核酸检测方法，根据基因组之间的差异才能对两者进行区分鉴别，从而避免 Up 亚型被过度治疗。

Mg 是导致非衣原体、非淋菌性尿道炎、宫颈炎、盆腔炎的重要致病微生物。但在支原体液体培养基中不生长，在固体培养基上菌落大小极不一致，分离培养难度大，且血清型检查有交叉反应，核酸扩增试验（NAAT）方法可能是检测 Mg 的最佳方法。所以采用核酸检测支原体分型，更有利于支原体感染的鉴别诊断。

442. 为什么需要正确解读解脲脲原体培养阳性的临床意义

答：支原体在泌尿生殖道存在定植现象，人群中存在着相当数量的支原体携带者而没有症状和体征，此类人群不必治疗。以解脲脲原体（Uu）为例，目前实验室常用的液体培养或固体培养法并不能区分出解脲脲原体中 Up（无症状携带）和 Uu 亚型。因此临床医生在得到 Uu 培养阳性时，需要谨慎的判断其临床意义，审慎评估患者及配偶感染风险，确定是否需要治疗。处理原则如下：①如果男女双方均无泌尿生殖道感染的相关症状，仅 Uu 阳性，考虑为携带者，不必治疗；②Uu 经感染治疗后症状体征消失，仅 Uu 实验室检查结果为阳性时，应考虑是否转为 Uu 携带，不必继续进行药物治疗；③孕期下生殖道检出 Uu 的患者不需进行干预治疗；④男性若确诊为 Uu 性尿道炎，建议同时治疗性伴侣，期间注意避免无保护性生活；⑤男性精液质量异常且有生育需求时，男女双方建议同时治疗一疗程。

443. 为什么生殖道沙眼衣原体感染虽无明显症状但后遗症严重

答：衣原体是一类形态相似、能通过滤菌器、严格寄生于细胞内的原核细胞型微生物。沙眼衣原体致病机制可能为抑制宿主细胞代谢，溶解破坏细胞，其代谢产物具有细胞毒性作用，引起变态反应。此外，沙眼衣原体细胞膜上的脂多糖具有抗原性，在致病机制中有重要意义。它具有寄生于细胞内，可逃避宿主的免疫排斥并且繁殖快等特点，故可引起顽固性感染。沙眼衣原体可通过性交传播，主要侵犯柱状上皮、鳞状交界上皮及移行上皮,一般不累及深层组织,因此通常无明显临床症状或症状轻微而不易察觉,容易导致漏诊。子宫颈、输卵管等为沙眼衣原体感染的高发部位,感染后若不及时治疗,分别有30%~40%会发展为子宫内膜炎,8%~10%可发展为输卵管炎。由于输卵管黏膜上有广泛的淋巴细胞及浆细胞浸润,进而可引起盆腔炎、输卵管性不孕、异位妊娠等较为严重的后遗症。

444. 为什么要合理选择沙眼衣原体实验检测方法

答:对沙眼衣原体无症状感染进行筛查与诊断可及时阻断后遗症的发生。但沙眼衣原体的检测方法多样,需要根据实验室的检测能力及检测目的合理选择。实验检测方法有①快速层析法:具有及时性及无须复杂的设备等优点,但敏感性不高,所以适用于临床症状典型的病例快速诊断以及小型实验室沙眼衣原体感染筛查。②ELISA 法:检测的靶抗原为衣原体脂多糖(lipopolysaccharides, LPS),存在与其他革兰阴性菌发生交叉反应的可能性,适合于大型实验室的批量筛查。③直接免疫荧光染色(direct immunofluorescence assay, DFA)法:可直接快速检测沙眼衣原体在上皮细胞质内的包涵体,可作为快速层析法和 ELISA 法检测阳性样本的确证试验。④核酸扩增法:应用特异性探针与模板中的特定序列进行杂交,大大增加了检测的敏感性;不仅可用于宫颈和尿道标本中沙眼衣原体的检测,也可用于男性和女性尿液标本的检测,但容易出现假阳性结果,因此阳性结果应结合临床病史诊断;此法不能作为疗效的判断标准。⑤细胞培养法:是通过培养出活的沙眼衣原体进行鉴定,特异性为 100%。但对设备和操作技术要求高,样本运输需低温以保持菌体活性,且培养费时,因此目前仅在专业参比试验室开展,多用于科学研究、抗生素敏感试验、方法学评价以及法律样本的鉴别等。

445. 为什么病原体检查在子宫颈糜烂与早期子宫颈癌鉴别起一定作用

答:宫颈上皮是由宫颈阴道部鳞状上皮与宫颈管柱状上皮共同组成,两者交接部位在宫颈外口,称原始-柱交接部或鳞柱交界。但此交接部并非恒定,随体内雌激素水平变化而移位的鳞-柱交接部称生理性鳞柱交界。在原始鳞柱交界和生理性鳞柱交界间形成的区域称移行带区或转化区。在转化区形成过程中,其表面会出现鳞状上皮与柱状上皮的变换。当宫颈鳞状上皮脱落,脱落面会被柱状上皮所覆盖,柱状上皮菲薄,其下方间质内的毛细血管会隐隐透出,呈现红色,称为宫颈柱状上皮异位。外观似"宫颈糜烂"的宫颈早期癌变其宫颈外观与宫颈柱状上皮异位相似。当发现患者有"宫颈糜烂"时,需做宫颈刮片细胞学检查和 HPV 检测,必要时在阴道镜指引下作活检,进行宫颈癌早期筛查。对于宫颈柱状上皮外移患者,宫颈细胞学正常,病原体检查阴性,可定期随访,避免过度治疗。

446. 为什么实验室检查在盆腔积液与盆腔炎鉴别诊断起着重要作用

答:盆腔积液是盆腔炎(pelvic inflammatory disease, PID)诊断的一个重要依据,但是正常的生理状态下,腹腔内会有少量的内脏器官、血管、淋巴等渗出液,大约 200ml 左右,其主要功能是润滑脏器。女性在排卵后,由于卵泡破裂,卵泡液流出,也可成为"盆腔积液"的一部分,此时 B 超检查可发现有 0~3cm 的"盆腔积液"。一般≤3cm 的盆腔积液，且无任何临床表现则考虑为生理性积液，无需治疗。

PID 的临床表现各异，其诊断通常依据临床症状、体征和实验室检查。诊断标准如下：

（1）最低诊断标准：①子宫压痛；②附件压痛；③宫颈举痛。下腹压痛同时伴有下生殖道感染征象的患者，诊断 PID 的可能性大大增加。

（2）支持 PID 诊断的附加条件：①口腔温度≥38.3℃；②宫颈或阴道脓性分泌物；③宫颈黏液脓性分泌物或阴道分泌物显微镜检查有白细胞增多；④血沉加快；⑤C 反应蛋白水平升高；⑥实验室检查证实有宫颈淋病奈瑟菌或沙眼衣原体感染。由此可见实验诊断在"盆腔积液"与盆腔炎鉴别诊断起着重要作用。另外 PID 诊断的最特异标准包括：①子宫内膜活检显示有子宫内膜炎的病理组织学证据；②经阴道超声检查或磁共振显像技术显示输卵管管壁增厚、管腔积液，可伴有盆腔游离液体或输卵管卵巢包块；③腹腔镜检查结果符合 PID 表现。

447. 为什么推荐孕妇在孕 35~37 周筛检 B 群 β 溶血性链球菌

答：B 群 β 溶血链球菌（*Group B beta streptococcus*，GBS）又称无乳链球菌（*Streptococcus agalactiae*），常定植于人体下生殖道及胃肠道，是新生儿和孕妇围产期感染的重要病原菌，可造成孕妇菌血症、无症状菌尿、羊膜炎和伤口感染以及新生儿败血症、肺炎和脑膜炎等。新生儿早发型 GBS 感染主要与母亲孕期泌尿生殖道或胃肠道的 GBS 定植由母婴垂直传播而致。美国疾病控制与预防中心在《围生期 GBS 疾病的预防指南》中提出，筛查母亲标本应于孕 35~37 周从阴道下段和肛门联合采取，实验室用增菌肉汤或选择培养基来提高 GBS 的分离率。因为 GBS 的定植在妊娠期内可能会有变化，妊娠早期孕妇 GBS 定植对经产道 GBS 感染预测值低，定植可能是暂时的。而妊娠后期的 GBS 定植则可以说明产程中的定植状态，所以选择在孕龄 35~37 周之间采集样本，可以提高检测的敏感度和特异性。因此，推荐对晚期妊娠孕妇进行 GBS 筛查并在生产过程中予以预防性处置，从而减少新生儿 GBS 感染的发生。

448. 为什么 B 群 β 溶血性链球菌筛查除培养方法外还可用聚合酶链反应检测

答：B 群 β 溶血链球菌（GBS）筛查常规培养方法是：在孕期 35~37 周采集孕妇的阴道下端与直肠（通过肛门括约肌）拭子，置专门的转运管中（选择性增菌肉汤）运送，并于 5%CO_2 的条件下孵育 24 小时增菌，选择性增菌肉汤内为加有萘啶酸（15μ5/ml）与庆大霉素（8μ 与/ml）或萘啶酸（15μ5/ml）与多黏菌素（10μ0/ml）的营养培养肉汤。若发现肉汤有浑浊，可涂布于血平皿上放回 CO_2 孵箱生长，若未见浑浊，可将选择性增菌肉汤继续孵育 24 小时，再涂于血平皿。GBS 增菌后可在血平皿上良好生长，根据菌落形态、革兰染色（阳性球菌）、触酶试验（阴性）等初步判断。可采用乳胶凝集法直接检测链球菌（lancefield）抗原，亦可采用生化鉴定。常用 CAMP 试验、显色培养肉汤与显色培养基进行 GBS 鉴定。

目前，GBS 筛查采用常规培养方法，存在耗时长的局限性。对因临产入院的患者，需要迅速得到结果，聚合酶链反应（PCR）检测更有利。如针对 GBS CAMP 因子相关的 *cfb* 基因 PCR，可在 2~3 个小时内得到结果。而实时 PCR 不仅大大提高了筛查的灵敏度，同时可进行 GBS 定植量判断，试验可在 30~60 分钟完成。

449. 为什么需高度重视孕妇的产单核细胞李斯特菌感染

答：产单核细胞李斯特菌（*L. monocytogenes*）属于李斯特菌属。人类李斯特菌病主要传染源是健康带菌者，传播途径是粪-口途径，可通过污染的食品，如乳制品、生鸡蛋等感染人体，也可因病畜接触后引起眼和皮肤的局部感染。孕妇李斯特菌感染（通常通过没有经过巴斯德消毒法消毒的奶酪或其他食品）较为罕见，该菌可通过胎盘或产道感染胎儿或新生儿，严重者可导致新生儿死亡。由于产单核细胞李斯特菌感染的症状不典型，所以临床容易漏诊。因此怀孕期间孕妇宫内感染或新生儿感染，需采集孕妇血液及新生儿的血液、产妇的宫腔分泌物、阴道分泌物、粪便、肛拭、新生儿的脑脊液等标本进行细菌培养，如发现在血平板上形成圆形、光滑的灰白色菌落，有狭窄 β 溶血环疑似产单核细胞李斯特菌的菌落，且涂片为革兰阳性短杆菌，常呈 V 形排列，触酶阳性；有鞭毛，在 25℃ 运动活泼，35℃ 动力缓慢；在肉汤培养基中混浊生长，表面形成菌膜；在半固体培养基中沿穿刺线向四周蔓延生长，形成倒伞状；能在 4℃ 条件下生长，可进行冷增菌等生物学特性，需引起高度重视，立即与临床取得联系协助诊疗。

450. 为什么需对孕妇的生殖道真菌感染进行治疗

答：妊娠期阴道真菌感染的概率可大大增加，虽然妊娠期真菌感染对胎儿不会产生明显的不良影响，也不增加胎膜早破或早产的风险，但是，在胎儿分娩过程中，会将阴道内的真菌传染给新生儿，使其出生的第一周内有 90% 概率发生真菌感染，主要表现为口腔念珠菌病（鹅口疮、真菌性口腔炎）和肛门生殖器真菌感染（尿布皮炎、尿布区皮炎），并且在出生后 2~4 周达到高峰。早产儿由于抵抗力低，更容易感染真菌，并且有可能死于真菌性败血症。由于真菌性败血症无特异性症状，只能通过血、尿真菌培养才能明确诊断，因此常常会导致误诊或延误诊断。一般认为，新生儿真菌感染多来源于母亲的产道，所以从预防新生儿真菌感染的角度出发，应该对孕妇生殖道真菌感染进行治疗。

451. 为什么阴道毛滴虫检测除了常规湿片镜检外还需补充其他的方法

答：实验室检测最常用方法是阴道分泌物湿片镜检观察阴道毛滴虫，需要标本中有活的滴虫，观察标本中阴道毛滴虫的运动，敏感性达 40%~80%。此法简便、价廉，缺点是随着镜检时间延迟阴道毛滴虫的运动能力下降检测敏感度降低。如临床高度怀疑有滴虫，而多次分泌物湿片镜检阴性，可送 TV 滴虫培养系统培养。此培养法有镜检、培养二合一的功能，但由于培养基昂贵，国内实验室很少使用此法。随着分子诊断广泛应用，美国食品和药物管理局（FDA）认证的分子诊断方法包括：

（1）APTIMA 阴道毛滴虫检测试剂盒：既可用于女性 TV 的筛检，也可用于诊断。可以使用多种标本类型（男性和用于其他部位标本）。

（2）OSOM 滴虫快速检测：即免疫层析毛细管流量卡片技术。不需要活的微生物，和培养、NAAT 相比，有症状和无症状患者的敏感性 62%~95%，有症状患者敏感性最好。

（3）Affirm VPⅢ DNA 杂交探针：不需要活的微生物，需要特殊转运管。可以同时检测和 BV 相关的阴道加德纳菌、念珠菌和阴道毛滴虫。

上述检测方法的敏感度和特异性都较高，实验室可以根据实验条件选择阴道毛滴虫检测的补充方法，防止阴道毛滴虫的漏检。

452. 为什么对有症状的孕妇需要检查滴虫感染并积极加以治疗

答：妊娠期滴虫性阴道炎（TV）与妊娠不良结局密切相关，如胎膜早破、早产、低出生体质量儿等，因此在妊娠期间孕妇若出现阴道分泌物增多、外阴瘙痒不适等相关症状，需要及时进行实验检查以明确是否存在 TV。常用阴道分泌物清洁度检查、阴道分泌物悬液显微镜查找阴道毛滴虫与核酸扩增检测（NAAT）等。

TV 治疗首选甲硝唑，研究显示妊娠期使用甲硝唑与不良妊娠结局没有相关性，因此建议有症状的孕妇在任何妊娠阶段若感染滴虫都可选用 2g 甲硝唑口服治疗。治疗 TV 能改善孕妇临床症状，同时可减少传播给性伴侣的风险，还能预防新生儿呼吸道和生殖道感染。所以有症状孕妇不管处于妊娠什么阶段都需要检查和治疗，而性伴侣治疗和避孕套使用可阻止进一步传播。

（顾伟鸣　陆庭嫣　沈 俐）

第十章　皮肤及软组织感染病原检验

第一节　常见病原生物与所致疾病

453. 为什么细菌能突破皮肤天然屏障引起皮肤及软组织感染

答：人的正常皮肤对大多数细菌的侵袭具有高度的抵抗力，细菌不能穿透正常皮肤角质层，即使细菌黏附在皮肤表面，也会很快地被皮脂腺分泌的长链及游离脂肪酸所清除。然而，当皮肤有破损时，如虫咬、碰破或异物刺伤等，一些致病性细菌如金黄色葡萄球菌、β溶血性链球菌就能趁机入侵，引起脓疱疮、疖、蜂窝织炎等皮肤及软组织感染（skin and soft tissue infection，SSTI）。一些免疫抑制剂的治疗往往会增加机体对细菌感染的易感性。在某些情况下，局部皮肤潮湿环境也为细菌感染创造了条件。构成细菌感染的条件，在病原菌方面，除其毒力外，尚需有足够的菌量和合适的侵入部位。

454. 什么是存在于人体皮肤上致病性各不相同的微生物群

答：人体皮肤上存在常住菌与暂住菌两大群微生物。常住菌群是一类有层次、有序的定植在皮肤上，可在正常人体皮肤表面繁殖却一般不致病的微生物；只有当全身或局部的免疫力下降时，才可能致病。暂住菌群一般仅能从皮肤表面分离出但不能在皮肤表面繁殖。皮肤常住居菌群主要包括表皮葡萄球菌与类白喉杆菌。皮肤经擦洗后，这些菌群的数量可以减少，但仍可不断进行繁殖，在维持菌群平衡上起一定的作用。皮肤暂住菌群主要包括金黄色葡萄球菌、链球菌属、细球菌属、厌氧葡萄球菌、奈瑟菌属、皮肤癣菌和一些革兰阴性杆菌（如大肠埃希菌、铜绿假单胞菌、变形杆菌属、产碱杆菌属）等。

455. 为什么将皮肤感染分为原发性和继发性感染

答：微生物感染引起的皮肤感染可分为原发性及继发性两类。原发性皮肤感染因明确的致病性微生物侵袭皮肤所致，常常有特征性的形态和病程，开始由单一病菌引起，发生在正常皮肤上。例如通常葡萄球菌易引起脓疱疮、毛囊炎、疖、痈等；链球菌易引起丹毒、蜂窝织炎，诱发肾炎及关节炎等。继发性皮肤感染是指在原先已存在的某种皮肤病或皮肤损伤基础上形成的感染，往往伴两种或两种以上的微生物混合感染。见于特殊部位（如外耳）或特定类型的皮损（如溃疡），常由革兰阴性菌（如变形杆菌属、假单胞菌属、肠杆菌属）所致。早期及时诊断感染性皮肤病是原发性或继发性感染，对制订抗感染的治疗方案具有重要的意义。

456. 为什么皮肤及软组织感染会出现局部红、肿、热、痛的临床症状

答：温暖、潮湿的外环境中容易导致皮肤及软组织感染（SSTI）：多种宿主因素如血供下降、免疫功能障碍、淋巴或静脉回流障碍等与 SSTI 发生密切相关。一旦微生物通过皮肤缺损或自然孔隙（如毛囊）穿过表皮和真皮屏障，真皮下丰富的毛细血管网就会将宿主的防御成分（包括补体、免疫球蛋白、巨噬细胞、淋巴细胞和粒细胞）运输到感染的部位。微生物的细胞壁成分，如革兰阴性菌的内毒素和革兰阳性菌的肽聚糖可以激活替代补体途径，并产生血清衍生的趋化因子。多形核白细胞通过内皮细胞之间的缝隙渗出毛细血管后，循着细菌和血清趋化因子的浓度梯度到达感染部位。在感染发生后出现的促炎细胞因子（如白介素-1、肿瘤坏死因子-α 和白介素-6）可以增强宿主的免疫功能。这些细胞因子可以导致发热、激活中性粒细胞、促进抗体及急性时相反应物的产生（如 C-反应蛋白）、受到细胞因子刺激的内皮细胞发生舒张，其结果是皮肤和软组织的血供增加。这些过程产生炎症的基本临床表现为：红、肿、热、痛。

457. 为什么说皮肤及软组织感染的病因是复杂多样的

答：皮肤及软组织感染（SSTI）又称皮肤及皮肤结构感染（skin and skin structure infection，SSSI），是化脓性致病菌侵犯表皮、真皮和皮下组织引起的炎症性疾病。皮肤感染部位不同，病原生物种类各不相同，其病因和发病机制也复杂多样，以感染病原体而分有细菌感染、真菌感染、病毒感染与寄生虫感染。

病毒对组织的亲嗜性不同，所引起的皮肤损伤存在很大差异，如疱疹病毒有嗜神经及表皮特性，可引起带状疱疹；麻疹病毒呈泛嗜性，除致皮肤病变外，还可引起全身广泛性组织损伤。真菌引起的皮肤及软组织感染主要通过接触、吸入、食入获得，临床上浅部真菌感染主要指各种由皮肤癣菌侵犯皮肤、毛发、甲板等引起感染。细菌性 SSTI 可分为由①细菌及其毒素引起感染性病变，如疖、痈、淋巴管炎、急性蜂窝织炎、烧伤创面感染、手术后切口感染及褥疮感染等；②细菌毒素损伤皮肤如葡萄球菌性烫伤样皮肤综合征；③由机体对某些病原生物抗原的免疫应答所致疾病如银屑病等。

458. 为什么葡萄球菌属细菌是皮肤及软组织感染常见的致病性细菌

答：葡萄球菌属细菌广泛存在于空气、水、土壤、物体表面、人和动物的皮肤及其与外界相通的腔道中。葡萄球菌属中，常见的有金黄色葡萄球菌（*Staphylococcus aureus*）和表皮葡萄球菌两种，前者为致病菌，后者偶尔可致病，属正常菌群。金黄色葡萄球菌可通过皮肤黏膜破损处入侵人体，常见引起脓疱疮、毛囊炎、疖、痈、须疮与皮肤烫伤样综合征等，其可产生下列致病物质：①血浆凝固酶：金黄色葡萄球菌的化脓性感染局限而不宜扩散，可能与此酶有关。②溶血毒素：凝固酶阳性的金黄色葡萄球菌可产生 α、β、γ、δ 四种溶血素，对人体致病的主要为 α 型，其致病作用主要表现为坏死、致死和细胞毒性作用。③杀白细胞素：能杀死人和家兔的白细胞和巨噬细胞。④剥脱毒素：主要由噬菌体 Ⅱ 型金黄色葡萄球菌所产生，可致"葡萄球菌性皮肤烫伤样综合征"。⑤肠毒素，可致人、猴、猫急性胃肠炎。

459. 为什么凝固酶阴性葡萄球菌是外科伤口感染的常见病原菌

答：凝固酶阴性葡萄球菌是皮肤表面最主要的定植菌之一，多数为条件致病菌，当外科治疗后（如创伤、手术）使皮肤黏膜缺损，皮肤屏障局部破坏，病菌易于入侵；异物与坏死组织的存在使得吞噬细胞不能有效发挥功能；局部的组织血流屏障或水肿、积液，使得吞噬细胞、抗体等不能到达病原体入侵部位，降低了组织防御和修复的能力。此时在人体局部和（或）全身的抗感染能力降低的条件下，本来栖居于人体未致病的凝固酶阴性葡萄球菌可以变成致病微生物，引起机会性感染。

460. 为什么化脓性链球菌在皮肤及软组织感染中有较强的致病力

答：链球菌属是一大类常见细菌，自然界中分布广泛，健康人的鼻咽部均可检出。根据其溶血作用分为甲型（α）溶血性链球菌、乙型（β）溶血性链球菌、丙型（γ）溶血性链球菌三类。其中乙型致病力最强。根据 C 多糖抗原的不同，又可分为 18 个群。A 群β溶血链球菌也称为化脓性链球菌（Streptococcus pyogenes），是主要的人类致病菌，其引起的疾病占链球菌感染的 90%。症状可变现为各种化脓性炎症，如脓疱疮、臁疮、毛囊炎及毛囊周围炎、丹毒等，它也是猩红热的致病菌。该菌的抵抗力不强，60℃30 分钟即被杀死。化脓性链球菌是链球菌中致病力最强的细菌，其致病作用主要通过其所含的脂磷壁酸、M 蛋白和 F 蛋白产生多重黏附作用。通过其所含的透明质酸酶、链激酶和链道酶，使细菌易于在组织中扩散。菌体内还含有溶血毒素和致红斑毒素。前者有溶解红细胞、杀死白细胞及毒害心脏的作用；后者也称猩红热毒素，可致人体皮肤出现局限或全身性红斑，并伴有发热、头痛、恶心、全身不适等。化脓性链球菌感染后，机体可产生获得性特异性免疫，主要是抗 M 蛋白抗体，可增强吞噬作用，但由于链球菌型别多，各型间无交叉免疫，故常反复感染。

461. 为什么婴幼儿容易患脓疱病

答：脓疱病（impetigo）是一种常见的由化脓性球菌引起的急性炎症性皮肤病。具有接触传染的特性。本病的病原菌绝大多数为金黄色葡萄球菌，少数由链球菌属引起，亦可由两种细菌混合感染。当机体衰弱或患瘙痒性皮肤病（约占半数，其中多数为疥子）使皮肤某一部位抵抗力降低化脓性球菌入侵所致。小儿由于解剖生理上的弱点如皮肤细嫩，分泌功能未充分发育，免疫力低下（IgG 水平低于正常）易遭受伤害等因素而易发病。又由于婴幼儿神经功能发育尚未健全，感染后易泛发全身，并造成本病在新生儿室内流行。故为了预防婴幼儿脓疱病，应该做到如下措施：①加强卫生宣教，搞好集体和个人卫生；勤洗澡、勤剪指甲，勤理发，勤换洗衣服、被褥，保持清洁。②避免搔抓，预防和积极治疗疥子等各种瘙痒性皮肤病；早期发现和治疗本病应适当隔离，进行消毒。③夏天儿童应多喝开水，避免过久曝晒及过多出汗。

462. 为什么葡萄球菌感染会引起新生儿剥脱性皮炎

答：新生儿剥脱性皮炎，又名葡萄球菌性中毒性表皮坏死松解症（staphylococcal toxic epidermal necrolysis，STEN），或称葡萄球菌皮肤烫伤综合征，是由凝固酶阳性、噬菌体Ⅱ组 71 型金黄色葡萄球菌所致的一种严重的皮肤感染性疾病。这种致病菌毒力较强，可产生一种可溶性毒素-表皮松解毒素，经血行至表皮通过蛋白水解作用引发皮肤损害，可使表皮颗粒层细胞裂隙离解，形成松弛大疱。中毒性表皮坏死松解症又分为金葡菌型和非金葡菌型。新生儿剥脱性皮炎多为金葡菌型，非金葡菌型多发生在成人及较大的儿童。婴幼儿可能对该毒素排泄缓慢，血清中含量较高而易致本病。其特点是多见于婴儿与新生儿，起病急骤，皮肤有广泛性烧伤样刺痛感和疼痛性红斑，摩擦红斑处则表皮剥离，出现广泛糜烂面或形成水疱、脓疱，口周放射性皲裂，棘层细胞松解现象又称尼氏征（Nikolsky）阳性，形如大面积烫伤。由于新生儿免疫功能低下，病死率明显增加，有报道可高达50%，多于1周内死于脓毒败血症或肺炎。

463. 为什么常去公共热水浴池或游泳池的人易得革兰阴性菌皮肤毛囊炎

答：皮肤毛囊炎（folliculitis）是毛囊的感染和炎症，通常由毛囊阻塞或小的局部创伤引起，表现为圆形丘疹或脓疱并被毛发穿破，周围环绕红斑边缘。皮肤毛囊炎几乎都由金黄色葡萄球菌引起，皮损部位脓液或渗出物培养可确诊病因。少数毛囊炎可由肠杆菌科尤其是变形杆菌属细菌与铜绿假单胞菌引起，主要见于口服抗菌药物与长期使用抗菌肥皂的普通痤疮患者，因皮肤的正常保护屏障及皮肤菌群的改变导致革兰阴性菌感染。铜绿假单胞菌广泛存在于自然界，为人体皮肤正常菌群之一，易在潮湿环境中生长，易污染公共按摩浴缸、游泳池和公共热水浴池，常去以上场所的人群因接触机会的增多，可以经皮肤接触传播，导致铜绿假单胞菌感染的毛囊炎，甚至有暴发流行的可能。

464. 为什么 A 群 β 溶血性链球菌会引起丹毒

答：丹毒（erysipelas）俗称"流火"，是 A 群 β 溶血链球菌感染引起的皮肤和皮下组织内淋巴管及周围软组织的急性炎症。其诱发因素有：①多数病例有擦伤或其他细微不易发现的皮肤破损（如足癣），伤口常很小不易被发现（如面部丹毒多可由鼻腔内被抓破的小伤口引起）；②多在身体抵抗力降低的情况下发生；③有时也可通过污染的器械、敷料和用具等间接接触感染。链球菌属的致病物质为多种外毒素和胞外酶，如透明质酸酶、链激酶、链道酶、链球菌溶素 O 和溶素 S、M 蛋白、脂磷壁酸等，故感染是呈扩散性。常见于春、秋两季。潜伏期一般为 2~5 天，在发病数小时内患者常常有全身不适、畏寒、头痛、口渴、关节酸痛，在发作时体温可突然升高（39~40℃），严重者特别是幼儿中可有惊厥、呕吐、谵妄。皮疹开始为红肿、发硬的、有灼热感的炎性斑片，迅速向周围蔓延而成为大片猩红色的损害，边界清楚，有光泽，按之褪色并有压痛。当体温升高时，可有白细胞总数增高，通常为 20 胞总数^9/L 或更高，中性粒细胞占 80%~95%。偶有蛋白尿及管型尿。

465. 为什么不同职业、环境或地理区域人群有其相关的皮肤及软组织感染

答：特殊皮肤及软组织感染（SSTI）与特定的条件有关。红斑丹毒丝菌可以引起渔夫、屠夫及屠宰场工人的手部皮肤感染。足部的刺伤感染常常由铜绿假单胞菌引起。与浸水感染有关的病原菌包括创伤弧菌、嗜水气单胞菌、类志贺邻单胞菌及色杆菌属；盐水或苦咸水中的创伤弧菌通常引起伤口广泛的坏死性感染，如患者酗酒或存在肝硬化等基础的病变时，则有极高的风险发展为全身性创伤弧菌感染；淡水中发生的损伤常引起伤口的嗜水气单胞菌感染。麻风主要流行于热带及亚热带地区，其流行和人民的经济、居住条件、

文化和卫生水平有非常密切的关系。皮肤炭疽为人兽共患，多见于牧区，可呈地方性流行。海分枝杆菌引起的游泳池肉芽肿，常与水生环境中损伤相关。

466. 为什么宠物饲养者易患动物源性病原菌的皮肤软组织感染

答：宠物饲养者或动物接触者易被咬伤，动物口腔内微生物可能是动物咬伤后感染的主要病原体。因此，对病原体的预估高度依赖于咬伤的动物的种类。狗和猫是主要的宠物，其病原菌主要是巴斯德菌属（狗巴斯德菌和多杀巴斯德菌多杀亚种、猫脓毒亚种）、犬咬二氧化碳嗜纤维菌、布鲁菌属。此外可能致病的还有链球菌、葡萄球菌属、莫拉菌属和奈瑟菌属。动物咬伤感染常常是多病原体，由于动物病原体菌丛的复杂性，以及商品化微生物鉴定系统（传统的和自动化的）数据库的局限性，临床上想要培养出动物咬伤的所有致病菌是较为困难，培养出的致病菌以最常见的布鲁菌和多杀巴斯德菌为主。

467. 为什么皮肤炭疽是炭疽的最多见类型

答：炭疽是由炭疽杆菌感染引起的一种严重的人兽共患急性传染病。因直接接触病畜和带有芽胞的皮毛产品所致的皮肤炭疽（cutaneus anthrax）为本病最多见的类型，占炭疽的98%。皮损好发于手、前臂、面、颈、肩背等暴露部位，皮损初期为炎性红色丘疹或皮下硬结，有轻度痒感，不久变为脓血性大疱，周围组织水肿发硬，1~4天内疱疹溃破，中心区坏死、出血，直径为1~3cm。以后周围有密集的小水疱，并出现显著的非凹陷性水肿。水肿区的直径可达10~20cm。5~7天后，坏死区自行破溃而形成浅溃疡，结成稍凹陷的碳末样黑色干痂，故名炭疽。局部淋巴结常肿大，自豌豆至蚕豆大或更大，可有红肿及压痛。如无化脓菌混合感染则局部疼痛轻微，病灶处因神经末梢受炭疽杆菌毒素的作用发生变性可失去痛觉，局部无明显的红肿热痛等充血性炎症反应。坏死性溃疡一般经1~2周黑痂皮脱落，形成瘢痕而愈。少数患者局部可无丘疹或水疱，但炎症剧烈引起大块水肿，并迅速形成大片坏死。并发化脓性细胞感染时，周围有红肿压痛，呈蜂窝织炎样。皮肤炭疽病损虽在局部，但病菌或其毒素可进入血流，约半数患者常伴有不同程度的全身症状，如畏寒、发热、头痛、食欲缺乏等，严重者可发生败血症，如不及时抢救，可在数天内死亡。

468. 为什么结核分枝杆菌会引起皮肤病

答：结核分枝杆菌（*Mycobacterium tuberculosis*）能通过多种途径侵入人体，除呼吸道、胃肠道外，皮肤和黏膜的损伤也是其入侵的重要门户，体内几乎所有的器官都可被累及。在皮肤结核中，结核分枝杆菌可通过血液、淋巴传播，引起丘疹坏死性皮肤结核、硬红斑；或通过体内邻近的局部病灶直接传播至皮肤，引起寻常狼疮；也可通过自然腔道传播导致结核性局部病灶；小部分通过轻微损伤的皮肤感染，导致原发性结核杆菌感染。结核分枝杆菌不产内、外毒素和侵袭酶或荚膜，其致病物质基础至今未明。近来认为，其致病作用可能与菌体所含的索状因子、蜡质D、结核菌酸等有关，也可能为有毒的结核菌株在易感机体内顽强增殖并与机体相互作用的结果。

469. 为什么在麻风流行区麻风的感染率高而发病率却很低

答：麻风分枝杆菌进入人体后，是否发病以及发病后的过程和表现，主要取决于被感染者对麻风分枝杆菌的免疫力。疾病的发生与细胞免疫缺陷有关。细胞免疫缺陷患者，巨噬细胞功能低下，麻风分枝杆菌在细胞内大量繁殖，主要侵犯皮肤、黏膜及各脏器，形成肉芽肿病变，形成结节性红斑或疣状结节，如狮面，此称瘤型麻风。患者细胞免疫正常，病变主要发生于皮肤和外周神经，不侵犯内脏，该型称结核样型麻风，较稳定，常为自限性疾病，损害可自行消退。兼有瘤型和结核样型的特点称界线类，随时间推移，可向两型分化。麻风病的前期病变称未定类。

近年来，通过各种特异性体液免疫试验（如麻风间接荧光抗体吸收试验，可用以检出血清中麻风分枝杆菌特异性抗体，表明机体已感染）发现50%以上麻风接触者为阳性，说明了大多数接触者在感染后建立了对麻风分枝杆菌的特异性细胞免疫力，从而以亚临床感染的方式而终止感染，不发生麻风（leprosy）。少数人即使发病，也表现为症状较轻的结核样型麻风。因此，可以认为在麻风流行区麻风的感染率相当高而发病率却较低。

470. 为什么病原性真菌能引起皮肤真菌病

答：一般来说，人体自然防御机制能非常有效地防止真菌入侵，完整的皮肤屏障能阻挡许多潜在的致病真菌的入侵，然而当表皮浸渍或发生微小的伤口时，就为一些致病真菌如皮肤癣菌、念珠菌及其他引发皮肤及皮下真菌病的真菌提供了入侵门户。病原性真菌根据其侵袭人体部位不同分为浅部真菌和深部真菌。浅部真菌主要指皮肤癣菌，皮肤癣菌易侵犯人体皮肤、指（趾）甲、毛发的角蛋白组织并生长繁殖，能产生数种角质溶解酶致病，偶尔也可累及其他器官及组织，引发浅部真菌病（superficial mycosis），包括手足癣、体股癣、头癣、甲癣等。癣好发于夏秋季节，通过接触传播，不论男女老少，只要反复接触患者均有可能被感染。浅部真菌从生态学上可分成：毛癣菌属、小孢子菌属、表皮癣菌属，角层癣菌。条件性致病性真菌如念珠菌、球孢子真菌、副球孢子菌、皮炎芽生菌与孢子丝菌等，可侵犯皮肤、皮下组织。

471. 为什么皮肤上常居的念珠菌还能引起内源性感染

答：念珠菌（Candida）广泛存在于自然界与人的皮肤、口腔、胃肠道、肛门和阴道等与外界相通腔道的黏膜上，健康个体正常菌群的白念珠菌和其他细菌处于平衡状态，所以一般不致病。当某些因素导致平衡失调，白念珠菌就会在局部皮肤大量生长繁殖，由酵母相转变为菌丝相，导致感染。特别是当机体免疫力降低时，白念珠菌可以进入人体内，引起系统性甚至播散性念珠菌病。近些年来，由于大量新疗法和新药物的出现，念珠菌病（candidiasis）发病率也大幅度上升，已经成为严重及危及患者生命的真菌感染。

472. 为什么皮肤病毒感染会出现斑疹、水疱、脓疱等典型的皮损特征

答：皮肤病毒性感染（cutaneous viral infection）是指由病毒感染引起的皮肤黏膜病变。病毒可引起全身性传染性疾病，只有一小部分以皮肤、黏膜病变为主。病毒侵入人体后，对各种组织有其特殊的亲嗜性。如嗜神经及表皮者引起的带状疱疹是由水痘-带状疱疹病毒感染所致，常表现为成群的密集样小水疱，沿一侧周围神经作带状分布；嗜表皮的

人类乳头瘤病毒引起的皮肤、黏膜赘生物称为疣，常见的有四种类型：寻常疣、扁平疣、跖疣和尖锐湿疣；对全身器官和皮肤都有亲嗜性如天花、麻疹、水痘等，其皮疹常有水疱、脓疱和丘疹。病毒感染产生的临床表现症状轻重不一，主要取决于机体的免疫状态，也与病毒的毒力相关。

473. 为什么带状疱疹会引起特有的节段性水疱

答：水痘-带状疱疹病毒在不同免疫力的人群中，会引起两种不同的临床疾病。在无或低免疫力的人群中（多数为儿童）感染病毒后引起原发感染即为水痘（varicella, chickenpox）。少数亦可呈隐形感染，感染后病毒进入皮肤的感觉神经末梢，沿着脊髓后根或三叉神经节的神经纤维向中心移动，以一种潜伏的形式长期存在于脊神经或颅神经的感觉神经节的神经元中，无临床症状；当某种生理性或病理性因素影响，如局部神经受冷、受热、被压或X线照射等机体免疫功能下降时，潜伏病毒激活发生增殖，产生病毒颗粒，沿神经节相应的感觉神经纤维传播到皮肤发生带状疱疹（herpes zoster），即在皮肤上产生带状疱疹所特有的节段性水疱。偶尔病毒播散到脊髓前角细胞及运动神经根，引起肌无力或相应部位的细胞产生麻痹。随着机体免疫功能的完善，带状疱疹可治愈，病毒又潜回原处，所以带状疱疹可在同一部位反复发作。

474. 为什么皮肤单纯疱疹病毒感染容易复发

答：单纯疱疹病毒感染在人群中非常普遍，人类是其唯一的宿主，主要通过直接密切接触和性接触传播。病毒可经口腔、呼吸道、生殖道黏膜和破损皮肤等多种途径侵入机体。常见临床表现为黏膜或皮肤局部聚集的疱疹，即为皮肤单纯疱疹感染，也可累及机体其他器官出现严重感染，如疱疹性角膜炎、疱疹性脑炎。单纯疱疹病毒原发感染后，部分病毒可沿神经髓鞘到达三叉神经节、骶神经节细胞或周围星形神经胶质细胞内，以潜伏状态持续存在。当机体受到某些非特异性因素刺激，如神经轴索受损、发热、受寒、日晒、月经、情绪紧张、使用肾上腺皮质激素、某些微生物感染等，潜伏的病毒即被激活而增殖，沿传出神经到其分布的皮肤、黏膜引起复发性感染。

475. 为什么口蹄疫会引起人类感染

答：口蹄病，亦称口蹄疫（foot and mouth disease）或足口病，与手足口病不同，它是由口蹄疫病毒引起的人兽共患的急性传染病，专门侵犯偶蹄动物，是牛、羊、猪等家畜中传染性最大的一种病毒性疾病。患病的动物血液、皮肤黏膜分泌物、唾液、粪、尿、乳汁均带有病毒。大多是通过直接和患病动物接触或挤乳时，病毒通过皮肤微小伤口进入人体发病，偶可通过食用受污染的牛乳、乳酪、牛油或其他乳制品感染发病，甚至食用病牛的肉和骨头也可感染，人与人之间很难互相传染。潜伏期为2~18天，大多为3~8天，初期发热、头痛、不适、口腔黏膜充血、有干燥和灼热感。2~3天后，口腔黏膜、舌、唇及掌拓、指间皮肤出现水疱，此时发热等全身症状往往开始消退。水疱直径为数毫米，逐渐增多或融合成大疱，疱内含有清晰或微浑浊的液体，以后可变成脓液。2~3天后水疱破裂形成伴有疼痛和水肿的浅表溃疡，很快愈合，局部淋巴结往往肿大，婴儿和儿童发病症状较成人显著，通常1~2周痊愈。

476. 为什么梅毒患者容易合并 HIV 感染

答：近年已发现，梅毒患者更容易感染 HIV，梅毒等性传播疾病产生的生殖器破损及炎症反应是 HIV 传染的重要危险因素。硬下疳的 3 个特点可能与此过程有关：①皮肤黏膜屏障的破溃是 HIV 进入或存在的门户；②大量浸润的巨噬细胞和 T 细胞提供了富含 HIV 受体的环境；③螺旋体刺激巨噬细胞产生细胞因子可加快 HIV 的复制。研究还表明，梅毒患者合并 HIV 感染时可改变其临床表现，早期梅毒出现神经系统并发症的机会大大增加，其治疗失败率也较高，临床症状加重、临床表现异常、二期溃疡性皮疹伴发热、衰弱者发生增多；患者梅毒血清学反应异常，多数血清学试验滴度增高，也有假阴性结果或阳性结果推迟出现，当临床表现和血清学结果不相吻合时，可考虑换用其他检测方法。

（顾伟鸣 徐伟红 王立平）

第二节 感染病原检验

477. 为什么病原检验是皮肤及软组织感染诊断的重要依据

答：皮肤及软组织感染（SSTI）包括毛囊炎、疖、痈、淋巴管炎、急性蜂窝织炎、烧伤创面感染、手术后切口感染以及褥疮感染等，应重视引起 SSTI 的病原，尤其是复杂性 SSTI 致病菌的培养鉴定，只有分离鉴定出病原才能做细菌药敏试验，提供敏感抗感染药物治疗 SSTI。

标本采集以确保分离鉴定的细菌是真正的致病菌为原则，可取来自溃疡或创面的分泌物、活检组织、穿刺组织、血液等标本。单纯 SSTI 可以不做常规细菌鉴定，但对病程迁延、反复发作或抗感染药物治疗无效时，应尽量做细菌病原检验。复杂性 SSTI 应力争早期获得病原菌结果，根据病情可同时取创面和血液等标本，并同时对分离的病原菌做药物敏感试验。

病原检验是 SSTI 诊断的重要依据，除重视病原菌分离、培养和鉴定外，应正确分析临床微生物检测结果及其意义。如取材时是否发生来自皮肤正常菌群的污染；其分离的细菌是污染、定植或是的 SSTI 致病菌；分离的细菌与皮肤感染的发生、发展是否存在必然的联系；细菌药敏试验提供的敏感抗感染药物能否在感染局部发挥作用等。

478. 为什么皮肤及软组织感染要规范标本的采集及送检

答：当有皮肤及软组织感染（SSTI）发生或有感染发生的迹象时，应及时采集可疑标本，进行病原检验。不同临床类型的 SSTI 其感染部位和病程不同，选择合适的时机和方式采集标本是保证检验结果正确的依据，故要规范标本的采集及送检，如下所述：①对损伤范围较大的创伤，应从不同部位采集多份标本；采集部位应首先清除污物，以碘酒、酒精消毒皮肤，防止表面污染菌混入影响检验结果；②如果标本较少应加无菌等渗盐水以防干燥；③开放性脓肿的采集，用无菌棉拭子采集脓液及病灶深部分泌物，封闭性脓肿则以无菌干燥注射器穿刺抽取；④疑为厌氧菌感染者，取脓液后应立即排净注射器内空气，针头插入无菌橡皮塞，防止标本接触空气导致厌氧菌死亡而降低临床分离率；⑤采集的标本均含有病原体或潜在的病原体，必须做好标本的正确保存和运送，容器应密封不易碎，标本不得污染容器口和外壁。采集的标本应及时送检，若路途遥远，一般应冷藏。

479. 为什么皮肤标本的采样方式有多种

答：皮肤及软组织感染（SSTI）发生的解剖部位及侵入微生物具有多样性，实验室有必要协助临床采集适当、合格的标本，并迅速送至实验室。临床常用的皮肤标本采样方式有如下几种：①手术切除，此方法最常用，可随意切取大小不同的皮肤标本，深及皮下组织，对疱疹、皮下结节、囊肿和肿瘤尤为适合，手术切除时应注意切刀必须尖锐，切口方向须与皮纹一致，两端必须对齐，应避免破坏组织，尽量夹持切下组织的两端，切忌夹持中央部分；②环钻，此法简便易行，适用于小损害，或病变只限于表皮或真皮，或手术切除有困难的病例，但受环钻的限制，不一定能切取到所需要的标本；③削切，此方法只能切取表皮浅层，虽然对某些皮肤病（如银屑病、脂溢性皮炎）偶尔能做出判断，但对大部分皮肤病难以明确诊断，一般很少采用；④皮面剥离，即采用透明胶黏剂（如氨基丙烯酸）将表皮角质层黏附于玻片上，根据角层平面图复型后判断病变。此法的诊断价值尚不明确，一般不用。

480. 为什么手术切口感染的病学检验不用拭子标本

答：手术切口感染（surgical site infection，SSI）是指围手术期（个别情况在围手术期以后）发生在切口或手术深部器官或腔隙的感染。感染可由内源性菌丛导致，也可是外源性感染源，如医疗保健人员、环境、进行切口和外科操作时用的器具。切口感染进一步分为浅表感染（皮肤、皮下组织）和深部感染（组织、肌肉、筋膜）。深部切口感染和器官、腔隙感染是发病率最高的手术部位感染。感染常见兼性厌氧菌（表皮葡萄球菌、大肠埃希菌等）与专性厌氧菌（类杆菌属和梭菌属等）混合感染，对此类混合感染病原检验标本采集时不应被皮肤表面正常菌群污染外，同时尽量避免接触空气，故用于厌氧菌培养的最佳标本是活检组织或用针抽吸的分泌物和脓液；厌氧菌对氧气和干燥非常敏感，故不宜棉拭子采集标本。

481. 为什么细菌性皮肤感染要做直接涂片镜检

答：鉴别皮损处的致病细菌可以为皮肤感染的病因提供重要信息，因而细菌学检验显得尤为重要。对于怀疑感染的损害灶，首先要认真采集检验的标本，并重视评价革兰染色涂片的结果，提供选择合适的培养基的依据。直接涂片镜检可以快速检测标本中细菌的数量、类型及炎性渗出物的性质。有时涂片结果往往可立即提供治疗疾病的抗菌药物。皮损分泌物或脓液的直接涂片镜检有细菌但无白细胞聚集或白细胞吞噬细菌的现象可提示此细菌为皮肤上的污染细菌。采集标本要注意避免污染，对于一些局灶性或皮下组织的感染灶可采用针吸或活检采集标本。

482. 为什么真菌检验是诊断皮肤及软组织真菌病的根本依据

答：真菌检验是诊断皮肤及软组织真菌病的根本依据，包括直接镜检、真菌培养、血清学试验、组织病理检查等。供检查用的标本有皮屑、毛发、甲板、黏膜、角膜、组织等。直接检查即对临床标本作直接涂片检查，所用的浮载液以 5%～10% 的氢氧化钾液最为常用。

直接检查阳性有诊断意义，一般可确定有真菌感染，但阴性不能排除真菌感染。根据直接检查所见的真菌镜下形态可确定少数病原菌的种，如新型隐球菌、黄癣菌、花斑癣菌、鼻孢子菌等。有些可确定属，如念珠菌属等。真菌镜下形态有时可提示该菌的活动性，如念珠菌出现真菌丝和假菌丝、皮肤癣菌的菌丝肥大粗长多分枝、胞浆浓缩表示该菌处于活跃状态。

真菌培养的目的在于从临床标本中分离病原菌，确定是否有真菌感染及感染真菌的种类，以弥补直接检查的不足，同时在培养鉴定的过程中对其形态、镜下结构、生理特点和生化特征等进行充分的研究，以了解全部生活史并据以推断其应归隶的属和种，指导临床治疗。

483. 为什么对皮肤脓肿及创伤感染的标本采集与病原检验有不同要求

答：由于皮肤脓液及创伤感染分泌物病原菌的多样性与复杂性，我们对这类标本在采集和病原检验时会根据创面的类型和疑似病原菌的种类而有不同的要求。

（1）标本采集：①对于开放性脓肿和脓性分泌物可先以无菌盐水冲洗溃疡表面，用2支灭菌棉拭取溃疡深处的分泌物后放入斯氏（stuart）运送培养基内送检，一支为涂片检查用，一支为培养用；②大面积烧伤的创面分泌物用灭菌棉拭取多部位创面的脓液或分泌物，置灭菌试管内（注明采集部位）送检；③封闭性脓肿要求先消毒局部皮肤或黏膜表面后，用注射器抽取，将脓液注入无菌试管内送检。

（2）病原检验：①脓液及创伤分泌物标本均应作涂片检查，作革兰染色镜检，根据形态和染色特点，可提示细菌种类；②疑为厌氧菌感染时，除普通细菌培养外，应作床边接种或置厌氧运送培养基内送检，接种于厌氧血琼脂平板及其他厌氧选择平板，置于厌氧环境培养；③怀疑嗜血杆菌及奈瑟菌的可接种于巧克力琼脂平板，置二氧化碳环境中培养；④怀疑皮肤结核病可接种结核菌培养基，组织或器官应先进行粉碎然后进行培养；⑤真菌培养一般可用沙氏葡萄糖琼脂培养基。

484. 为什么皮肤及软组织真菌感染标本的涂片采用不同染色方法后镜检

答：为了更清楚观察真菌菌丝和孢子形态，标本需染色后显微镜检查。不同种真菌需用不同染色方法。常用的染色方法有乳酸酚棉蓝染色、钙荧光白染色、墨汁负染色、瑞氏染色、荧光染色等，常因病原菌不同各异。观察皮肤癣菌的菌丝和孢子结构，常用乳酚棉蓝色。对骨髓和外周血中的荚膜组织胞浆菌，须用瑞氏染色或吉姆萨染色后镜检。六胺银染色法效果最佳，基本原理与糖原染色法相同，本法用铬酸代替过碘酸，真菌被染呈黑色或黑褐色，背景为橙色或红色。用0.1%吖啶橙对标本涂片或组织切片进行染色，在荧光显微镜下观察，白念珠菌、皮炎芽生菌、球孢子菌为黄绿色，新型隐球菌、鼻孢子菌为红色，组织胞浆菌红黄色，曲霉菌为绿色。检测患者脑脊液标本中的新型隐球菌，须作墨汁负染色后镜检。

485. 为什么皮肤癣病的病原检验常选用真菌小培养法

答：皮肤癣病真菌分离培养的目的在于鉴定皮肤癣菌的菌种，形态学鉴定是真菌鉴定的重要手段，观察真菌生长后的菌落（生长速度、菌落大小、表面形态、菌落性质、菌落颜色、菌落边缘与菌落底部）与高倍显微镜观察孢子和菌丝的形态、特征、位置、大小和排列。依据菌落特征、镜检特点，尤其是大分生孢子形状及特殊形状菌丝，必要时辅以鉴别试验，鉴定皮肤癣菌。真菌小培养法，又称微量培养法，是观察真菌结构及生长发育的有效方法，它避免了挑取菌落制备涂片时破坏真菌原有结构（孢子和菌丝的形态特征、位置、大小和排列），尤其是产孢结构，影响菌种鉴定正确性。需注意的是：在不同的培养基上真菌菌落形态变化很大，一般以沙氏葡萄糖琼脂培养基为基准，描写菌落的形态及显微镜下观察真菌结构及生长发育。

486. 为什么皮肤疱疹可用疱疹液或疱疹基底上皮细胞做病毒检验

答：皮肤疱疹的疱疹液中多含有大量活病毒，可用于病毒的分离和培养、抗原检测与核酸检测，多在出疹后 3 天内采集。疱疹尚未溃破时较易抽取采集到疱疹液；若需作疱疹基底上皮细胞印片，则需先将疱疹顶部揭开，抽净疱疹液（用结核菌素注射器和 2 号针头收集疱疹液或挑破新鲜水疱后用拭子采集），用清洁玻片轻压溃疡基底。皮肤病毒感染多数临床特征明显，只有少数不典型或特殊病例需要依赖实验室做病原学诊断，方法为采集疱疹液或损害上皮细胞在光学显微镜下检查病毒特征性包涵体，电子显微镜观察病毒颗粒，或进行病毒培养及免疫荧光抗体染色检查等；应用聚合酶链反应与特异性核酸探针技术可直接检测感染者组织或体液中病毒核酸，做出早期、快速诊断。

487. 为什么诊断皮肤及软组织感染还要做血液检查

答：各种血液检查特别是血细胞检查，对于皮肤及软组织感染的诊断具有一定的提示作用，如中性粒细胞增高常见于细菌感染性皮肤病、脓疱型银屑病、坏疽性脓皮病、红皮病、Sweet 综合征（又称急性发热性嗜中性皮病）等；嗜酸性粒细胞增高常见于遗传过敏性湿疹、药疹、嗜酸性筋膜炎、疱疹样皮炎、类天疱疮、嗜酸性粒细胞增多综合征等；淋巴细胞增高常见于皮肤结核、梅毒、病毒疹及淋巴细胞增多症等。红细胞沉降率增高常见于感染性皮肤病、结缔组织病、血管炎、恶性淋巴瘤等。肝、肾功能检查及血清电解质测定常用于结缔组织病、大疱性皮肤病、血管炎、重症药疹及其他有可能影响内脏系统功能的皮肤病，疑有中枢神经系统受累时，应作脑脊液检查。

（徐伟红　王立平）

第三节　常见皮肤及软组织感染性疾病实验诊断

488. 为什么感染分泌物培养出产气荚膜梭菌可以确诊为气性坏疽

答：气性坏疽（gas gangrene）常发生在受污染的伤口，病原菌主要为产气荚膜梭菌（80%~95%）及其他芽胞梭菌属等。当伤口有难闻的、棕色或血性液体分泌物经革兰染色发现革兰阳性杆菌和中性粒细胞明显减少可帮助诊断本病；而伤口分泌物厌氧培养出产气荚膜梭菌或其他梭状芽孢杆菌属可确诊气性坏疽。产气荚膜芽胞梭菌产生外毒素，包括 α 毒素和 θ 毒素，降低心肌收缩力和感染部位血管损伤，严重者引起心肌坏死。发生气性坏疽主要有三个因素：①有芽胞梭菌属污染伤口；②伤口内有失活的或有血液循环障碍的组织，尤其是肌肉组织；③局部环境适合厌氧杆菌生长的缺氧环境。当通过触诊发现感染部位有气体（捻发音）或 X 线检查有气体时应怀疑有组织坏死。厌氧血平板上生长菌落呈圆形、凸起、表面光滑、边缘整齐的有双层溶血环，Nagler 反应阳性，具有"汹涌发酵"（stormy fermentation）现象等生物学特点是产气荚膜梭菌鉴定依据。

489. 为什么脓疱病患者需要做标本病原检验

答：脓疱病是发生在表皮层下方皮内的水疱脓疱性感染，绝大多数脓疱病由金黄色葡萄球菌和 A 群 β 溶血链球菌引起，某些患者可能存在多种需氧、厌氧菌的感染。新生儿脓疱病的致病菌主要是金黄色葡萄球菌，由于新生儿皮肤薄嫩，免疫力低下，感染后易泛发全身，新生儿脓疱病要求及时治疗并对其他婴儿进行保护（隔离）。早期的脓疱病病变与水痘或单纯疱疹的初期表现很相似，可使用受损处刮片行革兰染色镜下检查与分离培养查找病原菌；涂片找疱疹病毒包涵体和直接荧光抗体法检测病毒抗原有助于区分脓疱病和其他病毒疱疹损伤（单纯疱疹病毒，水痘-带状疱疹病毒）及接触性皮炎的损伤。对脓疱病复发的患者还应对鼻前庭进行培养以排除金黄色葡萄球菌携带。

490. 为什么蜂窝织炎不同的伤口来源分离的病原菌也不同

答：蜂窝织炎（cellulitis）是一种皮肤和皮下组织的弥漫性、化脓性感染。金黄色葡萄球菌和 β 溶血性链球菌是蜂窝织炎最常见的致病菌。但是由于环境、感染部位、原发疾病、易感人群等不同，引发蜂窝织炎的病原菌也不同，通过标本分离培养与鉴定结果如下：自发性蜂窝织炎和外伤性伤口的病原菌多为金黄色葡萄球菌、链球菌（A 群、C 群、G 群）、肠球菌、肠杆菌科、产气荚膜芽胞梭菌、破伤风芽胞梭菌与假单胞菌属（如为水性分泌物）；术后伤口的病原菌多为金黄色葡萄球菌、A 群链球菌、肠杆菌科、假单胞菌属；皮肤暴露于淡水或海水后，可以发生由嗜水气单胞菌、嗜盐弧菌引起的蜂窝织炎；小于 36 个月龄的儿童，由肺炎链球菌引起的脸部蜂窝织炎时有发生，有肺炎链球菌菌血症风险的儿童发生率更高。

491. 为什么手术切口感染需要做病原学检验

答：手术切口感染的抗微生物治疗必须依据病原学诊断与抗菌药物敏感性试验（AST）的结果。手术切口感染病原体主要来自于患者自身寄居的微生物，如鼻、口腔、女性生殖道、消化道和皮肤；或来自医务人员、环境、诊疗器械，感染的发生与个体、微生物、手术因素有关。手术切口感染的主要病原菌为金黄色葡萄球菌、表皮葡萄球菌、假单胞菌属等，有时为多种病原体混合感染。革兰染色涂片检查可提示微生物种类，为培养提供线索。分离培养可确认病原并为 AST 提供菌种，依据 AST 结果选择敏感抗菌药物，避免经验性用药导致的不良效果。厌氧培养价格昂贵，在无厌氧菌感染临床表现的情况下，浅表切口渗出物无需进行厌氧培养。来自深部伤口、伤口中有气泡或释放出恶臭气味的标本，应行厌氧培养以及需氧培养和兼性厌氧培养。

492. 为什么烧伤患者创面要做病原学检验

答：烧伤创面既可被环境中的外源性细菌污染，也可被寄居在人体内的细菌、真菌或病毒感染，抗感染药物使用是烧伤患者治疗方案之一，故对烧伤患者创面的病原菌分离培养与抗感染药物敏感性试验的选择有重要意义。无论选用何种局部抗菌药物和全身应用何种抗生素，在抗菌药物选择性压力下，随着时间的推移细菌对抗菌药物耐药性必然增加，结果造成一个多重耐药菌株占优势的烧伤创面微生态。目前，烧伤创面细菌生态呈现如下特点：①革兰阳性球菌检出率超过革兰阴性杆菌；②金黄色葡萄球菌和表皮葡萄球菌检出率增加，耐甲氧西林金黄色葡萄球菌（MRSA）在检出的金黄色葡萄球菌中高达70%~80%；③革兰阴性杆菌中长期占首位铜绿假单胞菌呈现两种趋势变化：一种趋势为铜绿假单胞菌减少而肠杆菌科和不动菌属增加，另一种趋势为铜绿假单胞菌又呈上升而肠杆菌科细菌无变化或下降，这两种模式变化主要取决于所使用抗菌药物对铜绿假单胞菌、肠杆菌科细菌的抗菌活性和其耐药程度。

493. 为什么烧伤患者还会需做深部念珠菌感染的检测

答：感染是烧伤患者最常见并发症，也是引起死亡的原因之一，各类烧伤患者均有发生念珠菌败血症的可能。当念珠菌在焦痂上集积时是一种腐物寄生菌，但一旦侵入烧伤创面或血流就成为危险的病原体。烧伤患者引发深部念珠菌感染的诱因主要有以下几个方面：①患者抵抗力下降，多见于伤情重、病程较长、机体消耗大、免疫功能已遭严重削弱的烧伤患者；②与多联、大剂量抗生素的长期应用有关，严重烧伤患者久用抗生素后，肠道菌群失调，消化道白念珠菌菌量增加，很容易经肠道移位并播散至全身；③与长期静脉内插管和静脉内高价营养有关；④与大剂量激素、免疫抑制剂的长期应用有关。

通过显微镜观察临床样本中（痰、拭子、粪便、脓液、无菌体液、脑脊液、灌洗液、引流液和尿液等）酵母细胞和假菌丝来确定有无念珠菌存在，无菌部位标本发现真菌结构成分可确定感染，非无菌部位存在真菌定植，不能判断是否感染，需要结合真菌培养结果和临床情况综合判断。念珠菌培养阳性可作为诊断念珠菌感染的参考。值得注意的是有确诊意义的微生物学证据：①焦痂下及邻近活检组织念珠菌培养阳性；②血培养念珠菌阳性；③体液和血标本直接镜检发现念珠菌。组织病理学检查发现念珠菌感染的病理改变以及菌丝或孢子是诊断念珠菌感染的"金标准"。常规培养在生物安全柜中操作。

494. 为什么烧伤后部分败血症患者血培养却始终阴性

答：败血症患者的血培养必须是阳性，但有部分烧伤患者出现典型的败血症症状，但血培养始终阴性，故仅能将这类患者称为"临床败血症"。直到20世纪60年代初，研究人员建立了铜绿假单胞菌烧伤创面脓毒症模型，根据这一模型表明的事实：在烧伤创面表面定植的细菌不仅在创面表面生长、繁殖，还能经开放的毛囊或直接经焦痂侵入皮下组织淋巴管并侵袭到焦痂深层，进一步扩展到邻近未烧伤组织，此时侵袭到组织的大量细菌释放的毒素可致烧伤患者出现典型的败血症症状甚至死亡，若细菌侵犯至深层血管，细菌侵入血流机会增加，引起血流性感染，此时血培养才会有细菌生长，这就是烧伤后部分败血症患者血培养始终阴性的原因。

495. 为什么金黄色葡萄球菌会引发烧伤患者外毒素血症

答：临床流行病学资料表明，革兰阳性球菌脓毒症的发病率逐年上升，而金黄色葡萄球菌感染发病率位居严重烧伤患者创面感染及全身性感染的首位。金黄色葡萄球菌可以产生多种外毒素，主要包括中毒性休克综合征毒素、肠毒素、溶血毒素和红疹毒素等，它们作用于体内多种组织和脏器，诱发一系列的病理生理异常改变。初始表现为急发病、畏寒、发热、全身肌肉痛、恶心、呕吐、腹泻等。病程第2天可出现全身充血性皮疹和低血压，严重患者很快出现多脏器功能衰竭，表现为发绀、呼吸困难、氧分压低、尿少、尿素氮升高及神志昏迷。

496. 为什么烧伤感染需进行内毒素检测

答：感染是大面积烧伤患者的主要死亡原因，其中以全身性感染对伤员生命威胁最大。烧伤感染中的重要致病因素之一是革兰阴性细菌的内毒素。在较大面积烧伤的早期，患者血浆内毒素水平即显著升高，常表现出明显的脓毒血症症状，而此时烧伤创面并无大量细菌繁殖，或是血培养无细菌生长。这些现象显示，烧伤早期的内毒素血症主要不是起源于创面，而是来源于肠道，肠道细菌移位与肠源性内毒素蓄积过量侵入血液循环可能是最重要的来源。临床观察显示，烧伤后 7~12 小时循环中内毒素含量达峰值，另一高峰则出现在烧伤后第 4 天。这种早发的内毒素血症是导致早期脓毒症、多器官功能障碍综合征（multiple organ dysfunction syndrome，MODS）的重要原因之一。其后内毒素的再度上升则可能与难以控制的创面脓毒血症密切相关，因为伤后 5 天内早期切痂者可显著降低循环内毒素含量。因此烧伤感染内毒素检测尤为重要。

由 Levin 和 Bang 发现并建立的鲎试验（limulus test）是检测细菌内毒素的方法。鲎是一种海洋节肢动物，其血液及淋巴液中有一种有核的变形细胞，细胞质内有内含凝固酶及凝固蛋白原的致密颗粒。当内毒素与鲎变形细胞冻融后的溶解物接触时，可激活凝固酶原，继而使可溶性的凝固蛋白原变成凝固蛋白而使鲎变形细胞冻融物呈凝胶状态。鲎试验有半定量和定量测定两种方法，半定量测定采用凝胶法，定量测定采用浊度法（比浊法）与显色基质法（显色法）。

497. 为什么烧伤感染的组织学诊断比创口分泌物培养更具临床意义

答：侵袭性感染造成脓毒症是烧伤患者感染致死的主要病因。病原微生物在烧伤创面定植与在创面邻近非烧伤组织和器官的定植并发生侵袭性感染是两个完全不同的时期，烧伤创口和创面邻近非烧伤组织和器官的组织学检查是区分这两个时期最快速和可靠的方法，组织学检查非病变组织内出现病原微生物，即可确定创口已进入侵袭性感染期。创口分泌物的细菌学培养无法确定定植和感染的分期，虽然细菌定量培养方法在临床很常用，但对于临床确定创口是否处于侵袭性感染期的参考意义不大。当细菌定量培养，样本中细菌量<10^5/g 时，创口很少发生感染；然而，样本中细菌量>10^5/g 时，组织学检查确定为侵袭性感染期的样本数也小于 50%。组织学检查结果虽然也有可能出现假阴性，但与细菌定量培养方法相比较，前者更具有临床参考价值。

498. 为什么有深而窄的创口患者需警惕破伤风的发生

破伤风（tetanus）的病原菌是破伤风梭菌，它大量存在于人和动物的肠道，由粪便污染土壤，以芽胞的形式广泛存在于外界环境中。当创口被污染时，细菌在局部深而窄创口厌氧环境中生长繁殖，释放外毒素破伤风痉挛毒素（tetanospasmin），引起机体痉挛性抽搐。典型临床症状为咀嚼肌痉挛造成的牙关紧闭呈苦笑面容，以及颈部、躯干及四肢肌肉持续强直性痉挛导致的角弓反张，呼吸困难，最后可因窒息死亡。根据破伤风的典型临床表现和病史即可作出诊断，故一般不作细菌检查。分离培养需时长，且不易获得阳性结果，只在特殊情况有必要时才进行。破伤风梭菌形态典型，如直接涂片镜检见到典型的革兰阳性鼓槌样细菌，即可报告。当菌体形态不典型或直接涂片检查细菌难以判定时，则可进行分离培养及动物试验。

499. 为什么 A 群链球菌坏死性筋膜炎不能以血培养阳性作为诊断依据

答：A 群 β 溶血链球菌坏死性筋膜炎多出现白细胞升高。与其他坏死性软组织感染相似，血清磷酸肌酸激酶水平的升高常常是诊断 A 群 β 溶血链球菌坏死性筋膜炎或肌炎的重要线索。A 群 β 溶血链球菌坏死性筋膜炎血培养多呈阳性，在发生后 24~48 小时能检测到，但非坏死性的蜂窝织炎也可以呈现血培养阳性，因此 A 群 β 溶血链球菌血培养阳性不是 A 群 β 溶血链球菌坏死性筋膜炎的一个可靠的诊断依据。怀疑 A 群 β 溶血链球菌坏死性筋膜炎而非蜂窝织炎的还需有如下指标：①剧烈疼痛；②迅速蔓延的肿胀和炎症；③疼痛后麻木；④大疱形成；⑤坏死（迟发表现）；⑥中毒性休克综合征；⑦实验室检查发现血清磷酸肌酸激酶升高；⑧其他，如水痘发生时，或使用非甾体抗炎药。

500. 为什么糖尿病患者存在不同程度的足部溃疡

答：当动脉血供受影响时，感染伤口会迁延不愈，如糖尿病患者皮肤感染扩散到腿部肌肉，在血管不丰富的部位可能出现由厌氧菌如芽胞梭菌、厌氧性球菌、类杆菌和真菌引起的广泛的肌肉坏死。5%~10%的糖尿病患者存在不同程度的足部溃疡（糖尿病足），发病率高，预后差，是糖尿病患者致残、致死的主要原因之一。多种细菌可以引起糖尿病患者发生足部溃疡感染。浅表感染多由葡萄球菌或链球菌造成，骨髓炎以及深部脓肿则可能由需氧革兰阳性球菌与革兰阴性杆菌以及厌氧菌混合感染所致。需氧菌及厌氧菌协同生长致感染部位氧的大量消耗，进而导致严重的气性坏疽。然而，病变部位或伤口表面分离的细菌有时却难以判断是致病菌还是定植菌，故彻底行患者感染部位清创后进行组织活检或取骨活检最具有临床价值。

501. 为什么糖尿病足感染要做病原学检验

答：糖尿病患者容易出现感染相关的并发症，其中最为常见的是足部感染，其导致的患者住院时间远远超过其他类型的并发症，截肢率也较高。糖尿病足（diabetic foot）患者的浅表分泌物和深部病变组织的培养结果一致性较低，感染部位穿刺或者切开活检取组织培养能够获得更加可靠地结果。了解伤口感染的病原菌能帮助临床确定抗生素治疗方案。如果条件允许，尽量在取得标本后再行抗菌治疗。如果能够合理地收集和转运标本，拭子标本也可以用于厌氧菌的培养。糖尿病足合并感染是否需做细菌培养的原则如下：①临床未感染伤口无需培养，除非是为了感染控制监测；②感染组织培养有助于抗生素的选择，但对于急性、轻度感染且很少使用抗生素的患者不是必需的；③严重感染患者应行血培养，尤其是伴有全身中毒症状的患者。

用于实验室培养的标本在取用前应将伤口清洗干净，对于开放伤口，使用刮除或是活检的方法，并尽量从清洗后的组织深层刮取，应同时进行需氧和厌氧培养。

502. 为什么肛周脓肿需做厌氧菌培养

答：肛周脓肿（perianal abscess）是发生于肛门、肛管和直肠周围的急性化脓感染性疾病，属于细菌感染，通常起源于直肠隐窝，感染穿透肌肉而产生肛瘘。肛周脓肿和肛瘘是肛肠三大疾病之一，发病率约为2%，占肛肠疾病的8%~25%，多见于20~40岁男性，男性发病率是女性的3~4倍。肛周脓肿属于肠道内细菌感染，"肠道菌群"是源头，也是致病的要素，其病原菌多为肠道内的正常菌群，因而我们在做肛周脓肿的病原学检验时，除需氧菌外还应加做厌氧菌培养。

503. 为什么压疮和褥疮多为混合菌感染

答：压疮（pressure ulcer）又称为压力性溃疡、褥疮，是由于局部组织长期受压，发生持续缺血、缺氧、营养不良而致的组织溃烂坏死。压疮表现为连续性损伤：从浅部的软组织红斑到深部的伤口，甚至可以穿过筋膜达肌肉组织。压疮最多见的部位为骶尾部、会阴部和足跟部，并且极易继发来源于粪便的厌氧菌和需氧菌的混合感染。行动不便是形成压疮最重要的因素和条件，老年人以及脊髓损伤的患者发生压疮的风险较高。压疮与潜在的严重感染并发症相关。患有与压疮相关的败血症的住院患者中，死亡率接近50%。暴发性的院内感染也与压疮的细菌定植和临床感染相关，长期住在医疗机构的压疮患者也可能是耐甲氧西林金黄色葡萄球菌（MRSA）的重要传染源。

504. 为什么麻风分枝杆菌不易人工培养

答：麻风是麻风分枝杆菌引起的一种慢性传染病，主要病变在皮肤和外周神经，临床表现为麻木性皮肤损害，神经粗大，严重者甚至肢端残废。麻风杆菌是一种典型的胞内寄生菌，人类是麻风杆菌的唯一宿主和传染源。实验证实，麻风患者鼻腔分泌物中的麻风分枝杆菌排出人体后不易长期生存，在阳光与干燥的条件下很快死亡，夏季日光照射2~3小时即丧失繁殖力，但是在阴暗潮湿的条件下可存活数天。在0℃可存活3~4周，45℃迅速丧失活力，60℃处理1小时或紫外线照射2小时即完全丧失活力，煮沸8分钟可灭活。正是由于麻风杆菌这种生物学特征和特殊的感染特性，使得麻风分枝杆菌在体外不易人工培养。值得注意的是，犰狳是近年来为研究目的和制造疫苗提供大量麻风杆菌的唯一动物。

505. 为什么红色毛癣菌皮肤浅部真菌病的病原检验既要镜检又要培养

答：红色毛癣菌是毛癣菌属的一个种，是一种最常见的人源性皮癣菌，主要侵犯机体皮肤、毛发和指（趾）甲，寄生和腐生于表皮、毛发和甲板的角质组织中，引起皮肤浅部真菌病，如手癣、足癣、头癣等。红色毛癣菌的镜下形态为棒状或腊肠状的大分生孢子，壁薄、光滑，有3~10个分隔；小分生孢子侧生，棒状或梨形，无柄或有短柄，可见球拍状菌丝、结节状菌丝。红色毛癣菌患者的皮屑及甲屑经5%~10%氢氧化钾液处理后镜检，可见分支分隔的菌丝，毛发感染常见为发外型孢子排列成串，也可为发内型。在SDA培养基上起初菌落较小、凸起、湿润、呈微黄色，不久变成微细粉末状或短绒毛状，常有放射状沟纹，有时呈羊毛状或颗粒状，表面呈白色、黄白色或红色，背面呈暗红色或葡萄酒色，且色素在菌落周边的培养基中扩散。皮肤癣菌的鉴定主要依据菌落特征与镜检特点，根据孢子形状及特殊形状菌丝与菌落特征可鉴定是红色毛癣菌。

506. 为什么实验室检验铁锈色小孢子菌时需注意该菌会有多种菌落形态

答：铁锈色小孢子菌为小孢子菌属，也是引起皮肤浅部真菌病的常见病原菌之一。皮肤癣菌的鉴定主要依据菌落特征与镜检特点，根据孢子形状及特殊形状菌丝与菌落特征可鉴定。铁锈色小孢子菌其镜下形态菌丝较粗而规则，菌丝顶端或中间可着生厚壁孢子，有时呈链状。可见球拍状菌丝、破梳状菌丝。病发经 KOH 处理后，直接镜检可见发外型卵圆形小孢子，直径 $2\sim3\mu$ 圆，不成串。在发根部可见少数比许兰毛癣菌更细的菌丝，且在毛干近端有孢子围绕毛发。在体癣的皮屑内可见菌丝。在 SDA 培养基上室温 $4\sim5$ 天，产生多种形态菌落：典型菌落呈黄色（铁锈色）条状菌落，稍高出培养基表面，菌落渐向四周发出放射状菌丝，菌落下沉不明显。除典型菌落外，还有以下 5 型：①Ⅰ型：中心为扁平隆起，其后在菌落表面发生皱褶，整个菌落呈块状或结节状，表面较干；②Ⅱ型：开始沿病发呈条状生长，渐渐在中心产生扁平隆起，并有皱褶，菌落边缘整齐如刀切一样且稍下沉，无放射状沟纹。Ⅰ型的次代接种也常呈此型生长；③Ⅲ型：菌落中心部分初呈扁平状隆起，其后整个菌落犹如露出地面的老树根状，自中心向四周分布，至边缘有较细的沟纹；④Ⅳ型：菌落的中心与边缘都不高起于培养基平面，而是与基面密接平铺，自中心向周边放射状沟纹，色黄犹如鲜艳的菊花；⑤Ⅴ型：菌落表面有少许绒毛状生气菌丝，犹如犬小孢子菌落群。

507. 为什么实验室检查难于产孢的皮肤癣菌需要采用特殊培养基诱导产孢

答：传统的鉴别皮肤癣菌的方法主要是通过镜下孢子和菌丝的形态、培养的菌落特征、荧光检查等，依据形态、细胞生理和生化特征对皮肤癣菌进行分类鉴别，如菌落的色泽、质地、形态、生长速率、选择性培养基、温度耐受性、代谢产物等。其中关键在于促进皮肤癣菌产生孢子，对于难于产孢的菌种需要采用特殊培养基诱导产孢，例如：对于怀疑毛癣菌属可以采用燕麦培养基，对于怀疑小孢子菌属可以采用米饭培养基。毛癣菌属镜检可见细长、薄壁、棒状大分生孢子葡萄状或梨状小分生孢子，螺旋状、球拍状、鹿角状或结节状菌丝；表皮癣菌属镜检可见卵圆形或粗大的棒状（杵状）薄壁大分生孢子，球拍状菌丝，无小分生孢子；在陈旧培养物中可见厚壁孢子。小孢子菌属采用米饭培养基诱导产孢，镜检可见厚壁纺锤形大分生孢子卵圆形小分生孢子，梳状、结节状和球拍状的菌丝。上述方法均难以鉴定的个别菌种需要借助分子生物学方法鉴定。

508. 为什么组织胞浆菌病的血清学检测是有效病原检验方法

答：组织胞浆菌菌落生长缓慢，而组织胞浆菌病（histoplasmosis）患者的胶乳凝集试验在疾病的早期即可呈阳性，免疫扩散试验则能区别疾病的活动性与非活动性，因而对可疑患者多采用胶乳凝集试验或免疫扩散试验作为筛选试验以早期发现患者。确诊试验用于疾病的确诊和预后的判断，多采用补体结合试验，其出现阳性的时间比其他一些试验晚，一般在发病 6 周或 6 周以后，滴度 1：32 有意义，但少数活动性患者滴度可仅为 1：8 或1：16，若连续检查时发现患者滴度持续升高，可帮助显示病情发展。补体结合试验与组织胞浆菌皮肤试验同时使用几乎不会漏诊患者。荧光抗体染色还能鉴别培养标本和组织病理中的病原菌，极具临床价值。

509. 为什么皮肤孢子丝菌感染不能把直接涂片检查作为常规诊断方法

答：与其他真菌病不同，直接检查不作为孢子丝菌病（sporotrichosis）的常规诊断，因为临床标本中的孢子往往不易与标本中的其他成分区别，而且常常孢子数目较少，很难寻找。孢子丝菌培养方法简便，真菌容易生长，阳性率高，所以怀疑孢子丝菌病应以培养确诊。具体方法为：将脓、痰、皮损刮取物或其他标本接种于沙氏葡萄糖琼脂培养基上，室温培养，孢子丝菌菌落生长快，呈棕色或棕黑色，根据菌落形态和镜下观察特征可鉴定种。申克孢子丝菌为双相型真菌，需做双相培养转换培养：室温培养为真菌相，组织内和37℃培养为酵母型，镜检可见圆形或雪茄状孢子。

510. 为什么出疹后 72 小时内 IgM 阴性的麻疹疑似患者需检测第二份血 IgM

答：对麻疹（measles）产生免疫力的个体，血清检测麻疹病毒抗体 IgG 为阳性，而没有产生免疫力的个体，IgG 和 IgM 结果则为阴性。IgM 抗体阳性而 IgG 阴性提示麻疹病毒近期感染。患者在出疹的时段内 IgM 通常是阳性的，但多达 20% 患者在出疹后最初 72 小时内，IgM 检查可能呈现假阴性。因此，如果急性期 IgM 阴性，应在出疹 72 小时后采集第二份血清标本检查 IgM，在出疹后一个月或更长的时间里都可以检测到 IgM 抗体。在近期接种过麻疹病毒疫苗的个体 IgM 也可呈阳性的。麻疹急性期时 IgG 抗体升高 4 倍以上具有血清学诊断意义，一般会采集两份血清标本，第一份标本在出疹开始时尽早采集，10~30 天后采集第二份，两份标本用相同的方法进行检测，需要注意确定滴度升高的标准是依据所用试剂盒的特异性，不同试剂盒存在一定的差异。

511. 为什么皮肤及软组织寄生虫感染病原检验常采用活组织检查

皮肤及软组织活组织检查寄生于皮肤及软组织中的寄生虫可确诊皮肤及软组织寄生虫感染（parasitic infection of skin），方法安全便捷。包括利什曼原虫、疥螨及蠕形螨感染；检查的活组织有皮下结节和包块、皮肤溃疡组织、疥疮的特异性皮损隧道或肌肉，可查找虫体、幼虫囊包、绦虫头节等。

（1）利什曼原虫检查：在皮肤上出现丘疹和结节等疑似皮肤型黑热病患者，可选择皮损较明显处，做局部消毒，用干燥灭菌的注射器，刺破皮损处，抽取组织液作涂片；或用消毒的锋利小剪，从皮损表面剪取一小片皮肤组织，以切面作涂片；也可用无菌解剖刀切一小口，刮取皮肤组织作涂片。以上涂片均用吉姆萨或瑞特染液染色。如涂片未见原虫，可割取小丘疹或结节，固定后，作组织切片染色检查。

（2）疥螨检查：可采用两种方法：①针挑法，用消毒针尖挑破隧道上方皮肤，在隧道末端挑出疥螨，置载玻片上，加 1 滴甘油，盖上盖玻片后镜检；或用放大镜直接检查皮损部位，发现隧道及其盲端内疥螨轮廓，用手术刀尖挑出虫体，镜检。②刮片法，取消毒的矿物油少许，滴在丘疹表面，用消毒刀片轻刮数下，至表皮上有微小渗血点为宜；将几个丘疹的刮取物置于载玻片上的矿物油滴中，加盖玻片镜检。

（3）蠕形螨检查：可采用如下方法：①挤压涂片法，用痤疮压迫器、弯镊子等，消毒后刮受检者皮肤，或用手指直接挤压皮肤，将刮出或挤出的皮脂腺分泌物涂于载玻片上，加 1 滴甘油或石蜡油，再加盖玻片后轻压，使其均匀铺开，镜检。②透明胶纸粘贴法，取长 5~6cm 的透明胶纸，睡前贴于面部的额、鼻、鼻沟及颏部等处，次晨取下胶纸，贴在载玻片上镜检；如胶纸下气泡较多，可揭开后加 1 滴石蜡油，再粘贴到载玻片上。

（徐伟红　王立平　陈家旭）

第十一章　眼部、眼周组织及耳部感染病原检验

第一节　常见病原生物与所致疾病

512. 为什么眼部正常定植菌也可以引起眼部感染

答：正常情况下结膜囊内可有细菌生长，大约90%的人结膜囊可分离出细菌，其中35%的人可以分离出一种以上细菌，这些正常菌群主要是表皮葡萄球菌（>60%）、类白喉杆菌（35%）和厌氧痤疮丙酸杆菌，其与机体处于相对稳定状态，不能侵入眼内环境引起感染，且微生物间还存在着相互制约机制。但当机体抵抗力低下（如：长期使用糖皮质激素或免疫抑制剂）、长期使用抗菌药物导致菌群失调或皮肤、结膜、角膜及眼球壁防御屏障受到破坏时，这些正常定植的细菌就会侵入眼内生长繁殖，导致眼部及其周围组织感染（ocular and peripheral tissue infection）。

513. 为什么微生物可以通过血-眼屏障引起眼部组织感染

答：血-眼屏障包括血-房水屏障、血-视网膜屏障及尚存在争议的血-视神经屏障。当身体其他感染部位的病原体或毒素经过血行播散到眼部时，病原体释放的毒素可以引起血-眼屏障通透性增加，使病原体可以穿过血-眼屏障到达眼内，引起眼内炎，严重者可以引起失明。一些外源性因素，如眼球穿透伤、内眼手术及角膜溃疡穿孔等也可使结膜、皮肤表面及眼附近感染灶中的微生物穿过血-眼屏障进入眼内引起感染。

514. 为什么眼周组织感染时不能轻易切开或用手挤压脓肿

答：眼部及周围组织感染，如：眼睑疖痈、睑腺炎、眼眶蜂窝织炎等，在脓肿完全形成之前若将其切开或用力挤压脓肿，容易使病灶内的细菌栓子经眼上静脉、眼下静脉进入到海绵窦，引起急性海绵窦栓塞性静脉炎。患者可突然出现高热、头疼、呕吐、嗜睡甚至昏迷，眼睑、结膜高度水肿，眼球突出及运动障碍，角膜、眼睑与眶上区痛觉消失。由于眼球突出，眼睑不能闭合，可出现角膜溃疡甚至角膜穿孔。若不及时治疗死亡率极高。海绵窦化脓性炎症还可引起弥漫性脑膜炎，出现剧烈头疼、颈项强直等脑部症状。

515. 为什么病毒可以引起眼部感染

答：病毒是颗粒很小、以纳米为测量单位、结构简单、寄生性严格，以复制进行繁殖的一类非细胞型微生物，由蛋白质和核酸组成，多数要用电子显微镜才能观察到。病毒多来自于结膜炎患者或近期患呼吸道感染的患者，通过手或者其他媒介物而传播到眼，有的

全身性病毒感染也会累及眼部。当病毒侵入眼部后，其可以抑制细胞的生物合成产生细胞病变效应，受感染的细胞可表现为肿胀、融合、聚集、溶解、坏死。另外，病毒具有抗原性，可引起眼部或全身炎症反应，表现为单核细胞、巨噬细胞、淋巴细胞和浆细胞浸润，并产生相应的细胞免疫及体液免疫应答，导致不可逆的组织损伤。常见的眼部感染病毒包括单纯疱疹病毒、水痘-带状疱疹病毒、腺病毒、肠道病毒 70 型和巨细胞病毒等。

516. 为什么真菌能够引起眼部感染

答：临床上致病性真菌主要为丝状真菌和酵母样真菌。正常情况下眼表面黏膜上皮屏障对外源真菌有明显的抵抗作用，但在一定条件下（如外伤、内眼手术、长期应用广谱抗菌药物使机体菌群失调或长期应用糖皮质激素、免疫抑制剂机体免疫力低下时），皮肤表面、外界环境、污染的手术器械以及体内其他部位感染灶内的真菌就可侵入眼部，导致各种眼部真菌病，其中真菌性角膜溃疡和真菌性眼内炎最为多见。真菌的菌丝可以侵入组织，杀伤靶细胞，并可产生各种酶和毒素，促进感染及侵入宿主细胞。常见的眼部感染真菌主要有镰刀菌属、曲霉菌属、念珠菌属、篮状菌属等。

517. 为什么细菌可以引起眼部感染

答：细菌是一类形状细短，结构简单，多以二分裂方式进行繁殖的原核生物，是在自然界分布最广、个体数量最多的有机体，是大自然物质循环的主要参与者。细菌侵入眼部主要通过以下三个途径：①外源性：眼部外伤、手术史；②眼周围组织感染蔓延；③内源性：全身性感染时，血行播散至眼部。细菌的致病性与其菌体的表面结构、胞壁成分和某些胞外酶的作用有关。这些成分有助于细菌突破眼球表面的正常防御屏障侵入黏膜、眼内或经血流播散到眼，引起感染性眼病。在我国导致眼部感染细菌主要有①球菌：如表皮葡萄球菌、肺炎链球菌、微球菌属、金黄色葡萄球菌和甲型溶血性链球菌；②杆菌：假单胞菌属和棒状杆菌属，其中以前者中的铜绿假单胞菌最为常见。

518. 为什么衣原体可以成为眼部感染的病原体

答：衣原体是一种大小介于病毒和细菌之间的胞内寄生原核微生物，呈球形，直径 $0.3 \sim 0.5\mu m$，无运动能力。引起人类疾病的有沙眼衣原体、肺炎衣原体和鹦鹉热肺炎衣原体。其中导致眼部感染的多为沙眼衣原体，主要经眼-眼或眼-手-眼等途径直接或间接接触传播。沙眼衣原体感染结膜和角膜上皮细胞后可转换细胞的生物合成以适应衣原体的代谢需要，并以二分裂方式繁殖，侵入更多细胞。这种胞内寄生的生活方式使衣原体得以受到细胞保护而免遭人体免疫系统清除。衣原体产生的毒素对眼结膜致病作用强，是导致急性炎症的主要致病物质，并可向深部组织扩散。

519. 为什么淋病奈瑟菌可以引起超急性细菌性结膜炎

答：淋病奈瑟菌俗称淋球菌，为革兰阴性双球菌，呈卵圆形或豆形，常成对排列，邻近面扁平或稍凹陷。多因接触自身或他人淋球菌性尿道炎分泌物或淋球菌性结膜炎患者的眼部分泌物而传播所致；偶有经血行感染者，即所谓内因性淋菌性结膜炎。新生儿淋球菌性结膜炎则多因出生时被母体淋球菌性阴道炎分泌物或其污染的物品感染所致。感染者在

24小时内可出现不同程度的结膜充血和结膜囊脓性、黏液性或黏脓性分泌物。淋球菌性结膜炎特征为潜伏期短（10小时至2~3天不等）、病情进展迅速、结膜充血水肿伴有大量脓性分泌物，有5%~40%患者迅速引起角膜浑浊、浸润、周边或中央角膜溃疡，如治疗不及时，几天后可发生角膜穿孔甚至眼内炎，严重威胁视力，甚至可引起化脓性脑膜炎，危及患者的生命，因此把这种疾病称为超急性细菌性结膜炎（super acute bacterial conjunctivitis）。

520. 为什么儿童眼部易被嗜血杆菌属细菌感染

答：嗜血杆菌属细菌是革兰阴性杆菌，常在人类上呼吸道及眼部寄居，特别是儿童，该菌属的携带率很高。与眼部感染有关的嗜血杆菌属细菌主要是埃及嗜血杆菌和流感嗜血杆菌。当机体抵抗力下降或眼部出现外伤等情况时，嗜血杆菌属可侵入眼部组织引起感染。儿童由于体质较弱、抵抗力差，更易被该菌属感染。埃及嗜血杆菌引起的儿童流行性结膜炎常与沙眼衣原体感染合并存在，偶致角膜溃疡、眼内炎，有时可致慢性卡他性结膜炎。该菌具有高度传染性，可通过眼分泌物和污染物品接触传播。流感嗜血杆菌可致急性结膜炎，偶致青光眼滤过术后眼内炎。

521. 为什么眼睑会长麦粒肿

答：眼睑有两种腺体：在睫毛根部开口于毛囊的叫皮脂腺，靠近结合膜面埋在睑板里开口于睑缘的叫睑板腺。这两种腺体发生急性化脓性感染就称为麦粒肿（hordeolum），其临床特征为感染部位呈红、肿、热、痛等急性炎症的典型表现，通常水肿越严重，疼痛就越重。引起麦粒肿的细菌多为金黄色葡萄球菌，当不注意眼部卫生，用不干净的毛巾、手帕等擦眼时，细菌就会侵入眼睑腺内，在身体抵抗力减弱时（营养不良、睡眠不足或患糖尿病等）引发疾病。

522. 为什么会发生泪囊炎

答：泪囊炎（dacryocystisis）有急性和慢性两种。慢性泪囊炎多继发于鼻泪管狭窄或阻塞，泪液滞留于泪囊内，伴发细菌感染引起，多为单侧发病。其发病与沙眼、泪道外伤、鼻炎、鼻中隔偏曲、下鼻甲肥大等因素有关，多见于中老年女性，特别是绝经期妇女。常见致病菌为肺炎链球菌及白念珠菌。急性泪囊炎多在慢性泪囊炎的基础上发生，与侵入细菌毒力强或机体抵抗力低有关，最常见的致病菌为金黄色葡萄球菌和溶血链球菌，儿童患者常为流感嗜血杆菌感染引起，而新生儿患者少见。

523. 为什么会发生泪腺炎

答：泪腺炎（dacryadenitis）分为急性及慢性。急性泪腺炎的发病原因有：①感染由结膜囊经泪腺管入侵；②局部穿通伤和烧伤常引起局部化脓或坏死；③睑腺炎、眶蜂窝织炎、结膜炎等均可直接扩散至泪腺；④由远处化脓性病灶转移而来，如：扁桃体炎、中耳炎、龋齿等；⑤全身性感染经血行播散至泪腺。急性泪腺炎可分别或同时累及泪腺的睑叶和（或）眶叶，表现为眶外上方局部肿胀、疼痛，上睑水肿下垂呈"S"形，耳前淋巴结肿大。急性泪腺炎病程通常较短，经治疗后可缓解，或转为亚急性或慢性。慢性泪腺炎发病的主要原因为免疫反应，多为眼眶疾病的一部分，也可为沙眼性和结核性，病原体多由血行播散获得。表现为泪腺肿大，一般无压痛，可伴有上睑下垂，在外上眶缘下可触及较硬的包块，多无压痛，眼球可向内下偏位。

524. 为什么会发生结膜炎

答：结膜与外界环境的多种理化因素和微生物相接触，通常情况下眼表面具有特异性和非特异性防护机制，使其具有一定的预防感染和使感染局限的能力，当这些防御能力减弱或外界致病因素增强时，将引起结膜组织炎症。其致病原因分为微生物性及非微生物性两大类。最常见的是微生物感染，病原体可为细菌（如肺炎链球菌、流感嗜血杆菌、金黄色葡萄球菌、脑膜炎奈瑟菌、淋病奈瑟菌等）、病毒（如人腺病毒、单纯疱疹病毒、微小核糖核酸病毒等）、真菌、衣原体、寄生虫等。患者常可出现眼部异物感、烧灼感、痒、畏光、流泪、结膜充血水肿、渗出物等。

525. 为什么会发生慢性细菌性结膜炎

答：慢性细菌性结膜炎（chronic conjunctivitis）可由急性结膜炎演变而来，或者由毒力较弱的病原菌感染所致，多见于鼻泪管阻塞、慢性泪囊炎患者及慢性睑缘炎或睑板腺功能异常者。金黄色葡萄球菌和莫拉菌属细菌是慢性细菌性结膜炎最常见的病原菌。慢性结膜炎进展缓慢，持续时间长，可单侧或双侧发病。患者表现多种多样，主要为眼痒、烧灼感、干涩感、眼刺痛及视疲劳，结膜轻度充血，可有睑结膜增厚、分泌物为黏液性或白色泡沫样。

526. 为什么细菌性角膜炎致病菌的种类会随时间及地区有所不同

答：引起细菌性角膜炎（bacterial keratitis）的细菌种类繁多，最常见的有葡萄球菌属、铜绿假单胞菌、肺炎链球菌和大肠埃希菌等。葡萄球菌属一直是很多国家（或地区）细菌性角膜炎最主要的致病菌，在美国和欧洲的一些国家，其检出率逐年增加。铜绿假单胞菌尽管近年来检出率有所下降，但仍是我国及一些发展中国家（或地区）最常见的致病菌。在不同的时间或不同的地区，细菌性角膜炎致病菌的种类之所以不同，可能与结膜囊正常菌群分布、居住环境的温度及湿度、气候等因素有关。

527. 为什么会发生眼眶骨髓炎

答：眼眶骨髓炎（orbital osteomyelitis）是一种细菌所致的眶骨骨皮质和骨髓质的化脓性炎症。好发部位为眶上壁，其次为眶外壁。细菌可通过以下三个途径入侵眼眶引起骨髓炎：①眶周组织炎症蔓延，以鼻窦炎多见；②眼部外伤：以植物性异物穿透伤多见，异物携带细菌多，因未及时取出而继发感染；③内源性：全身感染性疾病经血行播散至眶骨所致，比较少见。眼眶骨髓炎最多见的致病菌为金黄色葡萄球菌，其次为链球菌属与厌氧菌等。

528. 为什么不是所有的沙眼衣原体都能引起沙眼

答：沙眼（trachoma）是由沙眼衣原体感染所致的一种慢性传染性结膜角膜炎，为致盲的主要疾病之一。沙眼衣原体可分为 3 个生物型，即小鼠生物型、沙眼生物型和性病淋巴肉芽肿生物型，后两者与人类疾病有关。沙眼生物型又分为 A、B、Ba、C、D、Da、E、F、J、H、I、Ia、J、K 等 14 个血清型。地方性流行性沙眼多由 A、B、C 或 B_a 血清型所致，D~K 型引起成人和新生儿包涵体性结膜炎。性病淋巴肉芽肿生物型有 L1、L2、L2a、L3 等 4 个血清型，引起性病淋巴肉芽肿，偶致结膜炎。沙眼为双侧发病，通过直接接触或污染物间接接触传播，节肢昆虫也是传播媒介。不良的卫生条件、营养不良、酷热或沙尘气候、热带、亚热带或干旱季节均为沙眼易感危险因素。急性沙眼感染多发生在学前及低学龄儿童。急性期主要表现为畏光、流泪、异物感、干燥和烧灼感。慢性期无明显不适，仅有眼痒、异物感及干燥。

529. 为什么在我国真菌性角膜炎以镰刀菌感染多见

答：镰刀菌生态适应性强，广泛分布于自然界土壤和植物上，甚至可存在于沙漠和极寒地区。镰刀菌有的能在动植物体上营寄生生活，有的在动植物残骸上营腐生生活。我国为一农业大国，从事农业人口居多，农业性眼外伤多见，为镰刀菌的角膜种植性感染提供了机会。真菌性角膜炎中镰刀菌占较高比例，以茄病镰刀菌最多，其次为串珠镰刀菌；曲霉占比例次于镰刀菌。

真菌是一种条件致病菌，通常情况下并不致病。只有在长期使用抗菌药物导致菌群失调、长期应用糖皮质激素或免疫抑制剂使局部免疫力低下、角膜外伤等情况下才引起真菌性角膜炎（mycotic keratitis）。念珠菌属感染多继发于已有眼表疾病（干眼，眼睑闭合不全，病毒性角膜炎）或全身免疫力低下（糖尿病、使用免疫抑制剂）的患者。

530. 为什么眼部单纯疱疹病毒感染容易在同一部位反复发作

答：复发是单纯疱疹病毒性眼病的特点，其原因主要为单纯疱疹病毒初次感染人体产生免疫力后，大部分病毒被清除，但仍有少量病毒可沿神经髓鞘到达三叉神经节、脊神经节细胞中或周围星形神经胶质细胞内，以潜伏状态持续存在，与机体处于相对平衡，不引起临床症状；当发热、受寒、日晒、月经、情绪紧张、使用垂体或肾上腺皮质激素、遭受某些细菌病毒感染时，机体细胞免疫与病毒活力间平衡被打破，潜伏病毒活化并沿神经轴突下行至感觉神经末梢及附近表皮细胞内增殖，引起复发。其特点是每次复发病变往往发生于同一部位。

531. 为什么病原体可感染中耳引起中耳炎

答：中耳炎（tympanitis）是中耳部位受到细菌或病毒感染所造成的累及中耳全部或部分结构的炎性疾病。病原体入侵中耳的途径包括以下几种：①咽鼓管途径：最常见，急性上呼吸道感染、急性传染病期间、肺炎、伤寒等，致病微生物可以经咽鼓管侵入中耳；在不洁的水中跳水、游泳，不适当的擤鼻、咽鼓管吹张、鼻腔冲洗及鼻咽部填塞等，病原体可循咽鼓管侵犯中耳；婴儿哺乳位置不当，如平卧吮奶，乳汁可经咽鼓管流入中耳导致感染。②外耳道-鼓膜途径：因鼓膜外伤、鼓膜穿刺或置管时污染，病原体可从外耳道侵入中耳。③血行感染：极少见。肺炎链球菌、流感嗜血杆菌、卡他莫拉菌是引起中耳炎的主要致病菌。近年，由病毒引起的中耳炎在不断增加，它可单独致病，也可与细菌共同致病。所有的呼吸道病毒均可引起中耳炎，其中以呼吸道合胞病毒和鼻病毒最常见。

532. 为什么脑囊虫病患者要注意检查有无眼部囊虫的寄生

答：猪囊尾蚴病（cysticercosis cellulosae），俗称囊虫病（hydatid disease）是由猪带绦虫的幼虫—猪囊尾蚴寄生人体引起的。猪带绦虫生活史中需要两个宿主，人是其唯一的终宿主，猪是其中间宿主，由于其囊尾蚴也可寄生人体，所以人亦可作为猪带绦虫的中间宿主。人是由于误食由猪带绦虫卵或孕节污染的食物或饮水而感染，或者人体内原有猪带绦虫的寄生，孕节中的虫卵散落于肠道内，虫卵在肠内孵出六钩蚴，侵入肠壁进行入血液循环，分布于机体各器官组织寄生发育为囊尾蚴，造成损伤，引起各部位的囊虫病。最常见寄生部位有皮下组织、肌肉、脑和眼等。尾蚴可寄生于眼的任何部位，以眼球深部玻璃体及视网膜下最为常见。患者表现为视力障碍，或有异物飘动感，一旦虫体死亡释出大量异性蛋白抗原，致使患者眼部产生剧烈炎症反应，而致眼睛失明。因此，对患脑囊虫病的患者更要注意检查有无眼部囊虫的寄生，以免在服药治疗脑囊虫病时，误杀了眼部的囊虫而导致失明等严重后果。

533. 为什么眼部有异物感、刺痛等症状也要考虑结膜吸吮线虫感染的可能

答：结膜吸吮线虫的成虫主要寄生在犬、猫的眼结膜囊及泪管中，偶尔寄生于人眼。雌虫在终宿主眼眶内产出幼虫，在眼分泌物中的幼虫被中间宿主绕眼果蝇舐食进入蝇体内，经 2 次脱皮发育为感染期幼虫，移行到蝇的头部口器。当蝇再吸吮人或其他动物眼部时，感染期幼虫剧烈运动突破喙进入宿主眼结膜囊，经 15~20 天逐渐发育为成虫。结膜吸吮线虫早期的症状和体征轻微，成虫寄生于人眼结膜囊内，多侵犯一侧眼，由于虫体的机械性损伤，加上虫体分泌物、排泄物的刺激及继发细菌感染等，可引起眼结膜炎症反应及肉芽肿形成。患者可有眼部异物感、痒感、流泪、畏光、分泌物增多，一般无视力障碍。如果寄生于眼前房，患者眼前可见丝状物飘动，并有眼睑水肿，结膜充血、发炎或形成小溃疡面，还可继发青光眼，眼压升高、视力下降等。因此，眼部有异物感、刺痛、畏光、分泌物增多等症状也要考虑结膜吸吮线虫感染的可能。

（刘庆中　舒　文　俞英昉　陈家旭）

第二节　感染病原检验

534. 为什么不是所有的巩膜炎都能检测到致病菌

答：巩膜炎（scleritis）为巩膜基质层的炎症，其发生原因不易确定，主要因为：①与多种全身感染性疾病，如结核、麻风、梅毒、带状疱疹有关，也可能与感染病灶引起的过敏反应有关；②与自身免疫性结缔组织病有关，如风湿性关节炎、韦格纳肉芽肿、系统性红斑狼疮、多发性结节性动脉炎等；③与代谢性疾病有关，如痛风；④其他原因，如外伤或结膜创面感染扩散；⑤附近组织如结膜、角膜、葡萄膜或眶内组织炎症直接蔓延也可引起。因此，若患者出现巩膜炎的临床表现，但微生物培养阴性时，不能轻易排除巩膜炎的诊断，应考虑是否为一些非感染因素所致。可对患者作系统性检查，特别要注意皮肤、关节、心血管和呼吸系统情况。实验室检查如血常规、血沉、结核检查、C 反应蛋白及胸部

影像学检查有助于病因学诊断。

535. 为什么仅一次病毒血清 IgG 抗体阳性不能确诊病毒相关性眼部感染

答：血清学试验现已广泛应用于病毒感染的诊断。但是仅凭单次的血清病毒 IgG 抗体阳性并不能代表患者目前处于病毒感染状态。因为人体在感染病毒后，体内免疫系统会产生相应的 IgG 抗体，该抗体可以在体内稳定存在数年甚至数十年，因此如果体内检测出某种病毒 IgG 抗体，只能说明曾经感染过该病毒，并不意味着正处于感染期。可以通过采集患者发病 3~4 天内的急性期血清及发病 2~3 周后恢复期血清同时做血清学试验，比较 IgG 抗体滴度。若恢复期血清抗体滴度比急性期抗体滴度上升 4 倍及以上则有诊断意义。也可通过免疫荧光、酶联免疫吸附试验（ELISA）、聚合酶链反应（PCR）等方法来检测病毒抗原或核酸，达到诊断目的。

536. 为什么结膜囊培养时需采集双侧结膜囊标本送检

答：结膜炎可由多种微生物引起，主要通过液滴、飞沫、手与眼的接触和自身眼部、泪腺、鼻和鼻窦扩散等途径而致感染。结膜炎的病原学主要依靠采集结膜囊分泌物进行涂片及培养来诊断。通常情况下，结膜囊并非无菌部位，其内有正常菌群定植，且双侧的正常菌群一致，为了排除正常菌群的干扰，需同时采集患侧及健侧的结膜囊标本进行检查，这对于评价单侧结膜炎较有帮助。若患者双眼都有病变，也应采集双侧结膜囊标本，因为两侧的病原菌有可能不同。标本采集时最好每侧都采集双份，并注明采自那一侧，一份用于涂片，另一份用于培养。

537. 为什么角膜炎标本采集以溃疡基底部及其溃疡进行缘为佳

答：怀疑患者为角膜炎时，应常规采集角膜刮片标本进行涂片及培养，以明确病原菌。标本采集前先用表面麻醉药滴眼液滴眼（尽可能使用无防腐剂的制剂），再用手指将睑裂撑开或用开睑器撑开眼睑，若病变处分泌物过多，可先用灭菌湿棉签去除分泌物，嘱咐患者避免眼球转动，手持灭菌刀片刮取角膜组织。刮取时应使刮刀与组织表面垂直。为了提高标本的阳性率，多选择角膜溃疡的进行缘或基底部刮取；但不要反复刮取病变部位，勿过度向下用力，以免引起角膜穿孔；刮取标本后，再滴用抗菌药物滴眼液。

538. 为什么眼部标本采集后最好能够进行床旁接种

答：微生物检验标本正确的采集、保存和运送对保证微生物检验工作质量至关重要，直接影响到病原菌的检出率。眼部标本主要包括结膜囊分泌物、泪道分泌物、结膜/角膜刮片、房水抽吸液及玻璃体抽吸液等，由于眼部组织的特殊性，标本取材量一般均较少，为了避免采集后的标本干涸，导致病原菌漏检，多建议进行床旁接种及涂片。一些对低温敏感的淋病奈瑟菌、脑膜炎奈瑟菌、流感嗜血杆菌常可引起眼部感染，床旁接种可以提高此类细菌的检出率。对于结膜囊和泪道采集的分泌物以及角结膜刮片可以采取床旁划种平板的方式，房水及玻璃体抽吸液可将其注入血培养瓶后，尽快送至实验室检测。因此，在条件允许的情况下，建议尽量行床旁接种，无法行床旁接种时，应将标本采集后放入运送培养基中，尽快送至实验室处理。

539. 为什么螺旋体相关的眼病要依赖血清学试验来诊断

答：和眼病相关的螺旋体有梅毒螺旋体和伯氏疏螺旋体，由于眼部标本采集量少，标本中这两种螺旋体的含量也相应较少，直接镜检或分离培养，阳性率均不高，因此，目前实验室诊断该病主要依靠血清学试验。机体感染梅毒螺旋体后，螺旋体与宿主组织中的磷脂形成复合抗原，刺激机体产生抗磷脂抗体（反应素），患者血清中反应素可与牛心肌的提取物类脂发生非特异沉淀反应，称为"梅毒非特异性抗体试验"，目前市场上最常用的方法是快速血浆反应素试验（RPR）。这类试验可用于梅毒螺旋体相关眼病的筛查。另一类试验主要是使用梅毒螺旋体为抗原检测患者血清中抗梅毒螺旋体特异性抗体，称为"梅毒特异性抗体试验"，因此可用于确定诊断。常用的方法为荧光密螺旋体抗体吸收试验（FTA-ABS）、梅毒螺旋体血凝试验（TPHA）等。伯氏疏螺旋体主要是采用酶联免疫吸附试验、间接免疫荧光试验检测患者血清中的特异抗体进行确诊。

540. 为什么结膜刮片的细胞像会受采集标本时所用的压力影响

答：结膜刮片细胞学检查，方法简单，不需复杂设备，对患者无损害，可以快速获得检查报告，因此被广泛应用于眼部感染的辅助诊断。通常操作者采用 15 号刀片的刀刃面，从一眦至另一眦在结膜表面上轻轻擦过，以不致出血为度，将取得的标本立即涂于清洁玻片上，通过染色观察其细胞像。因此，采取标本时，操作者使用的压力很关键。若不加压或仅轻压则只能取得分泌物；若加中等压力则取得下表层上皮；若加重压则有上皮下组织混入及血管受损出血致使标本不可用。一般只需加中等压力取下表层上皮即可。采用锐利的刀片，在上皮表面轻轻刮过，这样取得的材料，可达一致的深度。刮片材料一定要在睑板上缘部从一眦到另一眦，不能只刮取一段，以防遗漏。

541. 为什么眼部标本一般细菌培养阴性不能排除感染可能

答：能够引起眼感染的病原体种类繁多，如细菌（需氧菌、厌氧菌）、衣原体、螺旋体、真菌、病毒等。细菌一般以简单的二分裂法进行无性繁殖，在适宜条件下，多数细菌繁殖速度极快，分裂一次需时仅 20~30 分钟，因此临床上主要采用培养方式来检测其存在；衣原体是一群专性寄生真核细胞内的原核型微生物，体外不易培养，通常采用 ELISA 法检测其抗原或 PCR 法检测其核酸；螺旋体体外培养难度大，需要严格、复杂的营养及环境，临床上多采用血清学方法检测其特异性抗体进行诊断；真菌以出芽或二分裂方式繁殖，生长速度较快，通常可采用培养的方式检测；病毒是最原始的生命形态，仅有一种核酸与蛋白质或只有蛋白质构成，不含有细胞结构，其繁殖必须借助宿主细胞，因此主要采取酶联免疫吸附试验（ELISA）检测其抗原或抗体、聚合酶链反应（PCR）检测其核酸。因此，单纯的眼部标本一般细菌培养未检测出细菌，只能说明眼部无细菌感染的可能，尚需采取其他检测方法，以证实是否存在衣原体、螺旋体、病毒等其他病原体感染。

542. 为什么流行性角膜结膜炎患者腺病毒分离率最高是患病第 8 天

答：流行性角结膜炎（epidemic keratoconjunctivitis）是一种强传染性的接触性传染病，由腺病毒 8、19、29 和 37 型（人腺病毒 D 亚组）引起，常年发病，以夏秋季节为主，主要通过人与人之间的接触或水源污染而传播。该病潜伏期为 5~12 天，以 8 天最多，病程持续 10 天左右。因此，常在患病第 8 天时采集结膜囊标本进行培养或核酸检测，阳性率可达 80%，第 6~10 天采集标本检测的阳性率为 67%，第 11 天后基本检测不到病毒。该病早期常一侧眼先发病，2~7 天后对侧眼也受累。主要表现为眼红、疼痛、畏光、伴有水样分泌物。患者常出现耳前淋巴结肿大和压痛。儿童可有全身症状，如发热、咽痛、中耳炎和腹泻等。

543. 为什么血培养可用于内源性眼内炎的病原检验

答：眼内炎（entophthalmia）为一种眼科急症，往往侵犯所有眼内组织，包括玻璃体、葡萄膜、视网膜，甚至角膜及巩膜，严重者可发展为全眼球炎。若诊断治疗不及时，可引起眼组织严重破坏，以致视力丧失、眼球萎缩。眼内炎主要为细菌和真菌感染所致，分外源性和内源性两类病因：①外源性：因眼外伤，眼内手术及角膜溃疡穿孔等细菌直接进入眼内所致。手术引起的眼内炎常由铜绿假单胞菌引起，但外伤性眼内炎则以真菌和厌氧菌常见；②内源性：内源性（或转移性）感染性眼内炎多是细菌或真菌经血流到达眼部引起的感染。致病菌可来自远处的感染灶或全身性败血症。常见的致病菌为念珠菌、曲霉菌、葡萄球菌、链球菌、芽胞杆菌及革兰阴性杆菌等。多见于免疫功能受损或静脉药瘾者。因此，若怀疑患者为内源性因素引起的眼内炎，则可通过抽取患者外周血培养的方式进行病原菌查找。

544. 为什么角膜病毒核酸扩增检测存在假阴性结果

答：核酸扩增检测（NAAT）是以病原体核酸为模板，在加入特异性引物、高温聚合酶、脱氧核糖核酸等原料的情况下，实现体外高效复制 DNA 的技术。其特点为可使微量的病原体核酸大幅扩增而在体外通过仪器进行检测。目前，NAAT 已广泛用于眼部标本中各种病毒、细菌、衣原体、真菌等的检测。但该技术也存在一定的假阴性结果情况，其原因主要为以下四个方面：①仪器因素：NAAT 对于仪器的依赖性很高，扩增仪由于温控不准导致的孔间差以及离心机离心力不够导致模板核酸不能有效分离，均可引起假阴性；②试剂质量：核酸扩增成功与否试剂质量至关重要，如细胞裂解、模板抽提、引物位点选择、高温聚合酶活性等，任一环节出现问题都会引起假阴性结果；③核酸模板：核酸模板在扩增区出现断裂、蛋白黏附、空间位阻等问题时也会引起扩增失败造成结果的假阴性或定量不准确；④操作人员素质：核酸扩增实验环节较多，对每一环节的操作都有较高要求，少加、漏加试剂、离心不充分、循环参数设计错误、RNA 抽提降解、反转录失败等都能造成假阴性现象；⑤其他：样品不适当的采集、运输及保存也可引起结果的假阴性，如标本采集需选择病毒复制的高峰期进行，若在潜伏期或恢复期采集很可能出现阴性结果。

545. 为什么泪小管炎需常规做厌氧菌培养

答：通常泪小管炎（dacryocanaliculitis）较少见，单独发炎者，多由泪小管与泪囊交接部分或泪总管阻塞，结膜囊内细菌下行性感染所致。其临床特征为充血、眼角水肿、肿大的泪点有黏液脓性分泌物，炎症可能涉及下方泪点或双侧泪小管。多数感染由厌氧菌（如痤疮丙酸杆菌）和放线菌引起，需氧菌和厌氧菌的混合感染也可发生。因此，若怀疑为泪小管炎时，应采集标本常规做涂片及厌氧菌培养，以免漏检。厌氧菌培养标本采集时，应立即床旁接种厌氧血平板并迅速送至实验室，若无法进行床旁接种时，需将标本置于厌氧转运培养基中尽快送检实验室。

546. 为什么化脓性中耳炎标本不提倡使用拭子采集

答：耳朵从结构上可分成外耳、中耳、内耳三部分，他们虽互相连接却又彼此隔开。中耳的构造远比外耳复杂，包括鼓膜、鼓室、咽鼓管和乳突等几个主要部分。鼓室为中耳的核心部分，是一个不规则的含气腔室，周围有六个壁，大部分由骨质构成，各壁均有不同性质的重要结构。鼓室顶壁是一层很薄的骨板，叫鼓室天盖，中耳和大脑之间就只有这一板之隔。有些中耳炎患者，由于炎症侵蚀此骨板，病菌窜入颅内，可引起脑膜炎。鼓室底壁也是一层骨壁，下面和一条叫做颈内静脉的大血管紧紧相连，中耳炎病菌易窜入此血管。鼓室的外壁就是鼓膜，它将鼓室和外耳道分隔开来，一旦鼓膜穿孔，鼓室腔就对外开放了。化脓性中耳炎就是由病原菌引起的中耳部分或全部结构的化脓性炎症，严重者可出现鼓膜穿孔，外耳道流脓，听力下降等。由于中耳与外耳之间有鼓膜相间隔，且外耳道内有大量的正常菌群存在，为了能够采集到真正的中耳液体而不被外耳道的正常菌群污染，因此不建议用拭子采集中耳炎标本。可用注射器抽取鼓膜后的分泌物或先用消毒液清洗外耳道，切开鼓膜，通过窥耳器用引流管采集液体，进行床边接种。做厌氧培养时需放入厌氧运送培养基内送检。如果采集到足够的中耳液标本，要同时做涂片检查。

（刘庆中　舒　文）

第三节　常见眼部、眼周组织及耳部
感染性疾病实验诊断

547. 为什么妊娠期间弓形虫检测阳性孕妇可引起胎儿的眼弓形虫病

答：弓形虫病又称弓形体病，是由刚地弓形虫引起的人兽共患病。弓形虫广泛寄生在人和动物的有核细胞内，在人体多为隐性感染。发病者临床表现复杂，其症状和体征缺乏特异性，易造成误诊，主要侵犯眼、脑、心、肝、淋巴结等。眼弓形虫病（ocular toxoplasmosis）为弓形虫进入视网膜血流，寄居于毛细血管内皮细胞，再侵入视网膜引起视网膜脉络膜炎、视网膜动脉周围炎或致葡萄膜炎、玻璃体炎、渗出性视网膜脱离、继发性青光眼与视神经萎缩等。孕妇妊娠期间感染弓形虫，虫血症期间虫体经胎盘可感染胎儿，引起先天性弓形虫病。先天性弓形虫病表现为脑脊髓炎与视网膜脉络膜炎等，另外可致小眼球、眼球震颤、虹膜睫状体炎、视神经炎、斜视、眼球萎缩等。

548. 为什么不能仅依据伪膜来诊断膜性结膜炎

答：膜性结膜炎（membranous conjunctivitis）又称白喉性结膜炎（diphtheritic conjunctivitis），是由白喉棒状杆菌引起的化脓性结膜炎症，因其发病特点为睑结膜表面有一层不易剥脱的灰白色膜样渗出物。有些病原体引起严重急性结膜炎时，血液中的蛋白和纤维素会渗出血管在结膜表面凝结，形成一层膜性渗出物，称作伪膜性结膜炎（pseudomembranous conjunctivitis）。实际上，伪膜的形成是炎症反应的表现，并不具有特异性。

165

多种结膜炎均可出现伪膜，主要有 β 溶血链球菌性结膜炎、淋球菌性结膜炎、腺病毒性结膜炎、原发性单纯疱疹性结膜炎、包涵体性结膜炎、念珠菌性结膜炎、严重的春季卡他性结膜炎、Stewens-Johnson 综合征等。由于多种炎症性的急性结膜炎均可伴有伪膜，因此不能仅凭伪膜来诊断膜性（白喉性）结膜炎，需根据其他的临床特征、全身情况及病原学检查等来做出病因学诊断。

549. 为什么结膜刮片染色查到革兰阴性球菌不能确诊患淋球菌性结膜炎

答：淋病奈瑟菌与脑膜炎奈瑟菌均属于奈瑟菌属，为革兰阴性球菌，形态上极为相似。淋病奈瑟菌常可引起极为剧烈的化脓性结膜炎，称为淋球菌性结膜炎（gonococcal conjunctivitis）。其传染性强，临床特点为眼睑和结膜高度充血水肿，大量脓性分泌物，如不及时治疗，可在短时间内发生角膜溃疡及穿孔。脑膜炎奈瑟菌是引起化脓性结膜炎的另一常见菌，多见于儿童，表现类似于淋球菌性结膜炎。因此，当怀疑患者为化脓性结膜炎时，仅凭结膜刮片革兰染色看到革兰阴性球菌，并不能区分其为淋球菌性结膜炎还是脑膜炎球菌性结膜炎。必须同时做细菌培养，通过生化反应、测序或者质谱等方法进行鉴定，才能明确病原学诊断。

550. 为什么结膜分泌物涂片检查可以辅助诊断结膜炎

答：不同类型的结膜炎其细胞反应也不相同，结膜分泌物涂片革兰染色（鉴别细菌种属）、吉姆萨（Giemsa）染色（分辨细胞形态、类型）检查有助于临床诊断结膜炎。细菌性结膜炎涂片多形核白细胞占多数，而病毒性结膜炎则以单核细胞特别是淋巴细胞占多数。假膜形成（流行性结膜炎）时中性粒细胞增多，提示结膜坏死。衣原体结膜炎涂片中粒细胞和淋巴细胞各占一半，找到包涵体也有助于诊断。过敏性结膜炎活检标本中可见嗜酸性和嗜碱性粒细胞，但结膜涂片中数量很少。春季结膜炎上皮细胞中有大量嗜酸性颗粒。春季结膜炎、遗传性过敏性结膜炎和过敏性结膜炎患者泪液中可以检出嗜酸性粒细胞分泌的蛋白产物。

551. 为什么眼部会发生软性下疳

答：软性下疳（chancroid）又称第 3 性病，是经典性病之一，由杜克雷嗜血杆菌引起，主要通过性接触传播。本病以 1 个或多个生殖器疼痛性溃疡为特征，常伴有腹股沟淋巴结化脓性病变。当外阴软性下疳脓液中的细菌通过手指或其他媒介物附着于睑缘或结膜上皮缺损处时则被感染，形成眼部软性下疳。患者可出现红疹、水肿，形成浅在溃疡，溃疡有烧灼及疼痛感，溃疡底部有脓性分泌物；耳及颈部淋巴结可肿大。患者取眼部分泌物涂片及培养常可发现致病菌。

552. 为什么发生眼睑下疳时需要采用暗视野显微镜查找病原体

答：梅毒是梅毒螺旋体引起的一种全身感染性疾病。各期梅毒都有发生眼部症状的可能性。一期梅毒时眼睑可发生眼睑下疳（eyelid chancre），梅毒螺旋自眼睑皮肤损伤处侵入，或带有梅毒螺旋体的异物损伤眼睑皮肤所致，也可经手指或直接和他人患部接触而致。眼睑皮肤下疳为米粒或豌豆大的丘疹，呈暗褐色或红铜色，较硬，边缘较隆起。此时病变部位的梅毒螺旋体含量很高，可直接采集可疑的病变组织（皮疹或黏膜）做涂片，使用暗视野显微镜观察。因为暗视野显微镜只允许标本反射和衍射的光线进入物镜，视野背景黑暗，物体边缘明亮，可提高成像的对比度。利用这种显微镜能见到 4~200nm 大小物体的存在和运动，分辨率比普通显微镜高 50 倍。梅毒螺旋体菌体细长，具有均匀排列的 6~12 个螺旋，长 5~20μm，直径 0.15μm 左右，运动缓慢而有规律。

553. 为什么钩端螺旋体葡萄膜炎病原检验需根据病程长短采集不同标本

答：钩端螺旋体病是由多种不同血清群和血清型钩端螺旋体所引起的急性传染病。钩端螺旋体感染的动物为本病的传染源。钩端螺旋体通过破损的皮肤和黏膜侵入人体血液而致病。眼部病变主要表现为钩端螺旋体葡萄膜炎（leptospiral uveitis），大多发生于钩端螺旋体病的第二期——疫期。钩端螺旋体的免疫以体液免疫为主，起病后 1 周左右患者体内开始出现特异性抗体，首先是 IgM，而后为 IgG。病程 1 个月左右抗体效价可达高峰。随着特异性抗体的增加和调理吞噬作用的出现，吞噬细胞功能加强，钩端螺旋体逐渐从血液中消失。因此，患病第一周通常取可疑患者的血液离心后直接暗视野显微镜检查或镀银染色后镜检。两周后可取尿液离心镜检。怀疑有脑膜炎者可以取脑脊液进行离心镜检。一周后可取血清检测 IgM，1 个月左右可以检测血清 IgG。

554. 为什么在分枝杆菌性角膜炎的实验诊断 PCR 比抗酸染色更好

答：分枝杆菌性角膜炎（mycobacterial keratitis）由分枝杆菌属细菌所致，包括：偶发分枝杆菌、龟分枝杆菌、麻风分枝杆菌及结核分枝杆菌等。该属细菌的细胞壁内含有大量的脂质，包围在肽聚糖外面，使得分枝杆菌不易着色，需经加热和延长染色时间等方式处理被着色；分枝杆菌含有一种特殊成分即分枝菌酸，该物质与染料结合后很难被酸性脱色剂脱色。根据分枝杆菌细胞壁结构特点设计的抗酸染色的方法对标本进行染色，所有的分枝杆菌均可被染为红色，而背景为蓝色。被抗酸染色染成红色是分枝杆菌属细菌，但并不能将不同种的分枝杆菌区分开来。不同种的分枝杆菌对抗菌药物的敏感性不同，其治疗方案也不同。而 PCR 技术是以病原体核酸为模板，通过设计具有菌种特异的引物来体外扩增病原体 DNA，通过特定的仪器及方法检测扩增产物，可以将不同的分枝杆菌很好的区分开来，从而为抗感染治疗提供依据。

555. 为什么明确致病菌是眼内炎药物治疗的关键

答：玻璃体为无血管组织且富含水分和蛋白质，致病菌一旦侵入容易繁殖引起炎症和形成脓肿，称为化脓性眼内炎（suppurative endophthalmitis）。该病病情凶险，发展迅猛，对眼组织和视功能破坏极大，如医治不及时，炎症向巩膜、眼外筋膜和眶组织发展，称为"全眼球炎"。因此是眼科急诊救治的主要病种之一。患者可出现视力丧失和眼球萎缩等严重后果，若能及早控制感染可望保留部分视功能。因此，一旦怀疑为眼内炎，必须尽快明确感染的病原菌，为临床抗菌药物的使用提供方向。眼内炎多由细菌和真菌引起，以往以金黄色葡萄球菌、溶血链球菌及铜绿假单胞菌多见，近年来由于抗菌药物、激素和免疫抑制剂的广泛使用，一些条件致病菌如表皮葡萄球菌、蜡样芽孢杆菌等占据了显著地位，真菌感染也日益增多。因此在选择眼内炎药物治疗前应尽快明确致病菌。

556. 为什么假性阿利什霉眼病的病原学诊断必须依赖真菌培养来确定

答：假性阿利什霉病是由波氏假性阿利什霉（*Pseudallescheria boydii*）引起的一种累及多脏器的真菌病。病原菌主要通过吸入和创伤接种两种途径感染人类，80%以上引起足菌肿，也可侵犯肺、骨、关节、脑、眼、皮肤及皮下等器官。其侵犯眼部主要引起角膜炎及眼内炎。角膜炎主要表现为角膜溃疡和前房积脓。眼内炎病初有异物感，伴烧灼、刺痛不适，几天内疼痛剧烈，畏光、眼变红、视力模糊。继之溃疡，扩展深达基层，随时间推移，周围产生卫星状损害，角膜穿孔，视力丧失。涂片直接镜检波氏假性阿利什霉的菌丝与曲霉的菌丝相似，因此，必须依靠分离培养来鉴别。故本病的诊断主要依赖于真菌培养阳性和在感染的组织中直接镜检到菌丝。该菌在沙氏葡萄糖琼脂培养基上生长迅速，绒毛状菌落，正面颜色初为白色，渐变为烟灰色至褐色，反面为有棕黑色带的苍白色。在玉米或马铃薯琼脂培养基上能迅速产生闭囊壳，呈黄褐色到黑色，球形，以培养基周边较丰富，是其诊断特征。

557. 为什么棘阿米巴原虫可以引起角膜炎

答：棘阿米巴角膜炎是由棘阿米巴原虫感染引起，是一种严重威胁视力的疾病。已知的棘阿米巴有50多个种属，广泛存在于土壤、淡水、海水、泳池、谷物和家畜中，以活动的滋养体和潜伏的包囊两种形式存在，其中8个种属与人类感染有关。可引起棘阿米巴角膜炎的有5个种属，其中卡氏棘阿米巴最为常见。目前确定棘阿米巴有13种基因型，多数棘阿米巴角膜炎与T_4型有关。患者多为有角膜接触镜使用、角膜外伤史、角膜移植或接触棘阿米巴污染的水源等而发病。目前，可通过角膜病灶标本涂片染色找到棘阿米巴原虫或从角膜刮片培养出棘阿米巴确诊。常用的染色方法有吉姆萨（Giemsa）染色、过碘酸希夫（PAS）染色和革兰染色，前两种染色可以显示典型的包囊，有条件者行荧光增白剂染色、免疫荧光染色检查。使用大肠埃希菌覆盖的非营养性琼脂培养基有利于棘阿米巴培养。必要时可做活检，角膜共聚焦显微镜有助于棘阿米巴角膜炎的活体诊断。

558. 为什么不是所有的中耳炎诊治均需进行微生物检验

答：中耳炎是中耳部位受到细菌或病毒感染所造成的累及中耳全部或部分结构的炎性疾病。肺炎链球菌、流感嗜血杆菌、卡他莫拉菌是引起中耳炎的主要致病菌，近年由病毒引起的中耳炎在不断增加，所有的呼吸道病毒均可引起中耳炎，以呼吸道合胞病毒和鼻病毒最常见。可通过注射器抽取鼓膜后的分泌物或先用消毒液清洗外耳道，切开鼓膜，通过窥耳器用引流管采集液体以明确病原菌指导治疗。但并非所有的中耳炎患者治疗均需依赖检测。一些中耳炎伴中耳积液的患者，多无急性感染如耳痛、发热等症状，被认为是病毒性上呼吸道感染的一部分。鼓膜检查除颜色改变、活动减弱外，多无鼓膜增厚和膨胀，中耳积液呈浆液性。这类患者一般无需治疗。但是，怀疑有细菌性病原且抗微生物治疗效果不佳的、免疫抑制患者及急性病患者通常需做微生物检测，以明确病原菌及药敏结果，为临床抗感染治疗提供方向。

（刘庆中 舒文 俞英昉 陈家旭）

第十二章　骨与关节感染病原检验

第一节　常见病原生物与所致疾病

559. 为什么骨与关节感染常以感染来源分类

答：骨与关节感染（infection of bone and joint）临床特征不具特异性，现常用感染来源将骨与关节感染分类。不同感染来源的骨与关节感染病原生物有所不同，以感染来源进行分类诊断有助于后期的抗生素治疗。以感染来源分类的骨与关节感染包括：

（1）原发性感染：以血行性感染最为多见，如急性化脓性骨髓炎，急性化脓性关节炎，骨与关节结核等。

（2）潜在性感染：主要为骨与关节的开放性损伤引起的感染，开放性骨与关节损伤的感染率高达5%~25%，70%的开放性损伤患者，入院时细菌培养阳性，并且与感染后再培养的结果一致。

（3）医源性感染：①主要来自手术中污染，70%的伤口污染见于无菌操作不规范，手术室空气是感染重要途径；②皮肤、肺、泌尿生殖道是三个易引起手术感染的感染病灶；③人工假体的稳定性差可引发感染；④骨水泥的应用，其存在可破坏机体的免疫防御机制。引起医源性感染以凝固酶阳性的金黄色葡萄球菌最常见占50%，革兰阴性菌约占30%，链球菌占15%，其他5%。

560. 为什么造成骨与关节感染不是单一因素所致

答：由于骨骼的生理和解剖的特殊性，即使在宿主的骨骼上存在的少量细菌，都不足以造成骨与关节感染。造成骨与关节感染的病原菌需要达到足够的数量，并突破宿主的自然防御屏障，先在宿主局部形成感染灶，通过血行播散或直接扩散进而引起骨与关节的感染。同时骨骼的其他因素也会在感染中起一定作用，例如由于儿童骨骼干骺段缺少吞噬细胞，造成青少年这个部位容易发生急性血源性骨髓炎。此外其他的一些因素如疾病、营养不良、免疫系统功能异常等情况也是导致骨与关节的感染重要原因。

561. 为什么控制骨与关节感染最好的措施是预防

答：虽然抗生素治疗大多数细菌感染均能获得较高的成功率，但是由于骨骼的生理和解剖的特殊性，针对骨与关节感染的抗生素治疗未能获得与其他部位感染同样的疗效。例如骨脓肿的化脓性感染局限在一个坚固的结构中，很难向周围组织扩散，当感染发展时，脓液只能通过哈佛系统和佛克曼管扩散，将骨膜从骨表面掀起，骨膜下和髓腔内充满脓液，两者共同作用导致骨皮质坏死；此时即使使用抗生素治疗，坏死的骨皮质上的细菌仍然能够继续存活，导致抗生素治疗失败。由于骨与关节感染具有这些独特的特征，抗生素治疗难以达到满意疗效，预防是控制骨与关节感染的最好措施。医师需要预防性使用抗生素、处理皮肤伤口、消除手术环境、手术过程中潜在感染危险等医源性因素与提高患者自身营养状态及免疫力，预防骨与关节感染的发生。

562. 为什么急性化脓性关节炎的病原菌种类往往与年龄是相关

答：急性化脓性关节炎（acute suppurative arthritis）的感染病原往往与年龄是相关，不同年龄段的患者病原菌不同，故其具有多样性，如下所述：①引起医院获得性新生儿化脓性关节炎最常见的病原菌是金黄色葡萄球菌；②儿科急性化脓性关节炎的病原体主要是社区获得性耐甲氧西林金黄色葡萄球菌（CA-MRSA），这类患者经治疗后血培养可能仍然为阳性，需要同时采用多种外科治疗手段；③性生活较多的健康成年人，由淋病奈瑟菌引起的化脓性关节炎约占75%，此类细菌经常表现为多关节性，伴有丘疹；关节组织培养淋病奈瑟菌经常为阴性，但咽部和尿道培养常能培养出淋病奈瑟菌；淋球菌关节炎在应用适当抗生素治疗后常能取得满意的效果，通常不需要引流。④成年人的非淋球菌关节炎中约50%由金黄色葡萄球菌引起，其次是链球菌属和革兰阴性菌引起。

563. 为什么急性血源性骨髓炎的儿童发病年龄呈现双峰

答：急性血源性骨髓炎（acute hematogenous osteomyelitis）的儿童发病年龄呈现双峰，经常发生在2岁以内及8~12岁的儿童。由于儿童年龄不同，骨的血供情况和结构也不同，因此儿童患骨髓炎会出现上述年龄特点。年龄小于2岁的儿童有血管穿过长骨的骺板，使感染可播散入骨骺端，由于儿童干骺端的吞噬细胞的数量比骺板或骨干要少，使得这一区域更容易发生感染。干骺端感染形成的脓肿可穿破干骺端菲薄的骨皮质，形成骨膜下脓肿；婴儿如果感染损坏了骨骺或干骺端，容易发生肢体缩短或成角畸形。2岁以上儿童其长骨骺板能够有效阻止干骺端脓肿的播散，但是由于干骺端骨皮质已发育的较厚，因此骨干受累的危险性会增加。感染扩散入骨干将危及骨膜对骨的血供，如果同时合并骨膜下脓肿，外骨膜血供也将被破坏，治疗不当会导致广泛的死骨形成和慢性骨髓炎的发生。随着骨骺的闭合，急性血源性骨髓炎的发生率明显降低，成年人发生血源性骨髓炎的比例较低。

564. 为什么急性血源性骨髓炎不能单纯应用抗生素进行治疗

答：急性血源性骨髓炎发病早期给予正确的治疗，能显著降低发病率。手术和抗生素是互补的，单纯感染且没有脓肿的患者单独使用抗生素治疗可以治愈，脓肿形成的患者需要切开引流，否则应用抗生素时间再长也只能失败。Nade在1983年提出了骨髓炎治疗的五项原则沿用至今：①脓肿形成前，应用适当抗生素治疗是有效的；②抗生素不能消灭无血供组织和脓液中的细菌，只有通过手术才能去除；③如果手术清创有效，应使用抗生素以防止脓肿再次形成，只有这种情况下一期缝合切口才是安全的；④手术时不能进一步损伤已经缺血的骨质和软组织；⑤手术后必须继续使用抗生素治疗。如果怀疑一个患者患有急性血源性骨髓炎，先给予患者一般性的支持治疗，例如静脉输液，如果磁共振（MRI）

和超声发现有脓肿就需要手术切开引流，同时进行抗生素经验性治疗，每 2~3 天检查一次 CRP，对 24~48 小时抗生素治疗无反应的患者，需要寻找潜隐性脓肿。

565. 为什么亚急性血源性骨髓炎的临床诊断比较困难

答：与急性血源性骨髓炎相比，亚急性血源性骨髓炎（subacute hematogenous osteomyelitis）起病比较隐匿，症状不严重，诊断比较困难。亚急性血源性骨髓炎比较常见，据报道在原发性骨感染患者中，有 1/3 的患者为亚急性骨髓炎。由于亚急性血源性骨髓炎临床无疼痛症状，所以诊断经常被延误 2 周以上。患者全身症状较轻，体温正常或轻度升高，白细胞计数正常，只有 50% 的患者 ESR 升高，血培养也常为阴性。即使进行正确的骨穿刺和骨活检，培养阳性率也只有 60%，X 射线和骨扫描一般为阳性。一般认为亚急性血源性骨髓炎病程中的疼痛较轻是机体抵抗力较强，细菌毒力较低或在症状出现前已给予抗生素的结果。据推测，如果病原菌毒力较弱，宿主抵抗力较强，可使炎症长期存在于骨内而没有明显的症状和体征。在这种情况下，诊断主要依靠可疑的临床表现和 X 线影像表现来确定。

566. 为什么慢性血源性骨髓炎难以彻底根治

答：慢性血源性骨髓炎（chronic hematogenous osteomyelitis）患者虽然全身症状已经消失，但骨内仍有一处或多处脓性物质、感染型肉芽组织和死骨的病灶。慢性血源性骨髓炎的标志是病变软组织内包裹着感染性死骨，骨的感染灶周围硬化和被相对缺血的骨质所包绕，外面覆盖着增厚的骨膜和瘢痕化的肌肉和皮下组织。由于病变周围包裹着这种缺血的瘢痕组织，全身应用抗生素很难奏效。在许多年内，可间断出现感染的急性发作，休息和抗生素治疗常有效。慢性血源性骨髓炎的根治一般需要彻底的外科手术清创和清除无效死腔联合有效地抗生素治疗。手术并不总是有效的最佳的选择，尤其对一些累及股骨的长期慢性血源性骨髓炎患者，这类患者难以耐受广泛手术彻底消灭病灶时，应积极考虑局部手术干预。局部手术清创联合抗生素治疗，并辅助营养支持治疗，可以减轻患者的痛苦和限制窦道的分泌。

567. 为什么骨结核临床通常表现为脊柱结核

答：结核分枝杆菌一般感染肺部，也可感染全身任何器官。患者中约 14% 是肺外结核，其中 1%~8% 是骨结核。骨结核（bone tuberculosis）中 30%~50% 表现为脊柱结核（spinal tuberculosis），最好发于下胸椎，尤其在老年人。在发展中国家，儿童和青少年的发病较为常见。脊柱结核的活动性病变破坏特定的椎体节段，通常是两个椎体之间的椎间盘。该部位血管分布丰富，提供结核分枝杆菌生长需要的高氧分压。椎间盘周围病变可侵犯到椎体前部，最后经韧带下间隙发展到相邻的椎体。少数患者病变发生在椎体中央，这种病变可类似于肿瘤或引起明显的脊柱畸形，有时很难诊断。患者可能会有髓内肉芽肿、蛛网膜炎、椎体节段性塌陷形成的前方楔形变、驼背等。单纯的脊柱后部结核很少见，有时会形成椎旁脓肿并形成皮肤窦道，侵及同一平面的腹腔脏器。椎旁脓肿最远可到达腘窝，患者会疼痛、无力、到晚期出现截瘫。

568. 为什么会引起骨科植入物术后内植物感染

答：引起骨内植物感染（bone plant infection）原因有外源性和血源性，包括：①手术中通过手术伤口或空气在异物表面的直接浓聚；②病原菌从不同感染部位（例如尿路感染、皮肤感染）通过血源性或淋巴源性传播；③与相邻组织（例如骨髓炎）直接接触，或通过相邻组织（如感染伤口或糖尿病溃疡）扩散，导致细菌浓聚。外源性和血源性感染的分型并不简单，但是伤口愈合状况、感染灶是否远离切口和感染的微生物种类常有助于正确分型。大多数感染在术中发生，或由于术后伤口愈合不良引起。这也提示采取有效预防措施可以明显降低早期和晚期的骨科植入物术后内植物感染率，如围手术期抗生素的预防、手术环境空气的层流过滤等卫生措施。

569. 为什么微生物会以生物膜的存在形式导致骨内植物感染

答：细菌以浮游和生物膜两种不同的生命形式存在。生物膜是微生物对栖息地适应和进化的结果，是微生物在不利环境中（如缺乏营养）提高生存率以及维持菌群的一种自我保护措施。当内植物植入机体后，通过外源性和血源性传播的细菌就有可能发生黏附异物。细菌的种类及黏附力，植入物材料的化学组成、表面形貌、能量状态、亲疏水性与表面电荷等均是影响细菌黏附的重要因素。当前临床应用的植入物材料表面的理化活性形成的微环境有利于微生物定植在植入物周围。黏附在材料表面的细菌不断生长、繁殖，合成多糖的黏质物，与吸附到材料表面的机体细胞外基质蛋白，共同形成包绕生物材料表面的生物膜。以生物膜的形式存在的细菌代谢活性低，缓慢复制，处于静止生长期，对抗生素的耐药性大大提高。随着骨内植物使用的增加，医学中不断遇到在体内以生物膜形式存在的骨内植物感染的微生物，其对抗菌药物的治疗效果下降与耐药发生是骨内植物感染中的重要问题。

570. 为什么内植物一旦形成生物膜后其感染很难用抗生素治愈

答：生物材料表面的生物膜一旦形成，这层生物膜可以保护细菌本身避开人体体液以及细胞分泌的免疫物质的免疫作用。细菌生物膜是具有高度组织化的多细胞细菌群体结构，细菌之间存在广泛的化学信息及遗传信息交流，进行着耐药质粒的传递，并保持遗传多样性。由于生物膜具有黏质性及带负电，限制了带正电物质的进入，如某些抗生素，菌落中心的细胞就受到了很好的保护，这种特化的"顽固细胞"群在抗生素存在的环境下不生长也不死亡，当药物效力解除后，顽固细胞能成长为正常的细菌菌落。该机制造成了内植物相关感染经久难愈、愈后复发的临床难题。

571. 为什么关节置换术后会发生假体周围感染

答：关节置换手术后假体周围感染（peri-prosthetic infection after joint replacement）指的是关节置换手术后感染进入关节腔，通常分早期感染（术后 3 个月内）、延迟感染（术后 3~24 个月）与晚期感染（术后 24 个月后）。早期感染和延迟感染的病原菌通常源于植入假体时无菌措施不够严密，晚期感染则大部分由术后血源播散引起，通常源于皮肤、呼吸道、口腔和泌尿道感染。人工关节置换术后假体周围感染的发病机制是致病微生物、假体和人体三者相互作用的结果。植入的人工关节是一种无法被粒细胞吞噬的大型异物，从而诱导产生了粒细胞的吞噬功能缺陷，具有定植细菌和真菌的高危险性。一旦生物被膜形成，黏附的细菌因为能够抗正常的粒细胞吞噬而持续存在，即使是很少的皮肤源性细菌也可能在手术中定植于假体上长期存活。早期感染常由强毒力的致病菌引起，例如金黄色葡萄球菌，伴有严重的炎症反应，切口部位的急性红肿热痛，或者合并全身反应。关节置换手术后的延迟假体周围感染通常发生在手术后 3~24 个月，多数为术中感染导致，一般是低毒力的细菌引起，例如：凝固酶阴性葡萄球菌、痤疮丙酸杆菌；引起局部、轻度的炎症反应，临床表现为窦道，散在的隐匿脓肿，可以合并非特异性症状。关节置换手术后的晚期假体周围感染通常发生在手术后 24 个月以后，常常继发于原发性感染，通过血液循环将原发感染的病原菌转运至假体周围，引起假体周围感染，因此临床症状和原发感染有一致性（比如肺炎时有咳嗽、发热；皮肤感染时有红斑）。

572. 为什么需关注导致关节置换术患者感染的高危因素

答：感染仍是人工关节置换失败的首要原因，感染发生无论对患者还是医生而言都是重大灾难，因此，我们需要高度重视。首先，要选择合适的患者和合适的时间进行手术，高度关注导致患者感染的高危因素。目前已经被证实关节置换术后发生假体周围感染的高危人群，包括患有类风湿关节炎、肥胖、糖尿病、营养不良、使用免疫抑制剂、牙龈炎、甲沟炎、银屑病、足癣或皮肤溃疡患者。也需高度关注患肢存在开放性皮肤损伤、有骨髓或感染性关节炎既往史、长期静脉吸毒及艾滋病病毒感染等高危因素。

573. 为什么骨折固定术后感染的临床症状具有多样性

答：骨折固定术后感染（infection after fracture fixation）多为外源性，血源性感染少见。感染原的侵入途径包括开放性伤口、手术切口及术后愈合不良的伤口。临床表现为骨折固定术后很快出现并迅速发展的血肿与愈合不良，主要源于细菌在伤口及手术区域内局部软组织的繁殖。若伤口不愈合是渐进性而少有明显的临床症状，往往是细菌穿透骨折部位并在骨折范围内的坏死骨区域繁殖。在未实施扩创的情况下，如果应用抗生素治疗时间过短或剂量过低，尽管可以暂时抑制感染的发展，但骨折愈合常常会延迟，且感染会持续存在；慢性创伤后骨髓炎发生在细菌持续存在于残存的坏死骨组织内或任何体内存留植入物的生物膜上。早期的骨折区域已经形成了稳定的骨桥，死骨块所形成的窦道甚至可能在数十年后重新开放。

574. 为什么低毒力细菌引起的慢性骨髓炎不常规做病原检验

答：低毒力细菌通过血液循环传播到干骺端，引起最初的局部的炎症反应，由于细菌毒力较低，炎症部位常常出现包膜，但没有脓肿形成，也没有全身症状。临床表现无特异性，炎症指标也通常正常。通常由一个轻微外伤让人注意到已经存在的潜在疼痛，经过数周后，症状逐渐明显。慢性骨髓炎（chronic osteomyelitis）的机制尚未完全阐明，其免疫反应和微生物致病性之间的关系与急性骨髓炎不同，只有30%的病例能检测出病原菌，通常不常规做病原检验，借助其临床表现和 X 线征象，一般慢性骨髓炎不难诊断。

575. 为什么引起感染性关节炎的病原菌具有多样性

答：不同人群引起感染性关节炎的病原菌各不相同，在类风湿关节炎或糖尿患者群中最常见的致病菌是金黄色葡萄球菌；关节镜手术后引起感染性关节炎最常见的致病菌是凝固酶阴性葡萄球菌；有静脉吸毒史的感染性关节炎最常见的致病菌是金黄色葡萄球菌、A群β溶血链球菌、铜绿假单胞菌和念珠菌；猫狗咬伤引起的感染性关节炎常由多杀巴斯德菌或二氧化碳嗜纤维菌属引起；2岁以下幼儿中感染性关节炎最常见的致病菌是金氏杆菌；被人咬伤的感染者常因口腔内的HACEK菌群（嗜血杆菌、伴放线杆菌、人心杆菌、侵蚀艾肯菌和金氏杆菌）致病；接受过妇科诊疗措施（刮宫术或分娩）或有体液免疫缺陷的患者，需要明确是否存在人型支原体感染；如果多关节感染且有斑疹的患者，病史中有性乱交者，需要考虑淋球菌性关节炎的可能；若患者关节炎情况不明确且有过牛羊接触的还需要考虑布鲁菌的感染。

（汤　瑾　吴　琼）

第二节　感染病原检验

576. 为什么骨与关节感染的微生物检验需要采集深部样本进行培养

答：在骨与关节的感染中，不同感染部位采集标本的病原菌培养阳性其临床意义不同，因此需要注明标本采集的解剖部位，区分是来自于伤口表面、深部组织、窦道或脓肿，这有助于污染菌、定植菌或致病菌的判定。窦道是当骨发生感染时，骨髓充血、肿胀、骨髓中的血管受压，血供不足、部分骨发生坏死，感染也可向骨外扩散引起邻近软组织脓肿。当脓肿穿破皮肤形成与骨相通的窦道后，脓液会持续或间歇性地从窦道流出。故寄居于窦道浅表部位的微生物与深部组织的感染微生物会有不同，应避免采集窦道口处标本进行微生物检验，避免皮肤上寄居的正常菌群的干扰。闭合性脓肿标本的需用针筒深部穿刺抽取，不要使用拭子采集，以防止厌氧菌的死亡。软组织脓肿感染中，皮肤表面有正常菌群，因为缺血、坏死和过敏导致皮肤屏障受损而继发细菌定植，因此浅表部位培养到的细菌不能证明存在感染。对于开放性伤口，需要先进行清创，去除表面污染细菌，然后再采集标本，以防止带入与感染无关的皮肤定植菌。

577. 为什么实验室检查可以有效帮助临床诊断骨与关节的感染

答：骨与关节感染的诊断有时非常困难，虽然典型的临床症状是发热、肿胀及压痛，但因骨科关节受累的时间和范围不同，症状和体征也不同，有时可能无特征性表现，也没有任何一项独立的临床指标能够确定感染的存在。因此在骨与关节感染的初步检查时需要做实验室检查。急性感染时全血细胞计数的中性粒细胞会上升；红细胞沉降率（ESR）升高，C反应蛋白（CRP）在感染6小时后升高，2天后到达高峰。一些骨与关节的感染如化脓性关节炎可抽取关节液进行细胞计数和分类及病原检验鉴别急性化脓性关节炎和其他关节炎。

578. 为什么细菌学检验是骨与关节感染诊断和治疗的关键

答：当血液检查、影像学检查及临床症状均支持感染诊断时，尚不能选择有效抗生素进行治疗，需进行细菌检验与体外药物敏感性试验。临床医师需要和微生物实验室紧密沟通，选择合适的标本采集方法与细菌培养技术以提高病原菌的检出率。培养的取材部位和时机非常关键，大多数的骨科感染部位较深，标本采集较为困难，尽管如此，决不能依据浅表伤口和窦道伤口的培养结果进行诊断。对于多数细菌和真菌感染，穿刺液（关节液或脓液）是最佳培养标本，清创后的深部组织也可用于细菌培养。

579. 为什么骨科植入物后感染的诊断和治疗需要微生物检验

答：目前确认骨科植入物感染的标准是：至少要在 3 个不同区域采取标本做细菌培养，且鉴定出是同一种微生物。微生物检验对诊断骨科植入物后感染有重要意义。人工关节置换术后感染的诊断常常需要获得关节液和组织标本，分离培养出感染的微生物做体外药物敏感性试验，选择合适的抗菌药物治疗。有时培养可能是假阴性，因此需要同时进行血培养，或假体超声降解后培养或从感染骨骼取活检培养来提高阳性率。当活检取样后，样本需要进行需氧和厌氧培养。如果常规培养未检出微生物，临床特征又与感染相符，应进行分枝杆菌和真菌的培养，通常将培养时间延长至 14 天。

580. 为什么骨内植物感染患者微生物检验会出现假阴性

答：微生物检验对诊断临床骨内植物感染具有重要意义，但由于围手术期抗菌药物的使用，微生物的数量少，不恰当的培养基、标本送检延迟等原因，都会造成培养结果的假阴性。某些微生物，如营养缺陷菌或细菌的小菌落变异体（small colony variant，SCV）通过常规培养，由于在羊血培养基上的不典型菌落形态，往往容易被忽略；SCV 正常菌群与表型不同，增强的细胞内持续存在能力使其成为复发性感染与慢性感染的病原菌。通过检测物种特异性基因或 16S rRNA 序列来确认 SCV 是目前实验室采用的方法。

（汤 瑾 吴 琼）

第三节 常见骨与关节感染性疾病实验诊断

581. 为什么在诊断骨结核时需要鉴别非结核分枝杆菌的感染

答：自 1985 年后，非结核分枝杆菌（nontuberculosis mycobacteria，NTM）引起的骨骼感染明显增多，现有文献报道至少有 15 种 NTM 可引起骨关节感染和腱鞘滑膜感染。最常见的病原菌包括鸟分枝杆菌复合体（Mycobacterium avium complex，MAC）、海分枝杆菌和堪萨斯分枝杆菌。骨骼系统的 NTM 感染的临床、X 线片和组织病理表现很难与结核相鉴别，因此在治疗初期抗生素的抗菌谱必须包括非结核分枝杆菌。非结核分枝杆菌和结核分枝杆菌的药物敏感性不同，因此确认是何种病原菌感染对于选择合适的抗生素非常重要。美国临床和实验室标准协会推荐进行药敏试验的慢生长非结核分枝杆菌菌种有鸟分枝杆菌复合群、堪萨斯分枝杆菌和海分枝杆菌。

鸟分枝杆菌复合群治疗的一线药物包括大环内酯类的阿奇霉素和克拉霉素，推荐对一线药物的药敏只需检测克拉霉素。另需注意一些非结核分枝杆菌有自己特殊的最佳培养条件，如海分枝杆菌的最适生长温度是 30~33℃，在分离培养时需提供最佳培养温度。

582. 为什么有牛羊接触史的骨关节炎患者需要进行布鲁菌的检验

答：布鲁菌病是一种人兽共患的疾病，几乎所有感染都由直接或间接接触牛羊所致。主要传播方式是饮用未经巴氏消毒的牛奶和奶制品，或直接接触动物伤口而感染。布鲁菌病最常见的表现为发热，伴有骨关节受累。感染的最初症状通常出现在感染的 2~4 周，中轴骨骼是最有可能受累的骨关节，通常发生在骶髂关节、脊柱和椎间盘。极少数情况下，会累及胫骨、肱骨和跟骨。对于临床有骨关节疼痛，且接触过牛羊的患者，临床医师要注意布鲁菌的感染。布鲁菌的实验诊断方法是患者血清与布鲁菌凝集效价>1∶160，血培养中检出布鲁菌。关节受累者进行骨扫描，同时需要和结核性椎间盘炎进行鉴别，给予正确的抗生素治疗。骨关节受累者需要进行 6 个月的三联药物治疗：多西环素、利福平、链霉素，约有11%的患者会发生复发。

583. 为什么儿童和青少年的急性骨髓炎要进行多次血培养检测

答：儿童和青少年急性骨髓炎需要及时诊断和适当治疗，否则可能致命或发生长期伴后遗症幸存者。急性骨髓炎需抗菌治疗，抗菌药物的选择依据是病原菌的分离培养与药敏试验。在开始抗生素治疗前，首要任务是要确认造成感染的病原菌。儿童和青少年急性骨髓炎感染最常起源于血，血培养可获致病菌，早期血液细菌培养的阳性率为50%~75%，通常在感染后24小时即可获得血液阳性培养结果。但并非每次培养均可获阳性结果，特别是已经用过抗生素者血培养阳性率更低，所以应按美国临床和实验室标准协会（CLSI）血培养的原则和操作程序推荐指南进行急性骨髓炎患者血培养。如果有骨膜下脓肿或关节积液（髋关节），从疼痛区域行穿刺抽液进行需氧和厌氧菌培养。病原菌种类往往与患儿年龄有关：小于 2 个月龄的婴儿主要病原菌是金黄色葡萄球菌、B 群 β 溶血链球菌、革兰阴性肠杆菌科及白念珠菌；小于 3 岁的儿童主要病原菌是金黄色葡萄球菌、化脓性链球菌，肺炎链球菌、金氏杆菌和流感嗜血杆菌；大龄儿童主要病原菌是金黄色葡萄球菌；近年来耐甲氧西林金黄色葡萄球菌（MRSA）发病率有升高趋势。

584. 为什么骨关节炎和骨髓炎有时需进行伤寒沙门菌检验

答：伤寒由伤寒沙门菌引起，主要通过粪-口传播，患者因为饮用了被污染的水或食品而患病，主要集中在发展中国家。伤寒的症状包括发热、腹痛、腹泻、脱水、体重减轻、头痛，多个系统会被累及，如心肺系统、肝脾和胃肠道系统。30%的伤寒会出现关节和肌肉疼痛，有些患者会有骶髂关节炎和多部位骨髓炎，胸腰椎结合部病变比较常见，椎间盘也同时受累；也可发生上肢或下肢的骨髓炎，同时伴有骨髓抑制和坏死，软组织如大粗隆滑膜也可能受累。伤寒的实验检查包括各类样本（粪、尿、伤口、血液及骨髓）中分离到伤寒沙门菌，肥达抗体凝集实验中 O 抗体凝集效价>160，H 抗体凝集效价>160。传统的治疗方案是抗体联合氯霉素，目前通常氨苄西林联合复方磺胺类药物，耐药菌株使用三代头孢进行治疗。

585. 为什么将内植物进行超声振荡后再进行常规培养可提高病原菌检出率

答：声波降解可以用于内植物感染患者的标本处理。该方法将植入物放入液体涡流中，超声波可以在植入物表面产生快速的压力变化，从而将附着在植入物表面的细菌生物膜震荡分离下来，再将液体送检做常规培养可获得细菌感染信息。为避免污染，内植物必须无菌获取放入不易破碎的容器转运。对于采样前停用抗生素不足 14 天的患者，采用声波降解比传统细菌学更为敏感，有助于更快的为临床提供关于细菌的耐药信息，从而尽早选择敏感抗生素。

586. 为什么疑似假体周围感染患者时需选择实验室检查诊断

答：假体周围感染的诊断方法主要包括临床检查、实验诊断和术中评估三个方面。血沉和 C 反应蛋白等炎性标志物是确诊疑似假体周围感染必不可少的实验指标。对拟行翻修手术的病例进行了检测，结果发现，ESR 和 CRP 均明显高于正常水平，敏感度和特异度分别为 91% 和 95%，阳性预测值和阴性预测值分别为 83% 和 91%。反之，如果 ESR<30mm/h 且 CRP<10mg/dL，则排除感染诊断的特异度为 100%。当植入假体的患者存在发热等急性起病的全身症状，或伴有可能导致血行感染的合并感染灶时，应重复进行血培养。血培养阳性的菌血症的诊断有助于确定病原体并指导抗生素治疗。当临床怀疑存在关节假体周围感染，且伴有 1~2 种炎性标志物升高，就应行关节穿刺。并对获得穿刺液进行白细胞计数、分类及需氧菌和厌氧菌的培养

587. 为什么会出现细菌培养阴性的假体周围感染

答：假体周围感染的诊断依赖于详细的病史和体格检查、血沉和 C 反应蛋白等炎性标志物学检测及放射学检查。从关节液或受累关节获取的组织中分离培养出感染性致病菌对选择恰当的抗生素治疗是至关重要的。受累的关节获取的标本细菌培养阴性最重要的原因在获取培养标本前应用了抗生素，故可疑关节假体周围感染的患者在确定诊断前不应该应用抗生素，若使用了抗生素也要在最后一次抗生素应用后至少 2 周进行关节穿刺。为了提高细菌培养阳性检出率应快速送检培养标本，组织或关节液标本放置在适当的转送培养基，假体进行超声处理声波降解和延长标本培养时间至 2 或 3 周。当常规培养阴性时，生物分子技术如聚合酶链反应检测细菌 DNA，可帮助诊断关节假体周围感染。

588. 为什么诊断关节假体周围感染时需排除细菌培养假阳性

答：培养的组织标本处理对培养结果至关重要，若术中获取的标本受到污染则可能出现细菌培养阳性结果。为了降低细菌培养假阳性结果的风险，术中获取的标本须直接放于无菌的培养瓶或培养杯，而不接触手术者手套、手术巾和隔离衣。若患者 ESR 和 CRP 都正常，对培养结果阳性可持怀疑，其感染的风险应很低。反之，如果 ESR 和 CRP 升高，术前要进行关节穿刺，需要进行关节液 WBC 计数和分类。如果 ESR 和 CRP 正常与关节液全部检查都阴性，感染可能性就不大。假体周围组织的组织病理学检查是诊断关节假体周围感染的另一种很有价值的工具，并且有助于临床医生适当考虑培养假阳性的可能。而且，美国骨科医师协会（American Academy of Orthopaedic Surgeons，AAOS）临床指南强烈推荐术中要进行多次培养。如果能进行三到五次的培养，则能极大地帮助解释培养结果，特别是对于仅有一次培养阳性，而其他次培养阴性的结果其假阳性可能极大。

589. 为什么实验检查可为脊柱间盘炎的诊断提供重要依据

答：临床上脊柱间盘炎（intervertebral disc inflammation）包括①脊柱炎：椎体的骨髓

炎；②间盘炎：椎间盘间隙的感染；③脊柱间盘炎：椎间盘间隙的感染和椎体的骨髓炎；④硬膜外脓肿：感染累及硬膜外间隙；⑤椎旁脓肿：感染累及周围软组织和肌肉结构。脊柱感染的主要原因是病菌在脊柱部位的定植，并从病灶节段向相邻节段扩散。大多脊柱间盘炎多继发于涉及椎间盘的脊柱手术，细菌定植可来自静脉和动脉系统以及细菌感染有关的危险因素，包括：高龄、营养不良、免疫抑制、糖尿病、静脉使用药物、肾衰竭、败血症、脊柱手术、血管内装置与体内有异物。由于潜伏期长，早期诊断很困难。对上述三种脊柱感染，病史和体检结果对该疾病的诊断非常重要，而影像学和实验室检查可以为诊断提供重要参考。常用的实验室检查包括：血常规、血沉与 C 反应蛋白（CRP）。但上述结果并不总是反映实际情况。如椎体骨髓炎，仅约55%的血白细胞和90%的血沉升高；CRP这一指标更多用来监测治疗效果而不是诊断。目前实验室检查唯一可以确诊感染的是血或局部组织的细菌培养。但血培养的阳性率仅30%，而通过穿刺获得组织标本培养阳性率可提高到80%以上。对所有获取的标本，均应进行厌氧菌、需氧菌与真菌等培养以提高细菌培养检出率。需要强调的一点是，对所有怀疑存在感染的病例，尽可能在应用抗生素前获取细菌培养的标本，因使用抗生素再获取标本细菌培养阳性率将成倍降低。

590. 为什么微生物学检验在脊柱间盘炎的诊断和治疗中有非常重要作用

答：脊柱间盘炎时患者血培养阳性率最多只有50%，在 CT 引导穿刺的活检，可达70%的阳性率（取决于检查者意愿），故血培养阴性的为疑脊柱间盘炎患者建议做 CT 引导穿刺的活检或由脊柱外科医生操作的经椎弓根活检，后者可提供更多的组织进行培养或组织学检查。如果活检培养阴性，可以使用活检的取材进行广谱 PCR，以确定是否由结核分枝杆菌、布鲁菌或难能培养的病原菌，同时需要和活动性软骨炎进行鉴别诊断。

591. 为什么骨折固定术后的感染需要微生物学结合组织学方法来确认

答：骨折固定术后的脓肿和窦道是深部感染的表现，它们来源于已经存在坏死骨的部位以及内植物生物膜上的细菌。对于感染的微生物学检查必须遵照严格的操作规范才可能成功。窦道拭子检测到的常为污染菌，因此不应作为治疗依据。在细菌学检查结果呈阴性或需要鉴别污染菌和致病菌时，组织学检查显得尤为重要。在这种情况下，为了获得准确而有意义的信息，可以应用微生物学方法结合组织学检查组织标本与植入物。如果符合以下一项标准即可提供感染的证据：①脓肿切开后有脓液排出；②存在窦道；③至少两份标本（组织标本、声波降解液）的微生物检查检出相同的病原菌；④组织学检查在高倍显微镜下，10 个视野内粒细胞总数为 20~25 个或以上。

592. 为什么病原学检查阴性的急性化脓性关节炎仍然需要进行抗生素治疗

答：对怀疑是急性化脓性关节炎的患者需要抽取关节液进行病原检验，目前急性化脓性关节炎中关节液的细菌培养阴性率已经上升到75%，很多情况下是抗生素的经验使用影响了结果。但无论是否找到病原菌，都应该进行积极的治疗。对于急性化脓性关节炎的治疗原则包括：关节必须充分引流；必须给予抗生素以减轻感染的全身反应；关节必须置于一个稳定的位置并且制动。如果没有检测到病原菌，医师需要进行经验性治疗。

（汤　瑾　吴　琼）

第十三章　口腔感染病原检验

第一节　常见病原微生物与所致疾病

593. 为什么口腔微生物群是人体各种正常微生物群中最复杂的一种

答：正常微生物群（normal microbiota）是指特定种属的微生物在有利于其黏附和繁殖的解剖部位生存的群体，是微生物和宿主在长期的进化过程中形成的互利统一体。正常微生物群对宿主是有益无害，而且还是必需的，它们对人体生态平衡和内环境的稳定有着极其重要的作用，当一旦被破坏可导致疾病的发生。口腔微生物群（oral microflora）是人体各种菌群中最复杂的一种，可从口腔中分离出 50 至 200 种不同的细菌，但多为暂居、常居或固有的菌群，包括链球菌属、口腔链球菌属、消化链球菌属、葡萄球菌属、微球菌属、奈瑟菌属、韦荣菌属、乳杆菌属、棒杆菌属、放线菌属、梭状杆菌属、芽胞杆菌属、真杆菌属、类杆菌属、短小杆菌属、二氧化碳噬纤维菌属、梭杆菌属、纤毛菌属、弯曲菌属、沃廉菌属、新月形单胞菌属等和齿垢密螺旋体等。

594. 为什么说牙菌斑是多种菌群共生形成

答：近年来人们对牙菌斑的结构和本质有了更深入的了解，认识到牙菌斑（dental plaque）并不是附着于口腔内未钙化的细菌团块，而是一个由多种多样的菌丛存在着密切合作的有序立体结构。牙菌斑的形成过程是：首先形成获得性膜即是唾液迅速吸附至牙面形成薄膜；然后细菌在蛋白质、多糖等大分子物质的作用下黏附聚集在薄膜上；随着细菌的黏附和共聚互相连接，导致细菌数量和种类逐渐增多；菌斑成熟形成复杂的菌群，并有基质包裹。由此得出，牙菌斑的形成完全按照生物膜发育的模式，换言之牙菌斑实质是多种多样菌丛共生存形成的生物膜。

595. 为什么口腔中念珠菌有时可导致念珠菌病

答：念珠菌属于一种常见的条件致病菌，只有当宿主防御功能降低以后才有可能致病，故念珠菌引起的感染又称为机会性感染或条件感染。病原体侵入机体后能否致病，取决于许多因素包括病原体的毒力、数量、入侵途径与机体的适应性、抵抗力及其他相关因素。目前认为，宿主因素在念珠菌病发病中起着十分重要的作用，如艾滋病患者多伴有念珠菌感染，大手术后、放疗后、口干综合征患者更易患念珠菌病，长期大量应用广谱抗生素以及使用激素等免疫抑制治疗者也易感染念珠菌。

596. 为什么口腔颌面部感染常常是多重微生物感染

答：口腔颌面部感染（oral and maxillo-facial infection）主要是需氧菌和厌氧菌的混合感染，单独由需氧菌或厌氧菌引起的感染比较少。口腔颌面部感染除了由肺炎克雷伯菌、阴沟肠杆菌、链球菌属和金黄色葡萄球菌等常见细菌引起的一般性感染外，近年来结核分枝杆菌、梅毒螺旋体和放线菌引起的结核病、梅毒和放线菌病等特异性感染有增加的趋势。另外由于不合理使用抗生素，由病毒、细菌、真菌和寄生虫等联合感染引起的多重微生物感染也不少见，被称为"复合感染"、"混合感染"、"双重感染"或"次级感染"。因多种微生物的存在，临床病情比单一微生物感染严重。多重微生物感染发生的原因常见是：①一种微生物的存在为其他病原微生物的生长创造条件，例如 HIV 感染导致免疫系统抑制使机会性病原菌引起疾病；②一种微生物的存在使宿主更容易接纳其他微生物的定植，例如呼吸道病毒感染破坏呼吸道上皮，从而使细菌吸附增加而易引起感染。

597. 为什么口腔感染以内源性感染为主

答：龋病、牙周病等口腔常见疾病属内源性感染，是口腔正常微生物群在特定条件下转化为条件致病微生物导致疾病的发生。当口腔环境改变或机体免疫功能缺损等，口腔微生物群与口腔环境的生态平衡被打破，造成疾病的发生。口腔中存在数量和种类众多的微生物，口腔作为一个特殊的生态环境，其中有大量性质不同的表面来供微生物附着（如牙齿表面和口腔黏膜的表面），微生物在这些表面上发生各种不同的演替过程，最终形成生物膜结构，在这些结构中的微生物能够耐受不利的环境因素影响，在合适的条件下形成龋病和牙周疾病。

598. 为什么牙源性感染的优势菌是厌氧菌

答：牙源性感染（odontogenic infection）通常与定居在邻近部位的细菌有关，口腔正常菌群目前已知有 200 多种微生物，经定量培养证实其中大多数为厌氧菌。牙源性感染微生物种类繁多，所包括的细菌是相邻口腔结构的正常定居菌群，它们在牙源性感染中检出率各不同，检出最多和检出频率最高者称为优势菌。研究结果表明，厌氧菌尤其是专性厌氧菌是牙源性感染的优势菌，包括类杆菌、梭杆菌、放线菌、消化球菌，且常为混合感染。到目前为止，牙源性感染还未发现特异的病原菌。厌氧菌与牙源性感染的临床症状有关，其规律如下：根尖周病（periapical disease）感染根管内的细菌主要是革兰阴性厌氧杆菌如类杆菌属、梭杆菌属及革兰阳性厌氧杆菌中的优杆菌属和消化链球菌。根尖部出现疼痛、肿胀、扪压痛、叩痛等症状和上述细菌感染形成窦道有关，其中产黑色素普雷沃菌与急性根尖周炎症状和根管内恶臭关系最密切；放线菌与顽固性根尖周病和窦道经久不愈等有关。

599. 为什么口腔颌面部间隙性感染多为继发性感染

答：口腔、颜面、颈部的解剖结构，均有致密的筋膜包绕，在这些解剖结构的筋膜之间有数量不等而又彼此连续的疏松结构，故将其视为感染发生和扩散的潜在间隙。口腔颌面部间隙感染（oral and maxillofacial space infection）均为继发性，常见为牙源性或腺源性感染扩散所致，损伤性、医源性、血源性较少见。感染多为需氧和厌氧菌引起的混合感染。感染累及潜在筋膜间隙内结构，初期表现为蜂窝织炎；在脂肪结缔组织变性坏死后，则可形成脓肿。化脓性炎症可局限于一个间隙内，也可波及相邻的几个间隙，形成弥漫性蜂窝织炎或脓肿；甚至可沿神经、血管扩散，引起海绵窦血栓性静脉炎、脑脓肿、脓毒症与纵隔炎等严重并发症。在感染发生、发展过程中表现出程度不同的化脓性感染的全身症状。由于间隙和解剖位置各异，感染涉及间隙的多寡不一，以及感染来源和病原菌的不同，每个患者的局部及全身表现也各具特征。

600. 为什么牙髓卟啉单胞菌被认为是牙髓感染的特有病原菌

答：牙髓病的常见类型均由细菌感染引起，研究发现 70% 以上的感染根管内可以分离出多种厌氧菌，它们与牙髓病密切相关。感染根管是指含有坏死牙髓的根管，研究表明厌氧菌尤其是专性厌氧菌是感染根管内的主要细菌，根管内通常是 5~8 种细菌的混合感染，其中以 1~2 种为优势菌，较常见的优势菌有卟啉单胞菌属、普雷沃菌属、梭杆菌属、消化链球菌属、放线菌属、真杆菌属与韦荣球菌属等，其中，卟啉单胞菌属和普雷沃菌属是感染根管内最常见的优势菌，其中的牙髓卟啉单胞菌几乎只在感染根管内出现，且检出率较高，被认为是牙髓感染（pulp infection）的特有病原菌。

601. 为什么口腔幽门螺杆菌和胃幽门螺杆菌大多数为同一基因型

答：口腔的解剖位置和结构较特殊，是消化道的起始端，又与呼吸道直接相通。口腔中的许多细菌，尤其是牙周袋内大量毒性较强的厌氧菌都可以直接进入消化道和呼吸道。一般情况下，它们不会引起全身疾病，而对抵抗力降低或呼吸道和消化道有慢性疾病的易感者，口腔和牙周感染部位的微生物可引发深部器官的疾病。例如幽门螺杆菌是慢性胃炎、胃溃疡的病原菌，近年来的研究表明牙菌斑是幽门螺杆菌的储存库，牙周袋内可检出幽门螺杆菌，而且牙龈出血的部位检出率远高于不出血处。同一患者牙菌斑中和胃中的幽门螺杆菌具有相同的基因型，具有同源性，说明可能是定植在口腔中的幽门螺旋杆菌进入胃中而引起感染。严格规范的牙周治疗可使牙周临床情况得以改善，牙菌斑中的幽门螺杆菌大为减少，因此对于伴有牙周炎的胃病幽门螺杆菌阳性患者应该除了采用三联抗菌治疗胃病，同时也应积极治疗牙周病，这样才能取得较好的效果。

602. 为什么牙菌斑上的微生物可以导致菌血症

答：口腔微生物寄居在唾液、牙菌斑、口腔黏膜和龈沟上皮等部位，口腔卫生保健不当及口腔软组织的破损或感染都为口腔微生物进入深部器官提供了契机。例如在正常健康个体，某些牙菌斑上的微生物可以促进牙龈沟上皮溃疡性病变形成，当机体进行正常口腔卫生保健时，牙菌斑上的微生物可以通过这些溃疡病变部位进入循环系统，引起菌血症。同理，免疫功能低下的个体黏膜表面更易发生溃疡，微生物突破完整上皮组织进入血液，导致多种微生物的菌血症、真菌血症和病毒血症。

603. 为什么牙周病与全身疾病和健康密切相关

答：牙周病（periodontal diseases）与全身健康或疾病呈双向关系，即牙周病可能影响全身健康或导致全身疾病，而系统疾病也能影响牙周健康或导致牙周疾病。人们应该认识到，口腔健康是全身健康的重要部分，患牙周病的患者可能也处在患其他疾病的危险中，例如：牙周病与全身健康相关的最为明显和肯定的例子是口腔感染能引起急性或亚急性感染性心内膜炎，牙周病可以确定为冠心病及其急性发作的一个独立危险因素。鉴于牙周疾病和口腔疾病对全身疾病的重要影响，美国糖尿病协会把询问和了解糖尿病患者的牙病及治疗情况列入糖尿病的诊治规范中。此外，临床研究发现具有高致死率的获得性肺炎与口腔菌斑生物膜感染有关，不良的牙周环境是潜在呼吸道致病菌的储存库。

604. 为什么智齿萌出期或者萌出不全易出现智齿冠周炎

答：智齿冠周炎（pericoronitis of third molar）是指智齿（第三磨牙）萌出不全或阻生时，牙冠周围软组织发生的炎症。随着食物种类的变化，带来咀嚼器官的退化，造成颌骨长度与牙列所需长度不协调。下颌第三磨牙是牙列中最后萌出的牙，因萌出位置不足，可导致不同程度的阻生，阻生智齿及智齿萌出过程中，牙冠可部分或全部为龈瓣覆盖，龈瓣与牙冠之间形成较深的盲袋，食物及细菌极易嵌塞于盲袋内，加之冠部牙龈常因咀嚼食物而损伤，形成溃疡。当全身抵抗力下降、局部细菌毒力增强时可引起冠周炎的急性发作，因此智齿冠周炎主要发生在18～30岁智齿萌出期的青年人和伴有萌出不全阻生智齿的患者。智齿冠周炎的临床表现主要以急性炎症形式出现。在急性智齿冠周炎的初期，一般全身无明显反应，后患者自觉患侧磨牙后区肿胀不适，当进食咀嚼、吞咽、开口活动时疼痛加重。

605. 为什么龋齿可以被称为牙体硬组织的细菌感染性疾病

答：龋齿（decayed tooth）是指发生在牙齿硬组织上的损害，人们习惯称为蛀牙或虫牙。目前龋齿已正式被认为是一种细菌感染性疾病。口腔里大部分的细菌对人体无害处，但是其中的少数几种却会引起蛀牙。一般认为致龋菌有两种类型，一类是产酸菌，其中主要为变形链球菌、放线菌属和乳杆菌属。它们会利用我们饮食而残留于口腔的糖类繁殖，同时产生大量的强酸，此强酸会引起牙齿表面的牙釉质产生脱钙腐蚀的现象。另一类是革兰阳性球菌，可破坏有机质，经过长期作用可使牙齿表面的牙釉质破裂形成蛀洞，牙釉质内层的牙本质也同时发生脱钙腐蚀的现象，继之病变部位有色素沉着、局部可呈黄褐色或棕褐色，最终牙体缺损，形成龋洞。

606. 为什么引起颌面部感染的病原微生物会导致呼吸梗阻

答：口腔颌面部位于呼吸道的上端，感染时由于组织的肿胀、移位、分泌物的堵塞等原因常影响呼吸，严重者甚至可导致呼吸道梗阻。呼吸道梗阻是颌面部感染严重的并发症之一，此时病情危急需及时抢救。临床表现一般有较为明确的口腔咽喉部感染史，除了颌面颈部的剧烈疼痛、吞咽困难、肿胀等外，还可有呼吸困难和不能平卧等主诉。根据临床表现一般可初步确定是否存在呼吸梗阻，颌面颈部的CT检查则可进一步明确诊断，防止呼吸道梗阻的关键是在于早期诊断和早期治疗，治疗方法有气管切开术，局部切开引流，全身抗生素治疗和支持疗法。

607. 为什么颌面部感染的病原菌可能会引起颅内感染

答：颅内感染可原发于颅内，如颅脑开放性损伤的伤口继发感染，但更多的是继发于身体其他部位的感染。因为口腔颌面部与颅脑相邻，发生严重感染易通过裂隙直接向颅内蔓延。此外，由于面部静脉系统的解剖结构及与颅内硬脑膜静脉窦相连的特点，发生于危险三角区的感染可经血行途径向颅内扩散，导致严重的并发症。继发于颌面部感染的颅内感染主要有脑脓肿、硬脑膜下脓肿、静脉窦感染性血栓形成等。继发于口腔颌面部感染的脑脓肿患者，除了原发感染灶表现外，一般发病较急，剧烈头痛、呕吐、颈部有抵抗感，克氏征、布氏征可阳性，同时伴有全身感染中毒症状，如畏寒、寒战、发热、乏力、嗜睡等。牙源性感染继发的硬脑膜下脓肿比较少见，一旦发生脓液会在硬脑膜下腔迅速扩散，甚至蔓延至硬脑膜下间隙，同时可引起皮质静脉炎、静脉窦血栓形成及脑水肿，所以颅内压增高表现较严重，病情凶险，病死率较高。

608. 为什么在口腔医源性感染的控制环节中微生物学检验是十分重要的

答：微生物学检验在口腔医源性感染的控制环节是十分重要的，这是因为除了与口腔诊疗因素有关以外，口腔医源性感染的发生还必须具有三个基本环节，即传染源、传播途径和易感宿主。口腔医源性感染防治的切入点应该针对由这三者共同组成的感染链，打断其中任何一个环节，感染发生的几率就会降低。

（1）感染源的控制：口腔医源性感染来源包括外源性感染和内源性感染两种，进行微生物学检验可以区别这两种感染。对于口腔外源性感染源的控制重点是加强消毒隔离，防止交叉感染；对于内源性感染源的控制重点是防止菌群失调。

（2）传播途径的控制：做好接触传播、空气传播和媒介传播这三个相关传播途径的消毒隔离工作，对医院环境进行微生物学监测（如空气培养、物体培养和手指培养等）可以有助于切断传播途径。

（3）易感宿主的控制：口腔医护人员应树立自我防护意识，避免和减少职业暴露，通过微生物学检验有助于采取相关医疗措施。对年老体弱的口腔病患者，如患有糖尿病、高血压等慢性疾病的患者，恶性肿瘤患者，术后患者以及长期使用抗生素、免疫抑制剂和激素的患者，应视为高度易感宿主，对他们进行口腔治疗时应要特别注意消毒隔离措施，并请相关专科医生会诊，积极控制引起免疫功能低下的原发病。

609. 为什么口腔医务人员易受各种病原生物的感染

答：因为人体口腔是微生物种类最多、密度最高的部位之一，其中不乏可能引起多种严重感染性疾病的病原微生物，包括各种细菌、病毒、真菌、支原体、螺旋体和原虫等。这些微生物寄居在口腔的不同部位或共栖于同一部位，机体处于健康状态时这些微生物处于生存和死亡、竞争和拮抗的平衡状态，一旦宿主发生医源性感染且在免疫状态低下时，就会发生多种口腔医源性感染疾病。例如，艾滋病的早期表现往往最先出现于口腔，并不具有特殊性，因此口腔医务人员接触艾滋病病毒携带者和艾滋病窗口期患者的概率远远高于其他医务人员。

（孙康德　陈旭　郭海艳　闫珂）

第二节 感染病原检验

610. 为什么细菌检验在口腔颌面部感染的诊断与治疗中至关重要

答：口腔颌面部感染的诊断与治疗除了得益于计算机体层摄影（CT）、磁共振成像检查（MRI）、B型超声等影像学技术外，细菌检验也十分重要。明确口腔颌面部感染的病原体才能合理使用抗生素，达到抗菌效果。近年来，在颌面颈部多间隙感染的患者中，革兰阴性杆菌的检出率很高，甚至多于以往所常报道的金黄色葡萄球菌、链球菌属等。同时细菌定量培养不仅可提示感染的程度，而且也能加深临床医师对感染的认识。实验室微生物检验可及时鉴别细菌感染、真菌感染还是两者混合感染，从而采取正确的抗生素治疗来控制感染。目前颌面颈部间隙感染的治疗，主张全身抗生素治疗、脓肿切开引流、清除坏死组织，以及全身支持治疗，但因耐药菌株的不断出现，强调对感染渗出物应进行细菌培养和药敏试验，根据其实验室微生物检验结果及时调整抗生素的应用，从而更好地进行抗感染治疗，并减少耐药性的产生。

611. 为什么需要用不同方法在不同部位采集口腔标本

答：口腔标本采集是分离鉴定细菌的首要步骤，是实验室工作准确和有效的前提，如果采集不当导致错误结果，给临床提供错误信息，对感染性疾病的诊断和治疗是不利的。由于口腔中的组织器官的性质多种多样，所提供的生态区也是多种多样的，因此不同种类的定植表面具有不同生物学特性的微生物，包括被唾液包被的牙体硬组织表面，不同角化程度的口腔黏膜表面，颊黏膜、舌背、软硬腭等。例如在舌背部和颊黏膜主要为有氧环境，从而支持依靠环境中氧化而摄取能量的需氧菌生长；在牙周袋内氧张力相当低，有利于厌氧菌生存。所以在采集有氧环境部位的细菌时用无菌牙科挖匙或探针采样，立即将标本放入预先准备的无菌容器中，尽快送至实验室接种培养。采集厌氧部位的标本时用带有充气导管的采集器采集，可以通过导管持续的注入无氧气体，防止或减少标本与空气接触。总之，由于口腔不同部位或表面上的菌种的组成各不相同，因此必须根据检验的目的，以各种不同方法采集不同部位的标本。

612. 为什么说许多牙周疾病的治疗计划常以微生物检验结果而定

答：牙菌斑是牙周病的始动因子，也有一小部分特异性细菌如伴放线放线菌、牙龈卟啉单胞菌、脆弱类杆菌等被认为是真正的牙周病致病菌。对于一些严重的、进展迅速的或是传统牙周治疗效果不佳的牙周炎，特异性细菌可能是引起此疾病的病因。当发生早发性牙周炎时，牙周疾病通常较重，致病菌的鉴别常可用于指导治疗。部分患者尽管口腔卫生维护良好，但传统治疗方法对其作用不佳，可能也需要接受微生物检验，并依据检测结果，予以针对特异性微生物的牙周治疗。患有系统性疾病的患者，潜在的药物干扰或免疫系统受到抑制时，口腔机会性感染可能出现，对这些患者进行微生物检验极有必要，以保证采取适宜的抗微生物治疗。因此说在许多牙周疾病中微生物检测结果决定了整个治疗计划的内容和重点。

613. 为什么口腔颌面部损伤后需进行细菌培养等相关微生物学检查

答：口腔颌面部感染的途径包括牙源性、腺源性、损伤性、血源性、医源性等五种，其中损伤性途径是指继发于损伤后发生的感染，感染的病原菌可能为口腔内的正常菌群或外来病原菌。口腔颌面部位于消化道与呼吸道的起端，通过口腔和鼻腔与外界相通，口腔颌面部解剖结构特殊、其温度、湿度均适宜于细菌的寄居、滋生和繁殖，且口腔颌面部存在微生物正常菌群；此外颜面部的皮肤也是细菌最常寄居的部位。上述因素使口腔颌面部损伤（oral and maxillofacial trauma）后导致正常微生态失调引起的内源性感染或外源性感染，因此为了有效的诊断、治疗及预防口腔颌面部损伤后的感染，可以进行细菌培养及药敏试验等微生物学相关检查。

614. 为什么厌氧培养技术在诊断口腔颌面部感染中具有重要的作用

答：口腔颌面部感染多见于需氧菌和厌氧菌的混合感染，为了有效地鉴别口腔颌面部感染是单纯的需氧菌感染、厌氧菌感染还是混合感染，厌氧培养技术在诊断口腔颌面部感染中具有重要的作用。口腔颌面部感染常由金黄色葡萄球菌、溶血性链球菌、大肠埃希菌等化脓性细菌引起，少见厌氧性腐败坏死性细菌所引起的腐败坏死性感染；偶见特异性感染如结核分枝杆菌、梅毒螺旋体及放线菌感染等。近来，由于开展厌氧培养技术，在口腔颌面部感染中常检出厌氧菌，如类杆菌属、梭杆菌属，消化链球菌等。厌氧菌的检出为口腔颌面部感染的治疗提供依据。

615. 为什么口腔颌面部深部脓肿标本采集需要进行穿刺法

答：口腔颌面部感染根据发病因素与临床表现大多数可以做出正确诊断。炎症初期，红、肿、热、痛是主要表现，也是诊断局部感染的主要依据，形成脓肿后，波动感是诊断脓肿的主要方法，而深部脓肿，尤其是位于筋膜下层的脓肿，一般很难查到波动感，但压痛点比较清楚，按压脓肿区的皮肤不能很快恢复。对于深部脓肿，为了确定有无脓肿或脓肿的部位，可用穿刺法以协助诊断；穿刺抽取的脓液可进行涂片及细菌培养等病原学检验。必要时还可借助 B 超或 CT 进行辅助检查，明确脓肿的大小和部位，而且可以在 B 超或 CT 的引导下行深部脓肿的穿刺或局部药物注入。

616. 为什么颌面部脓液检查有时需要进行抗酸染色

答：近年来，结核病发病率有所上升，尤其是颌面颈部的结核往往没有肺部病灶，全身也无症状，当继发化脓性感染时，鉴别诊断有一定的困难，也更应该引起我们的警惕。颌面骨结核是一种由结核分枝杆菌引起的颌面骨的慢性、进行性、破坏性疾病，骨结核绝大多数是继发于结核分枝杆菌的菌血症，也可以由口腔溃疡引起，此外，开放性牙髓、牙周病变及拔牙创伤的结核分枝杆菌感染可通过淋巴引流或直接进入牙槽突骨皮质。该病多见于青少年，好发于上颌骨颧骨结合部和下颌支。颌面骨结核一般表现为无明显症状的渐进性肿胀，病变区表面皮肤或黏膜常无红、肿、热、痛，其下可扪及质地坚硬的骨性隆起，有压痛，在骨膜下形成冷脓肿，或溃破成瘘管，溢出稀薄脓液，脓液中混有灰白块状或面团块状物质。对一般化脓性感染的患者，我们应常规做血沉，结核菌素试验，X 线胸片，以协助诊断全身其他部位是否有结核病灶。对化脓性感染的患者经一般抗炎药治疗效果不明显，全身症状不减轻时，应及时做脓性分泌物的细菌学检查，特别是做结核分枝杆菌的抗酸染色及培养，可以有助于确诊是否为结核。目前，非结核分枝杆菌的感染也在上升，抗酸杆菌涂片不能区别结核分枝杆菌和非结核杆菌的感染，抗酸染色阳性后仍然需要进一步鉴别结核和非结核杆菌。

617. 为什么颌面部脓液查出硫磺样颗粒提示患颌面部放线菌病

答：放线菌病（actinomycosis）是由放线菌属引起的慢性感染性肉芽肿性疾病，该菌为革兰阳性的非抗酸性、无芽胞的厌氧性丝状杆菌，是人口腔正常菌群中的腐物寄生菌，常在牙石、唾液、牙菌斑、牙龈沟及扁桃体等部位发现该菌。当人体抵抗力降低或被其他细菌分泌的酶激活时可以侵入组织。放线菌可从死髓牙的根尖孔、牙周袋或智齿的盲袋、慢性牙龈瘘管、拔牙创口或口腔黏膜创口及扁桃体等进入深层组织而发病，该病以 20~45 岁男性多见，发生于面颈部的放线菌病占全身放线菌病的 60% 以上。临床上多在腮腺及下颌角出现无痛性硬结，皮肤表面呈棕红色，病程缓慢，早期无自觉症状，炎症侵及深层咬肌时，出现张口障碍，咀嚼、吞咽时可诱发疼痛。颌面部放线菌病的诊断主要依据临床表现和细菌学检查，在脓液或肉芽组织中查找硫磺颗粒，将脓液或引流条放入盛有生理盐水的平皿中，稍加震荡，则较易发现；镜检硫磺颗粒，涂片可发现革兰阳性、呈放射状的菌丝，亦可取脓液厌氧菌培养，分离鉴定；病理检查亦可协助确诊。

618. 为什么口腔单纯性疱疹不需要常规做病原检验

答：口腔单纯性疱疹（herpes simplex of oral cavity）的黏膜病损有原发性单纯性疱疹感染和复发性单纯性疱疹感染两类，原发性单纯性疱疹口炎多表现为急性疱疹性龈口炎，以 6 岁以下儿童较多见，尤其是 6 月龄至 2 岁更多，成人亦可发病。原发性单纯性疱疹感染愈合后，有 30%~50% 的病例可能发生复发性损害。一般反复感染的部位在口唇附近，故又称复发性唇疱疹。大多数病例，根据临床表现都可做出诊断，不需要常规做病原学检测，口腔 HSV 感染的实验室诊断只是用于最终确诊。单纯性疱疹病毒（HSV）对人体的感染非常多见，一般认为人类是其天然宿主，口腔、皮肤、眼、会阴、神经系统等是常易受侵犯的部位。单纯性疱疹病毒是疱疹病毒的一种，为有包膜的 DNA 病毒。根据其理化性状、生物学特征等不同可分为两个血清型，即 HSV-1 和 HSV-2，引起口腔损害的主要是HSV-1。主要是通过飞沫、唾液及疱疹液直接接触传染，也可通过食具和衣物间接传染。

619. 为什么鹅口疮一般不需做细菌学检验

答：鹅口疮（mycotic stomatitis）又称急性伪膜性念珠菌病，是口腔念珠菌病的一种类型，常见于长期大量使用激素、HIV 感染者、免疫缺陷病、婴幼儿及衰弱者等易感人群。鹅口疮是由念珠菌感染引起的，不是细菌所致，故一般不需做细菌学检测。念珠菌为条件致病菌，至少有 8 种口腔致病的念珠菌，以白念珠菌为主，热带念珠菌、高里念珠菌次之，三者占发病的 80% 以上。由于念珠菌为条件致病菌，健康人口腔、皮肤、胃肠道、阴道可分离出念珠菌，而无任何症状和体征，称为定植。口腔定植率报道不一致，与分离念珠菌的方法、收集时间及所选人群等因素有关。在一定的易感因素下，念珠菌可在口腔大量繁殖导致感染。

620. 为什么口腔念珠菌病确诊需要实验室检查

答：明确诊断口腔念珠菌病，除了依靠病史和临床表现外，还需要实验室检查证实损害组织中存在病原菌，这是因为找到相应的病原菌是感染性疾病诊断的"金标准"。念珠菌实验室检查方法包括涂片法、分离培养、组织病理学检查、免疫学和分子生物学诊断等。一般而言临床上最常用涂片法和分离培养。涂片法只能发现真菌而不能确定菌种，口腔黏膜干燥的患者阳性率较低。涂片法分为直接涂片和染色涂片：直接涂片法取口腔黏膜区假膜、脱落上皮等标本，涂一薄层于玻片上，滴入 10%KOH 溶液，光学显微镜观察可见折光性强的芽生孢子和假菌丝；染色涂片是进行革兰染色，也能看见真菌孢子和假菌丝。培养法是将采集的标本接种于沙氏葡萄糖琼脂培养基，置 28~30℃ 孵育箱，经 3~4 天后，形成乳白色圆形突起的干燥菌落，再转种于科玛嘉显色培养基培养过夜出现绿色菌落即为白念珠菌。免疫法是用间接免疫荧光法检测血清中抗念珠菌抗体，因存在较强的免疫交叉反应性，故假阳性率较高。活检法是将组织切片用 PAS 染色，镜下可见增生的口腔黏膜上皮细胞间有芽生孢子和菌丝。分子生物学诊断可对念珠菌进行种间鉴别和种内分型，为临床诊断和流行病学研究提供了实验室依据。

621. 为什么口腔念珠菌病患者必要时需进行药物敏感试验

答：临床上引起口腔念珠菌病的病原菌，以白念珠菌为主，热带念珠菌、高里念珠菌次之。而近年来，耐药株也有报道。为了更加有效地指导治疗，可以进行抗真菌药物的敏感试验，抗真菌药敏试验的方法有琼脂稀释法、肉汤稀释法、ROSCO 抗真菌药敏纸片法和 E-test 等。目前临床上常用的为 ATB FUNGUS 3 微量肉汤稀释法。主要操作过程为：挑取念珠菌菌落研磨至 0.85% 氯化钠中制成 2 麦氏浊度的悬浮液；吸取 20μl 至 ATB 培养基中，混匀后加 135μl 至板条的每个凹孔中，盖好盖子后放入密闭容器中 35℃ 孵育 24 小时后读取结果。测试的药物有 5-氟胞嘧啶、两性霉素 B、氟康唑、伊曲康唑和伏立康唑等。

622. 为什么口腔科患者实验室筛查 HIV 抗体结果有可能为阳性

答：艾滋病由 HIV 病毒引起，HIV 是一种能攻击人体免疫系统的病毒。它把人体免疫系统中最重要的 $CD4^+T$ 淋巴细胞作为主要攻击目标，大量破坏该细胞，使人体丧失免疫功能。因此，人体易于感染各种疾病，并可发生恶性肿瘤，病死率较高。患艾滋病早期可以在很长一段时间内没有任何症状，或者表现出一些非特异性症状，大多数感染者在早期就可以出现各种口腔感染症状，并首先就诊于口腔科，此时实验室筛选 HIV 抗体可能呈阳性。因此，口腔科医师必须具备相关的知识，以便早期发现、早期诊断和早期治疗，避免误诊和造成院内感染。艾滋病在口腔颌面部的表征多种多样，而且在 HIV 感染者中颇为常见，可分为两类：第一类是 HIV 感染在口腔内的表现；第二类是 HIV 感染在颌面部的表现，主要发生在耳鼻喉以及腮腺。HIV 感染相关的口腔病变有真菌感染、毛状白斑、牙周病、卡波西肉瘤、非霍奇金淋巴瘤、非特异性溃疡、血小板减少症和病毒感染等。HIV 感染的颌面部病变有 HIV 相关的涎腺疾病、面瘫和三叉神经痛、中耳炎和外耳道炎、颈部淋巴结病和鼻旁窦炎等。

623. 为什么假膜性口炎患者微生物培养结果以球菌为主

答：球菌性口炎（coccigenic stomatitis）是一种急性感染性口炎，临床上以形成假膜损伤为特性，故又称为假膜性口炎，它的主要致病菌有金黄色葡萄球菌、草绿色链球菌、溶血性链球菌、肺炎链球菌等。口腔黏膜球菌感染常常是几种球菌协同致病，引起口腔黏膜的急性损伤。球菌性口炎可发生于口腔黏膜任何部位，导致口腔黏膜充血，局部形成糜烂或溃疡，在糜烂或溃疡的表面覆盖着一层灰色或黄褐色假膜，其假膜特点呈较厚微突出黏膜表面，致密而光滑。患者唾液增多，疼痛明显，有炎性口臭，区域淋巴结增大且有压痛，有些患者可伴有发热等全身症状。实验室检查白细胞数增高，涂片及细菌培养可明确诊断，涂片进行革兰染色镜下可见革兰阳性球菌，呈葡萄状、链状或双球菌排列，细菌培养在血平板上生长，而在麦康凯或中国蓝平板上不生长。治疗可通过合理使用抗菌药物、补充维生素、服用中药和局部治疗等方法。

624. 为什么心脏病患者进行口腔手术前后可以经验使用适当抗菌药物

答：风湿性心脏病、先天性心脏病、动脉硬化性心脏病等患者进行口腔手术的前后，宜采用适当抗菌药物以防止感染性心内膜炎的发生。因为拔牙后发生一过性菌血症的机会较多，入血的细菌大多数是对青霉素 G 敏感的草绿色链球菌，它可沉着于有损害的心内膜表面，成为赘生物形成的基础，并繁殖生长而引发心内膜炎，因此有必要在手术前（0.5~1 小时）、后（1~2 小时）应用有效的抗菌药物，以迅速杀灭血液循环内的细菌。青霉素 G 为最常用的抗菌药物，其次为氨苄西林。对青霉素类过敏者可以改用万古霉素或红霉素。因此，有心脏病患者在进行口腔手术前后，可以不需要进行微生物学相关检查而经验使用适当的抗生素。

625. 为什么诊断颌面部感染引起的心包炎需要微生物学相关检查

答：心包炎是颌面部感染严重的并发症之一。心包是覆盖在心脏和大血管根部外面的纤维浆膜性盲囊，当心包膜发生感染，心包腔内产生渗液，可造成急性和亚急性心脏压塞，继发于口腔颌面颈部感染的心包炎较少见，一般为下行性坏死性纵隔炎侵犯心包而引起。临床表现为患者除了颌面颈部感染的症状外，可有不同程度的气短、咳嗽、心率快、不能平卧及胸骨后或心前区疼痛。X 线胸片检查对诊断帮助较大，常可提示心包积液。超声心动图检查具有较高的诊断价值，胸部 CT 检查可进一步明确心包炎的诊断，可直接观察到心包积液。此外，可以进行心包穿刺，抽出脓性液体即可确诊，并可将液体涂片检查可以发现脓细胞，细菌培养可找到明确的致病菌，进行有效的抗生素治疗。

626. 为什么颌面部感染可导致感染性休克

答：感染性休克临床上可分为休克早期、休克发展期和休克晚期。休克的最初反应往往是交感神经功能亢进的表现；休克发展期是组织细胞缺氧，代谢性中毒，全身毛细血管大量开放，心率加快，皮肤湿冷，呼吸表浅，烦躁不安或意识不清，尿量更少或无尿；休克晚期血压常测不到，可出现弥散性血管内凝血和重要脏器功能衰竭的表现，通常由革兰阴性细菌感染引起，是一种心血管和外周循环衰竭综合征，它是外科临床常遇到的严重情况。近年来，由于革兰阴性杆菌引起的口腔颌面部感染有增多的趋势，由此导致的严重并发症也并不少见，因而为了更加有效地诊断感染性休克，除了常规临床检验（如内毒素）外，需进行血培养，如血培养阳性，进行涂片、细菌鉴定和药敏试验。

（孙康德　陈　旭　郭海艳　闫　珂）

第三节　常见口腔感染性疾病实验诊断

627. 为什么化脓性和特异性的口腔颌面部感染实验诊断既有相同检测项目又各具特点

答：口腔颌面部感染因病原菌的不同可以分为化脓性或特异性两大类，化脓性感染主要由金黄色葡萄球菌、溶血性链球菌、大肠埃希菌等引起；特异性感染是由结核、梅毒、放线菌等引起的特定病变，其临床过程和治疗均有别于化脓性感染。化脓性或特异性两大类口腔颌面部感染均是由病原微生物所致，它们的实验诊断需要进行病原微生物检验，遵循微生物检验原则；但由于病原的不同生物学特性，在微生物检验所采用的方法又各具特点。化脓性炎症的急性期，局部表现为红、肿、热、痛和功能障碍、引流区淋巴结肿痛等典型症状，全身症状因细菌的毒力及机体的抵抗力不同而有所差异，其诊断主要依靠临床表现和实验室检查，如细菌培养等；特异性感染颌面部结核的诊断需依靠微生物检查如脓液涂片抗酸染色镜检与分枝杆菌培养和X线摄片，颌面部梅毒的诊断需要依靠病史、临床表现、实验室梅毒特异与非特异抗体检测及X线检查等，颌面部放线菌病的诊断主要根据临床表现和细菌学脓汁颗粒涂片镜检检查。

628. 为什么口腔颌面部感染急性炎症形成的脓液性状会有所差异

答：口腔颌面部感染常由金黄色葡萄球菌、溶血性链球菌、大肠埃希菌等引起，感染炎症的初期局部表现为红、肿、热、痛等，但其程度因发生的部位、深浅、范围大小和病程早晚有所差异，但当急性炎症局限形成脓肿后，感染引起的脓液由于主要感染菌种的不同，其性状也会有所差异：金黄色葡萄球菌引起黄色黏稠脓液；链球菌一般引起淡黄或淡红稀薄脓液，有时由于溶血呈褐色；铜绿假单胞菌引起的典型脓液为翠绿色；混合性细菌感染则为灰白或灰褐色脓液，有明显的腐败坏死臭味，通过对脓液性状的判别将有助于进一步进行微生物学检验，如选择细菌培养的培养基种类。

629. 为什么应重视颌面部感染导致的下行性坏死性纵隔炎的病原检验

答：纵隔炎是一种严重的疾病，除了因纵隔内许多重要脏器受累外，还由于纵隔内复杂的病理改变和神经感受器的受累可导致严重的后果，其中最凶险的一种就是下行性坏死性纵隔炎（descending necrotizing mediastinitis，DNM），它是口咽部感染或颈部创伤的一种严重并发症，由头颈部感染经颈筋膜间隙扩散，导致纵隔内广泛的蜂窝织炎、坏死、脓肿形成，甚至脓毒症，有较高的病死率。牙源性感染是下行性坏死性纵隔炎最常见的病因，临床上对出现吞咽和言语时剧烈疼痛、胸闷、呼吸困难、高热的颌面颈部多间隙感染患者应高度警惕纵隔炎。胸部增强CT扫描是近几年大力推荐的早期诊断纵隔炎的辅助检查方法；实验室检查可见白细胞明显升高，中性粒细胞升高；伴有低蛋白血症、肝肾功能损害、电解质平衡失调、血糖升高等检验指标异常；微生物学检验的微生物培养与药敏试验，可指导抗微生物药物治疗。

630. 为什么口底蜂窝织炎细菌培养阳性率不高但仍不能放弃细菌培养

答：口底多间隙感染又称为口底蜂窝织炎（cellulitis of floor of mouth），曾被认为是颌面部最严重的而治疗最困难的感染之一。感染的发生与解剖结构有关，下颌骨与舌及舌骨之间有多组肌群，其行走相互交错，且口底间隙之间相互连通，一个间隙感染十分容易扩散蔓延而引起广泛的蜂窝织炎，一般累及双侧下颌下、舌下及颏下间隙。化脓性口底蜂窝织炎的主要病原菌有葡萄球菌属、链球菌属细菌。腐败坏死性口底蜂窝织炎的病原菌以厌氧菌、坏死性细菌为主的混合感染，除葡萄球菌属、链球菌属外还有产气荚膜梭菌、厌氧链球菌、败血梭形芽胞梭菌等。由于口底蜂窝织炎在行培养前应用抗生素进行经验治疗，因此培养的阳性率有时不高，但绝不能因此放弃细菌培养。随着诊治水平及有效抗菌药物的合理使用，近年来该病已较为罕见。

631. 为什么结核菌素试验阴性不能排除口腔皮肤及软组织结核

答：口腔软组织的结核病损包括口腔黏膜结核初疮、口腔黏膜结核性溃疡和口腔寻常狼疮，其病原为结核分枝杆菌，它可以长期存在于人体脂肪细胞内，治疗较困难。其中，在结核性溃疡这一病损中，病变可在口腔黏膜任何部位发生，常为舌下，溃疡常边界清楚或呈线型，此外，若肺结核患者在免疫力极差时，可在口唇的黏膜与皮肤连接处发生病变，早期是浅表的肉芽性溃疡，并可发展为大面积组织破坏并产生畸形的倾向，称为皮肤口腔结核，多数情况下，结核菌素试验为阴性，因此，结核菌素试验阴性不能排除口腔皮肤结核。

632. 为什么牙源性感染病原检验可涂片做革兰染色镜检螺旋体

答：奋森疏螺旋体（*B. vincentii*）寄生在健康人的口腔中，但不致病，仅在机体抵抗力低下时，如过度疲劳、营养不良、维生素缺乏、胃肠道疾病、药物中毒或忽略口腔卫生等，奋森疏螺旋体与口腔中共生的厌氧梭形杆菌诱发感染，如人类急性坏死性龈口炎、牙周炎、冠周炎、口颊坏疽、溃疡性口腔炎及干槽症等。奋森疏螺旋体革兰染色阴性、专性厌氧，长 $5 \sim 10 \mu m$，有 $3 \sim 8$ 个不规则的疏螺旋，形态与回归热螺旋体类似，运动活泼。

微生物学检查法可用棉拭子从病灶处取材，涂片做革兰染色镜检，可见革兰阴性螺旋体与革兰阴性梭状杆菌共存。也可取新鲜材料用暗视野观察。

633. 为什么坏死性龈口炎会检出梭状杆菌等正常菌群

答：正常情况下，梭状杆菌和螺旋体在口内共生，一般不易感染致病，但在局部或全身抵抗力下降时，可使这两种微生物大量繁殖而发病，口腔卫生不良、营养状况不佳时则发病迅速，病情严重，通常病变部位涂片可发现大量梭状杆菌和螺旋体，因此坏死性龈口炎（necrotic gingivostomatitis）是以梭状杆菌和螺旋体感染为主要病因的急性坏死性溃疡性口腔病变。该病常见的是复杂混合感染，可合并其他细菌，如链球菌属与产黑色素普雷沃菌等，通常与机体状态有密切关系，儿童多见于急性传染病，成人多见于慢性消耗性疾病后期。该病的病理特点主要以组织坏死为主，特征为细胞核和细胞质溶解，H-E 染色可见坏死组织呈现一片均质性无结构的淡红色区域或颗粒状区域。

634. 为什么变性梯度凝胶电泳是检测牙周龈下菌斑微生物的理想方法

答：牙周炎菌群分析技术常用变性梯度凝胶电泳（denaturing gradient gel electrophoresis，DGGE），因 DGGE 不需要培养微生物、利用高分辨力分析 16S rDNA 片段，将大小相同、序列组成不同的 DNA 鉴别开来，能更加完整和准确地描述微生物种群多样性、数量比例和系统进化，已广泛应用于微生物群落分析，有研究表明 DGGE 是检测牙周龈下菌斑中微生物多样性的理想方法，但引物的不同可能会影响多样性的分析，随着分子生物技术的快速发展，DGGE 技术将会得到不断地完善或补充，在微生物生态研究中发挥更大的作用。

635. 为什么"危险三角区"疖痈在严重时需进行细菌培养及药敏试验

答：颜面部的皮肤具有丰富的毛囊和皮脂腺，该区域皮肤因暴露在外而易受机械刺激及细菌侵入而发生感染。单个毛囊和皮脂腺发生浅层组织的急性化脓性炎症，称为疖。感染在多个毛囊和皮脂腺内引起较深层的化脓性炎症，称为痈。疖痈的病原菌金黄色葡萄球菌的毒素能使机体中毒，上唇和鼻部危险三角区内静脉缺少瓣膜，并与颅内海绵窦相通，使感染容易沿着面部静脉内扩散，并发海绵窦血栓静脉炎。当颜面疖痈受到挤压、搔抓或不恰当的治疗如热敷、烧灼、切开引流等，局部炎症和全身症状可迅速加剧，轻者可并发眶周蜂窝织炎，重者可发生海绵窦血栓性静脉炎，从而细菌毒素或感染栓子随血液循环扩散，可引起脓毒败血症，以致死亡。因此，"危险三角区"疖痈早期病情较轻时不需进行微生物学检查，严重时需进行细菌培养和药敏试验，以指导抗生素治疗，避免全身性感染。

636. 为什么需要对急性化脓性腮腺炎与流行性腮腺炎进行鉴别

答：急性化脓性腮腺炎（acute pyogenic parotitis）常见于腹部大手术以后的细菌感染，故又称为手术后腮腺炎（postoperative parotitis）。由于加强了手术前后的处理，注意体液平衡和口腔清洁，以及有效抗菌药物的应用，手术后并发的腮腺炎已很少见，多系慢性腮腺炎基础上的急性发作或邻近组织急性炎症的扩散。流行性腮腺炎（mumps, epidemic parotitis）是由腮腺炎病毒引起的急性呼吸道传染病，呈世界性分布，在我国归属于法定丙类传染病，全年均可发病，以冬春季为高峰，多发于儿童，呈散发或流行，在集体儿童机构中可形成暴发流行。临床以唾液腺急性非化脓性肿胀为特征，常伴发脑膜炎、胰腺炎及睾丸炎等，有传染接触史，常双侧腮腺同时或先后发生，一般一次感染后可终生免疫，腮腺肿大、充血、疼痛，但腮腺导管口无红肿，唾液分泌清亮无脓液。外周血检测白细胞计数正常，分类中淋巴细胞比例增高，急性期血液及尿淀粉酶升高。两者鉴别十分重要，前者是细菌性感染，后者是病毒性感染，实验室检查方法与治疗均不同，故需将两者加以鉴别。

637. 为什么口腔白斑病诊断需做组织病理检查

答：口腔白斑病（oral leukoplakia）是指仅仅发生在口腔黏膜上的白色或灰白色角化性病变的斑块状损害，是一种常见的非传染性慢性疾病，口腔各部黏膜均可发生，但以颊、舌部最多。白斑的色泽除了白色以外，还可表现为红白间杂的损害，在组织病理上表现为癌前损害的特征变化即上皮异常增生，患者以中老年男性多见。白斑癌变率为3%～5%。口腔白斑病的发病与局部的长期刺激及某些全身因素有关，目前仍有相当数量的白斑未能查到明确的病因，主要与以下因素有关：烟草、酒精、食物等理化刺激因素；念珠菌感染；人类乳头瘤病毒感染；微循环改变、微量元素、易感的遗传背景和脂溶性维生素缺乏等全身因素。由于口腔白斑病无明显的病原，故微生物检验不能辅助诊断而以组织病理检查为主。

638. 为什么手足口病应与水痘、单纯疱疹性口炎及疱疹性咽峡炎相鉴别

答：这四种疾病均好发于儿童，病损特点都是出现溃疡、疱疹，且均为自限性疾病。临床医生应根据临床表现和实验室检查行鉴别诊断，临床常用血清病毒特异性抗体或抗原检测。早期即可检测到血清中的IgM抗体，有助于病毒感染的早期诊断和分型；此外，如发病早期和恢复期双份血清IgG抗体滴度有4倍以上增长也可诊断。免疫印迹试验（Western blot）是诊断某些肠道病毒感染的确证试验。目前，用核酸杂交、RT-PCR、Real-timePCR等技术检测病毒核酸可进行快速诊断，利用生物芯片技术可快速分型。

手足口病是由柯萨奇病毒引起的具有流行性的皮肤黏膜病，本病主要由柯萨奇A5，10，16和肠道病毒71型（EV71）引起，借空气飞沫传播，也可经消化道传播，传染性极强，好发于儿童，全身症状轻微，口腔损害为口腔黏膜各处均可发生红斑及水疱，很快破损形成直径2～5mm的溃疡，皮肤损害常见于手掌、足底、足跟，表现为红斑、丘疹及水疱，病程5～7天，有自限性。水痘由水痘-带状疱疹病毒（VZV）引起，病损发生在全身皮肤黏膜，会成批出现红色丘疹、疱疹，皮疹呈向心性分布，主要发生在胸、腹、背，四肢很少，传染性强；单纯疱疹性口炎由单纯疱疹病毒（HSV）引起，病损发生在口腔任何黏膜，且牙龈受累明显；疱疹性咽峡炎由肠道病毒属柯萨奇A2～6，8，10，病损仅限于口腔及咽喉部，好发于口腔后部如软腭，悬雍垂，传染性强。部分手足口病患者以疱疹性咽峡炎为首发症状，随后手，足出现红色皮疹。

639. 为什么颌面部梅毒诊断需谨慎

答：梅毒的临床表现多样，尤其颌面部梅毒（syphilis of maxillofacial region）与多种皮肤病、口腔黏膜病、骨病、眼病都易混淆。梅毒是一种由于梅毒螺旋体感染所发生的性病，可侵犯皮肤、黏膜及任何组织，可分为先天性梅毒与后天性梅毒。先天性梅毒的口腔表征主要有：①哈钦森牙：主要累及上中切牙，有时下颌四个切牙亦可发病。累及的切牙的切嵴狭窄，中央部凹陷，两切角圆钝，如新月状；②桑葚状磨牙：主要累及第一恒磨牙，咬合面萎缩，釉质呈小颗粒状，犹如桑葚，该牙牙冠短小，牙尖向中央聚拢，牙齿的颈部周径变大。后天性梅毒三期的口腔表征分别是：①初期梅毒在口腔黏膜的梅毒下疳多发生于唇部、舌尖表现为单发性软骨样圆形硬结，表面轻度糜烂，边缘隆起，界限清楚，病程约3周～2个月可自愈；②第二期梅毒在口腔主要表现为黏膜斑，多发于唇内侧黏膜、舌尖、舌缘、口角、咽部，呈灰白色光亮而微隆起的圆形椭圆形或环形斑块，发生于舌背时则舌乳头萎缩；③第三期梅毒的口腔损害主要是树胶肿和间质性舌炎，树胶肿常发生于舌、腭中线，病损中央有大片干酪样坏死，组织坏死脱落后遗留凿孔状破损。对于早期梅毒，暗视野显微镜检查是唯一可靠的实验室方法，直接免疫荧光检查弥补了暗视野显微镜

法的缺点，可用于口腔病灶的检查。对于二、三期的梅毒可以进行血清学（RPR，TPPA）检查。需要指出的是，诊断颌面部梅毒需谨慎，应根据详细而正确的病史、临床表现、实验室检查及 X 线检查综合分析。

640. 为什么口腔表征是某些性传播疾病的诊断依据

答：梅毒、淋病、艾滋病等性传播疾病有特异性的口腔表征（oral lesion），如：

（1）梅毒：是感染梅毒螺旋体后发生的慢性传染性性病，螺旋体通过性接触侵入人体而发病者称后天梅毒，螺旋体通过胎盘而累及胎儿时可引起先天梅毒。在后天梅毒中：一期梅毒表现为硬下疳，二期梅毒表现为黏膜斑，口腔出现弥散性黏膜斑，表现为浅在圆形或椭圆形糜烂，四周有充血发红的小斑片、糜烂面上有灰白色渗出物，渗出液中有大量梅毒螺旋体，传染性很强，三期梅毒表现为树胶样肿和间质性舌炎，树胶样肿广泛破坏正常组织，导致溃疡性缺损，常见上腭穿孔，舌背乳头萎缩、舌肌萎缩，舌背经常受到刺激而发展成白斑。在先天梅毒中：口腔中出现畸形牙，又称桑葚牙。

（2）淋病：系由淋病奈瑟菌感染所引起的泌尿生殖器的急性或慢性传染炎症。口腔症状表现为急性淋菌性口炎，全口黏膜充血发红，浅表溃疡、覆以黄白色假膜，假膜易于擦去呈现出血性创面，唾液分泌增加，黏稠度加大。

（3）获得性免疫缺陷综合征：又称艾滋病，由 HIV 病毒引起。本病的特点是患者的细胞免疫功能严重缺陷，失去对外界感染的抵抗能力，容易发生条件性感染和少见的恶性肿瘤，最终死亡。艾滋病的口腔表现为艾滋病的重要指征之一，大多数的 HIV 感染患者均有口腔表现，许多患者口腔病出现在发病初期，与 HIV 感染密切相关或有关的口腔病变有白色念珠菌病、毛状白斑、卡波西肉瘤、非霍奇金淋巴瘤等。

口腔医护人员必须熟知性传播性疾病的口腔表征，以免误诊和造成交叉感染。

（孙康德　陈　旭　郭海艳　闫　珂）

第十四章　先天及新生儿感染病原检验

第一节　常见病原生物与所致疾病

641. 为什么要有效预防、减少和控制先天及新生儿感染疾病的发生和发展

答：先天及新生儿感染（congenital and neonatal infections）是指胎儿在子宫内或在出生的过程中以及出生后新生儿期发生的感染。新生儿感染性疾病是其死亡的主要原因，目前在我国其发生率及病死率仍占新生儿疾病的首位。宫内感染可导致流产、早产、死胎、胎儿畸形、宫内发育迟缓等，是造成先天性缺陷和先天性残疾的重要原因。新生儿尤其是早产儿各组织器官及生理功能发育尚未成熟，免疫功能不健全，抵抗力低下，一旦发生感染常扩散蔓延而发生败血症、脑膜炎、心肌炎等，造成不同程度的全身炎症反应和器官功能障碍，甚至引起死亡。故早期检查、快速准确诊断以有效预防、减少和控制先天及新生儿感染疾病的发生和发展，才能切实提高我国出生人口素质和健康水平。

642. 为什么细菌和病毒是引起先天及新生儿感染的常见病原体

答：根据感染的时间和途径的不同，先天及新生儿感染的常见病原体也不尽相同。感染途径有以下三种：一种是病原体通过血液循环，经胎盘感染胎儿，如乙肝病毒、风疹病毒、梅毒螺旋体等；二是母亲阴道或子宫颈病原体逆行而上感染胎儿，如巨细胞病毒、单纯疱疹病毒等；三是母亲生殖道病原体上行污染羊水被胎儿吸入或咽下，引起感染，比如李斯特菌、大肠埃希菌等。临床上以病毒引起的宫内感染最常见，并能造成胎儿较严重后果的包括巨细胞病毒、风疹病毒、单纯疱疹病毒、乙型肝炎病毒、人类免疫缺陷病毒、细小病毒 B19、水痘带状疱疹病毒等。导致胎儿出生时围产期感染的微生物主要是母亲生殖道中寄生的细菌和病毒，而引起出生后新生儿期感染的绝大多数是细菌。常见的细菌有淋病奈瑟菌、梅毒螺旋体、B 群 β 溶血性链球菌、金黄色葡萄球菌、肺炎克雷伯菌、铜绿假单胞菌、破伤风梭菌、沙眼衣原体与解脲脲原体等。

643. 为什么说先天感染越早对胎儿的损伤越严重

答：先天及新生儿感染的临床表现与致病微生物的种类、感染程度、感染时间、感染途径等因素相关。如果是孕妇血中的微生物通过胎盘感染宫内胎儿，感染越早对胎儿的损伤越严重。特别在怀孕初的 3 个月，胚胎处于器官形成期，此时被感染，可破坏细胞或抑制细胞的分裂和增殖，从而造成流产、死胎、死产、胎儿宫内发育迟缓、先天性畸形。婴儿出生后表现为肝脾肿大、皮疹、黄疸、紫癜、白内障、小头畸形、大脑钙化、先天性心

脏病、视网膜炎与脑膜脑炎等，继而呈进行性的功能损害，造成不同程度的智力障碍，出现生长发育迟缓、视力及听力障碍等重大问题。

644. 为什么新生儿上呼吸道感染的临床表现多种多样

答：新生儿上呼吸道感染（neonatal upper respiratory tract infections）是由各种病原体引起的鼻、咽、喉等部位的黏膜炎症，简称上感。新生儿上呼吸道感染的临床表现多种多样。由于新生儿鼻腔小，鼻道狭窄，鼻黏膜柔嫩，富于血管等呼吸系统的解剖生理特点，一旦感染黏膜易充血、水肿而出现严重的鼻腔阻塞和呼吸困难。此外，新生儿呼吸道局部免疫低下，对感染的局限能力较差，上呼吸道感染易向下或向邻近器官蔓延，可以发生相应的炎症，比如肺炎、支气管炎、鼻窦炎、颈部淋巴结炎、急性中耳炎、眼结膜炎等。

645. 为什么新生儿败血症是新生儿最常见的感染疾病

答：新生儿免疫系统发育不够成熟，功能尚欠完善。新生儿败血症（neonatal septicemia）指新生儿期细菌侵入血液循环，并在其中繁殖和产生毒素所造成的全身性感染，有时还在体内产生迁移病灶。引起新生儿败血症原因如下：①母亲孕期有感染（如败血症等）时，细菌可经胎盘血行感染胎儿引起败血症；②产程延长、难产、胎膜早破时，细菌可由产道上行进入羊膜腔，胎儿可因吸入或吞下污染的羊水而患肺炎、胃肠炎、中耳炎等，进一步发展成为败血症；③因消毒不严、助产不当、复苏损伤等使细菌直接从皮肤、黏膜破损处进入血中；④产后感染最常见，细菌可从皮肤、黏膜、呼吸道、消化道、泌尿道等途径侵入血液循环，脐部是细菌最易侵入的门户。败血症的病原体以革兰阴性杆菌最多见，如大肠埃希菌、铜绿假单胞菌、肺炎克雷伯菌等，其次为革兰阳性球菌，常见金黄色葡萄球菌、肺炎链球菌、表皮葡萄球菌等。近年来 B 群 β 溶血性链球菌感染增加趋势，该菌感染后易产生神经系统后遗症，而且病死率极高，引起医学界广泛重视。从新生儿的血标本中分离培养出病原菌即可确诊为败血症。

646. 为什么新生儿感染性肺炎也是新生儿最常见的感染疾病

答：新生儿免疫功能低下，呼吸道防御能力差，是新生儿感染性肺炎（neonatal infectious pneumonia）发生率高的内在因素。感染性肺炎根据感染发生的时间不同分为出生前（宫内和产时）感染和出生后感染，这两类感染可单独存在，也可先后同时发生。病原由于感染途径不同而存在差异，吸入污染的羊水或经产道时感染以大肠埃希菌多见，也可为 B 群 β 溶血性链球菌、病毒（肠道病毒、巨细胞病毒等）或沙眼衣原体等；出生后感染以 B 群 β 溶血性链球菌、金黄色葡萄球菌、肺炎链球菌、大肠埃希菌及呼吸道病毒等多见。

647. 为什么先天及新生儿感染性疾病实验诊断时需要关注新生儿的出生史及喂养史

答：先天及新生儿感染性疾病（congenital and neonatal infectious diseases）有其自身特点，新生儿现病史短，许多早期疾病与围生期因素密切相关，所以新生儿的出生史：母孕期情况、是否足月产、分娩时情况、出生时体重、出生时有无窒息等均有助于疾病的明确诊断。新生儿期胃肠的消化功能和肾功能发育尚不成熟，而身体需要的各种营养又较多，因此合理喂养与新生儿健康成长密切相关。喂养史（母乳喂养、人工喂养或混合喂养等）

对疾病的诊断也具有一定的参考价值。此外，新生儿不能言语，故其精神状态、面部表情、对周围事物反应、面色、哭声等传达的信息也不容忽视。

648. 为什么孕前检查与孕期检测可以减少先天及新生儿感染的发生率

答：先天及新生儿感染的发生与孕期母亲的感染密切相关。母体免疫力低下时，对病原微生物易感，容易发生原发感染。另外，母体内的一些潜在感染也可能被激活，而成为活动感染原。据国内外调查，约 3%~8% 的新生儿受到母源性微生物的感染。怀孕任何时期的孕妇获得的感染皆有可能传播至胎儿，孕前检查与孕期检测（pre-pregnancy and pregnancy testing）有助于孕妇感染的早期发现，而感染孕妇的及时治疗可减少新生儿母源性微生物感染的发生。

649. 为什么 B 群 β 溶血性链球菌是引起新生儿肺炎的主要病原体之一

答：引起新生儿肺炎的 B 群 β 溶血性链球菌（Group B *Streptococcus*，GBS）又称无乳链球菌，通常寄生在母体的泌尿生殖道和胃肠道，据统计约有 10%~30% 的孕妇有 GBS 感染，其中 40%~70% 会传递给新生儿。新生儿多由垂直传播获得 GBS，例如羊膜早破，产道污染致上行感染，或羊膜完整者胎儿吸入了受羊膜炎污染的羊水致病。早发性 GBS 感染发生在出生后 5 天内，迟发性 GBS 感染一般发生在出生后的 1 周，也可迟达 7 月龄。患早发性 GBS 肺炎的新生儿，80% 以上在出生时或数小时内出现呼吸窘迫，并呈进行性加剧。主要症状为呼吸急促、呼吸暂停、发绀，体格检查发现呼吸音粗糙、鼻翼扇动、三凹征（+）。迟发性 GBS 肺炎一般在新生儿出生后 2 周起病，常继发于新生儿败血症或伴随有化脓性脑膜炎等表现。

650. 为什么表皮葡萄球菌感染是新生儿医源性感染的最常见病原体之一

答：近年来关于新生儿表皮葡萄球菌感染的报道增多，虽然该菌多导致轻度感染，较少出现并发症，但它仍是新生儿医源性感染的最常见细菌病原体之一，如体内有器械装置的患儿（静脉内导管、呼吸道插管、尿道插管等）、外科性损伤（胸骨骨髓炎、眼内炎等）与免疫缺损患儿（恶性病变、白细胞减少症）等。表皮葡萄球菌是人类皮肤、口腔、阴道和尿道等正常菌群的组成部分，也可以在体弱低体重儿的气管中寄生，该类病原经常会引起新生儿的全身感染，其中约 1/5 的患儿累及肺部。

651. 为什么条件致病菌克雷伯菌属引起新生儿肺炎的发病率有所增加

答：克雷伯菌属（*Klebsiella sp.*）是条件致病菌，近年来作为新生儿肺炎的病原菌发病率却有所增加。克雷伯菌属隶属肠杆菌科，系肠道正常菌群，为条件致病菌，即在一定条件下可引起肺炎、尿路感染、肠道感染、腹腔感染和菌血症等。人体咽喉部正常菌群通常无克雷伯杆菌属细菌寄生，如果在咽喉部、气管吸出物查到该菌则提示呼吸系统感染。克雷伯菌属细菌引起的感染一般属于医院内感染，该菌通常可经由护理人员的手从一个婴儿传播给另一个婴儿。患儿可表现为支气管肺炎，通常有单叶性肺炎和慢性过程两种形式。克雷伯菌属的感染发病率近年有所上升提示应加强医院感染的控制和抗菌药物合理运用的管理。

652. 为什么呼吸道合胞病毒可以引起呼吸系统感染

答：呼吸道合胞病毒（respiratory syncytial virus，RSV）属副黏液病毒科，是引起小儿病毒性肺炎的最常见病原，可引起间质性肺炎及毛细支气管炎，多见于新生儿和6个月龄以内的婴儿，主要与其免疫系统发育尚不成熟，呼吸道黏膜 SIgA 产生缓慢和不足有关。RSV 病毒经空气飞沫和密切接触传播，感染的潜伏期为 2~8 天，其致病机制主要是 RSV 病毒与宿主受累细胞之间产生的高免疫反应性，包括体液免疫和细胞免疫，导致呼吸道上皮细胞受损。RSV 肺炎的典型病理所见是单核细胞的间质浸润。婴幼儿感染合胞病毒后症状较重，可有高热、鼻炎、咽炎及喉炎，以后表现为细支气管炎及肺炎。少数患儿可并发中耳炎、胸膜炎及心肌炎等。发病 3~5 天呼吸道分泌物的细胞培养分离到病毒是诊断的金标准，但培养周期长，一般临床实验室不常规开展。免疫荧光技术检查呼吸道柱状纤毛上皮细胞中病毒抗原和 PCR 技术直接定量检测呼吸道标本中的病毒核酸有助于早期诊断。

653. 为什么新生儿感染李斯特菌时特别要留意神经症状

答：单核细胞增多性李斯特菌（*Listeria monocytogenes*），可引起人类的脑膜炎、败血症、流产及新生儿感染等疾病，如果免疫缺陷者发生李斯特菌感染，其病情严重，病死率高达33%。李斯特菌是细胞内寄生菌，不产内毒素，可产生一种溶血性的外毒素。孕妇感染单核细胞李斯特菌可直接累及胎盘、羊水和宫腔或胎儿，造成死胎、早产或新生儿脑膜炎。新生儿在胎内获得感染，分娩后发病早期常为败血症，后期为足月产后两周发生新生儿脑膜炎。李斯特菌有嗜神经性，患儿表现以神经症状最明显，典型的症状为发热、呕吐、脑膜刺激征、共济失调等，患儿可出现呼吸或循环衰竭，病死率高达33%~100%，早期治疗可提高存活率。除临床表现外，感染部位分离到病原菌是确诊的主要依据。

（黄卫春 王星）

第二节 感染病原检验

654. 为什么外周血检查可以帮助诊断先天及新生儿感染

答：外周血常规检查是新生儿感染最常见检测项目，包括白细胞计数、白细胞分类计数、红细胞计数、血小板计数等，根据各类细胞的数值和白细胞的分类可辅助判断疾病是否为感染所致，对区分病毒或细菌感染也有一定意义。白细胞升高超过 25×10^9/L，或减低（$<0.5\times10^9$/L）、中性粒细胞超过 $0.1~0.7\times10^9$/L、中性粒细胞有无空泡变性及中毒颗粒，或白细胞中能否发现吞噬细菌等均有助于诊断。此外，C 反应蛋白（CRP）作为非特异性的炎症标志物能够提示患者是否存在感染，CRP 在正常情况下含量极微量，细菌感染时血浓度急剧升高，可超过正常值的数百倍以上，一旦感染控制则迅速下降。外周血 CRP 可以与血常规一起进行检测，常用于感染性疾病的辅助诊断。

655. 为什么脑脊液检查可以为新生儿脑膜炎诊断提供参考依据

答：脑脊液（examination of cerebrospinal fluid）检查包括颜色与透明度、蛋白定性试验、有形成分检查（细胞总数、白细胞计数、细胞分类）等，对脑膜炎的诊断意义重大。细菌性脑膜炎时，脑脊液可呈乳白色或绿色混浊，垂直静置后可出现薄膜样沉淀物，在薄膜样沉淀物中寻得细菌的阳性率一般较高。正常脑脊液蛋白含量新生儿为 1g/L，早产儿可高达 2g/L。蛋白增高多与细胞增多同时发生，见于各种中枢神经系统感染。正常白细胞数（早产儿及新生儿）在 $0.03×10^9$ 个/L 以内，但多核白细胞不应超过 5 个，主要为小、中淋巴细胞。当脑膜有刺激性或炎性病变时，脑脊液的白细胞计数增多。故中枢神经系统感染性病变时，脑脊液检查可提供新生儿脑膜炎诊断参考依据。

656. 为什么血气检测可以为新生儿呼吸系统感染治疗提供依据

答：血气分析（blood gasanalysis）是医学上常用于判断机体是否存在酸碱平衡失调以及缺氧和缺氧程度等的检验手段。血气分析的主要参数有：①二氧化碳分压（PCO_2），参考区间 4.65~5.98kPa（35~45mmHg），乘 0.03 即为 H_2CO_3 含量，超出或低于参考区间称高、低碳酸血症。大于 50mmHg 有抑制呼吸中枢危险，是判断各型酸碱中毒主要指标。②氧分压（PO_2）参考区间 10.64~13.3kPa（80~100mmHg），低于 60mmHg 即有呼吸衰竭，低于 30mmHg 可有生命危险。③pH：参考区间 7.35~7.45。低于 7.35 为失代偿性酸中毒症，高于 7.45 为失代偿性碱中毒。但 pH 正常并不能完全排除无酸碱失衡，代偿性酸或碱中毒时 pH 均在 7.35~7.45 的正常范围之间，需要结合患儿情况及其他检查综合判断。因此，血气检测有助于临床医生掌握患儿病情并给予及时恰当的处理。此外，血气分析还能观察疗效和估计预后。

657. 为什么对孕产妇要做 B 群 β 溶血性链球菌筛查

答：B 群 β 溶血性族链球菌（GBS）定植于女性阴道及直肠内，在分娩过程中，新生儿通过产道时可被感染，严重的可引起新生儿侵袭性 GBS 感染，如菌血症或败血症（80%~83%）、肺炎（10%）、脑膜炎（7%）。鉴于 GBS 的感染可导致严重的危害，建议对所有孕妇进行筛查，从而早预防早发现早治疗。目前主要有两种 GBS 筛查和预防的方案。方案Ⅰ：①孕 35~37 周对所有孕妇或 GBS 感染高危孕妇进行 GBS 筛查，筛查阳性者进行预防性抗生素治疗；②之前有新生儿 GBS 感染史、本次妊娠有 GBS 菌尿、早产，也应该进行 GBS 筛查和预防性治疗；③没有进行 GBS 筛查，但若产时孕妇体温≥38℃或胎膜早破时间≥18 小时，应该进行针对 GBS 筛查和预防性治疗。方案Ⅱ：不进行 GBS 筛查而直接对高危孕妇进行预防性治疗，包括早产或产时体温≥38℃或胎膜早破时间≥18 小时，有过新生儿 GBS 感染史或本次妊娠有 GBS 菌尿的孕妇。

658. 为什么孕期妇女要进行 TORCH 项目检测

答：临床资料显示，以风疹病毒、疱疹病毒、巨细胞病毒、弓形虫引起的宫内感染最为广泛，感染后对胎儿的影响也最为严重。TORCH 检测（TORCH examination）中 T 代表弓形虫（*Toxopasma*），R 代表风疹病毒（*Rubella virus*），C 代表巨细胞病毒（*Cytomegalo virus*），H 代表单纯疱疹病毒（*Herpes virus*），O 代表其他的感染因素。由于成人感染 TORCH 后临床症状不明显，不能自我感受到是否被感染，因此 TORCH 项目在孕前检查、孕期检测中尤为重要，从优生优育的角度考虑，对孕前妇女进行 TORCH 特异性抗体检查及对 IgM 抗体阳性妇女进行定期监测是很有必要的，尤其是有饲养或接触宠物史或其他接触史者应于计划妊娠前 3~5 个月进行 TORCH 的特异性抗体检查，风疹病毒 IgG 阴性者及时接种疫苗以获得免疫力，TORCH-IgM 阳性者推迟计划妊娠期以避免可能的急性感染阶段。有条件者妊娠 1~3 个月间再次进行相应 TORCH 特异性抗体检查。

659. 为什么 TORCH 检测的结果判读有一定的局限性

答：TORCH 检测的结果判读局限性原因如下：①风疹病毒感染后 IgM 在 2 周左右产生，3 周达高峰，6~7 周开始降低，IgG 在感染后 3 周开始增高，因此，IgG 阳性、IgM 阴性结果不能排除此前 8 周的风疹病毒感染；②巨细胞病毒抗体 IgM 产生后可持续 4~8 个月，约 10% 重复感染巨细胞病毒感染者 IgM 水平可持续 18 个月，因此，不能根据 IgM 抗体结果区别原发感染、继发感染和感染发生的孕期；③弓形虫感染后 IgM 抗体产生于感染后 7~8 天，大多数患者的 IgM 抗体产生后在体内可持续 4~6 个月，但部分患者在感染后 3 周内 IgM 会降至阴性水平，还有些患者在初次感染弓形虫后可维持低水平的 IgM 多至一年；④单纯疱疹病毒 IgM 抗体于感染后 1~2 周可检测到，抗体最高效价出现于第 3 周，此后慢慢下降，6 个月左右消失，再次感染后升高，而 IgG 持续较长时间。因此，动态监测孕妇血清中 TORCH 的 IgM、IgG 水平，有助于临床医师综合分析孕妇的健康状况。

660. 如何正确解读妊娠期孕妇 TORCH 检测试验结果对胎儿的影响

答：原发性的 TORCH 感染对胎儿的影响，有以下四种试验结果及解释：①IgG 抗体阳性、IgM 抗体阴性，提示既往感染，无需进一步检查或随访；②IgG 抗体阴性、IgM 抗体阴性，系易感人群，妊娠期内需每 2 个月随访一次，观察 IgG 抗体是否有阳性结果，可与保存的第一次血清标本同时检测；③IgG 抗体阴性、IgM 抗体阳性，有两种可能，一是急性感染的"窗口期"，另一种可能是其他干扰因素造成 IgM 抗体假阳性，需 2 周后复查，如果 IgG 抗体阳转，则为急性期感染，否则判断为 IgM 抗体假阳性；④IgG 抗体阳性、IgM 抗体阳性，可能为妊娠期内原发性感染或再感染（或复发）。这种先天性感染主要是母亲原发性感染时母亲血中的病毒通过胎盘感染胎儿，对胎儿的损害与胎儿的月龄有关，胎龄越小受损越重，但妊娠晚期亦可受一定影响（估计不超过 5%）。从优生学考虑，凡妊娠期间确诊为原发感染时，特别是妊娠早期应当中止妊娠。对妊娠期间确诊为复发或再感染者，因对胎儿的影响较小，可以考虑继续妊娠。但最好进行羊水检查及 B 超检查，凡羊水中 DNA 或 RNA 阳性者和（或）B 超发现胎儿有畸形者亦应中止妊娠。不能判定为原发或复发者，最好按原发感染处理。

661. 为什么绝大多数生殖道寄生和定植菌可引起宫内和新生儿感染

答：解脲脲原体、B 群 β 溶血性链球菌、大肠埃希菌、沙眼衣原体、阴道加德纳菌等，这些细菌均为下生殖道寄生菌，正常情况下并不引起感染。但在妊娠期，由于局部生理 pH 的改变或宿主免疫力的下降，这些菌被激活而引起胎膜早破，继而上行扩散导致胎儿感染。另外，定植在阴道的淋病奈瑟菌、沙眼衣原体等也可直接感染分娩的新生儿。婴儿出生后，存在于环境中（空气、物体表面等）以及家庭成员或医护人员体内的细菌，可通过皮肤黏膜创面、呼吸道、消化道及接触而引起新生儿感染，消毒不严的各种导管和仪器也可造成医源性感染。

662. 为什么新生儿患者出现惊厥时必须做脑脊液培养

答：新生儿惊厥（neonatal convulsions）是围生期多种新生儿疾病的共同临床症状之一，它可以是病情危重的临床表现，也可以是良性的表现。一般胎龄越小的新生儿发生惊厥的概率越大。惊厥对新生儿脑部发育有一定的影响，可以产生神经系统的后遗症，因此必须重视新生儿患者出现惊厥时的病因诊断，及时对症处理。引起新生儿惊厥病因多种多样，可以是感染性的，也可以是非感染性的，其中非感染性的因素和围生因素密切相关。感染性因素包括中枢感染和败血症，常见的中枢感染有各种细菌引起的化脓性脑膜炎如大肠埃希菌、肺炎克雷伯菌引起的化脓性脑膜炎，多在出生1周后发生感染，出现惊厥或其他定位症状，尤其是败血症患儿会出现神经系统症状。新生儿期病毒性脑炎发生概率较低，常见宫内感染的风疹病毒、巨细胞病毒、疱疹病毒等，另外宫内弓形虫感染也可引起中枢感染，称为宫内感染的延续。新生儿惊厥诊断需要根据病史、体格检查、电生理诊断、神经系统检查、影像学诊断和一些相关的实验室检查。实验室检查首先要进行包括脑脊液培养、常规检查和生化指标的检查，以区分感染和非感染，明确病因。此外，对于存在败血症临床表现的新生儿还应进行血培养；对怀疑有血液系统疾病的新生儿应该进行相关的红细胞形态检查、红细胞酶缺陷的检等；对于存在遗传性疾病的新生儿应该予以相关的特殊检查，以全面分析患儿的状况，对症治疗。

663. 为什么新生儿患者出现呕血时有必要做粪便培养

答：新生儿呕血（neonatal haematemesis）是围生期新生儿常见的临床症状，可以分为假性呕血和真性呕血。引起假性呕血的原因是在分娩过程中吞入母亲产道的污血或吸入母亲乳头糜烂处的母血，一般这样的新生儿无贫血失血的临床表现，状况良好。引起真性呕血的原因有局部损伤性出血、反流性食管炎、应激性消化道出血、急性胃肠炎、新生儿出血症、DIC与先天性凝血功能障碍等。在新生儿胃肠出血的鉴别诊断中，分析血样排出物中血红蛋白F（HbF）的含量可以分析Hb为新生儿源性或母源性，区别真假性呕血。真性呕血中，引起急性胃肠炎发病的致病菌可以是大肠埃希菌、沙门菌属、变形杆菌、铜绿假单胞菌、幽门螺杆菌、肠杆菌属、肠球菌属、葡萄球菌属、轮状病毒、肠道腺病毒、星状病毒、诺如病毒与冠状病毒等，可以通过粪便培养及相应的病原体抗原检测作出病原学诊断。

664. 为什么新生儿患者出现肝脾肿大时必须做病原检验

答：新生儿肝脾肿大（neonatal hepatosplenomegaly）是新生儿期较为常见的临床症状，肝和脾是腹腔内两个重要的器官，在生理功能方面既有独特之处，又有共同点，两者在血液循环上互相关联，因此，在临床病理上也常密切相关。新生儿肝脾肿大的原因很多，感染性疾病、血液病、心脏病、胆道疾病、遗传代谢性疾病以及肿瘤等均可引起肝脾肿大，其中感染性疾病最为常见。

细菌、病毒和原虫感染均可引起新生儿肝脾肿大，如由各种细菌感染引起的败血症；肝炎病毒、巨细胞病毒、风疹病毒和水痘-带状疱疹病毒等引起的新生儿肝炎；感染的弓形体病。可通过结合病史、临床表现特点和体检特点及相应的实验室检查包括血象、肝功能和病原学检查等。病原学检查可以明确感染导致肝脾肿大的病因，从而对症治疗。

665. 为什么新生儿患者出现腹水时必须做引流液培养

答：新生儿腹胀（neonatal abdominal distension）是围生期新生儿常见的症状，分为生理性和病理性两大类。病理性分为器质性和功能性腹胀，器质性腹胀主要由腹部肿块、血性、乳糜性、渗出性和漏出性腹水、气腹和消化道畸形引起；功能性腹胀主要由麻痹性肠梗阻（感染、低氧血症、代谢紊乱）和机械性肠梗阻引起。其中渗出性腹水主要见于各种内外科感染性疾病，包括各种原因造成的消化道穿孔所致的弥漫性腹膜炎、肠炎和败血症等。腹水性质为渗出性，蛋白质含量高，可自行凝固，李凡他试验阳性，细胞数>500×10^6/L。急性化脓性感染时可以通过抽取引流液做病原体培养及涂片，找到致病菌。感染也可引起麻痹性肠梗阻，多见于败血症、尿路感染、急性胃肠炎、坏死性小肠结肠炎和急腹症晚期。上述感染所致腹水需对引流液进行培养以检测病原体，确诊感染原因，对症治疗。

666. 为什么新生儿患者出现发热时必须做病原检验

答：新生儿发热（neonatal fever）是新生儿时期常见的一个症状，引起发热的原因很多，最常见的是感染（包括细菌感染，病毒感染，支原体感染等），其次是结缔组织病（即胶原病）、恶性肿瘤等。新生儿感染病原体代谢产物或其毒素作用于血细胞及单核-吞噬细胞系统，释放出一种内源性致热物质。发热也可由下丘脑前部的体温调节中枢调节障碍引起。因此，新生儿发热首要考虑的是感染因素，新生儿的免疫系统尚未发育完全，一旦感染疾病进展非常快，必须尽快进行相关病原检测，明确感染的病因，对症治疗。

667. 为什么新生儿患者出现皮疹时需要做病原检验

答：新生儿皮疹（neonatal rash）伴有发热、黄疸，特别是口唇附近皮肤黏膜出现疱疹，如果母亲又有生殖道疱疹史，可怀疑为单纯疱疹病毒感染。新生儿疱疹是临床上常见而又严重的感染，HSV-1、HSV-2 在分娩时均可通过产道感染新生儿，以 HSV-2 为多见，约占75%。常发生在出生后第 6 天。妊娠妇女感染 HSV-1，病毒有可能经胎盘感染胎儿，造成流产、死胎或先天性畸形。病毒分离培养是目前临床上明确诊断疱疹病毒感染的可靠依据。另外，早期先天性梅毒会有皮肤黏膜损害，包括水疱-大水疱性皮损、扁平湿疣及口角、肛周放射状皲裂或瘢痕。一些非感染性皮疹的原因：如药疹、婴儿湿疹、荨麻疹等，需与感染性疾病的皮疹相鉴别。

668. 为什么新生儿患者出现血尿时必须做尿培养

答：新生儿血尿（neonatal hematuria）可分为真性血尿和假性血尿。假性血尿分为尿酸盐尿、血红蛋白尿或肌红蛋白尿、先天性紫质症等。真性血尿分为全身性疾病血尿和泌尿系统性血尿。全身感染性疾病，如败血症及细菌性心内膜炎时，可引起肾血管栓塞或血栓形成，也可引起肾上腺皮质或髓质坏死，均可引起严重血尿。结缔组织病，如先天性系统性红斑狼疮也可引起血尿。泌尿系统性血尿包括肾外伤、泌尿道感染，如肾盂肾炎、膀胱炎、局灶性肾炎和肾脓肿等，均可引起血尿，此类疾病常同时有脓尿，应及时进行病原检查。尿培养结果通常为阳性，以此明确导致感染的病原体，对临床治疗具有重要意义。

669. 为什么新生儿患者血培养阴性时不能完全排除血流感染

答：败血症（septicemia）是指细菌进入血液循环，并在其中生长繁殖，产生毒素引起的全身性严重感染。临床表现为发热，严重毒血症状，皮疹瘀点，肝脾肿大和白细胞数增高等，当败血症伴有多发性脓肿时称为脓毒败血症。新生儿败血症不能单靠血培养来诊断，还要结合临床表现。血培养因受到血液标本的采集时间、采集量、血培养瓶的种类、送检时间以及已使用抗菌药物的影响，一般阳性率大约在10%~20%。反复、多部位取血与高热寒战期抽血可提高培养阳性率。送检血培养时应该注意以下几点：①血培养标本采集套数需要至少在2个穿刺点抽取，并标明穿刺点部位，按照血培养瓶标识注入对应的血量。比如儿童培养瓶需要3ml采血量。②血培养采集的最好时机是体温高峰、寒战时，但如果错过仍应采集。最好在抗感染治疗前获得首份血培养标本，必要时可延迟起始抗菌药物的治疗，进行采样。③高致病力的厌氧菌，如脆弱类杆菌、产气荚膜梭菌、消化链球菌等引起血流感染的情况日益增多，开展厌氧培养，能够进一步提高病原菌检出率。④采血后应立即送至实验室，如不能立即送检，需室温保存，不能放冰箱内。即便如此，某些生长缓慢或对环境要求较高的细菌也可能在血培养中出现假阴性结果。因此，血培养阴性时不能确诊为非血流感染。

670. 为什么血培养采集时间对病原体阳性率有影响

答：临床上考虑患儿有菌血症的可能应尽早送检血液培养。采血时间对细菌血培养阳性率的提高是至关重要的。疾病初期病原菌尚未大量入血，故此时采血可能阳性率不高，而一旦体温达到高峰，往往大部分细菌在血中已被清除，造成体温高峰期和恢复期阳性率呈下降趋势。体温升高期，血中病原菌浓度最高，故在体温高峰期到来之前0.5~1小时采集血液阳性率高。此外，血液中的抗菌药物会抑制和（或）减慢细菌的生长，因此，血培养标本采集应该尽量在使用抗菌药物之前进行，但临床往往难以做到。使用含抗菌药物中和或吸附功能的血培养瓶可以降低标本中的抗菌药物的影响。推荐同时采集2份（不同部位）血培养标本，以助于提高阳性检出率，区别病原菌与污染菌。

671. 为什么人类细小病毒B19感染以实验室诊断为主

答：人类细小病毒B19（*Human parvovirus B19*）是细小病毒族中唯一与人类疾病有密切关系的病毒。与传染性红斑、一过性再生障碍性贫血危象、慢性贫血、关节病及先天性肠闭锁相关。孕妇感染后可引起宫内感染，导致胎儿贫血、水肿和死亡。本组疾病多呈急性自限性过程，预后良好，但免疫缺损者可呈慢性迁延过程，近年来有数起因暴发型心肌炎、暴发型肝炎等而死亡的报道。由于人类细小病毒B19感染表现复杂，无特殊临床表现，诊断主要依靠实验室检查。一般可以用电镜检测血清中B19颗粒，免疫电镜技术特异性高，可以显示核内包涵体上的阳性抗原标记，但是敏感性较低且价格昂贵耗时长，不宜作为常规检测手段。血清学检测方法有ELISA法、对流免疫电泳、放射免疫法等。B19-IgM阳性表示近期感染或急性感染，发病后3天即可检测到，3天~3周达高峰，持续2~4个月。B19-IgG阳性提示既往感染，感染后第3周方可检测到，在体内持续数年或终身。骨髓B19-DNA阳性或涂片出现特征性巨红细胞可以作为B19感染的诊断依据。病毒的核酸检测主要有PCR、原位杂交、斑点杂交和Southern印迹，具有特异性强敏感性高的特点。其他辅助检查包括心电图检查可出现异常，血象检查外周血白细胞可轻度减低或正常，有再障危象者血红蛋白和血小板可减低。

（黄卫春　王星）

第三节　常见先天及新生儿感染性疾病实验诊断

672. 为什么诊断新生儿败血症最有价值的检验方法是血培养

答：新生儿败血症是新生儿时期一种严重的感染性疾病，是病原体侵入新生儿血液中并且生长、繁殖、产生毒素而造成的全身性炎症反应。新生儿败血症往往缺乏典型的临床表现，但进展迅速，病情凶险成为新生儿败血症的特点。鉴于败血症由病原体在血液中生长繁殖所致，故通过血培养检测出血液中感染的病原体是确诊败血症的"金标准"。新生儿败血症可分为早发型和晚发型。早发型多在出生后 7 天内起病，感染多发生于出生前或出生时，病原菌以大肠埃希菌等革兰阴性杆菌为主；晚发型在出生 7 天后起病，感染发生在出生时或出生后，病原体以葡萄球菌属、克雷伯菌属常见。

673. 为什么怀疑新生儿化脓性脑膜炎的患儿应及早做腰穿检查

答：新生儿化脓性脑膜炎是指出生后 4 周内化脓性细菌引起的脑膜炎症，是常见的危及新生儿生命的疾病，本病常为败血症的一部分或继发于败血症，一般新生儿败血症中 25% 会并发化脓性脑膜炎。其发生率约占活产儿的 0.2‰～1‰，早产儿可高达 3‰。其临床症状常不典型（尤其早产儿），颅内压增高征出现较晚，常缺乏脑膜刺激征，早期诊断困难。故怀疑患化脓性脑膜炎的新生儿应及早检查脑脊液，早期诊断，及时治疗，减少后遗症和病死率。脑脊液检查项目：脑脊液压力，通常 >30～80mmH$_2$O、脑脊液常规检查、生化检查、微生物直接涂片以及培养等，可以明确诊断。脑脊液外观不清或浑浊，涂片可发现细菌，培养分离到病原菌的概率高。

674. 为什么新生儿败血症会同时累及多个器官

答：新生儿败血症是指病原体侵入新生儿血液循环，并在其中生长、繁殖、产生毒素而造成的全身性反应，故多累及多个器官。根据发病时间分早发型和晚发型。

（1）早发型新生儿败血症特点是：①生后 7 天内起病；②感染发生在出生前或出生时，与围生因素有关，常由母亲垂直传播引起，病原菌以大肠埃希菌等革兰阴性杆菌为主；③常呈暴发性多器官受累，发生率高。

（2）晚发型新生儿败血症特点是：①出生 7 天后起病；②感染发生在出生时或出生后，由水平传播引起，病原菌以葡萄球菌、机会致病菌为主；③常有脐炎、肺炎或脑膜炎等局灶性感染，发生率较早发型低。早期症状、体征常不典型；一般表现为反应差、嗜睡、发热或体温不升、不吃、不哭、体重不增等症状。出现黄疸、肝脾肿大、出血倾向、休克症状时应高度怀疑败血症，其他症状如呕吐、腹胀、中毒性肠麻痹、呼吸窘迫或暂停、青紫或者合并肺炎、脑膜炎、坏死性小肠结肠炎、化脓性关节炎和骨髓炎等也应考虑败血症的可能。对新生儿败血症诊断新的"金标准"是血的病原检验即血培养，详见第四章。

675. 为什么有不洁接生史及典型牙关紧闭症状可以确诊新生儿破伤风

答：新生儿破伤风（neonatal tetanus）又称"四六风""脐风""七日风"等，系由破伤风梭菌入侵脐部感染产生毒素而致，是以牙关紧闭和全身肌肉强直性痉挛为特征的急性严重感染性疾病。大多因接生断脐时，接生人员的手或所用的剪刀、纱布未经消毒或消毒不严密，或出生后不注意脐部的清洁消毒，致使破伤风芽胞梭菌自脐部侵入而引起。多数发生在出生后4~7天。早期症状为哭闹、口张不大、吸吮困难，如用压舌板压舌时，用力愈大，张口愈困难，压舌板反被咬得越紧，称为压舌板试验阳性，可作为早期诊断的依据。随后牙关紧闭，面肌紧张，口角上牵，呈"苦笑"面容，伴有阵发性双拳紧握。上肢过度屈曲，下肢伸直，呈角弓反张状，呼吸肌和喉肌痉挛可引起青紫窒息。任何轻微刺激（声、光、轻触、轻刺等）即可诱发痉挛发作，痉挛发作时患儿神志清楚为本病的特点。病程中常并发肺炎和败血症。实验室检查包括感染性血象，中性粒细胞计数增高。脐部分泌物培养可分离出破伤风梭菌，但仅部分患儿阳性。脑脊液检查正常。X线胸片检查可明确有无继发肺部感染。脑CT无明显异常，无颅内出血表现，可与新生儿颅内出血症引起的惊厥鉴别。脑电图检查无明显异常。

676. 为什么新生儿淋球菌性结膜炎是新生儿眼炎中最严重的一类

答：新生儿淋球菌性结膜炎（neonatal gonococcal conjunctivitis）是一种极为剧烈的急性化脓性结膜炎，传染性强，可严重危害视力，是重要致盲原因。新生儿淋球菌性结膜炎多因出生时被母体阴道炎性分泌物或其他被淋球菌污染的用品感染，潜伏期2~5天内者多为母亲产道感染，出生7天后发病者为产后感染。临床表现为双眼剧烈的急性结膜炎，发病初期眼睑和眼球结膜水肿、充血，分泌物为水样、血清样、血性，但进展很快，发病数小时后即转为脓漏期，有大量脓性分泌物。重度睑球结膜水肿及炎症。角膜变暗，周边部浸润、溃疡，或中央部溃疡。溃疡穿孔，虹膜脱出，眼内发炎，视力丧失。多数患者有角膜并发症。实验室检查急性期结膜囊分泌物涂片或结膜刮片，革兰染色，在上皮细胞及中性白细胞的胞质内见大量革兰阴性双球菌。结膜囊细菌培养、免疫荧光素标记抗体或免疫酶标检查等，均可做出诊断。可依据淋病奈瑟菌的药敏结果选择合适的菌药物治疗。

677. 为什么新生儿淋球菌性结膜炎的病原体培养阳性率不高

答：新生儿淋球菌性结膜炎的病原体淋病奈瑟菌的抵抗力弱，对冷、热、干燥和消毒剂极度敏感。在室温中3小时即死亡，55℃5分钟内被破坏。1%石炭酸、75%乙醇或0.1%苯扎溴铵均可迅速使之死亡。专性需氧，初次分离培养时须提供5%CO_2。生长条件比较苛刻，巧克力血琼脂平板是适宜培养基，最适生长温度为35~36℃，低于30℃或高于38.5℃停止生长，故标本采集后应注意保暖保湿，立即送检接种，否则可能导致运输途中细菌死亡或培养条件不适宜而导致培养假阴性结果。

678. 为什么实验室对先天性梅毒病原体的筛查和确诊用不同的方法

答：先天性梅毒（congenital syphilis）的病原体检查通常取胎盘、羊水、皮损等易感染部位标本，在暗视野显微镜下找梅毒螺旋体。实验室筛查和确诊用不同的方法与方法本身的灵敏度和特异性有关。梅毒非特异性抗体试验（快速血浆反应素环状卡片试验、甲苯胺红不加热血清学试验等）因其简便、快速、敏感性极高，但有假阳性，故可作为筛查试验。梅毒特异性抗体试验（梅毒螺旋体颗粒凝集试验、梅毒螺旋体酶联免疫吸附试验等）特异性强，常用于先天性梅毒感染的确诊。

679. 为什么新生儿感染性肺炎在治疗前必须明确病原体

答：新生儿感染性肺炎是新生儿常见病，也是引起新生儿死亡的重要病因。据统计，围生期感染性肺炎病死率为 5%~20%。可发生在宫内、分娩过程中或生后，由细菌、病毒、真菌等不同的病原体引起。医源性途径引起的感染性肺炎病原体以金黄色葡萄球菌、大肠埃希菌多见。病毒则以呼吸道合胞病毒、腺病毒多见，沙眼衣原体、解脲脲支原体等也应引起重视。广谱抗生素使用过久易发生念珠菌肺炎。不同的病原体相对应的治疗药物不同，细菌性肺炎者可参照培养出细菌的药敏结果选用抗菌药物。特殊的病原体选用特定的药物，如李斯特菌肺炎可用氨苄西林，衣原体肺炎首选红霉素，单纯疱疹病毒性肺炎可用无环鸟苷，巨细胞病毒肺炎可用更昔洛韦等。

680. 为什么 HIV 抗体检测是诊断新生儿 HIV 感染主要依据之一

答：因为新生儿 HIV 感染多无任何症状，其诊断需结合流行病学史、根据宫内发育情况、通过病毒和血清学检查确诊。HIV 抗体检测是诊断 HIV 感染主要依据之一。HIV 抗体检查方法包括 ELISA 或化学发光初筛试验和蛋白印迹试验（WB）确认试验。ELISA 或化学发光检出 HIV 抗体，经 WB 检测证实，应持续跟踪随访至 18 个月以上则可确认 HIV 感染。18 个月前 ELISA 或化学发光和 WB 检测抗体阴性，则提示未感染。患儿双份血样本中 HIV RNA/DNA（+）即可确诊。

681. 为什么实验诊断对包涵体性结膜炎的诊断有价值

答：从结膜上皮细胞内发现典型的包涵体，对确定衣原体的感染有很大的参考价值。鸡胚卵黄囊或细胞培养分离出衣原体，PCR 法检测泪液衣原体阳性以及直接免疫荧光法检测泪液中衣原体抗体呈阳性可作为确诊依据。单克隆抗体、免疫荧光染色、ELISA 法检测血清抗原阳性，有一定意义。本病主要应与沙眼相鉴别，新生儿包涵体结膜炎（neonatal inclusion conjunctivitis）还应与淋球菌性结膜炎相鉴别。

682. 为什么 IgM 抗体检测对先天性风疹的诊断有重要价值

答：先天性风疹（congenital rubella）患儿出生后可有慢性感染，持续带病毒数月。由患儿的咽分泌物、尿、脑脊液及其他器官分离到风疹病毒即可确诊。然而病毒分离的阳性率随月龄而降低，至 1 岁时往往不能再分离到病毒。另外，患儿自身产生的抗风疹病毒 IgM 出生 1 个月内开始出现，至 1 岁达高峰值，可持续数年。因此，如新生患儿血清风疹特异性 IgM 阳性，或出生后并未感染风疹，而 5~6 个月后血清风疹 IgM 抗体还大量存在，均可证明该婴儿是先天性风疹患者。出生后感染风疹者，其血清的血凝抑制抗体可持续终生；但先天性风疹患儿约 20% 于 5 岁时就不再能测到该抗体。一般易感婴儿注射风疹疫苗后 95% 皆有产生抗体的效应，但抗体已阴转的先天性风疹患儿经注射风疹疫苗后很少发生效应，因此，3 岁以上幼儿注射风疹疫苗后，如没有产生血凝抑制抗体，在除外免疫缺陷病及其他原因后，结合母孕期感染风疹史及患儿其他临床表现，可诊断先天性风疹。

683. 为什么健康的新生儿也可能发生浅表的念珠菌感染

答：真菌广泛存在于自然界，只有少数真菌能引起具有特征性的临床疾病，其感染范围和严重程度变化程度较大。宿主的免疫功能是决定临床表现的主要因素，如侵袭性念珠菌病和隐球菌感染发生在免疫低下的人群，但是浅表的念珠菌感染（monilial infection）也可以发生在健康的新生儿。念珠菌引起的感染通常发生在皮肤和口腔黏膜。新生儿中最常见的是白念珠菌病，占发病的 60%~80%，热带念珠菌和近平滑念珠菌感染分别占 6% 和 14%。皮肤和口腔黏膜等浅表念珠菌病通常为外源性感染，由直接接触母亲产道的念珠菌或污染的食具引起。

684. 为什么新生儿病房中念珠菌感染会有不同的发病时间

答：念珠菌（Candida）是一种真菌，此菌呈卵圆形，有芽生孢子及细胞发芽伸长而形成的假菌丝。念珠菌是真菌中最常见的条件致病菌。念珠菌可通过胎盘血行感染胎儿，也可由母亲阴道上行性感染而产生绒毛膜羊膜炎，并蔓延至胎儿，导致先天性念珠菌病。早产儿或极低出生体重儿，主要通过母婴垂直传播引起全身性念珠菌病。其他的如创伤、抗菌药物应用及细胞毒药物使用致菌群失调或黏膜屏障功能改变、皮质激素应用、营养失调、免疫功能缺陷等均有利于念珠菌侵入和生长。新生儿病房中念珠菌感染有早发型和晚发型两种。早发型在出生后 24 小时内起病，足月儿表现为皮肤念珠菌病，一般是通过羊水污染而获得。早产儿除皮肤症状外常常同时伴有侵袭性的肺部损害和呼吸窘迫。极低体重儿会有不典型的肺部透明膜病 X 线表现，皮肤出现类似葡萄球菌感染样的或烫伤样的红斑，面积广泛并伴有大片状脱皮，白细胞增高可达（50~60）×10^9/L，病死率高。晚发型症状发生在出生后 30 天左右，典型表现是插管性念珠菌血症；病原菌主要来自胃肠道定植的内源性或院内感染菌株；病情严重者累及多脏器或插管远处的器官。其临床表现为低体温、拒奶、腹胀、呼吸困难等，实验室检查可见中性粒细胞增多、血小板减少与酸中毒等。

685. 为什么怀疑新生儿脐炎时要做血培养

答：脐炎是脐残端的细菌性感染。新生儿脐炎（neonatal omphalitis）中急性脐炎的主要原因有：出生后结扎脐带时污染或在脐带脱落前后敷料被粪、尿污染；羊膜早破，出生前脐带被污染；分娩过程中脐带被产道内细菌污染；被脐尿管瘘或卵黄管瘘流出物污染；继发于脐茸或脐窦的感染。最初症状为脐带脱落后伤口延迟不愈并有溢液，有时有脐轮红肿，脐凹内可见小的肉芽面或脐残端有少量黏液或脓性分泌物。严重者可有红、肿、热、痛等蜂窝织炎的症状。感染更严重时可见脐周明显红肿变硬，脓性分泌物较多，轻压脐周，有脓液自脐凹流出并有臭味。其诊断依赖于临床症状。一般全身症状较轻，如感染扩散至邻近腹膜导致腹膜炎时，患者常有不同程度的发热和白细胞计数增高。若由血管蔓延引起败血症，则可出现烦躁不安、面色苍白、拒乳、呼吸困难、肝脾大等表现。所以通常要做血培养来判断是否引起败血症。

686. 为什么新生儿小肠结肠炎患者也要考虑做病原检验

答：新生儿小肠结肠炎（neonatal enterocolitis）为一种获得性疾病，由多种原因引起肠黏膜损害，使之缺血、缺氧，导致小肠、结肠发生弥漫性或局部坏死的一种疾病。主要在早产儿或患病的新生儿中发生，以腹胀，便血为主要症状，其特征为肠黏膜甚至肠深层组织的坏死，最常发生在回肠远端和结肠近端，小肠很少受累，腹部X线平片显示部分肠壁囊样积气，本症是新生儿消化系统极为严重的疾病。常见的病因有：①肠道供血不足如新生儿窒息、肺透明膜病、脐动脉插管、红细胞增多症、低血压、休克等；②饮食因素如高渗乳汁或高渗药物溶液可损伤肠黏膜，食物中的营养物质有利于细菌生长和碳水化合物发酵产生气体；③细菌感染如大肠埃希菌、克雷伯菌、铜绿假单胞菌、沙门菌、梭状芽孢杆菌等过度繁殖，侵入肠黏膜造成损伤，或引起败血症及感染中毒性休克加重肠道损伤。由于细菌感染也是其致病的重要因素之一，故通常需要做病原检查来鉴定病因和指导用药。

687. 为什么新生儿烫伤样皮肤综合征确诊依赖于金黄色葡萄球菌噬菌体分组检测

答：烫伤样皮肤综合征（scald skin syndrome，SSS）是一种严重的急性泛发性剥脱型脓疱病，在全身泛发红斑基底上，发生松弛性烫伤样大疱及大片表皮剥脱。该综合征主要是表皮松解毒素所介导的，该毒素主要由凝固酶阳性的噬菌体Ⅱ组71型金黄色葡萄球菌感染分泌的，现也发现Ⅰ组或Ⅲ组某些葡萄球菌也可产生表皮松解毒素，此毒素在血清中含量增高从而引起皮肤损害和剥脱。对此病的诊断主要依据病原检查：鼻、结膜、咽与脐拭子细菌培养金黄色葡萄球菌阳性；金黄色葡萄球菌噬菌体分组与外毒素检测阳性有助于确诊。

（黄卫春 王 星）

第十五章 旅行者感染病原检验

第一节 细菌感染性疾病

688. 为什么在牧区旅游时需预防炭疽杆菌的感染

答：炭疽是《中华人民共和国传染病防治法》规定的乙类传染病，其中肺炭疽按照甲类传染病管理。炭疽曾是全球牲畜传染病中的头号杀手，我国自然疫源地分布广泛，炭疽病例时有发生。患炭疽的牛、羊等食草动物是人类感染此病的主要传染源，人类主要通过接触炭疽病畜毛皮和食肉而感染，也可以通过吸入含有炭疽芽胞的粉尘或气溶胶而感染。因此，在牧区旅游时，应该避免与牛羊等动物亲密接触，以预防炭疽杆菌感染。

炭疽杆菌属需氧芽胞杆菌属，革兰染色阳性，该菌的菌体粗大，两端平截或凹陷，排列似竹节状，无鞭毛，无动力，本菌在温度为 25~30℃ 的有氧条件下，易形成芽胞。炭疽杆菌在低浓度青霉素作用下，菌体可肿大形成圆珠，称为"串珠反应"，是鉴别炭疽杆菌的重要方法之一。可以对皮肤损害的分泌物、痰、呕吐物、排泄物，或血液、脑脊液等标本进行微生物检验，若细菌培养分离到炭疽芽胞杆菌、血清抗炭疽特异性抗体 IgG 效价出现 4 倍或 4 倍以上升高，即为炭疽确诊病例。

689. 为什么在旅游景点的非正规餐饮店食用牛、羊肉可能患肠炭疽

答：牛、羊等食草动物可感染炭疽杆菌，人类主要通过接触炭疽病畜的毛皮和食肉而感染炭疽。在炭疽的自然疫源地旅游时，若食入非正规餐饮店病死的牛、羊加工成的食品，易发生经口感染型（肠）炭疽。肠炭疽可表现为急性肠炎型或急腹症型，急性肠炎型潜伏期 12~18 小时，同食者相继发病，症状与食物中毒相似，可并发败血症和炭疽性脑膜炎。实验室可对患者呕吐物或粪便进行直接显微镜检查、分离培养鉴定或核酸检测。任何时候检出炭疽杆菌都应予以重视，须立即向有关部门报告。

690. 为什么赴南亚与南非等地区旅游需谨防伤寒与副伤寒沙门菌感染

答：伤寒是由伤寒沙门菌引起的、以发热为主要症状的全身性疾病。副伤寒由甲、乙、丙型副伤寒沙门菌引起，病情和病程较伤寒轻。目前伤寒和副伤寒的发病率已大幅降低，但仍有几个地区维持在较高水平，其中卫生条件欠佳、气候条件适宜病原菌繁殖的中南亚、东南亚与南非地区更是发病重灾区，尤其是耐药性菌株的泛滥加剧了疾病的流行。值得注意的是，绝大部分低发病区患者是因前往疾病高发区旅游而患病。

伤寒沙门菌及副伤寒沙门菌均为革兰阴性杆菌，无芽胞，有鞭毛，需氧或兼性厌氧，

在自然环境中存活力较强，对热抵抗力较弱，对一般化学消毒剂敏感。它们以患者和带菌者作为传染源，通过粪-口途径、经水、食物、日常生活接触和生物媒介传播。伤寒、副伤寒沙门菌的病原检测：采集患者或带菌者的血液、粪便、尿、骨髓、胆汁标本和外环境水、食品等标本，通过增菌培养或直接平板接种进行细菌分离与鉴定。生化反应符合的菌株，通过血清学鉴定判断其型别，伤寒沙门菌属 D 群，抗原式为 9，12，（Vi）：d：-；甲型副伤寒沙门菌属 A 群，抗原式为 1，2，12：a：-；乙型副伤寒沙门菌属 B 群，抗原式为 1，4，（5），12：b：1，2；丙型副伤寒沙门菌属 C 群，抗原式为 6，7，（Vi）：c：1，5。

有效预防措施包括：在出行前注射伤寒疫苗；在旅行途中注意饮食安全，避免摄入生水或不洁净、未煮熟的食物；养成良好的个人卫生习惯；减少与受污染水源接触等。

691. 为什么南亚旅游后出现发热、皮肤玫瑰疹需考虑伤寒沙门菌感染

答：发热及皮肤玫瑰疹是伤寒的典型症状，而南亚地区为伤寒流行地区，若患者出现上述症状，且有南亚旅游史，需考虑可能存在伤寒沙门菌感染。典型伤寒在临床表现上分为四期：初期、极期、缓解期和恢复期，自然病程 4~5 周。由于卫生及医疗条件的进步，目前该病患者多表现为不典型和轻症伤寒症状。

伤寒沙门菌由消化道侵入机体，进入血液可引起菌血症，主要致病机制为释放脂多糖内毒素，继而刺激机体的免疫系统释放白介素-1 和肿瘤坏死因子等细胞因子导致患者持续发热；伤寒沙门菌的 O 抗原和表面 Vi 抗原以及鞭毛 H 抗原可诱发机体产生 I 型超敏反应，从而出现皮肤玫瑰疹。实验室从患者血液、骨髓、粪便等标本中分离伤寒沙门菌进行病原学诊断，通常采用生化试验及血清分型鉴定所分离菌株，以肥达试验为代表的免疫学检测方法和分子生物学检测方法可以作为辅助诊断手段。

692. 为什么青藏高原地区旅游时应避免与旱獭接触

答：鼠疫是由鼠疫耶尔森菌引起的一种发病急、传染性强、病死率极高的自然疫源性疾病，是《中华人民共和国传染病防治法》规定的甲类传染病。该病曾引起 3 次世界性的大流行，死者数以亿计，我国在解放前也曾发生多次流行。鼠疫的传染源是鼠类和其他啮齿类动物，储存宿主以黄鼠属和旱獭属最为重要。鼠疫自然疫源地在世界范围内的分布相当广泛，我国存在世界上面积最大、最为复杂多样的鼠疫自然疫源地，其中青藏高原喜马拉雅旱獭鼠疫自然疫源地是发生动物鼠疫流行和人间鼠疫病例最多的疫源地之一。旱獭鼠疫传播主要通过"獭-蚤-獭"的循环模式进行，偶尔波及食肉类、偶蹄类、小型啮齿类和人类。直接接触或剥食旱獭而感染鼠疫是当地引发人间鼠疫的主要途径和方式。农牧民和野外旅游者应遵守"三不"和"三报"原则。"三不"是指：不私自捕猎疫源动物，不剥食疫源动物，不私自携带疫源动物及其产品离开疫区。"三报"是指：见到病死鼠要报告，见到疑似鼠疫患者要报告，见到不明原因的高热患者和猝死患者要报告。

693. 为什么在马达加斯加、刚果与秘鲁旅途中尽量避免接触啮齿类动物

答：鼠疫属于《中华人民共和国传染病防治法》规定的甲类传染病，俗称一号病，病死率高达 30%~60%，是由鼠疫耶尔森菌引起原发于啮齿动物之间，人与人之间可传播和流行的一种自然疫源性疾病。鼠疫耶尔森菌感染野生啮齿类动物后，可通过跳蚤传播疾

病，如该菌可经鼠蚤叮咬侵入人体，由淋巴管至局部淋巴结生长繁殖，释放毒素引起出血坏死性炎症反应，即腺鼠疫；进一步侵入血流引起败血症型鼠疫；侵及脑组织引起脑膜炎；侵及肺部引起继发性肺鼠疫，亦可因吸入含菌飞沫而感染并引起原发性肺鼠疫。鼠疫的分布与它所感染的啮齿类动物的地理分布情况一致，后者在澳大利亚以外的所有大陆都有发现。世界鼠疫自然疫源地分布的国家有 50 个，非洲、亚洲、南美洲都发生过鼠疫流行，但自 20 世纪 90 年代以来，大多数人类病例发生在非洲，流行最广的 3 个国家是马达加斯加共和国、刚果民主共和国和秘鲁。

实验工作人员对疑似鼠疫患者的标本进行病原检验时，必须实行特殊防护并严格执行安全制度和操作规程，标本必须送至指定的具有严格防护措施的专业实验室。可通过下列方法进行检测：

（1）染色镜检：将标本涂片作革兰染色，直接镜检，可见革兰阴性球杆菌，两端极浓染，无芽胞，无鞭毛。

（2）分离培养：未污染标本采用血平板，污染标本可选用选择性培养基，如龙胆紫溶血亚硫酸钠琼脂。经 27~30℃培养 24~48 小时后，挑取可疑菌落作鉴定。

（3）鉴定：鼠疫耶尔森菌在血平板上可形成柔软、黏稠的粗糙菌落。在 MAC 上呈不发酵乳糖无色的小菌落。在肉汤培养基中呈钟乳石状发育。生化反应为动力阴性，赖氨酸和鸟氨酸脱羧酶、苯丙氨酸脱氨酶、脲酶、硫化氢均为阴性；不液化明胶，当穿刺培养时，培养物表面呈膜状，细菌沿穿刺线呈纵树状发育；分解葡萄糖产酸不产气，不能分解大多数糖类；IMViC 试验结果为----。根据初次分离时典型的菌落特征、菌体形态、肉汤中生长特点、生化特征，结合临床和流行病学资料综合进行分析，可初步诊断是否为鼠疫病例。

694. 为什么需高度关注撒哈拉以南非洲区域的流行性脑脊髓膜炎发病情况

答：撒哈拉以南非洲区域，也称为亚撒哈拉地区，是全球流行性脑脊髓膜炎（以下简称"流脑"）最高发的地区，该病流行时发病率甚至高达 1000/10 万，该地区包括从西部的塞内加尔到东部的埃塞俄比亚之间的 25 个国家，被称为非洲"脑膜炎带"。流脑为常见的呼吸道传染病，在我国属于《中华人民共和国传染病防治法》规定的乙类传染病。流脑在我国及世界各地都曾有过大规模的流行，严重威胁着人类健康，尤其是暴发型流脑，起病急、病势凶险、病死率高，幸存者中 10%~15%患有严重的神经系统后遗症。其病原生物是脑膜炎奈瑟菌，为专性需氧的革兰阴性双球菌，属于奈瑟菌科奈瑟菌属。根据荚膜多糖结构的不同，脑膜炎奈瑟菌可分为 12 种血清群，其中 A、B、C、W、X 和 Y 群引起了绝大多数的流脑病例，国际上多次流脑大流行由 A 群引起。在不同的国家和地区引起流脑的主要血清群是不同的，目前 A 群脑膜炎奈瑟菌主要集中在非洲"脑膜炎带"，是引起当地流脑的主要血清群，近年来该地区 X 群菌株分离率呈上升趋势。流脑的实验诊断有赖于病原检验，详见第五章中枢神经系统感染病原检验。

695. 为什么赴中东加勒比国家前推荐服用霍乱疫苗

答：霍乱是因摄入受霍乱弧菌污染的食物或水而引起的一种急性腹泻性传染病，起病急，传播迅速，在历史上曾有多次暴发流行，是国际检疫传染病之一，属于《中华人民共和国传染病防治法》规定的甲类传染病，俗称二号病。霍乱弧菌能产生霍乱毒素，造成持续性分泌性腹泻，粪便呈洗米水状。如果没有及时采取措施，患者可出现脱水甚至死亡。预防霍乱的措施包括加强饮食及饮用水卫生，不吃生或半生的食物，生吃瓜果需洗净后食用，饭前便后要洗手，养成良好的卫生习惯。由于地理条件等原因，中东加勒比国家是霍乱的高发地区，因此前往这些疫情严重的地方，需服用霍乱疫苗作为预防。

霍乱的实验室病原学诊断：将新鲜粪便作悬滴并用暗视野显微镜检查，可见运动活泼呈穿梭状的弧菌。取粪便或早期培养物涂片作革兰染色镜检，可见革兰阴性稍弯曲的弧菌。可疑食物或粪便标本，36~37℃碱性蛋白胨水（pH 8.4）增菌培养 6~8 小时后，用庆大霉素琼脂平板或碱性琼脂平板分离培养。挑选典型菌落做血清凝集试验，若阳性即可确诊。

696. 为什么外出旅游者常会出现"旅行者腹泻"

答：对于旅行者而言，到达一个陌生的地方，由于饮食、环境、生活方式、作息规律等方面的改变，有可能出现"水土不服"，以消化系统出现的反应最为普遍，而腹泻是其主要症状。在医学上，"水土不服"的腹泻症状被称为"旅行者腹泻"，它可能由病毒、细菌、真菌和寄生虫等多种病原生物引起。其中，最为常见的病原菌包括致腹泻性大肠埃希菌、沙门菌属、志贺菌属与弯曲菌属等细菌。致腹泻性大肠埃希菌根据其携带的毒力基因和致病机制不同分为肠致病性大肠埃希菌（EPEC）、肠产毒性大肠埃希菌（ETEC）、肠出血性大肠埃希菌（EHEC）、肠侵袭性大肠埃希菌（EIEC）、肠集聚性大肠埃希菌（EAEC），覆盖一百多种血清型，可造成不同程度的腹泻。实验室通常采集患者的粪便标本进行检测，先使用肠道选择鉴别培养基进行分离筛选后，再采用针对性的生化试验及分子生物学方法，如聚合酶链式反应（PCR）鉴定分离株，并进行血清分型。

"旅行者腹泻"发生的原因如下：一方面，旅途中环境更为多样，由于卫生条件可能较差，人体接触病原生物的机会增加，如摄入污染的食物导致病从口入；另一方面，陌生环境及不规律的旅途生活导致机体免疫力受到影响，使外界细菌容易入侵，从而引发感染。因此预防旅行者腹泻重点在于注意饮食安全，避免食入加工处理储藏不当乃至变质的食物和未经加热煮沸的生水；同时，减少在有可能受到污染环境中的逗留时间，以免接触到病原生物，保持良好的个人卫生习惯，及时进行自我清洁；在外出时也确保健康规律生活，充分休息，避免过度疲劳而诱发"旅行者腹泻"。

697. 为什么旅游中食用"涮羊肉"或饮用"生羊奶"后可能罹患布鲁菌病

答：布鲁菌病，俗称"懒汉病"，是由布鲁菌属细菌引起的一种急性或慢性传染病，属自然疫源性疾病。如果食用含布鲁菌的羊肉和羊奶，则有罹患布鲁菌病的危险。布鲁菌属细菌是一组微小革兰阴性球杆菌。国际上将布鲁菌属分为马尔他（羊）、牛、猪、犬、沙林鼠及绵羊附睾等 6 个生物种，中国以马尔他布鲁菌占绝对优势。布鲁菌病患者发病初期出现的症状是发热、多汗、四肢肿痛和淋巴结肿大等。若未及时治疗，可出现心内膜炎、严重中枢神经系统病变以及全血细胞减少等并发症，甚至危及生命，所以临床应结合患者发病前家畜或畜产品接触史、是否出现数日乃至数周发热、多汗、肌肉和关节酸痛、乏力和（或）肝、脾、淋巴结和睾丸肿大等可疑症状及体征，及时进行准确的诊治。实验室检测目前多数采用布鲁菌病虎红平板凝集反应和标准试管凝集试验，或直接从患者血液、骨髓、其他体液及排泄物中分离布鲁菌属细菌。近年来，布鲁菌病在人群中的发病率呈明显上升趋势，除了疫区接触史患者，新增散发患者多数因食用生肉、生奶导致患病。应开展多种形式的宣传教育，向群众普及布鲁菌病防治知识，提高个人防范意识。

698. 为什么禁止开放性肺结核患者出入边境

答：肺结核病是结核分枝杆菌侵入肺部后而引起的一种慢性呼吸道传染性疾病。开放性肺结核患者（即痰中排出结核分枝杆菌的患者）是肺结核病的主要传染源。结核分枝杆菌可通过呼吸道传播，当肺结核患者咳嗽、打喷嚏时，大量含有结核分枝杆菌的微小飞沫排放至空气中，健康人吸入后，可能引起感染。结核病传染性强，治疗周期长，对患者及其密切接触人群的健康均造成威胁。若因不规范治疗使体内结核分枝杆菌发展为耐药结核分枝杆菌或原本感染了耐药结核杆菌，不仅治疗费用高、不易治愈且使用的药物对肝肾损伤较大，这将给患者带来更大的危害。所以开放性肺结核病是我国法定禁止出入境的5种必须检测病之一。出国留学或旅行之前需进行健康检查，通过胸部 X 线影像学进行肺结核病筛查。如胸部 X 线影像学结果正常，则无需进一步检测结核分枝杆菌；如果体检筛查疑似肺结核病，则可通过痰标本检测确定是否感染结核分枝杆菌，可行标本直接涂片或集菌后涂片（一般采用厚涂片），经干燥和固定后作抗酸染色或金胺 O 荧光染色；还可进行结核分枝杆菌分离培养等。详见第六章呼吸系统感染病原检验。

699. 为什么"森林浴"被蜱咬伤后出现游走性红斑需考虑莱姆病

答：莱姆病是一种感染性疾病，其病原生物是伯氏疏螺旋体。1975 年 10 月，在美国康涅狄格州的老莱姆镇、莱姆镇和东哈丹姆附近地区，首次发现该病而得名。我国于 1985 年首次在黑龙江省林区发现此病。该病经携带伯氏疏螺旋体的蜱叮咬而传播，通常在夏季和早秋发病，人群普遍易感，可发生于任何年龄，男性略多于女性，以青壮年居多，与职业相关密切，野外工作者、林业工人感染率较高。此外，室外消遣活动如狩猎、垂钓和旅游等均可增加感染伯氏疏螺旋体的危险性。莱姆病早期典型表现为慢性游走性红斑，之后可出现神经、心脏或关节病变，其中以神经系统损害为最主要的临床表现。因此被蜱咬伤后，若出现游走性红斑需警惕莱姆病可能，应及时给予恰当的处理。

该病的微生物检验以血清学试验为主，即用伯氏疏螺旋体抗原以 ELISA 法或间接荧光抗体法检测患者血清中的抗体。此外，还可采用 PCR 技术检查各种临床标本中特异性伯氏疏螺旋体的 DNA 片段。伯氏疏螺旋体的培养和直接镜检较困难，临床不常采用。

700. 为什么去林区或山区需进行个人防护以避免被蜱叮咬

答：莱姆病是一种人兽共患病，现已查明有 30 多种野生动物（鼠、鹿、兔、狐、狼等）与 49 种鸟类及多种家畜（狗、牛、马等）可作为莱姆病的动物宿主。其中啮齿类动物由于其数量多、分布广及感染率高是莱姆病的主要传染源，美国以野鼠中的白足鼠和驯养动物中的白尾鹿为主，中国则为黑线姬鼠、黄胸鼠、褐家鼠、白足鼠及棕背鼠等。莱姆病传播媒介为节肢动物，如硬蜱，蜱的成虫、幼虫和活动蛹等均可叮咬人类，活动蛹的体积极小，仅 1~2mm，不易被发现，因此只有 32% 患者有自觉叮咬史。蜱叮咬寄主时病原生物可通过蜱反流的肠内容物、唾液或粪便侵入寄主体内。蜱为慢食吸血节肢动物，叮咬一次需数日之久，若在24小时内将蜱驱走可大大减少莱姆病的发病率。因此，去林区或山区需预先进行个人防护工作（穿长袖长裤）避免被蜱叮咬，一旦发现被蜱叮咬需尽快将其驱走，防止蜱媒传染病的发生。

701. 为什么热带及亚热带地区旅行应避免昆虫叮咬以防止立克次体感染

答：立克次体是一类天然寄生于多种吸血节肢动物和昆虫体内的原核生物。对人类致病的立克次体主要包括5个属，分别为立克次体科中的东方体属、埃立克体属、柯克斯体属和立克次体属以及巴通体科的巴通体属。立克次体病是一类人兽共患的自然疫源性疾病，多发生于热带与亚热带国家和地区，人体通过感染立克次体的昆虫叮咬或接触其粪便而感染。随着国际旅游业的兴起，立克次体病被认为是威胁旅游者健康的重要传染病，如南非地区流行的非洲蜱咬热、澳大利亚的 Flinders 岛蜱传斑点热以及东南亚、太平洋地区的恙虫病等。立克次体病通常指由立克次体属和东方体属感染所引起的斑疹伤寒、斑点热和恙虫病。斑疹伤寒由普氏立克次体和莫氏立克次体引起，其传播媒介分别是体虱和鼠蚤。斑点热则主要通过蜱类传播，其主要命名依据为发现的地域和相应的立克次体分群，如落基山斑点热、非洲蜱咬热、昆士兰斑疹伤寒、日本红斑热，以及我国流行的北亚蜱传斑点热、黑龙江蜱传斑点热、内蒙古蜱传斑点热。恙虫病由恙虫病东方体引起，通过恙螨幼虫传播，主要分布于丛林地区，也称丛林斑疹伤寒。因此，热带及亚热带地区旅行应避免蜱、螨、蚤、虱等昆虫叮咬，以防止立克次体感染。

大多数临床实验室采用血清学方法检测立克次体。常用间接免疫荧光试验，其他血清学方法有胶乳凝集法、酶免疫分析技术、免疫印迹等。变形杆菌菌株（OX_2、OX_{19}、OX_K）抗原与立克次体存在交叉抗原，将其用于检测立克次体抗体的血清凝集试验，称为外斐反应。外斐反应是立克次体感染诊断使用最广泛的血清学试验，但其敏感性和特异性均较差。因此，如条件允许，应当使用更为准确和敏感的 IFA 方法。

（李崇山　陈　敏　蔡　黎）

第二节　病毒感染性疾病

702. 为什么旅途中无须担心蚊虫叮咬而传播艾滋病病毒

答：艾滋病病毒也称人类免疫缺陷病毒（HIV），是一种起源于非洲的反转录病毒，人类感染后因病毒攻击免疫系统导致机体发生各种机会性感染或肿瘤而死亡。人类是 HIV 的唯一宿主。HIV 主要存在于感染者的血液、精液、阴道分泌物、组织液、淋巴液、脑脊液、乳汁等体液或淋巴结、脑等组织中，可通过血液、性接触和母婴等方式传播。尽管蚊虫可以传播疟疾、黄热病、寨卡病、乙型脑炎等多种传染病，但并不能传播 HIV。因为蚊虫和其他吸血类节肢动物在吸血过程中，将它们的唾液注入被叮者的体内作为润滑剂或减轻被叮者的过敏反应，其唾液中可能含有疟疾、黄热病等病原体，但不会含有 HIV。吸血类节肢动物的消化系统缺乏结合 HIV 的特异性受体，即使含 HIV 的血液进入了节肢动物的消化系统内，病毒也很快被消化杀灭，无法穿过消化系统在组织内进行复制或进入其唾液腺内。同时流行病学研究结果亦可佐证 HIV 不能通过昆虫叮咬感染人类，在艾滋病高度流行的扎伊尔 Kinshasa 地区每年有大量的居民被嗜血性节肢动物（包括蚊虫）叮咬，但 1 岁以上的儿童没有 1 例感染 HIV，而超过 60% 的配偶均通过性行为感染 HIV。

703. 为什么艾滋病病毒感染者旅行中也要坚持定时定量地服用抗病毒药物

答：尽管迄今为止全球对 HIV 感染者仍无有效的根治方法，但 20 世纪 90 年代开始，临床使用单个核苷类反转录酶抑制剂治疗艾滋病，这些药物使用初期可显著降低艾滋病病死率，然而它们只能维持短期疗效。随着抗艾滋病药物的不断研究，科学家发现多种作用机制不同的抗艾滋病药物联合使用，不仅能抑制病毒的复制，更重要的是可以长期维持治疗效果，感染者还能逐步重建已被破坏的免疫功能。这种把多个抗反转录病毒治疗药物联合使用的方法称为高效抗反转录病毒治疗（highly active antiretroviral therapy，HAART），也称为"鸡尾酒疗法"。此疗法能延缓疾病的进程，防止机会性感染的发生，降低患者的死亡率，提高 HIV 感染者的生活质量，更重要的是它能降低感染者体内的病毒载量，减少传播风险。"鸡尾酒疗法"成为控制艾滋病流行的重要手段，这具有极其重要的公共卫生意义，也是艾滋病治疗史上的里程碑。然而这种治疗方法并不能完全消除人体内的 HIV，仅能使病毒被长期抑制，感染者一旦停止服用药物，病毒将在较短的时间内反弹，大量复制，继续危害感染者的健康。如果感染者部分或者无规律地服用药物，则体内的病毒将受到不完全抑制，容易产生耐药毒株，并逐渐成为优势毒株，使抗病毒药物对其失去作用。因此 HIV 感染者必须终身服药，即使在旅行中，也务必定时定量地服用抗病毒药物。

704. 为什么我国目前已无脊髓灰质炎流行但仍需警惕输入性疫情的发生

答：脊髓灰质炎（以下简称"脊灰"）俗称小儿麻痹症，是由脊灰野病毒引起的急性传染病。患者多为 1~6 岁儿童，主要症状是发热、全身不适，严重时伴有肢体疼痛及分布不规则、轻重不等的迟缓性瘫痪。脊灰野病毒分为 Ⅰ、Ⅱ、Ⅲ 三个血清型，目前全球报告的病例均由 Ⅰ 型脊灰野病毒引起。Ⅱ 型脊灰野病毒于 1999 年已被消灭。自 2013 年以来全球未再发现和报告 Ⅲ 型脊灰野病毒感染病例。1988 年，全球启动了消灭脊灰行动，此后全球范围内脊灰病例已经减少了 99% 以上。目前仍有巴基斯坦和阿富汗两个国家呈本土流行。尽管我国目前已无本土脊灰野病毒感染病例，但 1995 年和 1996 年在云南省、1999 年在青海省均监测到输入性脊灰病例，2011 年新疆维吾尔自治区发生了由巴基斯坦输入的脊灰野病毒引起的疫情。非洲和欧洲也均曾报道由输入性脊灰野病毒引起的脊灰疫情的发生。所以，我国目前虽然已无本土脊灰病例，但仍需警惕输入性脊髓灰质炎疫情的发生。临床实验室可以通过对疑似病例的粪便标本直接或先行细胞培养分离病毒后，进行反转录-聚合酶链反应扩增及基因序列测定确定是否有脊灰野病毒存在。

705. 为什么无免疫史或免疫史不详的人员赴脊髓灰质炎流行国家前有必要接种疫苗

答：国内外的实践证明，保持高水平的脊髓灰质炎（以下简称"脊灰"）疫苗接种率，能有效阻断脊灰野病毒传播。中国于 20 世纪 60 年代开始推广口服脊灰疫苗，脊灰疫情得到有效控制。通过常规免疫和补充免疫活动，1995 年以来我国已无本土脊灰野病毒引起的感染病例，2000 年包括中国在内的 WHO 西太平洋区已被证实无脊灰病例。但是，我国与世界上两个仍有脊灰本土流行国家（阿富汗和巴基斯坦）接壤，因此我国面临脊灰野病毒输入的风险。根据相关法律法规的规定，我国儿童需接种脊灰疫苗，并建议无免疫史或免疫史不详的人员在前往脊灰流行国家前，应全程接种脊灰疫苗，如时间紧迫建议尽早接种至少1剂次脊灰疫苗。

706. 为什么春夏季旅行需预防手足口病感染

答：手足口病是由多种人肠道病毒（*Human enterovirus*，HEV）引起的传染病，属于《中华人民共和国传染病防治法》规定的丙类传染病，多发生于5岁以下儿童，可引起手、足与口腔等部位的疱疹，少数患儿可引起心肌炎、肺水肿、无菌性脑膜脑炎等并发症。个别重症患儿病情发展很快，最终可能导致死亡。春夏季是手足口病的发病高峰期，患者、隐性感染者和无症状带毒者为该病流行的主要传染源。粪-口途径是手足口病的主要传播途径，因此在春夏季旅行时，应避免接触患者的唾液、疱疹液、粪便污染的手、毛巾、水杯、牙刷、玩具、游乐设施等物品。

肠道病毒71型（HEV 71）、柯萨奇病毒A16型（CVA 16）、柯萨奇病毒A6型（CVA 6）为目前国内手足口病的主要病原生物。实验室可采集患儿发病早期的咽拭子以及粪便、疱疹液、脑脊液等标本进行实时荧光定量PCR检测肠道病毒RNA；或采集发病早期血液标本检测IgM抗体或发病前后血液标本检测中和抗体，若IgM抗体阳性或血清中和抗体效价4倍或4倍以上升高，结合临床症状，则可诊断为手足口病感染。

707. 为什么旅行时需预防肠道病毒68型感染

答：1962年美国加利福尼亚州首次从患肺炎和毛细支气管炎的患儿的标本中分离得到肠道病毒68型（*Enterovirus 68*，EV68），此后鲜有报道。在2009年以后，大量报道显示，在亚洲、非洲、欧洲和美国均发现了该病毒。自2014年8月份以来，美国连续报道因严重呼吸道疾病就诊和入院的患儿较往年同期明显增加，实验室确诊为EV68所引起。

目前EV68感染引起的疾病谱仍未阐明。其主要引起呼吸道疾病，尤其是下呼吸道感染。除少部分感染者无临床症状外，大部分感染者临床症状较轻，主要表现为流涕、咳嗽、发热和肌肉酸痛等。部分病例症状较严重，个别病例可出现心肺功能衰竭和中枢神经系统并发症，甚至引发死亡。人群对EV68普遍易感，婴儿、儿童和青少年是高发群体，可通过感染者飞沫和接触污染表面等方式传播。由于目前尚无针对EV68的疫苗，相关感染无特异治疗方法，因此，在旅行中预防EV68感染非常重要，可采取勤洗手、对物体表面和玩具等进行消毒，避免与患者近距离接触和共用水杯、餐具等措施进行有效预防。

EV68属小RNA病毒科肠道病毒属肠道病毒D种（EV-D68），EV68感染可通过采集疑似患者鼻咽拭子检测病毒核酸的方法予以诊断。

708. 为什么在秋冬季节食用海鲜不当也可引起呕吐、腹泻等症状

答：诺沃克病毒（*Norwalk virus*，NV）是一种单股正链RNA病毒，属于杯状病毒科诺如病毒属（*Norovirus*）。通常存在于人类及动物肠道内，经粪便排泄而进入环境，广泛分布于水体、食物及其他环境中，海鲜尤其是生蚝中常常可检出诺如病毒。诺如病毒感染潜伏期很短，一般只有1~2天。儿童发病以呕吐为主，成人则以腹泻为主，24小时内腹泻可达4~8次，粪便为稀水便或水样便，无黏液脓血。此外也可见头痛、寒战和肌肉痛

等症状，严重者可出现脱水症状，表现为少尿、口干、咽干、眩晕，在儿童中可表现为啼哭无泪或少泪、嗜睡或烦躁。由于诺沃克病毒对外界抵抗力很强，低温下仍可存活，因此在秋冬季若食用了携带诺沃克病毒的海鲜产品，可能会感染该病毒，从而出现呕吐、腹泻等胃肠道症状。故牡蛎、生蚝等海产品应进行深度加工后食用，以避免诺沃克病毒感染。

胃肠炎暴发流行时病原检验非常重要，主要方法有：①电镜或免疫电镜检测病毒：取患者发病后 24~48 小时粪便标本免疫电镜检查，可见病毒颗粒；②病毒抗原免疫学检测：使用免疫荧光法、放射免疫试验、酶联免疫吸附试验法检测急性期粪便滤液中的病毒抗原；③粪便病毒 RNA 检测：应用分子生物学检测技术，如斑点杂交法或反转录聚合酶链式反应（RT-PCR）法可特异性地检测粪便标本中病毒 RNA。

709. 为什么 6~24 个月的婴幼儿在旅行中尤其需预防轮状病毒感染

答：轮状病毒是一种双链核糖核酸病毒，属于呼肠病毒科，可引起轻度至重度胃肠炎，出现呕吐、水样腹泻、低热等临床表现，主要通过粪-口途径传播，也可经呼吸道传播。患儿在发病初期主要有流涕、咳嗽、发热、咽痛等上呼吸道感染症状，大便次数增多并伴呕吐、腹痛，之后出现大量腹泻，易被误诊为胃肠型上呼吸道感染。病程一般持续 3~9 天，发热可持续 3 天左右，每天腹泻数次至 10 余次不等。若治疗不及时或治疗方法不当，可引起脱水、肺炎、病毒性心肌炎、脑炎、肠出血、肠套叠等严重并发症，甚至出现死亡。婴幼儿感染轮状病毒非常普遍，无论在发达国家还是发展中国家，其感染率均较高。轮状病毒腹泻好发于 6~24 月龄的婴幼儿，尤其是 12~17 月龄的婴幼儿，可能是因为小于 6 月龄的婴儿能够从母乳中获得一定的保护性抗体，而大于 24 月龄的儿童因为免疫系统相对完善，能有效抵御轮状病毒。由于 6~24 月龄的婴幼儿抵抗力弱，而旅行过程中，卫生条件不佳且接触污染的空气、食物概率增加，因此此类人群尤其需预防轮状病毒的感染。

目前，轮状病毒的检测技术中，比较可靠和实用的仍是 WHO 推荐的免疫学技术。补体结合试验和免疫荧光方法等免疫学技术的检测对象是患者粪便等标本中的轮状病毒抗原，EIA 则可用于检测血清中的轮状病毒抗体，EIA 法特异性、敏感性最高，且操作简便。目前，广泛应用于轮状病毒检测的是双抗体夹心酶联免疫吸附试验。

710. 为什么赴泰国等热带地区旅行，尤其在雨季需避免星状病毒感染

答：随着人民生活水平的提高，去热带地区（如印度尼西亚、泰国等）旅游的中国居民越来越多，在旅途中感染病原生物引发病毒性腹泻的机会也大大增加。星状病毒是 1975 年由 Appleton 和 Higgins 利用电镜从腹泻儿童粪便标本中发现的。其病毒颗粒表面在电镜下有 5~6 个星状突起，故而命名为星状病毒。感染具有明显的季节性，在热带地区，星状病毒感染的流行季节为雨季；在温带地区，则主要为冬季。日本的星状病毒感染多发生在冬末和初春，我国星状病毒感染则与轮状病毒流行季节相似，主要集中在 10 月份至次年的 3 月份。星状病毒主要感染 2 岁以下婴幼儿、老年人及免疫功能缺陷的人群，在全球范围内广泛存在。星状病毒和其他病原生物混合感染的现象比较普遍，包括病毒及细菌，最常见的是和轮状病毒的混合感染，其次是杯状病毒和腺病毒等。

星状病毒引起的病毒性胃肠炎以病原检查为主要诊断手段，可用电镜或免疫电镜检查

病毒，亦可用 ELISA 法及间接免疫荧光法检查粪便中的抗原。此外，采用 ELISA 法或 RIA 法可检测患者血中特异性抗体。应用分子生物学检测技术检测粪便病毒 RNA，通过 PCR 产物核苷酸序列比较可对病毒准确地分型，这有利于从流行病学角度来分析病毒的变化规律，从而针对性地监测、控制病毒的感染暴发流行。

711. 为什么前往南美洲或者东南亚旅行需预防寨卡病毒感染

答：寨卡病毒病是由寨卡病毒引起通过蚊媒传播的一种自限性急性疾病。寨卡病毒为单股正链 RNA 病毒，属黄病毒科黄病毒属，于 1947 年首次在乌干达恒河猴体内被发现。2007 年以前，全球仅报告 14 例寨卡病毒病散发病例，2007 年首次在太平洋岛国密克罗尼西亚的雅普岛暴发寨卡病毒疫情，其后发现寨卡病毒感染病例和暴发疫情的国家及地区有增加趋势。寨卡病毒病目前主要流行于南美洲、东南亚和太平洋岛国等地区和国家。埃及伊蚊为寨卡病毒主要传播媒介。我国南方地区，如广东、广西和海南三省夏秋季节伊蚊密度较高，一旦有病例输入，不排除在局部地区发生本地传播扩散的可能。因此，前往南美洲或者东南亚旅行需预防寨卡病毒感染。

伊蚊活跃、寨卡病毒病流行的国家和地区旅行史对诊断寨卡病毒感染具有重要的提示价值。目前检测寨卡病毒的方法包括病毒核酸检测、病毒培养及病毒抗原/抗体检测。首选检测方法为在疑似或者确证临床患者的血液、尿液、羊水或者精液中检测到寨卡病毒核酸。寨卡病毒核酸检测阳性；分离出寨卡病毒；恢复期血清寨卡病毒中和抗体阳转或者效价较急性期呈 4 倍以上升高，同时排除登革热、流行性乙型脑炎等其他常见黄病毒感染者可以确诊为寨卡病毒病病例。

712. 为什么不建议孕妇前往南美洲或者东南亚等寨卡病毒流行地区旅游

答：2015 年寨卡病毒疫情发生时，巴西等国新生儿小头畸形病例数显著增加，流行病学证据提示，这可能与孕妇感染寨卡病毒有关。疫情的快速蔓延以及与小头畸形之间可能存在的因果关系，引起了国际社会的广泛关注。目前，除了小头畸形，与寨卡病毒感染相关的潜在疾病还有：其他类型的胎儿畸形、先天性感染、新生儿出生缺陷、因胎儿缺陷导致的孕妇流产等。2016 年 6 月 14 日，世卫组织总干事根据《国际卫生条例（2005）》于欧洲中部召集突发事件委员会，重申了国际旅行者预防感染的相关问题，并作了更新，其中包括："应当建议孕妇不要前往正发生寨卡病毒传播的地区旅行。孕妇的性伴侣如果生活在发生寨卡病毒传播的地区或前往这些地区旅行，则应确保采取安全的性行为或在妊娠期间停止性生活"。

713. 为什么建议去黄热病疫区旅行的人员接种黄热病疫苗

答：黄热病是由黄热病病毒引起的急性传染病。按照传播模式，黄热病主要分为城市型和丛林型。城市型的主要传染源为患者及隐性感染者，特别是发病 5 天以内的患者，而丛林型的主要传染源为猴及其他非人类灵长类动物。埃及伊蚊是主要传播媒介。人群对黄热病毒普遍易感。多数受染者症状较轻，表现为发热、头痛、轻度蛋白尿等，持续数日即恢复。重型患者约占所有病例的 15%，病情凶险，甚至导致死亡。

黄热病病毒属于黄病毒科黄病毒属，仅有一个血清型，根据病毒基因组序列特征可分为多个基因型。可采集患者血液、尿液、唾液等相关标本进行实验室病原和血清学检测。荧光定量 RT-PCR 是目前早期诊断黄热病的主要检测手段，其他检测方法还包括病毒核酸检测、抗体检测（IgM、IgG 和中和抗体等）和病毒分离等。患者恢复期血清 IgG 抗体阳转或效价较急性期呈 4 倍及以上升高，且排除登革、乙脑等其他常见黄病毒感染，可以确诊。

黄热病可通过接种疫苗进行预防。接种疫苗 10 天内，90% 以上的人可获得有效免疫力，30 天内，99% 的人可获得有效免疫力。对大多数旅行者来说，接种 1 剂足以提供持久的免疫保护，甚至产生终身保护，无需加强免疫。因此，建议对前往疫情流行国家或地区的人员施行主动免疫，以免受黄热病病毒的感染。

714. 为什么赴伊蚊滋生地旅游需预防基孔肯亚热

答：基孔肯亚热（chikungunya fever，CHIKF）是由基孔肯亚病毒（*Chikungunya virus*，CHIKV）引起的以发热、关节痛、关节炎、皮疹为主要临床表现的病毒性传染病。1952 年 CHIKF 首次暴发于坦桑尼亚南部尼瓦拉州，到了 20 世纪 60 年代以后，CHIKF 的主要流行区域东移至东南亚地区，近年来该病在印度洋地区造成了大规模流行。1987 年我国云南西双版纳发现 CHIKF 患者，并从其血液中分离出病毒。2009 年 11 月 19 日深圳口岸首次发现输入性 CHIKF 病例。埃及伊蚊和白纹伊蚊是本病的主要传播媒介。CHIKF 的地理分布与媒介伊蚊的地理分布相关，在非洲次撒哈拉地区、东南亚地区、印度洋沿岸及岛屿、西太平洋地区的热带或亚热带区域呈地方性流行。人群对 CHIKV 普遍易感，目前尚无有效的预防性疫苗，因此赴 CHIKF 流行和暴发地区旅行应采取防蚊灭蚊措施以避免感染。

CHIKV 属于披膜病毒科甲病毒属。基因组为单股正链 RNA。常用检测方法主要有 3 种：血清学检测、核酸检测和病毒分离。血清学检测出现 IgM 阳性结果，表明近期受到 CHIKV 感染；出现 IgG 阳性结果，表明曾受到 CHIKV 感染，恢复期血清抗体效价比急性期抗体效价有 4 倍或 4 倍以上升高则可确诊。如果患者血清中分离到 CHIKV 和（或）检测到病毒核酸，也可确诊 CHIKV 感染。

715. 为什么旅游者在西尼罗热疫区旅行时应防止蚊虫叮咬

答：西尼罗热是由西尼罗病毒感染引起的人兽共患病。传染源主要是感染西尼罗病毒的鸟类、人类、马和牛等哺乳动物。该病毒最初在 1937 年乌干达西尼罗地区的发热患者血液中分离得到，故称为西尼罗病毒。近几十年来，西尼罗热在世界范围内的流行区域不断扩张，非洲、亚洲、中东以及欧洲是西尼罗病毒感染的主要流行地区。西尼罗病毒主要分布在北纬 23.50°-南纬 66.50° 的温带地区，而我国大部分领土处在这一地区，并有适宜的鸟类宿主、易感动物和媒介蚊虫分布。随着国际交流的日益频繁，我国同时面临着西尼罗病毒输入和流行的威胁。人类对西尼罗病毒普遍易感，但目前尚无可用于人类的疫苗，因此全面、综合的媒介蚊虫控制仍是预防西尼罗病毒病最为有效的措施。

西尼罗病毒属于黄病毒科黄病毒属，为具有包膜的正链 RNA 病毒。符合以下血清学或病原检测结果可确诊西尼罗热：①血清标本中检测西尼罗病毒 IgM 抗体阳性；②使用 ELISA、血凝抑制试验筛检或中和试验法确证双份血清或脑脊液标本中西尼罗病毒特异性

IgG 抗体效价呈 4 倍以上增长；③从组织、血液、脑脊液、其他体液标本中分离到西尼罗病毒；④PCR 检测到西尼罗病毒核酸。

716. 为什么赴流行性乙型脑炎流行地区旅行需接种流行性乙型脑炎疫苗

答：流行性乙型脑炎简称"乙脑"，于 1934 年在日本首次发现，故也称日本乙型脑炎，是由携带流行性乙型脑炎病毒的蚊子叮咬人类引起的一种急性中枢神经系统传染病，属自然疫源性疾病。中国是世界上乙脑发病人数最多的国家，乙脑病毒的传播媒介主要为三带喙库蚊，该病多见于夏秋季。临床上急起发病，有高热、意识障碍、惊厥、强直性痉挛和脑膜刺激征等症状，重型患者病后往往留有后遗症。人群对乙脑病毒普遍易感，流行区通常以 10 岁以下的儿童发病较多，接种乙脑疫苗是预防乙脑的有效措施，可以保护易感人群免受乙脑病毒的感染。因此，前往乙脑流行地区旅行建议接种乙脑疫苗。

乙脑的实验室诊断主要依赖血清学和病原检测方法。符合以下血清学或病原检测结果之一的乙脑疑似病例为确诊病例：①一个月内未接种过乙脑疫苗者的血清或脑脊液中抗乙脑 IgM 抗体阳性；②恢复期血清中抗乙脑 IgM 抗体或中和抗体效价比急性期有 4 倍以上升高者，或急性期抗乙脑 IgM 抗体阴性，恢复期阳性者；③从脑脊液、脑组织、血清分离乙脑病毒阳性。

717. 为什么热带或亚热带地区旅游需谨防登革热

答：登革热是登革热病毒引起的急性传染病，主要通过埃及伊蚊或白纹伊蚊（储存宿主）叮咬传播，患者和隐性感染者是主要传染源。登革热流行于全球热带及亚热带地区，尤其是东南亚、太平洋岛屿和加勒比海等 100 多个国家和地区。我国各省均有输入病例报告，广东、云南、福建、浙江、海南等南方省份曾发生本地登革热流行。本病流行有一定的季节性，一般多发于每年的 5~11 月份，高峰期为 7~9 月份。在新流行区，人群普遍易感，但发病以成人为主，在地方性流行区，发病以儿童为主。全球每年有 4 亿人口因蚊虫叮咬而感染登革热病毒，其中约有 22000 例患者最终不治身亡。目前尚无有效预防这种疾病的疫苗。因此，前往热带或亚热带地区旅游，需加强防蚊、灭蚊措施，以预防登革热。

登革热病毒是单股正链 RNA 病毒，属于黄病毒科黄病毒属。它共有四个血清型，均可感染人类。急性发热期可应用登革热抗原（NS1）检测及病毒核酸检测进行早期诊断，具备条件的实验室可进行血清学分型和病毒分离。

718. 为什么到中东地区国家旅游需尽量避免接触动物

答：中东呼吸综合征（middle east respiratory syndrome，MERS）是一种由新型冠状病毒（也称 MERS 冠状病毒）感染引起的病毒性呼吸系统传染病，于 2012 年在沙特阿拉伯首次被发现。目前，MERS 冠状病毒主要出现在沙特阿拉伯、阿联酋、约旦、科威特、阿曼、卡塔尔、也门和黎巴嫩等中东地区国家。至今为止，MERS 的确切传播途径尚不明确，但是 MERS 原发病例的主要传播途径为动物接触。人可能通过接触携带病毒的动物分泌物、排泄物或在交易宰杀场所接触到含有病毒的血液而感染。检测结果提示，MERS 冠状病毒可在骆驼的鼻部分泌物、眼部分泌物、粪便、奶或尿液中检出。切断传播途径是控制 MERS 原发和继发病例的有效手段。故当游客赴中东地区国家旅游时，为了预防 MERS

冠状病毒感染，应避免直接接触动物（尤其是骆驼），且不要前往动物饲养、屠宰及交易场所。

719. 为什么怀疑罹患中东呼吸综合征者入境时需进行实验室鉴别诊断

答：MERS 冠状病毒可引起急性呼吸窘迫综合征、感染性休克及多器官功能衰竭。该病毒目前在整个阿拉伯半岛广泛传播，仅少数旅行感染病例出现在中东以外地区。MERS 冠状病毒潜伏期为 2~14 天，MERS 的临床表现为发热、畏寒、干咳、气短、头痛和肌痛，但早期症状与其他常见呼吸道病毒感染相比并没有特征性差异。由于该病病死率高，且无有效的治疗药物和预防疫苗，因此，一旦怀疑 MERS 冠状病毒感染，临床医护人员应采集鼻咽拭子、痰液及血清等标本送至实验室，进行 MERS 病毒核酸检测，从而快速及时地明确病原学诊断，这对患者的治疗和疾病的防控均有重大意义。常用的检测方法为荧光定量 PCR，通过特异性反转录-聚合酶链反应的方法对 WHO 推荐的 MERS 冠状病毒初筛检测靶标（*upE*）及进一步确诊的靶标（*ORF1a/1b*）进行检测。如检测结果的 CT 值在试剂盒阳性判别范围内则判断为阳性，如 CT 值在试剂盒阴性判别范围内则判断为阴性。如病毒含量过少，检测 CT 值处于实验灰区范围，则需要重新进行检测予以确定。

720. 为什么前往非洲旅行需预防埃博拉病毒感染

答：埃博拉病毒（*Ebola virus*，EBOV）是一种需要最高级生物安全防护（P4 级）的烈性病毒，属于丝状病毒科丝状病毒属，已发现有 4 个基因和毒力不同的亚型，按毒力高低依次为扎伊尔亚型、苏丹亚型、科特迪瓦亚型及莱斯顿亚型。埃博拉出血热（ebola hemorrhagic fever，EBHF）是由 EBOV 引起的一种急性传染病，主要临床表现为发热、出血，病死率高达 53%~88%，对人类生命健康造成了极大的威胁。2014 年 2 月西非开始暴发大规模 EBHF 疫情，截至 2014 年 12 月 17 日，WHO 发表数据显示 EBHF 疫情肆虐的利比里亚、塞拉利昂和几内亚等西非三国的感染病例（包括疑似病例）已达 19031 人，其中死亡人数达到 7373 人。EBOV 存在于感染患者的血液、体液、排泄物、分泌物及器官组织，可通过与感染者及其排泄物的接触或经气溶胶传播。目前，EBOV 尚无有效的预防性疫苗，前往非洲旅游需谨防 EBOV 感染。旅行者可根据可能的暴露风险等级，采取相应的防护措施，不要直接接触患者或患者的血液、体液、呕吐物、排泄物及其污染物品，与流调人员、工作组织者、司机、翻译和引导员等疑有暴露史的人员接触，应穿戴防护装备。

EBHF 患者血液中病毒效价较高，可采用 ELISA 等方法检测血标本中病毒抗原，发病后 2~3 周内，可在患者血标本中检测到病毒特异性抗体，同时实验室可采用 RT-PCR 等核酸扩增方法，一般发病后 2 周内可从患者血标本中检测到病毒核酸。由于 EBOV 属于生物安全四级病原体，根据《人间传染的病原微生物名录》的规定，要求在相应生物安全级别实验室内完成检测工作。

721. 为什么在丘陵地区旅游需预防新型布尼亚病毒感染

答：近两年来，我国部分地区相继发现一些蜱虫叮咬所致的病例。中国疾病预防控制中心研究发现一种新的布尼亚科病毒是这类"蜱咬病"的元凶，并将之命名为发热伴血小板减少综合征布尼亚病毒（*Severe fever with thrombocytopenia syndrome bunyavirus*，SFTSV）。

感染 SFTSV 患者的主要临床表现为发热 38℃ 以上、消化道症状、血小板减少、白细胞减少、肝肾功能损害，部分有出血表现。该病主要发生在丘陵、山区，患者以从事农业生产的成年农民为主，部分患者有蜱叮咬史，流行期为 4~10 月份，流行高峰期为 5~7 月份。该病潜伏期为 1~2 周。因此，在丘陵地区旅游需预防 SFTSV 感染。

若存在 SFTSV 感染，应及时就医并将血液标本送至实验室检测，实验室常用检测方法有：捕获法检测 Mac-ELISA-IgM 抗体，间接法检测 ELISA-IgG 抗体，双抗原夹心法检测 ELISA-总抗体，间接免疫荧光法检测 IgG 抗体或抗原，空斑形成及空斑减少中和试验检测中和抗体和荧光定量 PCR 检测病毒核酸等。新布尼亚病毒应按照乙类传染病的生物安全要求在相应级别的实验室内开展检测工作。

722. 为什么野外旅游活动需预防蜱虫叮咬

答：蜱一般寄生在动物皮肤较薄、不易被搔动的部位。蜱叮咬人后可引起过敏、溃疡或发炎等症状，一般均较轻微。蜱可携带 83 种病毒、31 种细菌和 32 种原虫，可传播多种疾病，如森林脑炎、蜱传出血热、Q 热、蜱传斑疹伤寒、野兔热、莱姆病、人嗜粒细胞无形体病和巴尔通体病感染等，给人类健康及畜牧业带来很大危害。因此，外出旅游应当尽量避免在蜱类主要栖息地如草地、树林等环境中长时间坐卧。如需进入此类地区，应当注意个人防护，着穿长袖衣服；扎紧裤腿；穿浅色衣服可便于查找有无蜱附着；勿穿凉鞋。裸露的皮肤涂抹驱避剂，可维持数小时有效。衣服和帐篷等露营装备用杀虫剂浸泡或喷洒，如氯菊酯、含避蚊胺的驱避剂等。蜱常附着在人体的头皮、腰部、腋窝、腹股沟及脚踝下方等部位，一旦发现有蜱叮咬皮肤，可用 70% 乙醇涂在蜱身上，使蜱头部放松或死亡，再用尖头镊子取下蜱，或用烟头、香头轻烫蜱露在体外的部分，使其头部自行慢慢退出，不要生拉硬拽，以免损伤皮肤。有蜱叮咬史或野外活动史的旅行者，一旦出现发热等疑似感染症状或体征，应及早就诊，并告知医生相关暴露史。

723. 为什么旅行时需防止鼠类传播流行性出血热

答：流行性出血热又称肾综合征出血热，是危害人类健康的重要传染病，它是由汉坦病毒引起，以鼠类为主要传染源的自然疫源性疾病。流行性出血热潜伏期为 7~10 天，病程 4~6 天，主要临床表现为发热、出血、充血、低血压性休克及肾脏损害。

汉坦病毒可以随着鼠类的血液、唾液、尿、粪便排出，鼠向人的直接传播是人类感染的重要途径。目前认为流行性出血热的感染途径可有以下几种：①呼吸道传播：携带病毒鼠类的排泄物（如尿、粪、唾液等）可以污染尘埃，人经呼吸道吸入后可能受到感染；②消化道传播：食用被携带病毒鼠类排泄物污染的食物或水，病毒可以通过破损的口腔黏膜或胃肠黏膜进入体内引起发病；③接触传播：被携带病毒的鼠类咬伤或者伤口直接接触携带病毒鼠类的血液和排泄物，病毒可直接进入人体内导致感染；④母婴传播：孕妇感染病毒后，病毒可经胎盘传染给胎儿；⑤虫媒传播：革螨具有叮咬吸血的能力，病毒可通过寄生在鼠身上的革螨传播。所以旅行者在旅行过程中要防止接触鼠类或被鼠类、革螨咬伤，如有感染应及时就诊。常用的检测方法有：免疫荧光法检测病毒抗体，间接法检测 ELISA-IgG 抗体和反转录-聚合酶链反应法检测病毒核酸等。

724. 为什么旅行中被犬咬伤需当地就近接种疫苗

答：狂犬病是由狂犬病毒侵犯中枢神经系统引起的人兽共患的急性传染病。狂犬病毒是单链负性 RNA 病毒，属于弹状病毒科狂犬病毒属，是一种高度嗜神经病毒。病毒在被咬伤的肌肉组织中复制，通过运动神经元的终板和轴突侵入外周神经系统，沿轴突到达背根神经节后，在其内大量增殖，最后侵入脊髓和整个中枢神经系统。狂犬病的潜伏期长短与病毒的毒力、侵入部位的神经分布等因素相关。病毒数量越多、毒力越强、侵入部位神经越丰富、越靠近中枢神经系统，潜伏期就越短。发病后如无重症监护，患者会在出现神经系统症状后 1~5 天内死亡。

因此若在旅途中被狗咬伤，应当在 24 小时内尽快去当地就近正规接种门诊进行暴露后处理，而不能延迟至返回原居住地后再接种疫苗。暴露后狂犬病预防的措施包括：使用水、肥皂彻底清洗伤口至少 15 分钟，再用杀菌剂（如碘酒或乙醇）杀灭伤口中残余病毒，然后注射狂犬病疫苗或合并注射狂犬病被动免疫制剂。

患者发病后可采集其唾液、脑脊液、血清及颈后带毛囊的小块皮肤进行实验室检测。直接免疫荧光法检测狂犬病毒抗原是狂犬病诊断的"金标准"。狂犬病毒 RT-PCR 核酸检测可用于狂犬病早期诊断。快速荧光灶抑制试验（rapid fluorescent focus inhibition test, RFFIT）是 WHO 推荐和我国现行药典规定的抗 RV 中和抗体标准检测方法。

725. 为什么旅客在"红灯区"的高危行为可能会感染乙型肝炎病毒

答：乙型肝炎病毒（HBV）引起的乙型肝炎是《中华人民共和国传染病防治法》规定的乙类传染病。HBV 是一种 DNA 病毒，属于嗜肝 DNA 病毒科正嗜肝 DNA 病毒属，抵抗力很强，对热、低温、干燥、紫外线及一般浓度的消毒剂均能耐受。高压灭菌法或者 100℃加热 10 分钟可使其灭活失去感染能力，HBV 对过氧乙酸、漂白粉溶液、次氯酸钠、环氧乙烷等化学试剂敏感。乙肝患者和 HBV 携带者的体液是其主要传染源。性行为是 HBV 传播的主要方式之一，其他传播途径还包括：母婴传播、输血及血源性传播等。外出旅行时，一些旅客会在"红灯区"寻找刺激，若与乙型肝炎患者或 HBV 携带者发生性行为可能会感染 HBV。

实验室可对患者的血液、尿液等进行检查，患者可表现为血清丙氨酸氨基转移酶（ALT）增高，血清胆红素升高，尿胆红素阳性，血浆白蛋白降低，A/G 蛋白比例失常，γ-球蛋白升高，血清 HBV DNA 阳性，血清 HBsAg 阳性和（或）HBeAg 阳性，抗 HBc IgM 阳性。

726. 为什么外出旅行时饮用生水或生食海鲜可能会感染甲型肝炎病毒

答：甲型肝炎病毒（HAV）是单股正链 RNA 病毒，属于小 RNA 病毒科肝 RNA 病毒属，是引起病毒性肝炎的主要病原生物之一，主要通过粪-口（食物、水、接触）途径传播，急性患者和隐性携带者的粪便是主要传染源。HAV 对外界条件变化抵抗能力强，采用高温煮沸或者福尔马林（1∶4000 的甲醛溶液）37℃处理 71 小时才可将其灭活。外出旅行时，如果旅行地的水源被 HAV 污染，则饮用生水可导致 HAV 感染。HAV 易黏附于毛蚶、蛤蜊等海鲜，如生吃或半生吃这些水产品，也易感染 HAV。如果在旅行时曾进食可疑来源的水或者食品，14~50 小时后有畏寒发热、乏力、皮肤巩膜黄染、肝肿大等症状，需及时就诊。实验室检查血清丙氨酸氨基转移酶（ALT）增高，血清胆红素升高，尿胆红素阳性，血清抗 HAV IgM 阳性，双份血清抗 HAV IgG 效价 4 倍以上升高，则可证实患者已感染 HAV，需接受治疗。外出旅行时要注意预防甲肝，确保饮食卫生，忌喝生水、忌吃生食，尤其是贝壳类海鲜。

727. 为什么旅行地近期有洪涝灾害或雨季之后需注意预防戊型肝炎病毒感染

答：戊型肝炎病毒（HEV）是单股正链 RNA 病毒，属于戊型肝炎病毒科戊型肝炎病毒属，是戊型肝炎的病原生物，主要通过粪-口（食物、水、接触）途径传播。急性戊型肝炎患者消化道排泄物含有大量病毒，而病毒在碱性环境中很稳定，在镁、锰离子存在下可保持病毒完整性，具有较强的感染性，但对高热敏感，高温煮沸可将其灭活。雨季或者洪涝灾害之后，容易造成粪便对水源的污染，从而引起大面积戊型肝炎暴发流行。流行规模与水源污染程度有关，如果水源偶然污染，可造成数周的短期流行，如果水源反复被粪便污染，则可造成长时间的流行。未感染过 HEV 的人群均为易感者，发病人群以青壮年为主，孕妇易感性较高，病情重且病死率高。所以，旅行地刚发生过洪涝灾害或者雨季之后，需特别注意个人卫生，饭前便后要洗手，不喝生水，餐具、茶具和生活用具要注意消毒，避免 HEV 感染。

戊肝患者症状与甲肝类似，实验室检查血清丙氨酸氨基转移酶（ALT）增高，血清胆红素升高，尿胆红素阳性，血清抗 HEV IgM 阳性，双份血清抗 HEV IgG 效价 4 倍以上升高。

728. 为什么建议无免疫史或免疫史不详者出国旅行前接种麻疹疫苗

答：麻疹是一种由麻疹病毒引起的传染性极强的严重疾病。麻疹病毒是单股负链 RNA 病毒，属于副黏病毒科麻疹病毒属，主要通过空气传播。五分之一的麻疹感染者可出现耳部感染、肺炎和脑水肿等并发症。免疫接种是预防麻疹的最佳方法，在广泛开展疫苗接种之前，麻疹每年造成约 260 万人死亡，其中多数是 5 岁以下儿童。2000 至 2014 年间，因麻疹疫苗免疫接种减少的死亡人数约 1710 万。未接种疫苗或未产生免疫力的人群均易感，其中未接种过疫苗的幼儿患麻疹的危险最高，且发生并发症（含死亡）的危险也最高。在很多发展中国家，尤其是非洲和亚洲部分地区，麻疹仍是常见病。绝大多数（超过 95%）麻疹死亡病例发生在人均收入较低和卫生保健设施薄弱的国家。在经历着自然灾害、冲突或处于灾难后恢复阶段的国家，麻疹疫情尤其严重。如果旅行者无免疫史或免疫史不详者，则极有可能面临感染麻疹病毒的风险，因此，在出国旅行前建议接种麻疹疫苗。

729. 为什么儿童在外出旅行时出现发热、出疹等临床表现并非一定是麻疹

答：麻疹是儿童最常见的急性呼吸道传染病之一，由麻疹病毒感染引起，其传染性很强，主要临床表现包括全身斑丘疹、发热、咳嗽、卡他性症状或结膜炎等。如果患者出现科氏斑、出疹并且出疹的先后顺序是从头面部、躯干然后到四肢，即可做出麻疹的临床诊断。但出现发热、出疹等临床表现的疾病很多，并非一定是麻疹，其他如风疹病毒、登革热病毒、埃可病毒、柯萨奇病毒、人类细小病毒 B19 和疱疹病毒 6 型等感染引起的疾病，还有一些细菌和立克次体引起的疾病，以及川崎病、中毒休克和药物反应等也可引起与麻

疹相似的临床表现。因此需要通过实验室诊断来鉴别麻疹与其临床表现类似的其他疾病。常见的麻疹实验室诊断方法包括：血清特异性麻疹 IgM 抗体检测，采用 Vero/slam 细胞对咽拭子或尿液标本进行麻疹病毒分离，并可通过对麻疹病毒分离株 N 基因 C 末端序列测定而确定其基因型。

730. 为什么老人和儿童在旅行中更容易受到流感病毒的侵袭

答：流感病毒是单股负链 RNA 病毒，属于正黏病毒科流感病毒属，可以感染任何年龄段人群，而老人和儿童为其易感人群。这是因为流感病毒进入体内后，机体启动免疫系统清除病毒，但若免疫系统老化（老人）或者免疫系统尚未完善（儿童），则在与病毒斗争过程中并不能像正常成年人一样快速、有效地清除病毒。而旅行带来的劳累使老人和儿童本来脆弱的免疫系统承受较大压力，这给流感病毒的感染提供了机会。所以在旅行中老人和儿童更容易受到流感病毒的侵袭。

实验室一般是通过荧光 PCR 法检测流感病毒的特异基因片段以确定患者是否感染流感病毒，最常见的标本是上呼吸道咽拭子，其次是痰液。也可以通过血清相关流感抗体效价 4 倍增高来确定。

731. 为什么不建议在旅行地（特别是"农家乐"式旅行）购买活禽

答：禽流感病毒（avain influenza virus，AIV）是单股负链 RNA 病毒，属甲型流感病毒，可分为低致病性、中致病性和高致病性三种。目前发现最易感染人类的高致病性禽流感病毒亚型有 H5N1、H9N2、H7N7、H7N2、H7N3 和 H7N9 等。密切接触感染的禽类及其分泌物、排泄物、受病毒污染的水以及直接接触病毒毒株等可导致病毒感染。很多旅行者在旅游地购买现杀活禽，但是这种行为存在较大的安全隐患。现有高致病性禽流感患者流行病学调查资料显示，活禽市场暴露是感染高致病性 AIV 的高度危险因素。很多家禽感染高致病性病毒之后并不表现出明显症状，这些携带有高致病性病毒的家禽可作为传染源。现场宰杀会给这些病毒提供侵入人体呼吸道的机会，增加感染风险。上海本地也曾出现赴周边城市旅游购买活禽而感染高致病性禽流感病毒的病例。所以，不建议在旅行地购买活禽。如果确有需求，应事先了解当地活禽市场环境中是否有高致病性病毒存在，并在宰杀过程中做好相应防护。禽类粪便需定期消毒，可以通过荧光 PCR 检测环境标本如案板表面与笼具表面擦拭物、污水等病毒污染状况。

（李崇山　程　华　滕　峥）

第三节　寄生虫感染性疾病

732. 为什么有出国旅行史的腹泻患者需考虑肠道原虫感染

答：肠道原虫分布范围广，而我国人群对肠道原虫普遍易感，因此旅行回国的腹泻患者要考虑除细菌、病毒感染外的肠道原虫感染。引起腹泻的原虫主要有贾第虫、环孢子虫和隐孢子虫等。

（1）贾第虫肠道感染：贾第虫有滋养体和包囊两个阶段。人因误食贾第虫包囊而感染，通常呈无症状带虫状态，少部分感染者有临床症状，急性期主要表现为恶心、厌食、上腹及全身不适或伴有低热、寒战，也可出现突发性恶臭水泻等临床症状，慢性期则表现为周期性稀便，病程可达数年而不愈。贾第虫病呈世界性分布，由于多在旅游者中发生，因此将贾第虫引起的腹泻常称为"旅游者腹泻"。

（2）环孢子虫肠道感染：环孢子虫感染主要引起腹泻，感染后早期常无自觉症状或自觉症状轻微，也可表现为低热、厌食、肠胀气、腹痛、恶心呕吐、乏力等症状，常表现为自限性腹泻。

（3）隐孢子虫肠道感染：急性水样便，一般无脓血，日排便 2～20 余次，持续数日可自愈。免疫功能缺陷者如艾滋病患者感染隐孢子虫后引起的腹泻常常较严重，甚至引起死亡。隐孢子虫病呈世界性分布，在澳大利亚、美国、中南美洲、亚洲、非洲和欧洲都有流行。不同地区的隐孢子虫检出率不尽相同。欧洲、北美州隐孢子虫检出率为 0.6%～20%。近年来，在英国、美国均有隐孢子虫腹泻暴发流行的报道。

733. 为什么出现发热且有非洲地区旅游史的患者需考虑疟疾可能

答：引起临床发热的寄生虫有原虫、吸虫、绦虫和线虫等，在原虫中最常见的是疟原虫、非洲锥虫和利什曼原虫等。疟疾是由疟原虫引起的严重危害人体健康的寄生虫病之一，分布于全球 100 多个国家和地区，以非洲流行最为严重，其次是亚洲和中南美洲。全球每年有 2 亿～3 亿疟疾患者，目前非洲每年有 40 余万儿童死于疟疾。全球疟疾致死的病例 90% 来自非洲，而我国目前 90% 以上的疟疾病例均为国外输入性病例。疟疾主要通过蚊虫叮咬传播，人群对疟疾普遍易感，因此我国到非洲旅游或劳务人员极易感染疟疾。疟疾的主要症状是发热，可呈周期性寒战、发热、出汗退热三个连续阶段。因此，出现发热且有非洲地区旅游史的患者需考虑罹患疟疾的可能。

常见的疟原虫检测方法有病原检测、免疫学检测和分子生物学检测等。厚、薄血膜同片制作染色镜检，这是目前最常用、最可靠的疟疾病原检测方法。薄血膜中疟原虫形态完整、典型，易于识别和鉴定虫种，但原虫密度低时，易漏检。厚血膜上原虫集中，密度较高，易检获，但染色过程中红细胞溶解，虫体形态有所改变，鉴定虫种较为困难。因此，两者结合有利于疟原虫的检出和鉴定。WHO 推荐使用快速检测试剂条法（rapid diagnostic test，RDT）检测疟原虫循环抗原，该方法方便快速，特异性强、敏感性高，也可区分恶性疟与间日疟，目前应用最为普遍。另外也可采用 PCR 与核酸探针等分子生物学技术检测疟原虫的核酸物质，其优点是敏感度高、特异性强，可区分疟原虫虫种。

734. 为什么出现发热嗜睡症状的非洲归国人员需考虑患非洲锥虫病可能

答：非洲锥虫病，又称非洲睡眠病，由冈比亚锥虫或罗得西亚锥虫感染引起。冈比亚锥虫和罗得西亚锥虫皆为锥鞭毛体，形态可分为细长型、中间型和粗短型。两种锥虫的生活史相似，传播媒介为舌蝇。当蝇叮吸人血时，其体内的锥鞭毛体，进入人体皮下组织，繁殖后再进入血液。病理过程包括锥虫在局部繁殖所引起的局部初发反应期、在体内散播的血淋巴期以及侵入中枢神经系统的脑膜炎期。患者出现局部红肿、伴有发热、头痛、关节肿痛等症状，或颈后三角部淋巴结肿大，即 Winterbottom 征，为冈比亚锥虫病的特征病变。后期，锥虫侵入中枢神经系统，引起脑膜炎、脑水肿及神经元变性等病变，患者可有发热、深部感觉过敏、共济失调、震颤、痉挛，多表现为性格改变、神情淡漠、嗜睡，甚至昏迷、死亡。该病主要流行于非洲地区，80%以上的病例由冈比亚锥虫引起。冈比亚锥虫主要流行于西非、中非地区，罗得西亚锥虫主要流行于东非、东南部非洲地区。我国人群对这两类锥虫普遍易感，因此非洲归国人员若出现发热嗜睡症状，需考虑患非洲锥虫病的可能。

735. 为什么来自非洲有发热、血尿症状的患者需考虑是否感染埃及血吸虫

答：埃及血吸虫又称埃及裂体吸虫，在非洲已有几千年的历史，是流行于非洲地区的主要血吸虫之一，可引起人类泌尿系统损害。埃及血吸虫是雌雄异体，寄生于膀胱与盆腔静脉丛内，雌虫产的虫卵沉积于膀胱与远端输尿管黏膜下层与肌肉层，尤以膀胱三角区为多。膀胱壁组织中的虫卵分泌抗原物质，引起炎症与变态反应，形成虫卵肉芽病变。患者表现有终末血尿，膀胱刺激与阻塞等症状，或出现发热、头痛、乏力等全身症状。慢性期可仅有无痛性终末血尿，持续数月或数年，以后逐渐出现尿频、尿痛等慢性膀胱炎症状，继而导致排尿困难、泌尿道阻塞、肾盂积水、逆行性细菌感染，最终引起肾衰竭。非洲是埃及血吸虫病的主要流行地区，因此来自非洲且有发热、血尿症状的患者需考虑埃及血吸虫感染的可能。

（田利光　陈家旭）

第十六章 医院感染与生物安全

第一节 医院感染常见病原生物

736. 为什么不同年代及地区的医院感染病原生物种类与分布不尽相同

答：医院感染又称医疗保健相关性感染，是指住院患者在医院内获得的感染，包括住院期间发生的感染和在医院内获得出院后发生的感染，但不包括入院前已存在或入院时已处于潜伏期的感染。医院工作人员在医院内获得的感染也属医院感染。

不同年代及地区医院感染病原生物种类与分布不尽相同，这与抗菌药物的应用、医疗水平和住院患者的疾病谱等因素有关。在青霉素和磺胺类药物出现前，医院感染的病原生物主要以 A 群 β 溶血性链球菌为主。20 世纪 50 年代后，应用青霉素和磺胺类药物的地区出现以金黄色葡萄球菌为主的医院感染病原生物。而 20 世纪 70 年代后，应用头孢类和氨基糖苷类抗菌药物的地区，医院感染病原生物变迁为以革兰阴性杆菌为主。但随着抗革兰阴性杆菌药物的研发生产及使用、介入性诊疗技术和免疫抑制剂的广泛应用，革兰阳性球菌又一次成为重要的医院感染病原生物。2014 年全国医院感染横断面调查显示铜绿假单胞菌、大肠埃希菌、肺炎克雷伯菌、鲍曼不动杆菌和金黄色葡萄球菌是主要的医院感染病原生物。真菌引起的医院感染占 20% 以上，并且呈增加趋势。

737. 医院感染病原生物的特点是什么

答：医院感染病原生物中条件致病微生物占 90%，如不动杆菌属、凝固酶阴性葡萄球菌等，在健康人群中这些微生物不易引发感染。少数情况下感染则由致病微生物，如金黄色葡萄球菌等通过在人体黏附定植、繁殖和扩散毒素等方式致病。虽然一些具有传染性的病原生物，如埃博拉病毒、严重急性呼吸道综合征病毒等主要引起社区感染，但在医院内也可以发生传播，如 2014 年在西非暴发的埃博拉病毒疫情造成了数百例医务人员被感染。医院感染病原菌大多对抗菌药物具有耐药性或多重耐药，如耐甲氧西林凝固酶阴性葡萄球菌（methicillin resistant coagulase negative *Staphylococcus*，MRCNS）、耐万古霉素肠球菌（vancomycin resistant *Enterococcus*，VRE）、产超广谱 β 内酰胺酶（extended-spectrum β-lactamase，ESBL）细菌，碳青霉烯类耐药肠杆菌科细菌（carbapenems resistant *Enterobacteriaceae*，CRE）如大肠埃希菌、肺炎克雷伯菌，广泛耐药和全耐药的革兰阴性细菌如铜绿假单胞菌、鲍曼不动杆菌、大肠埃希菌和肺炎克雷伯菌等。

医院感染病原生物可以随抗菌药物应用或免疫功能缺损程度的变化而发生变迁，如艾滋病不同时期，可以感染不同的病原生物，包括细菌、真菌（如曲霉菌属）、病毒（如巨细胞病毒）、寄生虫（如弓形体、疥螨）等。器官移植受体是免疫缺陷人群中很重要的一部分，随着移植医学的发展与移植受体人群的扩大，其感染问题也应引起高度重视，包括细菌、病毒、真菌等。

738. 为什么不同医院感染的主要感染部位及其病原生物有所不同

答：医院感染有外源性感染与内源性感染。就外源性感染医院感染而言，它的发生与传播过程包括3个环节，即感染源、传播途径和易感人群，缺一不可。而内源性感染的传播过程是感染源自身、易位途径和易感生态环境。感染源是指病原微生物自然生存、繁殖并排出宿主、已感染的患者、带菌者或自身感染者与环境贮菌源。传播途径包括接触传播、空气传播、水和食物传播、医源性传播与生物媒介传播。易感人群包括机体免疫功能受损者、婴幼儿及老年人、接受免疫抑制剂治疗者、长期使用广谱抗菌药物者、住院时间长者、手术时间长者与接受各种介入性操作的患者。不同地区其上述流行病学因素不同使医院感染的主要感染部位及其病原生物有所不同。如在美国，前三位的医院感染部位分别为下呼吸道感染，胃肠道感染和泌尿道感染。而我国大多数综合医院，医院感染部位主要为呼吸道（尤其是下呼吸道）、泌尿道和手术部位。下呼吸道感染的主要构成病原生物为铜绿假单胞菌、克雷伯菌属、葡萄球菌属和白念珠菌。泌尿道感染的主要构成病原生物为大肠埃希菌、克雷伯菌属和假单胞菌属。手术部位感染的主要构成病原生物为大肠埃希菌、铜绿假单胞菌和金黄色葡萄球菌。

739. 为什么医院感染的病原生物耐药性强

答：随着医疗技术的进步和治疗手段的发展，如骨髓移植、抗肿瘤化学治疗、放射治疗和糖皮质激素的广泛使用等，在某些治疗阶段患者的抵抗力和免疫水平均较低。21世纪初开始人口老龄化的进程逐渐加快，我国住院患者的平均年龄不断增加，而老年人的免疫功能也较弱。免疫力低下的患者住院时间长，容易感染病原生物。如果感染后不合理使用抗菌药物进行治疗，形成的抗菌药物选择压力使细菌随之产生耐药性。细菌通过点突变、核苷酸序列重组和外来耐药基因插入等方式产生耐药性，并传递给下一代。具有耐药性的微生物持续的出现及存在易使耐药性传播给医院内对抗生素敏感微生物，给有效治疗医院感染带来困难。耐药菌在医院环境中存活时间较长，通过医务人员、患者、探视人员交叉传播甚至可引起医院感染暴发流行。

740. 为什么医院感染病原生物可来源于患者及医疗机构的环境

答：医院是一个复杂的公共场所，常年有患者入住，新的病原微生物不断出现，而旧病原生物也可以在环境中长时间存在。大量调查研究发现，患者使用过的物品及附近的物体表面、水池、拖布等都携带具有重要流行病学意义的病原生物。人们通常将医院内这类可检出病原生物的无生命环境表面称为病原生物的储藏库。Kramer对病原生物在其储藏库的存活时间进行系统综述发现，大多数革兰阳性菌容易存在于医院内物品如床单、护理过程中使用的器材和物品，可在干燥表面存活几个月。假单胞菌属、不动杆菌属和分枝杆菌属可在水中及潮湿的地方存在，偶尔也在无菌物品或消毒剂中检出。白念珠菌可以在物体表面存活4个月，近平滑念珠菌可以在物体表面存活5个月。李斯特菌属容易污染食物，而环节中的细小尘埃和咳嗽或说话产生的飞沫均可作为细菌传播的媒介（直径小于 $5\mu m$ 飞沫中的细菌能在空气中存活几个小时）。所以，医院感染病原生物可来源于患者与医疗机构的环境。

741. 为什么医院感染能在医院内流行

答：医院感染的流行要求具备三个环节，即感染源、传播途径与易感者。感染源来自患者、医务人员及医疗机构的环境；易感者为住院患者；传播途径是指病原生物从感染源传播到易感者的路径。包括以下几种途径：

（1）接触传播：是医院感染最常见的传播方式之一，也是多重耐药菌的主要传播途径。根据病原生物从感染源传播到易感者的过程是否在外界停留又分为直接接触（患者直接与感染者接触）和间接接触（通过医务人员手、医疗器械等）。侵入性操作为医院内特有的接触传播途径，既可以造成外源性感染，也可以引起内源性感染。

（2）呼吸道传播：带有大量病原生物的飞沫和（或）飞沫核在患者喷嚏、咳嗽时经口鼻排入环境，可以近距离感染其他患者或医务人员，一般飞沫粒子直径为 $0.1\sim10\mu m$，传播距离通常在 1 米以内。飞沫在空气中失去水分后，剩下的蛋白质和病原生物可形成小于飞沫粒子的飞沫核，后者被人体吸入后可以深达肺部。一些耐干燥的病原生物如白喉棒状杆菌和结核分枝杆菌等可以此方式传播。医院内病原生物还可以通过污染雾化吸入设备、氧气湿化瓶等造成呼吸道感染的传播。

（3）消化道传播：如鼠伤寒沙门菌、李斯特菌属、痢疾志贺菌、甲型肝炎和戊型肝炎病毒等都可以通过消化道传播。

（4）血液、体液传播：主要通过含有病原生物（如 HBV、HIV、疟原虫）的血液或血液制品传播，造成输血后肝炎、艾滋病、疟疾等。

（5）母婴传播：通过胎盘、产道、哺乳三种方式传染。

由于医院具备医院感染流行的三个环节，因此医院感染能在医院内流行。

742. 为什么人在医院感染传播中起到关键作用

答：人在医院感染传播中至关重要，不仅可作为微生物的主要贮源和感染来源，同时也是主要的传播者。患者在医院接受诊疗期间，既可以是病原生物的接受者，同时也可以成为新的传染源。医疗机构的医护工作者和患者等人员能够使环境中的病原生物通过以下方式在人-人之间传播：①直接接触患者的手、唾沫或其他体液；②间接接触病原生物所污染的物品（包括器械）、工作人员的手、探视者或其他环境因素（如水、其他液体、食物）；③吸入含有病原生物的飞沫或灰尘。

743. 为什么医疗水平提高仍无法避免医院感染发生

答：随着医疗技术的进步及医疗用品的更新，医疗机构对患者的治愈率大幅提升，人均寿命不断增加，但医院感染并未因此消失，主要有以下几点原因：①患者具有导致机体免疫力降低的基础疾病，如肝硬化、糖尿病和恶性肿瘤等；②患者接受免疫抑制治疗，如抗肿瘤化疗、放射治疗、肾上腺糖皮质激素治疗等；③侵入性操作或皮肤黏膜屏障被损伤破坏，如各种手术、气管插管、大面积烧伤等；④抗菌药物管理不当，抗菌药物应用不合理；⑤患者住院时间延长可增加各种器械相关感染、多重耐药菌感染等医院感染的发生率；⑥部分医院管理者和工作人员缺乏医院感染防控意识，医院感染管理责任制度不够健全，感染控制措施未予以落实，医务人员配备不足，诊疗环境清洁消毒未达到要求；⑦新发与再发传染病流行或暴发，如 SARS、中东呼吸综合征、埃博拉病毒病和麻疹等。

744. 为什么针对特定人员需进行主动筛查

答：主动筛查是监测无症状患者的带菌情况，通常在耐药菌经常定植的部位进行微生物标本的采集和培养，这不同于感染发生时才进行细菌培养及监测。主动筛查涉及的细菌主要是耐药菌，如 MRSA、CRE 等。主动筛查主要针对医院感染高危科室的患者、免疫力极度低下需进行保护性隔离的患者以及医院感染暴发时相应感染科室的医务人员。主动筛查针对上述人员的原因是：

（1）重症监护病房的患者：重症监护病房的患者往往存在重症感染，侵入性操作使正常的保护性屏障受到破坏，体内正常菌群成为致病菌而造成感染；抗菌药物的长期使用，使重症监护病房的患者容易感染耐药菌，给治疗带来困难，重症监护病房内耐药菌的传播和定植使其可能成为感染源。主动筛查重症监护病房内的病原生物，对于区分医院感染和社区感染、了解患者携带的正常菌群非常重要，这也是预防重症监护病房患者发生医院感染的重要措施。

（2）免疫力极度低下患者：免疫力极度低下患者，特别是进行骨髓移植的患者，其白细胞计数极少，各部位正常菌群都可能成为此类患者的致病菌。为避免此类患者发生医院感染，常规主动筛查显得更为重要。在患者发生感染但尚未检出病原菌时，常规主动筛查得到的细菌可作为感染治疗的参考。

（3）医院感染暴发时医务人员：医务人员尤其是医院感染高危科室（如手术室、新生儿病房等）工作人员进行主动筛查，排除因医务人员鼻咽部致病菌的定植造成的交叉感染，对于存在病原菌定植的医务人员给予脱污染及脱污染后复查等，有利于降低医院感染的发生率。

745. 什么是医院感染暴发

答：医院感染暴发（outbreak of nosocomial infection）是指在医疗机构或科室中，短时间内发生 3 例以上同种同源感染病例的现象。疑似医院感染暴发（suspected outbreak of nosocomial infection）是指在医疗机构或科室的患者中，短时间内出现 3 例以上临床症候群相似、怀疑有共同感染源的感染病例；或者 3 例以上怀疑有共同感染源或感染途径的感染病例。暴发是医院感染流行的一种特殊形式，它在病区分布上较为局限，可能只涉及 1~2 个病区，病原生物往往具有同源性。医院感染暴发不仅严重威胁患者，对医务工作者甚至患者家属都具有严重的威胁，轻则造成人员感染，重则可造成人员残疾、死亡，如 SARS 等。医院感染暴发事件举例如下：2016 年 2 月中旬，陕西省镇安县医院对部分血液透析患者例行病毒抗体检测时，发现 26 名患者丙肝病毒抗体呈阳性。医院随即将相关透析患者的血液标本送往省级医院检测，经专家组初步调查分析，此次感染是由于少数医务人员违反操作规程而导致的一起院内感染暴发事件。2008 年 9 月，西安交通大学第一附属医院新生儿科9名新生儿相继出现发热、心率加快、肝脾肿大等临床症状，其中8名新生儿发生弥散性血管内凝血相继死亡，1名新生儿经治疗好转。卫生部组织专家组调查，最终认为该事件为医院感染所致，是一起严重医院感染暴发事件。

746. 为什么需对不同病原生物引起的医院感染流行和暴发进行分类和定义

答：由于不同病原生物感染潜伏期不同，所导致流行和暴发的后果及处置方式也不尽相同，所以欧美国家对常见感染引起的流行和暴发进行了分类并给予定义。例如：

（1）流感样疾病暴发流行：医疗机构内部，3天时间内出现3例或3例以上流感样疾病；或者罹患流感样疾病的医务工作者不断增加或出现1例实验室证实病例。

（2）多重耐药细菌感染暴发流行：是指在一段时间内发生的多重耐药细菌感染病例超过医院基本水平，如MRSA、多重耐药鲍曼不动杆菌等引起的感染等。

（3）相同操作后由同一细菌导致的感染暴发流行：相同操作后短时间内出现2例或以上由同一细菌导致的感染事件，如硬膜外、关节腔注射后发生的金黄色葡萄球菌感染暴发流行。

（4）艰难梭菌感染暴发流行：7天时间内，出现流行病学上相互关联的3例或以上艰难梭菌感染病例。

（5）其他感染暴发流行：食物或水源性感染相似病例累计2例或以上时。

747. 什么是医院感染暴发时检验科的职责

答：检验科在发现疑似医院感染暴发时应第一时间（电话）向主管部门（医院感染管理部门）报告，同时配合相关部门进行疑似感染源标本的采集、检测和结果确认等。检验科需按照主管部门要求配合其调查，如提供分离菌株、向上一级检测机构提供复核标本、疑似暴发患者信息、检测结果、与暴发可能相关的既往数据。因此检验科应具备病原菌耐药基因型检测和同源性鉴定能力，快速诊断检测以支持临床决策的能力，具有重要流行病学意义病原生物的快速检测及报告能力，良好的院内质控能力等，整个检验流程应合理以确保提供的检测结果可靠、可信。

748. 为什么临床微生物实验室是医院感染防控的重要组成部分

答：临床微生物实验室在医院感染防控中起着重要作用：①从临床标本中分离和鉴定病原生物，保证抗菌药物敏感性试验的质量；②及时（每日）报告实验室检测结果；③参与医院感染的监测，尤其是多重耐药菌感染的监测；④加强难以鉴定或新型微生物知识的学习；⑤掌握医院感染暴发调查所需的微生物同源性检测方法；⑥开展医院环境微生物的监测和研究；⑦参与感染防控中临床微生物知识的培训；⑧确保实验室的生物安全；⑨参与全院的感染防控活动。

一方面感染防控人员需要借助微生物的监测结果收集医院感染流行或暴发的线索，另一方面阳性培养结果及药敏结果通常是临床确诊感染和抗感染治疗的重要依据，因此，实验室分离和鉴定微生物及耐药性检测的能力对医院感染的诊断治疗和防控起着关键性的作用。

749. 什么是预防医院感染的基本原则

答：预防医院感染的基本原则有：

（1）严格执行《医院感染管理办法》等有关医院感染管理的规章制度和技术规范，建立健全的医院感染管理组织，落实医院感染管理责任制。

（2）按照《消毒管理办法》和相关消毒卫生标准，严格执行医疗器械、器具的清洗消毒与灭菌，并达到以下要求：①进入人体组织、无菌器官的医疗器械、器具和物品必须达到灭菌水平；②接触皮肤、黏膜的医疗器械、器具和物品必须达到消毒水平；③各种用于注射、穿刺、采血等有创操作的医疗器具必须"一用一灭菌"；④医疗机构使用的消毒药械、一次性医疗器械和器具应当符合国家有关规定。

（3）制订具体措施，保证医务人员的手卫生、诊疗环境条件、无菌操作技术符合规定要求，对医院感染的危险因素进行控制。

（4）严格执行隔离技术规范，根据病原生物传播途径，采取相应的隔离措施。

（5）制订医务人员职业卫生防护工作的具体措施，提供必要的防护物品，保障医务人员的职业健康。

（6）强调合理使用抗菌药物，加强抗菌药物临床使用和耐药菌监测管理，延缓细菌耐药性的产生。

（7）建立有效的医院感染监测制度。

（8）医疗机构发生属于法定传染病的医院感染事件，应当按照《中华人民共和国传染病防治法》和《国家突发公共卫生事件应急预案》的规定进行报告和处理。

（张祎博）

第二节　生物安全及应对

750. 为什么处理有害气溶胶相关操作需在生物安全柜内进行

答：气溶胶是悬浮于气体介质中粒径为 $0.001\sim100\mu m$ 固态或液态微小粒子形成的相对稳定的分散体系。生物安全柜是具备气流控制及高效空气过滤装置的操作柜，可有效降低实验过程中产生的有害气溶胶对操作者和环境的危害。生物安全柜的工作原理主要是将柜内空气向外抽吸，使柜内保持负压状态，安全柜内的气体不能外泄从而保护工作人员和实验室环境，外界空气经高效空气过滤器过滤后进入安全柜内，以避免处理标本被污染，柜内空气也需经过高效空气过滤器过滤后再排放到大气中以保护环境。在生物安全柜中处理感染性物质或进行可能产生有害气溶胶的操作，可有效保护操作者、标本、环境不受污染。生物安全柜必须由专人安装，定期监测、维护，使用生物安全柜的过程中需遵循标准化操作规程。

751. 为什么临床微生物标本至少应在二级生物实验室生物安全柜内处理

答：病原微生物按照危险度的差异分为四类，其中仅有第四类病原微生物，即通常情况下不会引起人类或者动物疾病的微生物，可在开放的实验室台面上操作。而临床送检标本中可能存在未知的感染性病原微生物，所以临床微生物实验室工作人员有接触危险病原生物如第三类病原微生物的潜在风险。生物安全柜能够保护操作人员和实验室环境免受此类病原生物危害，因此临床微生物实验室标本至少应在二级生物实验室中的生物安全柜内处理，并避免可能产生气溶胶的操作。

752. 为什么不同危险度微生物的检测需在相应级别的生物安全防护实验室内操作

答：根据国务院 2004 年 11 月颁布的《病原微生物实验室生物安全管理条例》，病原微生物按照危险度的差异由高到低分为四类，第一类病原微生物，是指能够引起人类或者动物非常严重疾病的微生物，以及我国尚未发现或者已经宣布消灭的微生物。第二类病原微生物，是指能够引起人类或者动物严重疾病，比较容易直接或者间接在人与人、动物与人、动物与动物间传播的微生物。第三类病原微生物，是指能够引起人类或者动物疾病，但一般情况下对人、动物或者环境不构成严重危害，传播风险有限，实验室感染后很少引起严重疾病，并且具备有效治疗和预防措施的微生物。第四类病原微生物，是指在通常情况下不会引起人类或者动物疾病的微生物。第一类和第二类病原微生物统称为高致病性病原微生物。与此对应从事病原微生物临床检测和研究的实验室分为四级，一级生物安全防护实验室是微生物基础实验室，可操作已知不会给健康人带来疾病的微生物，如枯草芽胞杆菌等，允许在开放的台面上开展工作。二级生物安全防护实验室适用于对人或环境具有中等潜在危害的微生物，属于第三类病原微生物如沙门菌属、乙型肝炎病毒等可在该级别实验室中操作。三级生物安全防护实验室的操作对象一般是可以经呼吸道传播的危险微生物，如结核分枝杆菌等，该类实验室属防护实验室，为特殊的诊断、研究实验室。四级生物安全防护实验室属最高防护实验室，用于处理第一类病原微生物，也可供危险病原生物研究使用。

753. 为什么危险品保管使用记录对实验室生物安全保障至关重要

答：实验室生物安全保障是指单位和个人为防止病原生物或毒物丢失、被窃、滥用、转移或有意释放而采取的安全措施。生物安全保障是实验室常规工作的一部分，实验室必须建立有效的生物安全规范，对危险品的储存、接触人员资料和使用情况进行真实、及时、详细地记录是其中必不可少的重要组成部分，这些记录文件能够对实验室危险品的安全管理进行备份和溯源，督促实验人员加强安全意识，从而预防和减少危险品事故，消除或降低危险品使用、处理、废弃物处置中潜在的危险，这对于确保实验室安全和人员健康监护以及危害处理具有重要的作用。

754. 为什么不同的医疗操作需使用不同种类的手套

答：在接触感染性物质时，需要使用合适的手套以保护工作人员避免受到污染物溅出或生物污染等事故所造成的损害。手套种类的选择应按照所从事操作的性质，符合舒适、灵活、耐磨、耐炸、耐撕以及能对所涉及的危险提供足够防护等要求。当处理感染性物质、血液、体液，以及接触黏膜或破损皮肤时，可选择一次性乳胶、乙烯树脂或聚腈手套；工作人员佩戴乳胶手套，尤其是那些添加了滑石粉的手套时，有可能发生皮炎及速发型超敏反应等变态反应，应配备不含滑石粉的乳胶手套以供选择；可能发生切割损伤时，应选择不锈钢网孔手套，该手套能有效避免切割损伤，但不能防止针刺损伤。

755. 为什么使用生物安全柜前必须确认该安全柜运行正常

答：生物安全柜在运行正常的情况下才对操作者、实验室环境以及实验材料等具有保护作用，而当生物安全柜运行异常时若发生溢出、破损或不良操作，则其不再具有保护作用，因此在使用之前应确认安全柜是否处于正常运行状态。为确保生物安全柜的正常运行，应注意其日常维护和保养，每次实验结束后应进行清洗和消毒，高效过滤器一旦受损或使用寿命到期后需及时予以更换，此外还需定期测试垂直气流速度、工作窗口气流流向和流速，工作区洁净度、噪声、光照度、排风以及高效过滤器检漏等。

756. 为什么生物安全柜内不能使用本生灯

答：本生灯是实验室常用的中高温加热工具，采用煤气作为燃料，可产生无光高温火焰。生物安全柜是用于保护操作者、实验室环境以及实验材料等避免暴露于感染性操作对象的实验室常用设备，它配有高效空气过滤器装置，可使安全柜工作空间内为经高效过滤器净化的无涡流的单向流空气，气流的定向性、稳定性以及均匀性对于试验标本的保护和实验室操作人员的防护至关重要。本生灯产生明火的同时所释放的热量会干扰生物安全柜内的定向气流，并可能损坏空气过滤器，因此生物安全柜内不能使用本生灯，而应使用微型电加热器。

757. 为什么朊粒需要采取延长高压灭菌时间或提高温度等特殊处理

答：朊粒（prion）又称朊毒体，是引起人和动物发生传染性海绵状脑病（TSE）的病原生物，属于一类特殊的传染性蛋白粒子。近年来，与其相关的牛海绵状脑病（bovine spongiform encephalopathy，BSE）在英国严重流行，且已证实BSE的病原生物可传染给人类而引起新变异型克-雅病，引起世界各国的高度关注。朊粒的主要成分是蛋白酶抗性蛋白（proteinase resistant protein，PrP），不含核酸。朊粒无病毒结构，可通过5nm或更小孔径的滤膜，对甲醛、乙醇、蛋白酶、高温（80℃）、电离辐射和紫外线等理化作用的抵抗力强，而对酚类、乙醚、丙酮、强去污剂和漂白剂等敏感。因为朊粒很难彻底灭活，对其进行操作时应严格遵循防护措施。基本原则是尽可能使用专用设备、一次性塑料制品、一次性个人防护装备；所有操作在生物安全柜中进行；包括个人防护装备在内的医疗废弃物应充分高压灭菌后焚烧。由于朊粒对高压灭菌过程高度耐受，需延长压力灭菌器作用时间，提高温度（134℃、1小时以上），才能达到杀灭效果。

758. 为什么大量潜在危害性气溶胶释放时应立即撤离现场

答：气溶胶是多种病原生物的传播媒介，由于气溶胶会短暂存在空气中，对现场人员可能造成危害，因此可能产生潜在危害性气溶胶的相关操作应在生物安全柜中进行。在实验操作过程中，若大量潜在危害性气溶胶释放时，应立即关闭生物安全柜窗口、撤离现场，并向实验室主管领导报告，在危害现场周围设立有明确标识的提示牌。待气溶胶排出、粒子沉降（约1小时）后方可入内。清除污染时需穿戴适当的防护装备，清除方法应根据危害物质的性质进行选择。

759. 如何避免或减少实验室相关感染的发生

答：造成实验室感染的主要原因包括以下方面：①实验室管理不当，没有设立相应的防止实验室感染的安全管理规章制度或制度不够完善；②实验室未对工作人员进行及时、规范、全面、有效的实验室感染相关知识培训；③工作人员没有严格按照实验室规范操作流程进行操作。

实验室应严格按照安全管理制度实施相关措施，从而减少或避免实验室工作人员发生实验室相关感染。这些管理措施主要包括以下内容：①设备和设施的完善，如生物安全柜及护目镜、口罩、手套等个人防护用品；②病原体危害程度评估，对实验室所操作的病原体及其相关标本应进行定期的评估；③建立有效的实验室管理制度；④设计完善的感染性废物处理方法和流程等。

760. 为什么当离心管发生破裂时要盖上离心机盖密闭约 30 分钟后才可开盖清理

答：离心管破裂时，溢出的液体标本在离心状态下会产生大量气溶胶，具有潜在的生物安全隐患。由于气溶胶在空气中悬浮一段时间后在重力作用下可沉降，因此当离心结束时若发现离心管破裂，应立即盖上离心机盖，密闭约 30 分钟，待气溶胶沉降后开盖，并在生物安全员的指导下进行清理，必要时需佩戴双层手套，使用镊子夹取碎片，所有破损的离心管碎片、套管及转轴均需置于无腐蚀性的消毒液中浸泡消毒或高压处理后再行丢弃或恢复使用。

761. 为什么感染性废弃物通常需无害化处理后才可运离实验室

答：为避免对实验室相关人员、公众、环境造成危害或潜在危害，含活性高致病性生物因子的废物应在实验室内消毒灭菌后方可运离实验室。而对于具有潜在致病性的感染性废弃物，若因条件限制无法在实验室处理，也可经适当包裹、标识后运送至本幢建筑物内的消毒灭菌室进行无害化处理，但包装和运输方式必须符合危险废弃物的运输要求。感染性废弃物的处理原则包括以下四个方面的内容：①将操作、收集、运输、处置废物的危险降至最小；②将其对环境的有害作用将至最小；③只可使用被承认的技术和方法处理和处置危险废物；④排放符合国家或地方规定和标准的要求。

762. 为什么感染性及潜在感染性物质运输通常需要三层包装

答：感染性及潜在感染性物质运输需严格遵守国家及国际规定，规范正确地选择并使用包装材料对此类物质进行包装，从而降低运输过程中包装受损和内容物泄漏的可能，减少运输过程中感染性物质暴露的发生。感染性及潜在感染性物质运输通常需要三层包装，包括：内层容器，第二层包装以及外层包装。装载标本的内层容器应密闭、防水、防渗漏并贴有指示内容物的标签；第二层包装为吸水性材料，以便在内层容器打破或泄漏时吸收溢出的液体；外层包装，即第三层包装用于保护第二层包装免受物理性损坏。

763. 为什么采取个人防护措施可减少实验室获得性感染事件的发生

答：导致实验室获得性感染的常见途径包括：吸入、经口摄取、直接和黏膜或破损皮肤接触、节肢动物媒介等。约 2/3 的实验室获得性感染源于直接接触，其次是实验室意外，如由飞沫、溅落的液体、针刺伤或刀割伤等引起。实验室工作人员进行操作时应注意正确穿戴实验服、口罩、帽子以及手套等个人防护用品，并采取消毒清洁等防护措施，避免与感染性物质直接或间接接触，同时还需熟悉并掌握发生实验室意外时自我保护的应急处理技能，从而有效降低实验室获得性感染事件的发生概率。

764. 为什么布鲁菌病是最常见的实验室获得性细菌感染之一

答：布鲁菌属细菌是一类人兽共患病的病原生物，由美国医生 David Bruce 首先分离到而得名。布鲁菌属细菌的致病力包括侵袭力和内毒素两个方面。布鲁菌属细菌的侵袭力较强，可以通过完整的皮肤和黏膜进入宿主体内，并在体内有很强的繁殖和扩散能力，这与其荚膜的抗吞噬作用和产生的透明质酸酶、过氧化氢酶有关。布鲁菌属细菌的内毒素是一种多糖类脂-蛋白质复合物，能引起发热反应，并毒害吞噬细胞，刺激肉芽肿形成。布鲁菌病主要呈地方性流行，大部分地区此菌分离率较低。在病原学诊断明确之前，实验人员对此类患者的标本可能未给予高度关注，分离培养及鉴定时并没有注意防护或未在生物安全柜中进行操作，而布鲁菌属细菌具有高度传染性，主要通过呼吸道传播，因此很容易导致实验室技术人员罹患实验室获得性布鲁菌病。

765. 为什么每位实验室人员必须进行持续性的生物安全培训

答：生物安全培训是保障病原微生物实验室生物安全的有效手段之一，其内容包括生物安全法律法规知识、个人防护知识、实际操作技能、个人防护要求、生物安全柜使用规范、感染性材料的操作与防护规范等。为了使全体实验室人员了解生物安全知识、熟悉工作环境及所接触的病原微生物危害程度、实验室获得性感染的预防措施和相关实验活动的操作规范程序，掌握意外事故发生时的相关处理程序，减少或消除其暴露于有害物质的可能性，每位实验室人员必须接受持续性的生物安全培训。当接触实验标本时，实验室工作人员必须意识到潜在有害物质的存在，处理时严格按照临床微生物学操作技术标准。

766. 为什么处理锐器时需特别小心

答：锐器通常指能穿透皮肤的注射器、针、刀、毛细管和破损的玻璃器皿等机械危险物，由此造成的开放性创口，使操作者或废物处置者直接暴露于有害物质中，增加实验室获得性感染发生的风险。因此，在处理这类物品时应特别小心谨慎。所有锐器都必须放置在贴有清晰生物危害标签的硬质、防漏、防刺破的容器内，并与其他废物分别存放，然后由专门人员运送至指定处理场所销毁。根据相关规定，当盛装物达容积的70%时应封闭锐器盒并将其尽快运走，以防止因锐器盛装过满而发生意外伤人事件。

767. 为什么巴氏消毒法不适用于灭活芽胞

答：芽胞是某些细菌在一定环境条件下胞质高度浓缩脱水所形成的具有多层膜包裹的圆形或卵圆形小体，是细菌为避开不良环境并维持生存而产生的一种休眠体，它对于温度不敏感，且对干燥、辐射和化学消毒剂具有强大抵抗力。巴氏消毒法（pasteurization），亦称低温消毒法、冷杀菌法，是一种利用较低的温度（一般在60~82℃）既可杀死病原生物又能保持食品营养物质风味不变的消毒法，仅用于灭活对热敏感的病原生物，如布鲁菌属、分枝杆菌属及多种病毒等细胞内生长微生物。而芽胞通常需饱和蒸汽 121℃ 30 分钟或干热 180℃ 2 小时才能被杀灭，因此巴氏消毒法并不适用于灭活芽胞。

768. 为什么化学消毒剂仅能外用或用于环境物品的消毒

答：常用的化学消毒剂包括：含氯消毒剂、氧化消毒剂、碘类消毒剂、醛类消毒剂、杂环类气体消毒剂、酚类消毒剂、醇类消毒剂以及季胺类消毒剂等，主要通过使菌体蛋白变性沉淀、干扰微生物酶系统影响细菌代谢和损伤其细胞膜，导致菌体内容物漏出等机制而发挥防腐、消毒和灭菌作用。由于大部分化学消毒剂对人体组织细胞亦有一定毒副作用，因此仅能外用或用于环境物品的消毒。

769. 为什么浓度为 70%~75% 的乙醇可作为消毒剂

答：乙醇主要通过使病原生物蛋白质变性凝固和干扰其代谢而达到灭菌目的，当乙醇浓度为 70%~75% 时灭菌作用最强。过高浓度的乙醇会使菌体表面蛋白迅速凝固，形成一层保护膜，从而阻止其进一步渗入菌体内部，杀菌效力反而减弱。若乙醇浓度较低，虽可进入菌体，但不足以使菌体内的蛋白质变性凝固，同样也不能将病原菌彻底杀灭。因此用于医用消毒的乙醇最佳浓度为 70%~75%。

770. 为什么评估消毒灭菌效果时应对消毒灭菌全程进行监测

答：为准确评价消毒灭菌效果，需严密监测消毒灭菌全过程。监测方式主要有：①物理监测：即对灭菌器的装置及各项参数进行监控，尤其是运行中的压力、时间等；②化学监测：指快速观察化学指示剂的变化来测试灭菌过程的关键参数，从而及时反映灭菌效果；③生物监测：采用标准化菌株制备的生物指示剂来考核灭菌后是否达到无活菌的效果。通过上述方法，尤其是生物监测方法，即可对消毒灭菌效果进行准确评估，而对消毒灭菌后的物品取样进行分离培养则可能无法正确评估灭菌效果，因为，虽然受损细菌在特殊营养条件下，经过一定时间培养能够复活，但是从消毒灭菌物品中分离培养得到所有未杀灭的微生物则非常困难，且这种方法也不适合于批量产品的监测。

771. 什么是实验室工作人员职业暴露后的一般处理措施

答：实验室工作人员发生职业暴露应立即进行处理，根据事故的情况采取相应的措施：①皮肤或黏膜污染时，用肥皂液和流水清洗污染的皮肤，被暴露的黏膜应当反复用生理盐水冲洗干净；②眼睛溅入液体后立即用洗眼设施冲洗，避免揉搓眼睛，连续冲洗至少 10 分钟；③皮肤破损或刺伤应当在伤口周围轻轻挤压，尽可能挤出损伤处的血液（禁止进行伤口局部挤压），再用肥皂液和流水清洗，然后使用 75% 乙醇或 0.5% 碘伏进行消毒，并包扎伤口；④发生严重损伤或暴露，或当感染性物质泼溅形成气溶胶时，会造成很大危害，应立即采取措施疏散工作人员，等气溶胶沉降后用消毒剂浸泡处理被溅区域。

772. 如何处理艾滋病病毒职业暴露

答：艾滋病是由人类免疫缺陷病毒（HIV）引起的一种危害性极大的传染病。HIV 职业暴露应按卫生部颁布的《医务人员艾滋病病毒职业暴露防护工作指导原则（试行）》

对其暴露的级别和暴露源的病毒载量水平进行评估和确定，随后立即给予预防性用药。用药应尽早进行，最好在 4 小时内实施，不能超过 24 小时，但如已超过 24 小时也应尽快进行预防性用药，并且在暴露后的第 4 周、第 8 周、第 12 周及第 6 个月时检测 HIV 抗体，以判断患者病情和治疗效果；还需对服用药物的毒性反应进行监控和处理，观察和记录 HIV 感染的早期症状等。

773. 如何处理乙型肝炎病毒职业暴露

答：乙型病毒性肝炎是由乙型肝炎病毒（HBV）引起的、以肝脏炎性病变为主，并可引起多器官损害的一种疾病。它已成为严重威胁人类健康的世界性疾病，也是我国当前流行最为广泛、危害性最严重的一种疾病。实验室人员 HBV 职业暴露确认后处理措施包括以下方面：

（1）血清学监测：HBV-DNA 定量检测、乙肝五项、肝功能等，暴露后第 3 个月和第 6 个月分别复查一次。

（2）主动和被动免疫：若抗 HBs（HBV 表面抗体）≥10mIU/ml，则不予处理；如果未接种 HBV 疫苗、抗 HBs（HBV 表面抗体）<10mIU/ml 或抗 HBs（HBV 表面抗体）不详，则应立即注射 HBV Ig（高效乙肝免疫球蛋白）200～400IU，并同时注射 HBV 疫苗 20μg，并于暴露后第 1 个月和第 6 个月分别再注射 HBV 疫苗 20μg。

（顾飞飞　肖淑珍　韩立中）

第十七章 抗细菌感染药物

第一节 常用抗菌药物作用与耐药机制

774. 什么是抗菌药物

答：抗菌药物（antibacterial agents）是指具有杀菌或抑菌活性的抗生素和化学合成药物。前者是细菌、真菌、放线菌属等的代谢产物，后者是经化学改造的半合成抗生素和化学合成药物。临床上常用抗菌药物大致分为：①β-内酰胺类，包括青霉素类、头孢菌素类、单酰胺类、碳青霉烯类、β-内酰胺酶抑制剂合剂等；②氨基糖苷类，包括庆大霉素、阿米卡星、妥布霉素等；③大环内酯类，包括红霉素、克拉霉素、阿奇霉素、交沙霉素等；④喹诺酮类，包括环丙沙星、氧氟沙星、左氧氟沙星等；⑤糖肽类，包括万古霉素、替考拉宁等；⑥磺胺类，包括复方磺胺甲噁唑等；⑦四环素类，包括四环素、多西环素、米诺环素等。

775. 为什么 β-内酰胺类抗菌药物包含有众多种类

答：β-内酰胺类抗生素（β-lactam antibiotics）是指化学结构中具有 β-内酰胺环的一大类抗生素，侧链的改变可形成许多抗菌谱和抗菌作用不同的抗菌药物，包括青霉素类、头孢菌素类、碳青霉烯类、含酶抑制剂的 β-内酰胺类及单环酰胺类等。青霉素类主要作用于革兰阳性球菌和部分肠杆菌科细菌；第一代头孢菌素主要作用于革兰阳性球菌，第二、三代头孢菌素广泛地作用于革兰阴性杆菌，第四代头孢菌素对产超广谱 β-内酰胺酶（extended-spectrum β-lactamases，ESBL）及产头孢菌素酶的细菌稳定性优于第三代。碳青霉烯类抗菌药物对 β-内酰胺酶高度稳定，是产 ESBL 细菌的首选药物。含酶抑制剂的 β-内酰胺类抗菌药物可用于治疗产 β-内酰胺酶细菌引起的感染。

776. 为什么头孢菌素类抗菌药物种类众多

答：头孢菌素类（cephalosporins）抗菌药物是一类广谱半合成抗生素，通过对侧链和母核上第三位乙酰基的取代可衍生出许多药理性和抗菌活性不同的半合成头孢菌素。根据抗菌谱、抗菌活性、对 β-内酰胺酶的稳定性以及肾毒性的不同，头孢类抗菌药物分为四代。①第一代：主要作用于需氧革兰阳性球菌，仅对少数肠杆菌科细菌有一定抗菌活性，常用的是头孢唑啉，头孢氨苄和头孢拉定。②第二代：为一般革兰阴性菌感染的首选药，常用药物有头孢克洛、头孢呋辛、头孢丙烯。③第三代：对引起严重感染的革兰阴性、阳性菌有较强的抗菌作用，常用药物有头孢噻肟、头孢曲松、头孢他啶、头孢哌酮。④第四代：相对于第三代抗菌谱有了进一步扩大，对 β-内酰胺酶稳定，可用于对第三代耐药革兰阴性菌引起的重症感染，常用药物为头孢吡肟等。总体来说，第一至第三代头孢类抗菌药物对 β-内酰胺酶越来越稳定，且肾毒性越来越低，对革兰阴性菌抗菌活性越来越强，但对革兰阳性菌抗菌活性较前有所下降。而第四代头孢对革兰阳性、阴性菌的抗菌作用都较强。

777. 为什么糖肽类抗菌药物仅对革兰阳性菌有效

答：糖肽类（glycopeptides）抗菌药物通过与细菌细胞壁以 D-Ala-D-Ala 为末端的肽聚糖前体小肽特异性结合，抑制细菌细胞壁肽聚糖的延伸和（或）交联，从而阻遏细胞壁的合成，最终导致细菌细胞死亡。革兰阳性菌的细胞壁是由肽聚糖层构成，位于细胞质膜外；而革兰阴性菌在肽聚糖外还有一层完整的细胞外膜，能阻止万古霉素和替考拉宁等糖肽类抗菌药物渗透到肽聚糖层发挥作用，故糖肽类抗菌药物仅对革兰阳性菌有效。

778. 为什么喹诺酮类抗菌药物有较广泛的抗菌谱

答：喹诺酮类（quinolones）抗菌药物为浓度依赖性杀菌剂，包括环丙沙星、氧氟沙星、左氧氟沙星等。喹诺酮类抗菌药物对需氧革兰阳性菌、革兰阴性菌和肠杆菌科细菌具有强大抗菌作用。其对革兰阳性菌的主要作用靶位为拓扑异构酶Ⅳ，而次要作用靶点为DNA 旋转酶；相反，喹诺酮类抗菌药物对革兰阴性杆菌的主要作用靶位是 DNA 旋转酶的A 亚单位，次要作用靶点是拓扑异构酶Ⅳ。这两种酶都是细菌生长所必需的酶。喹诺酮类抗菌药物通过嵌入解旋的 DNA 双链中，形成 DNA-拓扑异构酶-喹诺酮类三者复合物，阻止 DNA 拓扑异构变化，抑制细菌 DNA 复制、转录以达到杀菌目的。临床常用环丙沙星、左氧氟沙星、莫西沙星等喹诺酮类抗菌药物治疗泌尿生殖道感染。

779. 为什么大环内酯类抗菌药物具有抑菌作用

答：大环内酯类（macrolides）抗菌药物一般属于抑菌剂，包括红霉素、克拉霉素、阿奇霉素、交沙霉素等，其作用机制是与细菌核糖体上的 50S 大亚基结合，阻断其在信使RNA 上的位移和转肽作用，从空间上阻滞新生肽链的延伸、促进 RNA 的脱落，抑制细菌蛋白质的合成，因此大环内酯类抗菌药物抗菌谱广，对于革兰阳性菌和阴性菌都有抑菌作用。如临床常用红霉素作为青霉素过敏患者的替代药物，用于治疗革兰阳性菌引起的咽炎；阿奇霉素用于治疗嗜血杆菌及支原体引起的社区获得性肺炎。

780. 为什么氨基糖苷类抗菌药物具有良好的抗菌活性

答：氨基糖苷类（aminoglycosides）抗菌药物对需氧革兰阴性杆菌有较强的抗菌活性，对革兰阳性球菌也有一定的活性。氨基糖苷类抗菌药物主要通过抑制细菌细胞膜蛋白质的合成及改变膜结构的完整性而发挥强有力的杀菌作用。其对蛋白质合成的起始、延伸及终止过程均有影响：①起始阶段：氨基糖苷类可以抑制细菌核糖体 70S 亚基解离成 30S 和50S 亚基的过程，使得功能正常的核糖体无法形成，从而抑制蛋白质的起始阶段；②延伸阶段：氨基糖苷类抗菌药物与细菌核糖体 30S 亚基结合后造成遗传密码子的错读，使转运RNA 不能正确地将氨基酸运送到信使 RNA 模板上相应的密码子位置上，相反将错误配对的氨基酸加入到肽链中去，使细菌合成异常蛋白质，从而使细菌生长受到抑制；③终止阶段：氨基糖苷类抗菌药物可阻止核糖体与释放因子结合，从而阻断已合成的蛋白质释放，使 70S 核糖体不能重新参与蛋白质的合成。因此，它仍是目前临床常用的抗菌药物，广泛用于革兰阴性菌所致的败血症，细菌性心内膜炎和其他严重感染。

781. 为什么儿童应慎用氨基糖苷类药物

答：氨基糖苷类药物包括链霉素、庆大霉素、卡那霉素、妥布霉素、丁胺卡那霉素和新霉素等，均具有不同程度的耳毒性和肾毒性。耳毒性副作用可分为两类：一类是前庭功能受损，表现为眩晕、恶心、呕吐、眼球震颤和平衡障碍；另一类为耳蜗神经损害，表现为耳鸣、听力减退，严重者可致耳聋。若发生在婴幼儿时期，对婴幼儿今后的发育、语言和学习技能的发展可能产生重大影响，甚至成为终身聋哑。此外，氨基糖苷类药物主要以原形由肾脏排泄，并可通过细胞膜吞饮作用使药物大量蓄积在肾皮质，故可引起肾毒性。肾功能减退可使氨基糖苷类药物血浆浓度升高，这又进一步加重肾功能损伤和耳毒性。儿童发育尚未成熟，肾功能并不完善，肾清除能力较差，对氨基糖苷类药物的毒副作用比成人更为敏感。因此儿童应慎用氨基糖苷类抗菌药物。

782. 为什么产 β-内酰胺酶是细菌对 β-内酰胺类抗菌药物耐药的最常见机制

答：细菌产生 β-内酰胺酶（β-lactamase）引起 β-内酰胺类药物灭活是 β-内酰胺类抗生素耐药的主要机制，β-内酰胺酶是由染色体、质粒或转座子编码的多种酶组成的酶家族，该酶能水解青霉素类和头孢类抗菌药物化学结构中的 β-内酰胺环而使之失去抗菌活性，导致细菌耐药。β-内酰胺酶有 2 种分类方法：①Ambler 分类法，基于氨基酸序列同源性将 β-内酰胺酶分为 4 大类，其中 A、C、D 组是丝氨酸 β-内酰胺酶，而 B 组为以锌离子为活性中心的金属酶。②Bush-Jacoby-Medeiros 分类法，依据功能相似性（底物和抑制剂谱型）将 β-内酰胺酶分为 4 大类和多个亚类（如 1、2、3 组和 2a、2c、3a 等）。临床上常见的 β-内酰胺酶包括：①A 类酶，属 Bush 的 2 组酶，由质粒介导，其活性部分为丝氨酸残基，常见的有青霉素酶和 ESBL；②B 类酶，属 Bush 的 3 组酶，由染色体介导，其活性部分是结合锌离子的硫醇基，常见的有金属酶和碳青霉烯酶；③C 类酶，属 Bush 的 1 组酶，由染色体介导，近年来研究表明革兰阴性菌在 β-内酰胺类抗生素诱导下可产生由质粒介导的酶，常见的有头孢菌素酶；④D 类酶：属 Bush 的 2 组中的 2d 组，此酶由染色体和质粒介导皆有，常见的酶可水解苯唑西林（oxacillin，OXA）。

783. 为什么第四代头孢菌素对产头孢菌素酶的细菌仍保持抗菌活性

答：头孢菌素酶（cephalosporinase）是由 *AmpC* 基因编码的 β-内酰胺酶，常见于肠杆菌属、枸橼酸杆菌属、沙雷菌属和铜绿假单胞菌。头孢菌素酶可水解头孢菌素的 β-内酰胺环，使之失去抗菌活性，它对头孢噻吩和头孢噻肟的水解能力强于任何一种青霉素。第一、二、三代头孢菌素和单环 β-内酰胺类以及头孢霉素对高产头孢菌素酶的突变菌株均无效，但第四代头孢菌素可以有效地穿透革兰阴性杆菌的外膜，并且与头孢菌素酶的亲和力较低，因此第四代头孢菌素对高产头孢菌素酶的细菌仍有抗菌活性。

784. 为什么超广谱 β-内酰胺酶种类众多

答：超广谱 β-内酰胺酶属于 A 类的 2be 型酶，通常由质粒介导，其水解底物谱包括青霉素类、第一、二、三、四代头孢菌素类和氨曲南，但不水解碳青霉烯类和头霉素类。β-内酰胺酶抑制剂（克拉维酸、舒巴坦、他唑巴坦）可抑制 ESBL 的活性，产 ESBL 的菌常见于大肠埃希菌、克雷伯菌属、奇异变形杆菌、沙门菌属等。目前 ESBL 可分为 5 种类型：①TEM 型 ESBL；②SHV 型 ESBL，TEM 型和 SHV 型是流行最广泛的 ESBL 基因型，可水解第三代头孢菌素和单环酰胺类抗菌药物；③OXA 型 ESBL，主要水解苯唑西林；④CTX-M 型 ESBL，对头孢噻肟和头孢曲松的水解活性强于头孢他啶；⑤其他基因型的 ESBL，包括 PER、SFO、GES、TLA、VEB、BES、CME、IBC 等。产 ESBL 细菌除了对超广谱头孢菌素耐药外，常伴有对氨基糖苷类和喹诺酮类等耐药。

785. 为什么碳青霉烯类抗菌药物治疗重症革兰阴性杆菌感染有时无效

答：碳青霉烯类（carbapenems）抗菌药物是治疗严重革兰阴性杆菌感染的首选药物，但有时并无疗效，主要原因是患者感染了耐碳青霉烯类抗菌药物的细菌，或细菌在抗生素压力下对其产生了耐药。革兰阴性杆菌对碳青霉烯类抗菌药物的耐药机制主要有以下几点：①革兰阴性杆菌产生的碳青霉烯酶可水解碳青霉烯类抗菌药物，使其失去抗菌活性，导致细菌对碳青霉烯类耐药；②细菌青霉素结合蛋白（penicillin binding protein，PBP）的改变引起了其对碳青霉烯类亲和力的改变，导致细菌产生耐药性；③抗菌药物渗透障碍，细菌通过改变自身的膜孔道蛋白使抗菌药物难以进入细菌体内发挥抗菌作用，如铜绿假单胞菌特异性膜孔道蛋白缺失导致碳青霉烯类抗菌药物耐药。

786. 为什么细菌以生物膜形式存在时耐药性会明显增强

答：生物膜（biofilm）是指细菌黏附于接触表面，分泌多糖基质、纤维蛋白、脂质蛋白等，将其自身包绕其中而形成的大量细菌聚集膜样物，是细菌为适应自然环境而产生的一种生命现象。生物膜形式存在的细菌耐药性增强的原因主要有以下方面：①细菌生物膜的一个明显特征就是细菌密度高，菌体之间的空间狭小，所合成胞外基质的数量和成分与浮游细菌差别很大，不溶于水的胞外多糖是其中的主要成分，它构成了被膜菌生长的外环境，生物被膜的三维结构能够对被膜菌形成有效的保护，在这种状态下，抗菌药物只能杀灭生物被膜表面的浮游细菌，而对深部细菌无法发挥抗菌作用，因为抗菌药物无法充分渗透到内部而达到有效的杀菌浓度；②被膜菌生长速度减慢、生物被膜内营养物质、氧气的消耗以及代谢废物的聚集都可促使细菌进入一种非生长状态，也称为饥饿状态，这种状态下的细菌对抑制其生长的抗菌药物敏感性降低；③菌膜内的细菌具有一种独特的生物学特征，可通过监测其群体的细胞密度来调节某些特定基因的表达，以调控细菌自身的生长代谢及生物被膜的产生，从而能抵御抗菌药物的作用。

787. 为什么某些细菌会对抗菌药物存在天然耐药

答：天然耐药（natural drug-resistance）是某个菌种或菌属中所有菌株所表现出的内在特征，无论这些菌株来源于何处，他们对特定类型的抗菌药物均呈耐药。这种天然耐药性的产生可能是由于细菌缺少对药物敏感的靶位，或细菌具有天然屏障导致药物无法进入细菌体内。如万古霉素不能穿透革兰阴性杆菌的外膜进入菌体，所以革兰阴性细菌对万古霉素天然耐药；肠球菌属的 PBP 不易与头孢菌类抗菌药物结合，造成肠球菌对头孢类天然耐药。

788. 为什么细菌会在抗菌药物存在的环境中获得耐药性

答：细菌在分裂繁殖过程中会出现自发性基因突变，大部分基因突变对细菌本身并没有好处甚至有害，但有很小比例的突变可使细菌后天获得对某些抗菌药物的耐药性，使其在含有耐药性抗菌药物的环境中得以生存。长此以往，占多数的敏感菌株不断被杀灭，而具有耐药基因的菌株则大量繁殖并通过接合、转化及转导等方式将所携带的耐药基因转入其他菌株，从而使耐药率不断提高，最终使菌群获得耐药性。

789. 什么是细菌对抗菌药物产生耐药的生物化学机制

答：细菌耐药性的生物化学机制有以下 6 种：①产生抗生素水解酶：如 β-内酰胺酶，细菌产生的 β-内酰胺酶可与 β-内酰胺环发生反应，导致抗菌药物被水解；②钝化酶产生：细菌产生氨基糖苷类钝化酶使其对氨基糖苷类抗菌药物产生耐药，产生氯霉素乙酰转移酶使其对氯霉素耐药，产生红霉素酶使其对红霉素耐药；③青霉素结合蛋白改变：金黄色葡萄球菌和肺炎链球菌青霉素结合蛋白的改变导致对 β-内酰胺类抗菌药物耐药；④药物作用靶位的改变：肠杆菌科细菌和铜绿假单胞菌 DNA 螺旋酶的改变是对喹诺酮类抗菌药物耐药的重要机制；⑤抗菌药物渗透障碍：铜绿假单胞菌特异性孔蛋白缺失可导致碳青霉烯类抗菌药物耐药，金黄色葡萄球菌因外排作用而对喹诺酮类抗生素耐药；⑥代谢途径的改变：染色体突变时奈瑟菌属和金黄色葡萄球菌产生对磺胺类耐药。因此，不同的细菌对不同的抗菌药物产生不同的耐药性生物化学机制。

790. 为什么细菌之间会传播耐药性

答：细菌可通过质粒或转座子等方式，从其他细菌中获得外源性耐药基因，使自身遗传物质发生改变并获得耐药表型。这些外源性耐药基因可以通过染色体垂直传播，也可以以水平传播方式转移至其他种属的细菌。细菌耐药性的传播方式主要有转化、转导、接合和转座四种。转化的传播方式常限于革兰阴性杆菌；转导是金黄色葡萄球菌耐药性转移的唯一方式；接合则主要发生于革兰阴性杆菌之间，特别是肠道细菌；转座可使耐药基因在革兰阴性菌和革兰阳性菌之间转移，从而使不同种类的细菌均获得此类基因。

791. 为什么提倡合理使用抗菌药物

答：不合理使用抗菌药物所造成的不良影响往往体现在：①对各种抗菌药物的抗菌原理和抗菌谱的知识缺乏理解，导致抗菌药物的错误使用，与患者不良预后相关；②没有依据病原学检查结果及抗菌药物使用的临床指征，盲目、间歇性应用抗菌药物进行治疗，不仅会扰乱体内正常菌群，使得条件致病菌大量生长，增加二重感染的概率，还会造成基因突变及耐药基因转移，导致耐药菌的增加。滥用抗菌药物既扰乱了体内正常菌群，又会增加抗菌药物选择压力，从而导致细菌耐药性的产生，因此提倡合理使用抗生素。

（王　春）

第二节 抗菌药物敏感性试验

792. 为什么需进行抗菌药物敏感性试验

答：抗菌药物敏感性试验（antimicrobial susceptibility testing，AST）简称药敏试验，是一种用于测定抗菌药物或其他抗微生物制剂体外抑菌能力的方法。临床微生物学实验室进行药敏试验的目的包括：提供病原菌对各种常用抗菌药物的敏感情况，从而辅助临床合理使用抗菌药物；临床因疗效差而考虑更换抗菌药物时，应对拟选药物进行药敏试验，以确保所更换的药物抗感染治疗有效；了解所在医院或地区常见病原菌耐药性的变迁情况，定期通报临床，有助于临床的经验治疗选药；评价新抗菌药物的抗菌谱和抗菌活性，对细菌耐药谱进行分析和分型有助于某些菌种的鉴定，还可作为医院感染流行病学调查的手段之一。

793. 为什么纸片扩散法、稀释法和浓度梯度法能检测抗菌药物敏感性

答：（1）纸片扩散法又称改良 Kirby-Bauer 法或 K-B 法。是将含有定量抗菌药物的纸片贴在已涂布测试菌的琼脂平板上，纸片中所含的药物吸收琼脂中的水分溶解后不断地向纸片周围扩散，形成递减的浓度梯度。在药物抑菌浓度范围内测试菌的生长被抑制，从而形成无菌生长的透明圈即抑菌圈。抑菌圈的大小反映测试菌对测定药物的敏感性。本法特别适用于肠杆菌科细菌等快速生长的细菌。

（2）稀释法（dilution method）：是定量测定抗菌药物抑制细菌生长作用的体外方法，分为肉汤稀释法和琼脂稀释法。稀释法所测得的某抗菌药物能抑制待测菌肉眼可见生长的最低药物浓度称为最低抑菌浓度（minimal inhibitory concentration，MIC）。肉汤稀释法的原理为：用 M-H 肉汤将抗菌药物作不同浓度的稀释后，再接种待测菌，定量测定抗菌药物抑制或杀灭待测细菌的 MIC 值或最低杀菌浓度（minimal bactericidal concentration，MBC）。肉汤稀释法又可分为常量稀释法（macrodilution）和微量稀释法（microdilution）。琼脂稀释法是将不同浓度抗菌药物分别混匀于琼脂培养基中，配制出含各种浓度药物的平板，使用微量多头接种仪接种细菌，孵育后观察细菌在各平板上的生长情况，以抑制细菌生长的平板所含的最低药物浓度为其 MIC 值。

（3）E-Test 法是一种抗菌药物浓度梯度稀释法，可直接测量 MIC 值，该方法结合了稀释法和扩散法的原理和特点，同时具备了两种方法的优点，即操作简便、结果准确、重复性好。但由于 E-Test 试纸条较昂贵，使得该方法的推广受到限制。

794. 为什么临床实验室应选择适宜的方法进行抗菌药物敏感性检测

答：纸片法药敏试验由于操作简单和试验成本较低，在微生物实验室被广泛采用。其结果的报告形式简明而易于理解，深受临床的欢迎。但是，纸片法药敏试验不能给出定量结果，在几个试验药物同是敏感或耐药的情况下，不能确切反映这些药物在程度上的差别。另外，纸片法药敏试验对于慢生长菌（如厌氧菌和结核菌）以及扩散慢的药物不适用，因此有必要建立普遍适用的稀释法。稀释法药敏试验是抗菌药物敏感性试验的标准参考方法，对于纸片法不适用或纸片法药敏试验结果不确定，以及对于特定部位、特定致病

菌感染，需要个性化、量化给药的情况下，就需要采用稀释法；与纸片法药敏试验相比较，稀释法较为复杂，成本也较高，因此，通常采用纸片法常规筛选敏感药物，在需要时补充以稀释法。浓度梯度纸条法药敏试验（E 试验）融合了纸片法操作简单和稀释法可给出定量结果（MIC）的优点，不仅可用于一般细菌的 MIC 测定，对于一些慢生长菌、厌氧菌和真菌的药敏也适用；但 E 试验不是标准方法，必须严格按说明书要求正确使用并注意做好质量控制，该法的另一个缺点是成本较高。

795. 为什么要参照 CLSI 规则进行抗菌药物敏感性试验

答：美国临床和实验室标准协会（Clinical and Laboratory Standards Institute，CLSI）是美国国家标准协会最早认定的标准制定机构，其制定的微生物临床检验标准及操作规范被视为相关检验领域的金标准。CLSI 制定的药敏试验标准是我国的部颁标准，同时也作为我国实验室遵循的指导性文件。CLSI 解释标准是综合临床和实验室的数据发展而来，并得到证实。药敏判定标准至少采用近两年 CLSI 标准的折点，当发现新问题并有所改进时，将并入新版本，以非正式文件补充发布。参照 CLSI 标准建立病原菌体外药敏试验的标准化操作规程，是加强微生物室能力建设的基本要求之一，这对优化临床药物选择、提高感染性疾病的诊治能力，以及应对耐药菌的产生具有重要的现实意义。

796. 为什么需对抗菌药物敏感性试验进行质量控制

答：抗菌药物敏感性试验的质量控制可以保证细菌药敏结果的准确性和可靠性，满足疾病诊断和治疗的要求，实事求是地反映检验标本的客观存在以及与其他实验室的数据具有可比性。药敏试验的质量控制又分为室间质控和室内质控两方面：①室间质控是由外部机构控制实验室质量的客观过程，其目的为比较差异、改进措施、确定培训需求、客观证据、支持实验室认可、增加实验室信心和监督工具；②室内质控是为了保证检验质量的高水平，可用来评估实验室工作人员的素质、微生物检验的标准操作、标本的取材和采集、仪器性能的优良、培养基及试剂的稳定性以及标准菌株的可靠性。诸多因素都直接影响着药敏试验的准确性和可重复性如手工操作的稳定性、技术人员的经验、抗菌药物的稳定性和细菌接种量等。因此，进行抗菌药物敏感性试验质量控制非常重要。

797. 为什么抗菌药物敏感性试验中需确定标准接种菌量浓度

答：标准的细菌接种菌量是保证抗菌药物敏感性试验准确性的关键之一，因此必须确定标准接种菌量浓度。在临床微生物学检验中，麦氏比浊法常用于抗菌药物敏感性试验前大致判断所配制菌液的浓度。虽然麦氏比浊法不是一种精确测定菌液浓度的方法，但是，除真菌孢子外，其估测的菌液浓度与真实值差别均不大，对药敏结果不会造成影响。在纸片法抗菌药物敏感性试验中，标准菌液浓度为 0.5 麦氏单位，相当于 $1.5×10^8 CFU/ml$，菌液浓度过高，抑菌圈会变小，而产酶菌株则更能破坏药物的抗菌活性，反之，菌液浓度过低，抑菌圈会增大。

798. 为什么不同种类的细菌进行抗菌药物药敏试验时所需培养条件不同

答：不同类型细菌的生长特性存在差异，某些细菌生长需要特殊的营养物质和气体条件，而某些细菌生长速度较慢，应给予更久的孵育时间，因此不同种类的细菌在进行抗菌药物药敏试验时所需培养条件有所不同，主要包括培养基、气体环境和孵育时间等三个方面。通常情况下，普通细菌药敏试验采用 CLSI 统一要求的 M-H 琼脂，这种培养基中含有的低胸腺嘧啶是与磺胺类药物竞争的物质，因此进行药敏试验效果较好。此外，培养基添加适量的钙和镁具有触媒的作用。M-H 琼脂适用于肠杆菌科细菌、非发酵菌、葡萄球菌属和肠球菌属等。但某些苛养菌在普通的 M-H 培养基上不能生长或生长不良，它们对培养基中的成分有特殊的要求。例如，流感嗜血杆菌的药敏试验使用 HTM 琼脂培养基，淋病奈瑟菌的药敏试验培养基为 GC 琼脂+1%特定的生长添加剂，肺炎链球菌的药敏试验采用 MHA+5%绵羊血培养基。在气体环境方面，除嗜血杆菌、淋病奈瑟菌、脑膜炎奈瑟菌和链球菌，其余细菌孵育时不需要含 CO_2 的环境。药敏试验孵育时间一般为 16～18 小时，但是，测试苯唑西林或万古霉素对葡萄球菌属，或万古霉素对肠球菌属的敏感性时，孵育时间必须达到 24 小时。因此，对不同种类的细菌进行抗菌药物药敏试验时需选择合适的培养条件，以获得正确的药敏结果。

799. 为什么要开展耐药机制表型检测

答：耐药机制表型检测（detection of drug-resistant phenotype）是通过微量稀释法（包括自动化仪器）、E 试验测定最低抑菌浓度或纸片扩散法测量抑菌圈直径而获得待测菌株对各种抗菌药物的耐药表型谱，从而推断其可能的耐药机制的方法。也可通过耐药菌固有或获得的各种耐药机制的特点，如各种水解酶类（β-内酰胺酶、超广谱β-内酰胺酶、头孢菌素酶、碳青霉烯酶）的底物谱特点，设计相应表型试验，推断其耐药机制。表型检测是基于细菌的体外药敏试验结果；具体操作方法及判定标准参照美国临床和实验室标准协会（CLSI）文件，可用于常规实验室的开展，预测细菌的耐药机制。

800. 为什么部分革兰阳性球菌需进行 D 试验

答：治疗某些革兰阳性球菌引起的感染时，尤其是当患者对青霉素和头孢菌素类过敏，临床常会考虑选用大环内酯类（如红霉素）、林可酰胺类抗菌药物。近年来，大环内酯类及林可酰胺类药物的耐药率不断上升，且红霉素具有诱导革兰阳性球菌对克林霉素耐药的作用，若患者检出的葡萄球菌常规药敏试验结果为红霉素耐药而克林霉素敏感，应用克林霉素进行抗感染治疗可能无效，所以对革兰阳性球菌进行诱导型克林霉素耐药检测显得尤为重要。临床微生物室应在开展药敏试验的基础上附加 D 试验（双纸片协同法），检测革兰阳性球菌中是否存在诱导型克林霉素耐药。若 D 试验阳性，即使克林霉素药敏结果显示敏感，也应修正为耐药，从而指导临床合理选用大环内酯类及林可酰胺类抗菌药物。

801. 为什么分离自脑脊液或血液的肺炎链球菌药敏试验应当使用 MIC 方法

答：肺炎链球菌常用的药敏试验方法包括纸片扩散法，稀释法，浓度梯度法及自动检测方法。纸片扩散法测定抑菌圈的大小，稀释法和 E-Test 法测量 MIC 值。每一种药物敏感性试验方法均有适用的药物和结果判断的折点。CLSI 文件要求从脑脊液或血液中分离的肺炎链球菌应常规报告青霉素，头孢曲松或头孢噻肟，美洛培南的敏感性。但纸片扩散法药物敏感性试验除苯唑西林以外，不适用于其他β-内酰胺酶类及碳青霉烯类抗菌药物。

因此，测定肺炎链球菌对这些药物的敏感性必须采用 CLSI 推荐的稀释法或 E-test 试验进行。

802. 为什么需对流感嗜血杆菌进行 β-内酰胺酶检测

答：流感嗜血杆菌属于苛养菌，在普通环境及普通的 M-H 培养基上不能生长或者生长不良，其药敏试验培养条件、操作方法、质控菌株、药物选择和结果解释标准与普通细菌有所不同，因而对于无法开展这种细菌药敏试验的实验室而言，检测 β-内酰胺酶不失为一种快速简便的替代方法。β-内酰胺酶测定对流感嗜血杆菌具有重要意义，大多数情况下，直接检测 β-内酰胺酶是判定流感嗜血杆菌是否对氨苄西林和阿莫西林耐药的快速方法。流感嗜血杆菌可产生 TEM-1 型或 ROB-1 型 β-内酰胺酶，导致氨苄西林、阿莫西林耐药，但对头孢菌素、碳青霉烯类、含酶复合制剂仍保持敏感。

803. 为什么药敏报告中用 S、I、R 与 SDD 报告结果

答：药敏试验结果解释标准（drug sensitive test result interpretive criteria），又称折点（breakpoint）是用具体的 MIC 值或抑菌圈直径来指示敏感、中介和耐药。我国现行的是 CLSI 设定的折点。

（1）敏感（susceptible，S）：指当使用常规推荐剂量的抗菌药物进行治疗时，该抗菌药在患者感染部位可抑制病原菌的生长。

（2）中介（intermediate，I）包含下述几种含义：①抗菌药物对病原菌的 MIC 接近该药在血液和组织中的浓度，病原菌的临床应答率可能低于敏感菌；②根据药动学资料分析，若某药在一些感染部位被生理学浓缩，则中介意味着使用该药治疗此部位的感染可能有效，反之，若某药由于通透性等原因在某个组织、器官或体液中浓度较低，则中介意味着尽可能不使用该药进行治疗；③若某药在高剂量使用时是安全的，则中介意味着高剂量给药可能有效；④在判断药敏试验结果时，中介处于敏感和耐药之间，它可以作为一个缓冲带，用以防止因为一些小的、不能控制的技术因素而引起的结果解释偏差，特别对于那些药物安全范围较窄的药物来说这个缓冲带相当重要。

（3）耐药（resistance，R）：指使用常规推荐剂量的抗菌药物进行治疗时，该抗菌药物在患者感染部位通常所能达到的浓度不能抑制该感染菌的生长或落在特定细菌发挥耐药机制（如产生 β-内酰胺酶）的可能范围，或者该药对该感染菌的临床疗效尚未在以往的治疗研究中得到证实。

（4）剂量依赖敏感（susceptible-dose dependent，SDD）：指依赖患者所用剂量的菌株敏感性，即当菌株的药敏结果在 SDD 范围时，临床应提高给药方案以达到临床疗效。这个概念主要用于真菌的药敏试验，它类似于细菌药敏试验的"中介"。而目前 CLSI 建议将 SDD 替代中介，引入肠杆菌科头孢吡肟的药敏结果解释标准中。

804. 为什么需进行抗菌药物联合敏感试验

答：在临床工作中，某些患者需要同时使用两种或以上抗菌药物进行联合治疗，以获得协同作用、扩大抗菌谱或治疗混合感染，从而提高疗效、有效地控制感染并预防或推迟细菌耐药性的发生。联合应用抗菌药物可以减少用药剂量，避免达到毒性剂量。对于某些

耐药细菌引起的严重感染，联合用药比单一用药效果更好。使用两种或以上抗菌药物联合治疗之前，应进行体外抗菌药物联合敏感试验检测各药物联合应用时的相互作用及抗菌活性等，从而为临床用药提供参考。

805. 为什么不同细菌需选择不同的抗菌药物进行药敏试验

答：每种细菌的耐药特征不同，细菌的耐药性分为两种：天然耐药性和获得性耐药。针对某细菌感染使用其天然耐药的抗菌药物必然是无效的，而使用其他抗菌药物可能是有效的，后者是该细菌 AST 检测的主要对象。此外，由于不同种属的细菌在结构上有较大差异，因此治疗中所选择的抗菌药物也有所不同，如革兰阳性球菌和革兰阴性杆菌细胞壁成分的差异导致抗感染用药的不同。因此，不同类型的细菌需选择不同的抗菌药物来检测其耐药性。

806. 为什么不能只根据抗菌药物敏感性试验结果来选择抗感染药物

答：一般来讲，报告敏感的药物可供临床选用，但临床的疗效还会受许多其他因素的影响，仅仅根据药敏结果来选择抗感染药物还远远不够，还要考虑致病菌的感染部位、抗菌药物的组织穿透性、抗菌药物的药效学/药代学（PK/PD）以及药物的安全性等诸多因素，只有在综合上述这些因素的基础上，才能够实现抗菌药物的正确应用。因此，临床在选用抗感染药物时需要综合 AST 结果和以上因素分析后作判断。此外，目前国际上尚没有统一的 AST 结果判断敏感或耐药折点。虽然我国借用了 CLSI（过去称作 NCCLS）制定的标准，但由于不同国家（或地区）人种的代谢特征不同，给药方法和剂量不同，临床治疗的目标不同，简单地使用美国标准显然依据不够充分。不同国家（或地区）科学制定适合本地的 AST 结果判断标准是必然趋势。

807. 为什么有诸多因素影响纸片扩散法药物敏感性试验结果准确性

答：纸片法药物敏感试验操作复杂，其结果的准确性受到诸多因素的影响，包括培养基的质量、药物纸片的含药量、被测菌的纯度、菌悬液的浓度、孵育的环境以及结果的判读等，需要对各个环节进行质量控制来保证结果的准确性：①药物敏感试验所使用的材料：包括培养基、药物纸片、浓度标准管或比浊仪等须用相应的质控菌株进行定期质控和校准。②选择合适的培养条件，包括实验室环境温度、气体环境、孵育时间，并对这些环境条件进行实时监控。③结果的正确判读：运用标准化的测量器具按照纸片扩散法结果判读规范判读结果，同时加强人员的培训和比对，消除人员间的差异。

808. 为什么临床实验室很少常规开展厌氧菌药敏试验

答：厌氧菌药敏方法有参考琼脂稀释法、微量肉汤稀释法和 E-test 3 种方法。参考琼脂稀释法使用布氏琼脂，即在强化布鲁氏琼脂中加入 5% 溶解脱纤维绵羊血、$5\mu g/ml$ 氯化血红素和 $1\mu g/ml$ 维生素 K_1，同时加入现配制的不同工作浓度的抗菌药物，制备成含不同药物浓度的培养基。在 CLSI 推荐的药敏试验中，参考琼脂稀释法是最基本的方法，适合所有厌氧菌的研究和监测工作，但受技术要求高等因素限制，临床实验室很难常规展开。肉汤微量稀释法只作为脆弱类杆菌的常规检测方法，其培养条件、质控菌株和结果解释标准等与普通细菌有所不同。若采用商品化试剂盒进行测试，其所提供的抗生素可能并不适合临床治疗。而且，不同药敏方法得出的结果之间存在一定差异，有时甚至相互矛盾。折点、接种量、培养基添加剂、终点判定、菌株等都会影响药敏试验结果。因而临床实验室目前很少常规开展厌氧菌药敏实验。

（孙 燕 石迎迎 蒋 婕）

第三节 临床常见耐药菌

809. 为什么临床会出现具备多重耐药性的菌株

答：临床耐药菌（clinical resistant bacteria）是细菌对药物的敏感性降低甚至消失，致使药物疗效降低甚至无效的临床菌株。原本对抗菌药物敏感的菌株基因可自发或通过诱导产生突变而赋予菌株耐药性；细菌产生的耐药基因可以通过接合、转化和转导的方式在不同菌株及种属间进行水平转移。菌株可以同时具备多重耐药性，包括①多重耐药菌（multidrug-resistant，MDR），指对三类（如氨基糖苷类、大环内酯类、β-内酰胺类）或三类以上结构不同、作用机制不同的抗菌药物同时耐药的菌株；②泛耐药菌（extensively drug-resistant，XDR）指除一种或两种种类的抗菌药物之外，对其他种类的抗菌药物均表现为耐药，是细菌耐药的终极阶段；③全耐药菌（pan drug-resistant，PDR）是对几乎所有种类抗菌药物均耐药，比如泛耐药的不动杆菌属细菌，是对氨基糖苷类、头孢菌素、碳青霉烯类、喹诺酮类等均耐药。耐药菌的出现增加了感染性疾病治愈的难度，并迫使人类寻找新的对抗微生物感染的方法。

810. 为什么会产生耐甲氧西林金黄色葡萄球菌

答：耐甲氧西林金黄色葡萄球菌（methicillin resistant *Staphylococcus aureus*，MRSA）是指对甲氧西林耐药的金黄色葡萄球菌。MRSA最主要的耐药机制为表达甲氧西林耐药基因 *mecA*。金黄色葡萄球菌通常有五种青霉素结合蛋白（penicillin-binding protein，PBP），它们与细菌细胞壁的合成功能相关。当金黄色葡萄球菌获得染色体编码的甲氧西林耐药基因 *mecA* 时，可产生一种独特的PBP，其电泳率介于PBP2与PBP3之间，故称为PBP2a。PBP2a对β-内酰胺类抗生素亲和力很低，故两者很难结合，从而保证细菌细胞壁合成。因此，在β-内酰胺类抗生素存在的情况下，表达 *mecA* 基因的细菌仍能生长，表现出对甲氧西林等β-内酰胺类抗生素耐药。

811. 为什么耐甲氧西林金黄色葡萄球菌对所有β-内酰胺类抗菌药物均耐药

答：金黄色葡萄球菌细胞壁的形成与PBP有关，而β-内酰胺类抗菌药物对PBP有很高的亲和力，其活性位点可共价结合于PBP上，使PBP失去活性，无法形成细胞壁，导致细菌死亡。耐甲氧西林金黄色葡萄球菌（MRSA）可合成一种新的青霉素结合蛋白2a（penicillin binding proteins 2a，PBP2a），该蛋白由染色体 *mecA* 基因编码。PBP2a与β-内酰胺类抗菌药物的亲和力很低，因此，当耐甲氧西林金黄色葡萄球菌暴露于β-内酰胺类抗菌药物时，细菌仍能形成结构完好的细胞壁而得以生存。

812. 为什么耐甲氧西林金黄色葡萄球菌会呈多重耐药

答：一种细菌可通过多种耐药机制对多种抗菌药物产生耐药，若对三类（如氨基糖苷类、大环内酯类、β-内酰胺类）或三类以上结构不同、作用机制不同的抗菌药物同时耐药的菌株则称多重耐药。MRSA 通过下述耐药机制对不同的抗菌药物产生耐药：①MRSA 对 β-内酰胺类抗菌药物的耐药机制为其 mecA 基因编码的 PBP2a，与 β-内酰胺类抗菌药物的亲和力低，PBP2a 代替正常的青霉素结合蛋白，合成细菌细胞壁，从而干扰了 β-内酰胺类抗菌药物对细菌细胞壁合成的抑制作用；②MRSA 还可以通过改变抗菌药物作用靶位、产生修饰酶、降低膜通透性等对氨基糖苷类、大环内酯类、四环素类、喹诺酮类、利福平等产生不同程度的耐药。

813. 为什么表型筛查和基因检测可确认耐甲氧西林金黄色葡萄球菌

答：金黄色葡萄球菌获得外源性 mecA 基因编码的低亲和力青霉素结合蛋白（PBP2a）导致该菌对甲氧西林和其他 β-内酰胺类抗菌药物的亲和力降低，从而表现出对此类药物耐药。mecA 位于葡萄球菌盒式染色体（Staphylococcal cassette chromosome mec，SCCmec）上，SCCmec 是作为一种携带 mecA 基因的新型移动基因元件，能作为载体在葡萄球菌属中交换基因信息。携带 mecA 基因的金黄色葡萄球菌可以通过表型筛查和基因检测确认。MRSA 的表型筛查试验有：①纸片扩散法：苯唑西林（每片 $1\mu g$）纸片的抑菌圈直径 ≤10mm 或头孢西丁（每片 $1\mu g$）纸片的抑菌圈直径 ≤21mm，即判定为 MRSA；②肉汤稀释法：最低抑菌浓度（MIC）≥$4\mu g/ml$ 为耐药；③琼脂筛选法：只要平皿有菌生长，即使一个菌落也是 MRSA。基因检测：PCR 检测 mecA 常作为检测 MRSA 的参考方法；为使 PCR 具有更高的可靠性，必须对其扩增产物进行探针杂交或测序以提高特异性。

814. 为什么会产生耐万古霉素的金黄色葡萄球菌

答：自 1961 年 MRSA 报道以来，万古霉素被认为是治疗 MRSA 感染的最后一道防线。随着 MRSA 发生率的不断上升和临床上万古霉素的大量使用，万古霉素敏感性下降的金黄色葡萄球菌也开始出现，包括万古霉素中介耐药的金黄色葡萄球菌（vancomycin-intermediate Staphylococcus aureus，VISA）和耐万古霉素金黄色葡萄球菌（vancomycin-resistant Staphylococcus aureus，VRSA）。VRSA 指对万古霉素等糖肽类抗生素耐药（MIC ≥ $16\mu g/ml$）的金黄色葡萄球菌。VISA 指对万古霉素 MIC 为 $4\sim8\mu g/ml$ 的金黄色葡萄球菌。VRSA 和 VISA 两者耐药机制存在本质不同：VISA 是多位点的基因突变导致细胞壁增厚而造成万古霉素不敏感；而 VRSA 从肠球菌获得 vanA 基因而造成万古霉素耐药。自 2002 年美国首次报道 VRSA 以来，中国未发现 VRSA。早期快速检测 VRSA，为临床快速、高效采取感染控制措施，防止 VRSA 的传播和流行具有重要的临床意义。

815. 为什么万古霉素敏感性下降的金黄色葡萄球菌需同时检测中介耐药和耐药

答：万古霉素敏感性下降的金黄色葡萄球菌包括 VISA 和 VRSA。这两种菌的检测参照年美国临床和实验室标准协会文件进行。①纸片扩散法（万古霉素，每片 $30\mu g$）抑菌圈直径为 6mm 可预测携带万古霉素耐药基因 vanA；任何万古霉素抑菌圈直径 ≥7mm 的金黄色葡萄球菌均需执行万古霉素 MIC 法。②MIC 法：MIC≥16μg/ml，即 VRSA；敏感 MIC ≤2μg/ml；中介 MIC 在 4~8μg/ml，即 VISA。③VISA 确认试验：对于万古霉素 MIC≥ 8μg/ml 或抑菌圈直径为 6mm 时，需采用含 6μg/ml 万古霉素脑心浸液（BHI）琼脂筛选确认，当大于 1 个菌落或薄膜生长即可推测为万古霉素敏感性下降金黄色葡萄球菌（VISA），也可采用聚合酶链反应（PCR）扩增 vanA 基因。

816. 为什么会产生耐青霉素肺炎链球菌

答：耐青霉素肺炎链球菌（penicillin-resistant *Streptococcuspneumoniae* ，PRSP）是指对青霉素耐药的肺炎链球菌，其耐药机制主要是青霉素结合蛋白（PBP）的改变。肺炎链球菌有 6 种 PBP，PBP1a 和 PBP1b 分子量均为 100kDa，PBP2a 分子量为 89.4kDa，PBP2x 分子量为 82kDa，PBP2b 分子量为 78kDa，PBP3 分子量为 43kDa。PBP 是细菌细胞壁合成终末阶段的催化酶，也是青霉素的作用靶位。肺炎链球菌通过种间重组使某些高分子青霉素结合蛋白结构基因上的一些片段如 PBP1a，PBP1b，PBP2x，被来自口腔链球菌的青霉素结合蛋白基因替代，这种改变降低了其对青霉素的亲和力，从而造成肺炎链球菌对青霉素耐药。

817. 为什么检测耐青霉素肺炎链球菌除纸片扩散法方法还需 MIC 方法确认

答：美国临床和实验室标准协会（CLSI）推荐用苯唑西林（每片 1μg）纸片扩散法预测肺炎链球菌对青霉素的敏感性。苯唑西林抑菌圈直径≥20mm 表示肺炎链球菌对青霉素敏感；苯唑西林抑菌圈直径≤19mm，则需对这些菌株进一步测定青霉素的 MIC 值进行确证。2012 年 CLSI 中 PRSP 的判定标准最小抑菌浓度值依照感染类型和青霉素剂型而不同。对于脑膜炎患者，注射用青霉素，PRSP 的判定标准为≥0.12μg/ml；对于非脑膜炎，注射用青霉素，PRSP 判定标准为≥8μg/ml，而口服青霉素，PRSP 的判定折点为≥2μg/ml。

818. 为什么会产生耐万古霉素肠球菌

答：耐万古霉素肠球菌（vancomycin-resistant *Enterococcus*，VRE）是指对万古霉素耐药的肠球菌。根据 VRE 菌株对万古霉素和替考拉宁的耐药水平及相关耐药基因簇的差异，可将其分为 A、B、C、D、E、G 等 6 种基因型。C 型又分为 C1、C2、C3 等亚型。万古霉素的抗菌原理是由于万古霉素与细菌肽聚糖前体末端的 D-丙氨酰-D-丙氨酸结合，从而抑制细胞壁肽聚糖的合成。A、B、D 型耐万古霉素菌株可产生一组功能相似的连接酶，它们合成 D-丙氨酰-D-乳酸以取代正常细胞壁肽聚糖末端的 D-丙氨酰-D-丙氨酸，这些菌株的细胞壁肽聚糖与万古霉素的亲和力仅为正常细胞壁肽聚糖的 0.001，因此万古霉素不能与其靶位结合，造成细菌对万古霉素耐药。E、C1 型 VRE 则通过合成 D-丙氨酰-D-丝氨酸来取代正常细胞壁的 D-丙氨酰-D-丙氨酸结构，从而造成耐药。

819. 为什么检测耐万古霉素肠球菌需用表型筛查试验与基因确证试验

答：耐万古霉素肠球菌包括天然耐药肠球菌（如鹑鸡肠球菌、酪黄肠球菌）和获得性万古霉素耐药肠球菌（主要包括屎肠球菌、粪肠球菌）。参照美国临床和实验室标准协会推荐执行标准 VRE 的检测方法包括：①纸片扩散法和 MIC 法：当抑菌圈直径≤14mm 或者抑菌圈内有任何生长均为万古霉素耐药，抑菌圈直径为 15~16mm 为中介，抑菌圈直径 ≥ 17mm 为敏感；MIC 法检测耐药 MIC>32μg/ml，中介 MIC 8~16μg/ml，敏感 MIC ≤ 4μg/ml。②BHI 琼脂筛选法：在含 6μg/ml 万古霉素 BHI 琼脂表面点种 1~10μl 0.5 麦氏（McFarland）标准浊度菌悬液，35℃ 孵育 24 小时，有 1 个菌落均为万古霉素耐药观察结果。③基因确证试验。探针杂交法或 PCR 扩增万古霉素耐药基因，包括 *vanA*、*vanB*、*vanC*、*vanD*、*vanE* 和 *vanF*，临床常见为前三者。对于纸片扩散法中介耐药的药敏结果需采用 BHI 琼脂筛选法或 MIC 法确认。

820. 为什么会出现高水平耐氨基糖苷类肠球菌

答：肠球菌对氨基糖苷类抗生素耐药原理分两种：低水平耐药（庆大霉素 MIC 62~500μg/ml）为细胞壁屏障所致；高水平耐药（庆大霉素 MIC ≥ 500μg/ml）为编码抗菌药物作用靶点的核糖体基因突变或者产生质粒介导的氨基糖苷类钝化酶所致。检测肠球菌的高水平耐氨基糖苷类（high level aminoglycoside resistance，HLAR）对临床治疗具有重要意义：①对于低水平耐氨基糖苷类肠球菌感染，临床可采用青霉素或糖肽类抗生素（如万古霉素）联合氨基糖苷类药物治疗可获得协同效应。②HLAR 临床青霉素或糖肽类与氨基糖苷类联合治疗呈现无效，通常对万古霉素、替考拉宁、利奈唑胺、替加环素敏感；单用氯霉素对某些菌血症有效，也可联合使用作用于细胞壁的药物和氟喹诺酮类、氯霉素、利福平或多西环素；呋喃妥因、磷霉素对该菌泌尿系感染可能有效。

821. 为什么会产生碳青霉烯类耐药肠杆菌

答：碳青霉烯类耐药肠杆菌（carbapenems-resistant *Enterobacteriaceae*，CRE）的主要耐药机制是产碳青霉烯酶，采用表型筛选试验、表型确认试验与基因确证试验检查细菌是否产生碳青霉烯酶。碳青霉烯酶是一种可水解青霉素类、头孢菌素类、碳青霉烯类等抗生素的 β-内酰胺酶。包括 KPC、NDM、VIM 和 IMP 型等。此外，细菌外膜蛋白（outer membrane protein，OMP）丢失，PBP 改变导致其对碳青霉烯类亲和力的下降也是原因之一。CRE 菌株除耐碳青霉烯类/β-内酰胺类外，还对多种抗菌药物高水平耐药，给临床治疗带来极大挑战。

822. 为什么会产生碳青霉烯类抗菌药物耐药的鲍曼不动杆菌

答：碳青霉烯类耐药鲍曼不动杆菌（carbapenems-resistant *A. baumannii*，CRAB）是我国院内感染的主要致病菌之一，具有强大的获得耐药性和克隆传播能力。碳青霉烯类耐药鲍曼不动杆菌主要由产生 OXA 酶和 MBL 酶介导，以 OXA 酶最常见，OXA 酶属 D 类 β-内酰胺酶，金属酶（metallo-β lactamase，MBL）属 B 类 β-内酰胺酶，以 VIM 和 IMP 最常见。鲍曼不动杆菌具有与 MRSA 相似的特点即多重耐药；可在物体表面长期存在，如电脑键盘、枕头、窗帘和其他干燥物体表面等；以及广泛传播的趋势。不动杆菌对碳青霉烯类的耐药性在全球范围内显著上升，引起广泛关注。

823. 为什么会产生多重耐药/泛耐药的鲍曼不动杆菌和铜绿假单胞菌

答：鲍曼不动杆菌和铜绿假单胞菌的常见耐药机制主要有以下几种：①产 β-内酰胺

酶，包括染色体介导的头孢菌素酶、丝氨酸或金属碳青霉烯酶等；②细菌 OMP 改变使进入菌体的抗菌药物剂量减少；③产生氨基糖苷类钝化酶导致细菌对多种氨基糖苷类抗菌药物耐药；④细菌可发生拓扑异构酶Ⅱ或拓扑异构酶Ⅳ的突变，导致对喹诺酮类耐药；⑤外排泵过表达，位于细菌细胞膜上的外排泵可将 β-内酰胺类、喹诺酮类、甚至氨基糖苷类抗菌药物排出，导致细菌耐药。

多重耐药/泛耐药的鲍曼不动杆菌和铜绿假单胞菌中较常见的耐药机制为 OMP 改变和外排泵高表达，这两者属于非特异性耐药机制即对抗生素无选择性，而且此类细菌也可能合并存在其他类型的耐药机制，导致其多重耐药/泛耐药性。

824. 为什么检测碳青霉烯酶需用表型筛查、表型确认与基因确证试验

答：采用表型筛选试验、表型确认试验与基因确证试验检查细菌是否产生碳青霉烯酶（carbapenemases）。碳青霉烯酶是一种可水解青霉素类、头孢菌素类、碳青霉烯类等抗生素的 β-内酰胺酶。依据酶活性中心位点可分为金属酶（B 组）和丝氨酸酶（A 组和 D 组）两大类。金属酶的活性中心为金属 Zn^{2+}，能被螯合剂 EDTA 所螯合而失去活性，但该酶不能水解单环类 β-内酰胺抗生素—氨曲南；丝氨酸酶是以丝氨酸作为酶的活性中心，该酶不能被 EDTA 所灭活，但能被 β-内酰胺酶抑制剂克拉维酸和他唑巴坦等所灭活。其①表型筛选试验是基于琼脂稀释法、微量肉汤稀释法或 E-test 法细菌的药敏试验结果，以完全抑制细菌生长的最低抗菌药物浓度作为最低抑菌浓度。参照美国临床和实验室标准协会标准。②表型确认试验：金属酶主要采用 EDTA 协同试验；A 组碳青霉烯酶检测主要采用改良 Hodge 试验。表型确认试验均存在一定的假阳性和假阴性，经表型确认试验阳性的菌株，仍需进行基因确证试验。③基因确证试验：一般采用聚合酶链反应检测碳青霉烯酶耐药基因。

825. 为什么表型筛选、表型确认与基因确证试验能确认细菌是否产生超广谱 β-内酰胺酶

答：超广谱 β-内酰胺酶是由质粒介导的能水解所有青霉素类、头孢菌素类和单酰胺类（氨曲南），并可被 β-内酰胺酶抑制剂（如克拉维酸等）所抑制的一类 β-内酰胺酶，多见于肺炎克雷伯菌、大肠埃希菌、肠杆菌等肠杆菌科细菌。

在体外药物敏感试验表型试验中，产 ESBL 的菌株可使三代头孢菌素、氨曲南的纸片法抑菌圈直径缩小或琼脂稀释法或肉汤稀释法最低抑菌浓度值增高；但当加入 β-内酰胺酶抑制剂如克拉维酸后可使抑菌圈直径扩大或 MIC 值降低；后者为表型确认试验，两者均存在一定的假阳性和假阴性，经表型确认试验阳性的菌株，仍需进行基因确证试验，即通过聚合酶链反应（PCR）或实时荧光定量 PCR 技术扩增检测常见的 ESBL 基因型（如 HV、TEM、CTX-M 和 OXA 等）来验证是否真实存在 ESBL。

826. 为什么重要临床耐药菌的同源性检测有助于制定有效的多重耐药菌防控策略

答：耐药基因型决定细菌的耐药表型，细菌的耐药基因型（genotype）主要有：①获得具有耐药表型的外源性基因，即通过细菌间的传递而使不具有耐药基因的细菌获得耐药基因；②细菌自身基因的突变而引起表现型的改变，包括抗菌药作用靶位点的改变，外排

机制的增强，外膜蛋白的改变而限制了药物的进入等。临床重要耐药菌（如 MRSA、VRE、CRE 和 CRAB 等）的耐药基因大多位于可移动的质粒上，存在广泛传播的潜在危险。目前通过脉冲场凝胶电泳（pulsed-field gel electrophoresis，PFGE）、多位点序列分型（multilocus sequence typing，MLST）与多位点串联重复序列（multiple locus variable numbers of tandem repeats analysis，MLVA）等技术检测耐药菌的同源性，使快速追踪多重耐药菌的流行成为可能，则有助于制订有效的预防控制策略。

827. 为什么细菌耐药性监测对控制细菌耐药性具有重要意义

答：耐药监测指对临床分离的菌株进行耐药性监测，了解细菌耐药情况，按季度汇总统计并反馈给临床，为临床合理使用抗生素提供依据。细菌耐药性监测对控制耐药菌具有重要意义，细菌耐药趋势的追踪和报告可为临床医师提供及时、准确的细菌耐药资料，对指导临床合理选药，提高治愈率、减少死亡率、减少住院时间，减少院内交叉感染，以及控制耐药菌流行有很大的实用价值。卫生管理部门乃至制药企业可依据这些数据制定抗菌药物合理应用管理策略，研发新的抗菌药物，以突破耐药困境。

828. 为什么控制医院感染可以有效降低耐药菌的发生率

答：医院感染控制的基本措施及其有利于降低耐药菌发生率的原因如下：①手卫生管理：医护工作者接触患者前进行手消毒，可减少医护与不同患者之间交叉感染避免耐药株的传播；②实施接触隔离：对临床分离到多重耐药鲍曼不动杆菌或 MRSA 的病患进行隔离，可防止病患之间接触传播耐药菌；③落实环境和设备的清洁消毒：病房定期进行紫外线消毒，床上用品清洁洗净，并对吸引器、呼吸机等设备进行清洁消毒，可预防院内感染耐药株在环境中定植；④耐药性监测：监测各病房临床分离菌株的耐药性，关注各病房多重耐药株的数量，以便及时采取有效措施控制多重耐药菌医院感染的暴发流行；⑤抗菌药物合理应用与管理：合理使用抗菌药物，可减少因抗生素选择压力诱导的耐药菌产生。

（秦惠宏　张　泓）

第十八章 抗真菌感染药物

第一节 常用抗真菌药物作用与耐药机制

829. 为什么某些人群容易感染真菌

答：真菌广泛存在于自然界中，其中部分真菌，如念珠菌属可寄生于人体的皮肤以及与外界相通的体腔和通道内，如口腔、胃肠道、尿道、呼吸道、阴道、尿道以及外耳道等，通常情况下这些真菌作为正常菌群的一部分，并不致病。由于某些原因，如免疫应答反应减弱（如：婴幼儿、儿童与老年人）或免疫系统受损（如：糖尿病、器官移植、自身免疫性疾病、严重创伤或烧伤、血液透析、恶性肿瘤、放化疗、长期吸毒、长期使用免疫抑制剂与艾滋病等患者）或长期使用抗生素，导致菌群失调，机体无法抵抗或清除过度生长的真菌，从而发生真菌感染。

830. 为什么近年来临床使用抗真菌药物日益增多

答：随着广谱抗菌药的广泛使用，糖皮质激素、免疫抑制剂的大量应用，内窥镜技术等侵入性操作的普遍开展，免疫系统受损人群的增多以及人口老龄化趋势等，目前真菌感染的发病率逐年上升，尤其是危及生命的深部真菌感染的发病率急剧上升，已成为严重影响甚至危及人类身体健康的公众问题。临床医师合理选择和使用抗真菌药物（antifungal agents）对于预防和治疗真菌感染具有很重要的作用，因此，近年来临床使用抗真菌药物日益增多。

831. 为什么需对抗真菌药物进行分类

答：能抑制或杀灭真菌的药物称为抗真菌药物。由于抗真菌药物的结构不同、抑制或杀灭真菌的机制也不同，为了更安全合理地用药，故将其分类。目前常见的抗真菌药物按化学结构类型的不同分为：①多烯类（两性霉素 B、两性霉素 B 脂质体等）；②唑类（氟康唑、伊曲康唑、伏立康唑、泊沙康唑等）；③丙烯胺类（特比萘芬、布替萘芬等）；④棘白菌素类（卡泊芬净、米卡芬净、阿尼芬净等）；⑤嘧啶类（5-氟胞嘧啶等）；⑥其他类（灰黄霉素、抗菌肽、抗霉素 A 等）。按作用机制的不同分为：①作用于真菌细胞壁类药物（卡泊芬净、米卡芬净、尼可霉素、普拉米星、贝那米星等）；②作用于真菌细胞膜类药物（两性霉素 B、氟康唑、伊曲康唑等）；③干扰真菌核酸合成类药物（5-氟胞嘧啶、灰黄霉素等）；④抑制真菌蛋白质合成类药物（BE31405 等）。

832. 为什么应用抗真菌药物前及用药过程中均需检查患者肝肾功能

答：使用抗真菌药物通常会产生一定的副作用，常见的如嗳气、呕吐、腹泻、腹痛与食欲不振等胃肠道症状，头疼、皮疹、牙龈出血、血小板减少与红细胞减少等则较为少见，其中最重要的副作用是药物对肝脏肾脏的毒性。因此，在应用抗真菌药物之前需要检查肝肾功能，在保证肝肾功能健全的前提下才能开始用药；接受抗真菌药物治疗过程中也要定期复查，一旦发现肝肾功能损伤，应立即停药，以免造成肝脏或肾脏损伤。

833. 为什么抗真菌药物不能用于细菌感染的治疗

答：真菌和细菌在细胞结构上有较大差别。真菌细胞壁的主要成分是几丁质，其次为β-1,3-葡聚糖、甘露聚糖，而细菌细胞壁主要成分是肽聚糖，真菌和细菌细胞膜主要都是由磷脂双分子层和蛋白质构成，但麦角固醇是真菌细胞膜特有的重要组分。目前抗真菌药物的作用靶位集中在细胞表面，如应用广泛的唑类药物可干扰真菌细胞膜重要组分麦角固醇的合成，多氧菌素和日光霉素干扰细胞壁中几丁质的合成，卡帕芬净干扰细胞壁中β-1,3-葡聚糖的合成，普那米星干扰细胞壁中甘露聚糖的合成。细菌的细胞壁及细胞膜上没有抗真菌药物作用的靶位，所以抗真菌药物不能用于细菌感染的治疗。

834. 为什么会出现耐药真菌

答：真菌是人体正常菌群的一部分，能够寄生在人体的口腔、呼吸道、胃肠道、尿道与阴道等，它们通常并不致病。普通人感染真菌多为皮肤癣菌病，如手足癣、体癣、股癣等，往往病情较轻，且对抗真菌药物基本上都较为敏感，治疗效果良好。近年来，年老体弱、免疫力低下、病程较长、定期放化疗与长期使用药物（免疫抑制剂、皮质激素、广谱抗生素等）的住院患者增多，机体自然保护屏障被破坏，体内微生态平衡紊乱、菌群失调，机会性致病真菌大量繁殖，造成感染。一方面，临床上预防性抗真菌感染治疗增加、抗真菌药物广泛和不合理的使用，导致致病真菌的菌群构成和药敏特性逐渐发生改变，在药物的选择压力下，敏感菌株被抑制或杀灭，耐药菌株逐渐被诱导产生并大量繁殖，使真菌的耐药率越来越高，耐药性也越来越强；另一方面，临床各种创伤性诊疗手段广泛开展，如气管插管、气管切开及各种导管留置，很容易造成医源性感染，而这种交叉感染的耐药菌检出率远高于平均水平。

835. 为什么重症监护病房患者院内感染耐药真菌的发生率比普通人高

答：重症监护病房（intensive care unit，ICU）内的患者普遍存在基础疾病病情较重、年老体弱、并发症多、免疫功能低下、反复使用多种药物制剂（广谱抗菌药物、免疫抑制剂、糖皮质激素）、定期放化疗及各种侵入性诊断和治疗手段（静脉置管、胃管留置、尿管留置、气管插管、支架等生物材料置入）等情况，机体自然保护屏障受损，同时本身免疫功能和抵抗力弱。一方面体内正常菌群失调，菌群成分和比例发生改变，致病性真菌过度生长，引发内源性感染，长期大量使用抗真菌药物，真菌容易产生耐药性；另一方面，外界致病性真菌也会乘虚而入并大量繁殖，并且各种介入性诊疗手段容易引起医源性感染，这类患者院内感染耐药真菌的发生率比普通人要高。

836. 为什么念珠菌属生物被膜能导致耐药

答：念珠菌属生物被膜是念珠菌属黏附于宿主机体或物体表面后形成的细胞外聚合物基质，是念珠菌属在自然状态下的生存方式。生物被膜的产生能够使念珠菌属对绝大多数抗真菌药物产生较强的耐药性，主要途径如下：①生物被膜能够将念珠菌属细胞群落包裹起来，形成一个物理屏障，阻止或延迟药物的渗入；②被膜内的念珠菌属生长速度较慢，同时，念珠菌属对药物的摄入速度和摄入量也降低，使药物作用效果不佳；③生物被膜内的真菌细胞也存在药物外排泵基因，当念珠菌暴露于抗真菌药物时，外排泵基因表达上调，阻止细胞内药物的累积。

837. 为什么唑类药物能发挥抗真菌作用

答：麦角固醇是真菌细胞膜的重要成分，对于维持细胞膜的流动性、生物调节和立体结构等起着重要作用。正常真菌细胞膜上麦角固醇的 C14 位为去甲基化状态，而唑类（azoles）抗真菌药物能够竞争性地抑制细胞色素 P450 酶系里的羊毛甾醇 14α-去甲基酶对羊毛甾醇的去甲基化作用，若 14α-去甲基酶的活性受到抑制，则菌体不能合成麦角固醇而只能累积 14α-去甲基化固醇的前体，由后者构成的真菌细胞膜的结构和功能都发生了变化，细胞膜上的许多酶活性也发生改变，从而抑制真菌的生长。这一作用机制已经通过基因工程方法构建的突变株得到了证实。

838. 为什么真菌会对唑类抗真菌药物产生耐药

答：真菌对唑类抗真菌药物耐药的原因有以下几个方面：①药物作用靶酶的改变：靶酶编码基因的突变和编码基因的过表达；②多药转运蛋白编码基因过度表达：外排泵过表达可使药物外排增加，导致细胞内药物浓度无法达到杀菌浓度，因而出现耐药。介导真菌耐药的外排泵系统主要有两种：ATP 结合盒式蛋白（ATP-binding cassette transporter，ABC）超家族和异化扩散载体超家族；③固醇合成通路发生变化，主要由 $\Delta^{5,6}$-脱氢酶失活引起；④生物被膜的形成：生物被膜能够有效地抵抗药物的抑制作用。

839. 为什么真菌会出现交叉耐药现象

答：交叉耐药现象主要出现在唑类药物（氟康唑、伊曲康唑、伏立康唑等）之间，即真菌对某个唑类药物耐药，同时也会对其他唑类药物耐药。唑类药物具有相似的抗真菌作用机制，即能够竞争性地抑制细胞色素 P450 酶系里的羊毛甾醇 14α-去甲基酶对羊毛甾醇的去甲基化，从而使麦角固醇合成受阻，这样由麦角固醇构成的真菌细胞膜结构被破坏导致真菌生长被抑制。而真菌对不同唑类药物耐药机制相似，即药物作用靶酶编码基因的突变和编码基因的过表达、多药转运蛋白编码基因过度表达、固醇合成通路发生变化以及生物被膜形成等。因此，真菌会出现唑类药物交叉耐药现象。

840. 为什么念珠菌属 *ERG11* 基因突变或过表达会导致其对唑类药物耐药

答：念珠菌属 *ERG11* 基因编码的产物是唑类药物作用于念珠菌属真菌的靶酶，当 *ERG11* 基因某些位点发生突变，会使其编码的氨基酸序列改变，从而造成酶蛋白的构象发生改变，致使唑类药物与靶酶的亲和力下降，为了达到抑制更多靶酶的目的，则需要更高浓度的唑类药物，因此表现为念珠菌属对唑类耐药。*ERG11* 基因过表达使编码的靶酶增多，常规的药物剂量不能够完全抑制靶酶活性，为了达到抑制更多的靶酶，同样需要更多的唑类药物。事实上，*ERG11* 基因过表达往往伴随着该基因多位点的点突变，两者共同作用使念珠菌属对唑类药物耐药。

841. 为什么唑类抗真菌药物治疗真菌感染会引起不良反应

答：唑类抗真菌药物能够竞争性地抑制真菌细胞色素 P450 酶系里的羊毛甾醇 14α-去甲基酶，而人体内普遍存在 P450 酶系，唑类药物也可与人体内 P450 酶的血红蛋白辅基铁原子配位结合，从而引起肝、肾毒性等不良反应。常见的唑类药物有氟康唑、伊曲康唑、伏立康唑等。氟康唑常见的不良反应：恶心、呕吐、腹痛、腹泻、头痛、血清转氨酶升高、皮疹等。伊曲康唑常见的不良反应：恶心、呕吐、腹痛、食欲缺乏、头疼、头晕、嗜睡等，瘙痒、皮疹、肝功能异常等则较少见。伏立康唑常见的不良反应：视觉障碍、皮疹、发热、头疼、幻觉、恶心、呕吐、腹痛、腹泻、外周水肿等，少数患者会出现肝肾功能损害。

842. 为什么多烯类抗真菌药物能发挥抗真菌作用

答：多烯类（polyene）抗真菌药物是临床上广泛用于抗真菌感染治疗的一类抗菌药物，常用的有两性霉素 B 和制霉菌素等。多烯类抗真菌药物的抗真菌作用机制：这类药物可以通过氢键与真菌细胞膜上的麦角固醇发生交互作用，使细胞膜上产生水溶性的孔道，同时多烯类结构中的羟基朝向孔道内侧，导致细胞膜的通透性发生改变，最终引起重要的细胞内含物流失而造成菌体死亡。

843. 为什么真菌会对多烯类抗真菌药物产生耐药

答：两性霉素 B 和制霉菌素等多烯类抗真菌药物已经在临床上使用了 60 多年，但耐药菌出现的频率极低，目前临床上只分离到几种对多烯类抗真菌药物耐药的念珠菌属真菌，如光滑念珠菌、季也蒙念珠菌等。真菌对多烯类耐药的原因主要有以下几个方面：①真菌细胞的麦角固醇合成量降低；②能够与多烯类药物具有亲和力的固醇被其他低亲和力的固醇所替代；③麦角固醇在细胞膜上的位置发生了变化或被遮盖，从而不利于药物与之结合。

844. 为什么两性霉素 B 治疗真菌感染会引起不良反应

答：两性霉素 B 几乎对绝大部分真菌均有抗菌活性，对念珠菌属、隐球菌属和曲霉菌属等均有较强的抑制作用。麦角固醇是真菌细胞膜特有的脂质，而胆固醇脂是哺乳动物细胞膜固有的成分，两性霉素 B 能结合到这两种膜脂质上，破坏其结构并干扰细胞膜功能，致使细胞受损死亡。由于两性霉素 B 对人类的毒副作用较强，故其应用受到限制。两性霉素 B 的常见不良反应有发冷、发热、发抖、呼吸喘鸣和低血压；最严重的毒性作用是肾小管损害，肾小管损害患者中 80% 可发生氮质血症；还可出现低钾血症、低镁血症、血栓性静脉炎、小细胞低色素或正常细胞性贫血、血小板及白细胞减少；较少见的不良反应有：恶心、呕吐、心律不齐、红颈综合征、高血压；极少数可发生神经病变，如脑病。

845. 为什么丙烯胺类药物能发挥抗真菌作用

答：丙烯胺类（allylamine）抗真菌药物能够抑制真菌细胞膜麦角固醇合成过程中的一个关键酶—角鲨烯环氧化酶，造成麦角固醇的缺乏和角鲨烯的蓄积，继而使细胞膜的结构和功能发生变化，细胞膜脆性增加而发生破裂，从而起到杀菌作用。目前常用的丙烯胺类药物有萘替芬和特比萘芬。通过酶动力学研究发现，特比萘芬是角鲨烯环氧化酶的非竞争性抑制剂，也是该关键酶的第一类特异抑制剂，对来自真菌的角鲨烯环化酶具有高度选择性。

846. 为什么棘白菌素类药物能发挥抗真菌作用

答：真菌细胞壁中的几丁质和 β-葡聚糖纤维所构成的骨架结构主要作用是维持细胞形状和保持细胞强度，棘白菌素类（echinocandins）药物能够非竞争性地抑制真菌细胞壁中 β-1，3-葡聚糖合成酶的活性，使 β-葡聚糖纤维合成受抑，真菌细胞壁骨架结构仅有几丁质而 β-葡聚糖纤维大大减少，导致细胞壁骨架不完整、细胞壁裂解，细胞失去细胞壁的保护作用，在渗透压差的作用下，菌体发生裂解而死亡。

847. 为什么真菌会对棘白菌素类药物产生耐药

答：棘白菌素类药物于 2001 年上市，对于大多数念珠菌属真菌具有快速杀菌作用，也可抑制大多数曲霉菌属的生长，因此该类药物在临床中的应用越来越广泛。迄今为止，临床上很少分离到对棘白菌素类耐药的菌株。目前对此类真菌耐药机制的研究，均以实验室处理得到的突变株作为模型进行研究，实验发现编码 β-1，3-葡聚糖合成酶（二聚体蛋白）的基因是 *FKS1* 和 *RHO1*，真菌对棘白菌素类药物产生耐药主要是由 *FKS1* 基因改变所致。

848. 为什么唑类、多烯类与丙烯胺类等抗真菌药物可破坏真菌细胞膜结构

答：许多抗真菌药物可以损害真菌的细胞膜，干扰细胞膜脂质合成、损害细胞膜脂质结构和功能。这些抗真菌药物主要通过干扰麦角固醇合成途径的各个环节，使麦角固醇合成受阻，造成固醇前体堆积，最终破坏细胞膜结构，抑制真菌的生长。如唑类药物作用于细胞色素 P450 酶系里的羊毛甾醇 14α-去甲基酶，使麦角固醇不能合成，而 14α-去甲基化固醇的前体累积增多，导致细胞膜的结构、功能及其他酶活性发生改变。多烯类药物可以与真菌细胞膜上的麦角固醇通过氢键发生交互作用，导致细胞膜上产生水溶性的孔道，同时多烯类结构中的羟基朝向孔道内侧，使细胞膜的通透性发生改变，最终导致重要的细胞内含物流失而造成菌体死亡。丙烯胺类和硫脲类药物可以作用于真菌角鲨烯环氧化酶，使麦角固醇合成受阻，角鲨烯聚集，脂滴沉积于细胞壁及细胞浆内，继而细胞膜破裂，细胞死亡，发挥杀菌作用。吗啉类的阿莫罗芬可以同时抑制次角固醇转化为麦角固醇中的两个关键酶，即 Δ^{14} 位还原酶和 Δ^{7}-Δ^{8} 位异构酶，使次角固醇堆积于真菌细胞膜中，麦角固醇大量减少，细胞膜结构和功能受损，真菌死亡。

849. 为什么普拉米星、尼可霉素与棘白菌素类等药物可损伤真菌细胞壁

答：许多抗真菌药物可以作用或影响真菌细胞壁中多种结构成分，如甘露聚糖蛋白、几丁质合成酶、葡聚糖合成酶等。普拉米星和贝那米星在 Ca^{2+} 存在下，可以与真菌细胞表面的甘露聚糖蛋白结合，导致细胞壁破裂，裂屑刺入细胞膜，使细胞溶解死亡。几丁质是细胞壁的主要支架结构，尼可霉素等药物可以抑制几丁质合成酶，从而干扰几丁质的形成，使细胞壁缺损。β-葡聚糖也是细胞壁的重要组成部分，占细胞壁干重的 48% ~ 60%，棘白菌素类、糖脂类、环肽类等药物可以抑制 β-1, 3-葡聚糖合成酶，使 β-葡聚糖合成受抑，从而使细胞壁结构被破坏，细胞破裂死亡。

850. 为什么灰黄霉素和 5-氟胞嘧啶可影响真菌核酸合成及功能

答：抗真菌药物灰黄霉素（griseofulvin）和 5-氟胞嘧啶（5-fluorocytosine）可影响真菌核酸合成及功能。灰黄霉素结构与鸟嘌呤碱基相似，可以竞争地干扰真菌 DNA 的合成。5-氟胞嘧啶经胞嘧啶脱氨酶脱氨后形成 5-氟尿嘧啶，5-氟尿嘧啶转化成 5-氟尿嘧啶脱氧核苷后形成脱氧尿苷，脱氧尿苷可置换 DNA 上的胸腺嘧啶核苷，阻止真菌 DNA 的正常合成；同时，5-氟尿嘧啶脱氧核苷还可以转化成 5-氟脲二磷，后者能替换 RNA 上的三磷酸尿苷，使 DNA 转录发生错误，形成错误的 mRNA，最终影响蛋白质的合成。因此，灰黄霉素和 5-氟胞嘧啶主要通过影响真菌核酸合成或转录功能而发挥抗真菌作用。

851. 为什么临床上真菌对唑类药物耐药率远高于两性霉素 B 和 5-氟胞嘧啶

答：大量流行病学调查发现真菌对唑类药物（氟康唑、伊曲康唑、酮康唑和咪康唑）的耐药率明显高于多烯类（两性霉素 B）和嘧啶类（氟胞嘧啶）药物。氟康唑有抗真菌谱广、易吸收、能渗入血脑屏障、组织穿透力广泛、半衰期长、生物利用度高、不良反应轻、肾毒性弱等优点，是临床上最常用的抗真菌药物，常作为临床上抗真菌治疗的首选经验用药。由于其使用量较大且不断增加、对适应证的把握不够严格、预防性治疗和非白念珠菌属检出比例增加（克柔念珠菌对氟康唑天然耐药），且唑类药物之间会出现交叉耐药现象，上述因素导致氟康唑耐药率较高。而两性霉素 B 肾毒性较大，5-氟胞嘧啶对骨髓有抑制作用，这些副作用限制了它们在临床的使用，因此耐药率很低。

852. 为什么目前临床抗真菌感染治疗中已弃用酮康唑口服制剂

答：酮康唑（ketoconazole）对皮肤癣菌、念珠菌属、隐球菌属等均有抑菌效果。在氟康唑和伊曲康唑问世前，酮康唑是治疗慢性黏膜皮肤念珠菌病的首选药物。酮康唑可供口服和外用，口服制剂吸收良好，但不良反应较大，主要有：①肝毒性：引起可逆性血清氨基转移酶（谷丙转氨酶、谷草转氨酶）升高。约有 0.01% 患者会发生严重肝毒性，临床表现为黄疸、尿色深、粪色白、异常乏力等，通常停药后可恢复，但已发生临床死亡病例；②胃肠道反应：恶心、呕吐及食欲缺乏等较为常见；③抑制人体肾上腺和睾丸的类固醇合成：表现为脱发、男性乳房发育及精液缺乏；④其他：药疹、瘙痒、头晕、头痛、腹痛、嗜睡、畏光、感觉异常、白细胞和血小板减少症、贫血、脱发、过敏反应等。国家食品药品监督管理总局于 2015 年 6 月 25 日发布通知称，酮康唑口服制剂因存在严重肝毒性不良反应，即日起停止生产销售使用，撤销药品批准文号；已上市的酮康唑口服制剂由生

产企业于 2015 年 7 月 30 日前召回。因此，目前临床已不使用酮康唑口服制剂进行抗真菌感染治疗。

853. 为什么现已较少使用灰黄霉素治疗皮肤癣菌病

答：灰黄霉素对皮肤癣菌有较强的抑制作用，是治疗皮肤癣菌病的第一个口服药物。主要用于治疗皮肤癣菌引起的各种浅部真菌病，包括头癣和手足癣等。该药常见的不良反应有：消化系统反应，如恶心、呕吐、腹泻、肝酶异常等；神经系统反应，如头疼，少数患者出现嗜睡、疲劳，极少数出现神经炎、精神错乱、晕厥、眩晕等；血液系统反应，中性粒细胞减少、单核细胞增多；其他反应，偶可发生血尿和管型尿，出现卟啉代谢异常；动物实验有致癌和致畸报道。因灰黄霉素不良反应较严重，故现在临床上很少应用。

（李文静 项明洁）

第二节 抗真菌药物敏感性试验

854. 为什么需对抗真菌药物进行敏感性试验

答：近年来随着抗生素的广泛及不合理的使用、免疫系统受损人群及老龄化人口的增多，真菌感染的发病率逐年上升，其耐药性也显著增加，给治疗带来了很大困难。选择疗效最佳、毒副作用最小的抗真菌药物对真菌感染进行治疗尤为重要，因此，临床医师需要了解致病真菌对抗真菌药物的敏感性。此外，检测抗真菌药物的敏感性，能够为患者预后提供参考并有助于真菌耐药性监测、了解本地区耐药性变迁、建立真菌耐药性数据库，筛选得到的临床耐药菌株也能为研制新型抗真菌药物提供研究基础。所以需对真菌进行抗真菌药物的敏感性试验（sensitivity test of antifungal agents）。但某些情况不需要进行药敏试验，如：已知某些致病真菌的药敏特性、可能是污染菌而不是引起发病的真正病原菌。

855. 为什么临床实验室应选择适宜的方法进行抗真菌药物敏感性试验

答：目前抗真菌药物敏感性试验的方法有很多，如：肉汤稀释法、琼脂扩散法、琼脂稀释法、氧化还原比色法、E-test（Epsilometer test）法、流式细胞仪测定法、生物细胞追踪仪检测法和自动化系统 ATB-Fungus-3 法等。每种方法都有各自的特点，肉汤稀释法重复性好，但操作繁琐；琼脂扩散法操作简便，但纸片所含药物扩散过程中形成的浓度梯度不稳定，接种的菌量也不稳定；琼脂稀释法终点易于确定，但操作繁琐、费时；氧化还原比色法简便、快速、重复性好；E-test 法结果精确、可靠、重复性好、简便、省时省力，但 E-test 试剂条价格昂贵；流式细胞仪测定法结果精确、重复性好、耗时短，但仪器复杂且费用昂贵；生物细胞追踪仪检测法耗时短，但仪器较复杂，不适合大批量检测；ATB-Fungus-3 法简单、易行。同时，每种方法都有其适应的抗真菌药物和可检测的真菌种类。临床实验室对临床分离株进行抗真菌药物敏感性试验时，需综合考虑所属菌种及其对应的临床常用抗真菌药物种类、自身实验室的设备及检测能力、当地真菌感染的流行病学特点、成本、可操作性等问题，选择最合适的试验方法。

856. 为什么抗真菌药物敏感性试验中的抗真菌药物选择时需考虑诸多因素

答：在选择最合适真菌药敏试验的抗真菌药物之前，医院抗菌药物管理工作组（或委员会）应召集微生物学检验医师、检验技师，感染科医师，感染控制医师及临床药师进行充分讨论，通过对诸多因素的综合分析来确定抗真菌药物。药敏试验用药选择依据：①针对每一菌群所推荐的药物都应具有确切的临床疗效，其体外药敏试验结果也可以作为临床选药的参考依据；②要尽可能地选择耐药性发展缓慢，低或无诱导耐药能力的抗真菌药物，以减少耐药菌的发生；③全面了解各种抗真菌药物的抗菌活性及其毒性，权衡利弊，优先选用高效低毒的抗真菌药物；④要将具有相同或相似敏感谱的真菌分为一组。除此之外，尚需结合本地医院的临床抗真菌药物应用特点进行药物敏感性试验抗真菌药物种类的选择。

857. 为什么即使无 CLSI 解释标准也应告知临床真菌药敏试验的最低抑菌浓度结果

答：临床用药剂量/最低抑菌浓度（minimum inhibitory concentration，MIC）的比值与临床疗效有一定的的关系，当用药剂量/MIC 比值超过 25 以上时，治疗成功率在 91%~99%之间；而当该比值低于 25 时治疗失败率为 25%~35%。因此，即使 CLSI 无相应的药敏折点，实验室也应向临床报告抗菌药物对病原真菌的 MIC 值，这有助于临床抗感染治疗药物种类和剂量的选择。如获得某一真菌对药物的 MIC 为 8μg/ml，医生使用高于 25 倍 MIC 剂量（200mg）的该药物进行治疗时，即可获得 91%~99%的疗效。当然，具体应用时必须与患者对药物不良反应的耐受性相结合来考虑。

858. 为什么真菌药敏试验所使用的药物必须是原药而不是临床制剂

答：进行抗真菌药物敏感性试验时，药物含量计算是否准确是药敏结果能否正确判读的重要因素，所以必须按照试验要求配制正确浓度的药物溶液。厂家生产的原药几乎不含有其他药物成分，抗菌药物纯度较高，甚至能够超过 99.99%，在配制需要的药物浓度时误差很小。而临床制剂为了溶解和使用的需要常常加入其他药物成分如赋形剂、缓释剂等，使药物含量无法正确计算，从而无法配制正确浓度的药物溶液用于药敏试验，所以应使用未加入其他成分的原药进行抗真菌药物敏感性试验。

859. 为什么需制订抗真菌药物敏感性试验标准化操作方案

答：真菌药物敏感性试验影响因素较多，真菌形态多样性、生长速度、接种菌悬液制备、接种量、培养基、孵育温度、孵育时间与终点判定等因素都会对试验结果产生很大的影响，如果没有统一的执行标准，试验结果将不可信，更无法在各实验室之间进行比较和大范围推广，因此试验的标准性、统一性显得尤为重要。CLSI 从 1992 年开始就陆续制订了一系列针对抗真菌药敏试验的指导性文件，经过数年的临床实践，于 2002 年公布了致病性酵母抗真菌药物敏感性试验方案 M27-A2（包括念珠菌属和新型隐球菌）及产孢丝状真菌抗真菌药物敏感性试验方案 M38-A。方案对培养基的成分和 pH、接种浓度、孵育温度、孵育时间、终点判读标准等作了明确的规定。多中心研究证明该方案重复性好、客观性强。同样，欧洲抗生素药物敏感试验委员会也制订并发布了抗真菌药物敏感性试验方法。这两个机构制订的试验方案已成为国际上认可度最高的标准化操作方案。

860. 为什么伊曲康唑药敏结果对临床治疗的参考价值有限

答：当前伊曲康唑（itraconazole）药敏判断标准是基于黏膜念珠菌感染所制订，伊曲康唑的血药浓度和组织浓度差异大，各组织间药物所能达到的浓度也各不相同，在给药剂量和剂型相同的条件下，脂肪中的药物浓度高于血液 17 倍，皮肤中的药物浓度是血液中的 10.4 倍，骨骼中的药物浓度是血液中的 4.6 倍，所以在全身感染时应用当前的药敏判断标准并不适合。各组织感染治疗时若应用此药敏判断标准也不能使体内和体外获得一致的疗效，而测定组织药物浓度才能预测临床疗效。这些原因使伊曲康唑的药敏结果常与疗效有差异，因此其对临床治疗的参考价值有限。

861. 为什么抗真菌药物敏感性试验结果可能会与临床疗效不一致

答：抗真菌药物敏感性试验为体外试验，其结果是在菌株、培养条件、判定标准等因素均已设定的前提下所获得，故结果本身具有一定的局限性，而应用抗真菌药物产生的临床疗效，受众多因素影响，如年龄、性别、肝肾功能、机体的免疫功能、有无并发症、药物代谢方式、药物分布以及与其他治疗措施间的相互作用等，所以有可能会出现某种药物敏感性试验结果与临床疗效不一致的情况。如：伏立康唑参照 M27-A2 的方法得出的药敏试验结果与临床疗效有较好的相关性，结果可靠，重复性好；而依据 M27-A2 和 M38-A 方法得出的卡泊芬净药敏试验结果与临床疗效严重不相符。

862. 为什么丝状真菌抗真菌药物敏感性试验耗时较长

答：临床医生怀疑患者感染丝状真菌，采集相应部位的标本送检实验室。临床微生物实验室接收标本后，首先需进行真菌培养，因丝状真菌生长较慢，通常需培养 3~7 天才能形成菌落，某些曲霉菌属则需培养 7~14 天或更长。菌落形成后才可以进行药敏检测，目前临床上抗真菌药物敏感性试验普遍采用纸片扩散法，包括制备菌悬液、涂板、压片、孵育、判读结果等步骤，其中孵育时间需 1~4 天。所以，丝状真菌检测从标本处理至药敏检测完毕往往耗时较长，至少需要数天。

863. 为什么临床上很少按照标准化方案开展抗真菌药物敏感性试验

答：CLSI 先后推出了针对酵母菌体外标准化药敏试验的 M27-A2 方案和针对丝状真菌药敏试验的和 M38-A 方案，从而使真菌药敏试验方法的标准化取得了重大进展，这些方法重复性好、实验室间一致性符合率高。但由于其操作繁琐、费时，对唑类药物及 5-氟胞嘧啶有拖尾现象，使终点判定较为困难，且带有主观性。因此，目前在临床上抗真菌药物敏感性试验标准化方案难以作为常规方法开展。

864. 为什么了解药敏检测报告中"S、SDD、I、R"的含义有助于临床治疗

答："S、SDD、I、R"是抗真菌药物敏感性试验的一种重要的结果呈现形式，代表某种真菌对某种抗真菌药物的敏感程度，是指导临床医师用药的重要根据。"S"代表敏感（susceptible），提示使用常规量时治疗有效，常规用药时平均血药浓度超过 MIC 的 5 倍以上。"SDD"代表剂量依赖性敏感（susceptible-dose dependent），指菌株敏感性依赖于患者所用药物剂量，当报告为"SDD"时，应使用最大的允许剂量［更高剂量和（或）更频

繁给药]，以达到满意疗效。"I"代表中介或中度敏感（intermediate），指加大用药剂量或药物处于体内浓缩部位（尿、胆汁、肠腔）时有效，平均血药浓度等于或略高于MIC，对于毒性较小的药物，可适当加大剂量以获得临床疗效。"R"代表耐药（resistance），指常规用量治疗时不能抑制真菌生长，MIC高于药物在血液或体液内可能达到的浓度。其中，SDD是抗真菌药物敏感试验中结果解读的重要分类，这对完善药敏报告、避免临床将中介作为耐药处理、合理使用抗菌药物具有重要作用。

865. 为什么真菌治疗存在"90/60"原则

答："90/60"原则是指：真菌药敏试验提示敏感的抗真菌药物，90%情况下使用该药物治疗有效；药敏试验提示耐药，仍有60%治疗反应良好。这种现象的存在有几点原因：①体外药敏试验条件局限、耐药株少见、缺少理想的动物模型；②体外药敏试验结果有局限，其药敏折点判定标准是以血液或某一部位组织浓度为基础建立的，缺少药物在体内的动态指标，不能指导体内其他部位用药；③抗真菌药物疗效受到多种因素的影响，如感染部位病原菌浓度、疾病诊断的正确性、疾病严重程度、有无并发症、不良反应的耐受性和其他治疗措施的相互作用；④未找到真正的致病菌，误把痰标本分离到的定植念珠菌属或粪便标本分离的真菌作为致病性真菌来治疗。鉴于上述原因在临床治疗中应用90/60原则更有利于体外药敏结果与疗效的统一。

866. 为什么酵母菌药敏试验需在规定的时间内判读结果

答：在进行酵母菌体外药物敏感性试验时，因为存在生长受抑制现象，使得24小时和48小时判读的MIC结果并不一致，应在孵育24小时无拖尾现象时判读MIC值，若在48小时判读则会因拖尾生长而致使MIC值偏高，尤其是在使用仪器判断结果的时候，针对此现象建议采用肉眼判读其MIC值。经体内研究证实，这种拖尾生长导致MIC升高时，实际仍应以原先的MIC值为准。

867. 为什么临床实验室可常规开展纸片扩散法进行真菌药敏试验

答：纸片扩散法又称琼脂扩散法，方法是将受试菌均匀地接种至琼脂培养基，将浸透药物的纸片放置在琼脂培养基表面，经过一定时间（依据受试菌的生长速度而定）的培养后通过抑菌圈的直径确定抗真菌药物的活性。为满足临床药敏试验的需要，CLSI于2003年起草了《酵母菌的纸片扩散法抗真菌药物敏感试验参考方案》（M44-P），并于2004年修订出版（M44-A），对试验方法、判定标准及质控菌株对氟康唑、伏立康唑的药敏结果数值范围进行了说明。试验方法如下：将受试菌株接种于血琼脂或沙氏葡萄糖琼脂培养基，35℃培养，用0.85%盐水配制0.5麦氏比浊度菌液，棉签浸湿所配制菌液，在试管内壁面上方通过旋转棉签挤出多余的菌液，均匀涂布至亚甲蓝M-H琼脂平板培养基上，待表面干后贴上抗真菌药物纸片，24~48小时后测量抑菌圈的直径。纸片扩散法相对于其他方法操作简单、使用方便、成本低、容易掌握，不需要复杂的设备，因此，适合在临床实验室常规开展。

868. 为什么可采用 E-test 法进行真菌药敏试验

答：E-test 法是依据抗菌药物在琼脂内扩散形成浓度梯度以确定其 MIC 值的原理而设计的一种药敏试验。操作方法与琼脂扩散法类似，判断结果与琼脂稀释法相同，该方法综合了琼脂扩散法和琼脂稀释法的优点，操作简单、使用方便、容易掌握、稳定性和重复性好，且结果精确、可靠，该方法还可同时报告 MIC 值和 S、I、SDD 或 R，可应用于酵母和丝状真菌的药敏试验。E-test 试剂条为含有抗菌药物的 5mm×50mm 的塑料条，抗菌药物梯度可覆盖 15 个 MIC 对倍稀释浓度范围，其斜率和浓度范围对判别有临床意义的 MIC 值范围和折点具有较好关联。E-test 法真菌药敏试验具体步骤：在含有 1.5% 洛斯维（Roswell Park Memorial Institute，RPMI）1640 琼脂平板上涂布 0.5 麦氏浓度（$1.5×10^8$ 菌落形成单位/mL）的菌液，干燥 15 分钟后放置试剂条使其紧贴于平板表面，经 35℃（部分菌种为 27℃）培养一段时间，念珠菌属为 24 小时，其他菌种则依生长速度而定，从抑菌环与试剂条交界处可定量读出 MIC 值，这比传统的纸片扩散法测量抑菌圈大小更加精确可靠。

869. 为什么可采用酵母样真菌比色法测定真菌对抗真菌药物的敏感性

答：酵母样真菌比色法（sensititre yeastone colorimetric antifungal panel，简称 Yeastone 法）属于改良的肉汤稀释法，可应用于检测酵母和丝状真菌对抗真菌药物的敏感性。目前可检测的抗真菌药物有：两性霉素 B、伊曲康唑、酮康唑、氟康唑和 5-氟胞嘧啶等。每块 Yeastone 测定板上含有抗真菌药物和 Alamar-Blue 氧化还原指示剂，每个药物依次以 2 倍稀释成 12 个浓度。Alamar-Blue 在氧化状态下呈蓝紫色，在还原状态下呈红色。真菌在增殖时，细胞内处于还原环境，摄入胞内的 Alamar-Blue 被还原后释放到细胞外的培养基中，使培养基呈红色，而没有真菌生长的微孔内培养基仍是蓝紫色。指示剂的颜色为蓝紫色的孔所对应的药物浓度最低值即为 MIC 值。同 E-test 法类似，该方法可同时报告 MIC 值和 S、I、SDD 及 R，具有较好的重复性和精确度。美国病理学会和微生物学会于 2001~2003 年对近 3000 个微生物实验室的抽样结果显示，Yeastone 法是应用最多的抗真菌药物敏感性试验。

870. 为什么可采用流式细胞术进行真菌药敏试验

答：为临床早期选择抗菌药物提供依据，研究人员将流式细胞术应用于抗真菌药物 MIC 值的检测，仅需 6 小时即可获得药敏结果。流式细胞术是利用流式细胞仪检测不同药物浓度作用下各测试管的荧光强度，根据荧光强度的梯度变化趋势判定药物抗菌活性的一种方法。其原理是用适当的荧光染料对测试管中的真菌细胞进行染色后通过流式细胞仪检测其生存力，不同的荧光染料染色效果不同，有的染料使完整细胞产生较大的荧光强度，而有的则仅能结合于死细胞上使其具有荧光，最后通过对荧光强度数据进行分析而得到 MIC 值。

871. 为什么需快速检测抗真菌药物敏感性

答：虽然大量研究证实纸片扩散法、E-test 法、Yeastone 法与标准的肉汤稀释法相比均具有较高的符合率，但这些方法需 24~48 小时，甚至 48~72 小时才能判断生长终点。临床上发现患者已感染真菌，急需尽快控制感染，若 2~3 天后得到药敏结果再进行治疗对病情的控制非常不利。近几年科学家们已研发了新型抗真菌药敏检测方法，使早期、快速得到药敏结果成为可能，如流式细胞术（只需 6 小时）、葡萄糖消耗法（只需 8 小时），这些方法还可以克服结果判读时的主观性错误（尤其是唑类药物的拖尾现象），使药敏结果更为客观可信。

872. 为什么住院患者痰培养结果为念珠菌属时通常无需进行药物敏感性试验

答：从痰标本分离到的念珠菌属常常是口腔污染或者定植菌，且念珠菌属引起下呼吸道感染的概率非常小，所以在无确切证据证明所分离的念珠菌属是致病菌的情况下一般无需进行药敏试验，也不需要使用抗真菌药物治疗。如确定分离菌株是感染的病原菌，初始经验治疗方案可参考当地真菌药敏试验流行病学资料。

（李文静　项明洁）

第十九章 抗病毒感染药物

第一节 常用抗病毒药物作用与耐药机制

873. 为什么乙型肝炎患者在抗病毒药物治疗之前要完善各项相关检查

答：乙型肝炎病毒（HBV）简称乙肝病毒，是一种 DNA 病毒，属于嗜肝 DNA 病毒科。乙肝患者在进行抗病毒治疗之前所需进行的相关检查及其目的如下：①了解患者的机体状态，需检查部分生理指标，包括血常规、肝肾功能、电解质、血糖、凝血功能及甲状腺功能等；②了解患者感染病毒及免疫状况，需进行病毒的抗体检查，即俗称的"乙肝两对半"；③明确诊断及疗效判断，需进行 HBV DNA 的载量检查。临床在综合分析这些检测的项目结果和患者的临床表现后可决定是否需要治疗或使用哪种适合的药物进行治疗。约 80%的青少年乙肝病毒慢性感染者属于"无症状慢性携带者"，特点是肝细胞内乙肝病毒复制活跃，"大三阳"（HBsAg、HBeAg、抗-HBc 均呈阳性），血清病毒水平（HBV DNA 定量）很高，肝脏无明显损害，肝功能正常，不影响正常的生活、学习和工作。由于这个时期常处于免疫耐受状态，很难激发对病毒的免疫清除，所以不推荐对青少年感染者进行各种抗病毒治疗及所谓的保肝治疗。肝功能损伤严重的患者应给予合理的抗病毒治疗，以阻断或减轻一系列进展性肝病。要使用抗病毒药物进行治疗。所以，乙肝患者在抗病毒治疗之前要完善各项相关检查。

874. 为什么干扰素可用于治疗乙型肝炎

答：干扰素（interferon）是一类在同种细胞上具有广谱抗病毒活性的蛋白质，其活性的发挥又受细胞基因组的调节和控制，涉及 RNA 和蛋白质的合成。干扰素是一类分泌性蛋白，其本身并不杀灭病毒，而是通过诱生其他蛋白来发挥活性。干扰素主要通过细胞表面受体作用使细胞产生抗病毒蛋白，从而抑制 HBV 的复制，同时还可增强自然杀伤细胞（NK 细胞）、巨噬细胞和 T 淋巴细胞的活力，从而起到免疫调节作用，并增强抗病毒能力。乙型肝炎是由 HBV 感染引起的可能威胁生命的肝脏疾病，可使用干扰素治疗乙型肝炎。干扰素适用于乙型肝炎治疗的临床指征为：存在严重心肾疾病、糖尿病、甲状腺功能异常等重要脏器病变；存在 HBV 复制，即乙型肝炎病毒 e 抗原（HBV e antigen，HBeAg）阳性及 HBV DNA 阳性；血清谷丙转氨酶（alanine aminotransferase，ALT）增高。由于干扰素为免疫制剂，以下情况不宜使用干扰素治疗：①血清胆红素升高，大于 2 倍正常值上限；②失代偿性肝硬化；③自身免疫性疾病。

875. 为什么干扰素治疗可能存在不良反应

答：尽管干扰素对乙型肝炎和丙型肝炎都有良好的治疗作用，但是由于干扰素可作用于人体的免疫调节系统，也存在明显的不良反应。干扰素的主要不良反应包括：流感样症状群、骨髓抑制、精神异常、甲状腺疾病、食欲减退、体重减轻、腹泻、皮疹、脱发和注射部位无菌性炎症等。流感样症状群是由干扰素治疗初期的免疫反应所致。不良反应的强烈程度和患者的体质、剂量大小有关；干扰素增强了免疫系统的应答，所以可能会引起部分患者的自身免疫系统疾病，如患者有时可检测发现抗甲状腺抗体、抗核抗体和抗胰岛素抗体升高。多数情况下无明显临床表现，部分患者可出现甲状腺疾病（甲状腺功能减退症或亢进症）、糖尿病、血小板减少、溶血性贫血、银屑病、白斑、类风湿性关节炎和系统性红斑狼疮样综合征等，严重者应停药。

876. 为什么乙肝患者并非都适合应用干扰素治疗

答：目前国内外公认有效的抗 HBV 药物主要包括干扰素和核苷类似物，两者各有优缺点。干扰素优点有：抑制病毒复制的活性很强，能较快改善病情、疗程相对固定、HBeAg 血清转换率较高、疗效相对持久、耐药变异较少。但是，干扰素属于免疫调节剂，能不能激发免疫有很大的个体差异，不确定因素很多。而且干扰素无口服制剂，只能注射给药、患者耐受性差、价格昂贵。核苷类药物的优点是应用方便，每天服用一粒药片，安全性强，不良反应很少，可用于肝功能失代偿者。缺点是随意停药有反弹的风险，需要长期用药，但长期用药最终可能发生耐药变异。故每种治疗方案要依据患者自身不同的状态来选择，而不能固定推荐某一种方法用于乙型肝炎治疗。对于儿童患者，用干扰素治疗的效果比成年人效果好，且治疗时间短，不推荐使用核苷类药物治疗。

877. 为什么核苷类似物的合理应用是预防乙型肝炎病毒耐药的关键

答：乙型肝炎患者的治疗因人而异，不同人群应选择不同的治疗方式，在达到预期疗效的同时还可避免病毒耐药的产生。核苷类似物的合理应用对于 HBV 耐药的预防非常重要：免疫耐受期的患者或 HBV DNA 水平较高且谷丙转氨酶（ALT）正常的患者，不应打破其免疫耐受状态，应避免给予核苷类似物治疗；HBV DNA 水平较高且 HBeAg 阳性的慢性乙肝患者则应选择合适的核苷类似物进行治疗。为了防止耐药性的过早产生，应选择抗病毒效力强，耐药基因屏障（resistant gene barrier）高，不易出现耐药的药物来进行治疗。尽量避免单药治疗，以免诱导耐药的出现。近年来，通过人们积累的抗病毒治疗经验发现，根据治疗后 HBV DNA 的水平及时调整治疗方案，可显著减少耐药的发生率。

878. 为什么拉米夫定是治疗慢性乙肝的首选药物

答：拉米夫定（lamivudine）是嘧啶核苷类似物，在治疗慢性乙肝方面具有较多优点。首先，它能抑制 HBV 的反转录酶活性，具有很强的抑制 HBV 作用；它在通过作用于 HBV DNA 多聚酶从而抑制 DNA 合成和病毒复制的同时，并不损伤细胞线粒体，使得肝细胞损伤较少、恢复快，可明显改善肝功能和减少肝组织炎症、坏死和纤维化病变的发生；另外，由于治疗效果较好，血清病毒负荷减轻，T 细胞功能恢复而使免疫调节增强。拉米夫定可有效治疗代偿期慢性乙肝患者，并对失代偿期乙肝患者和肝移植患者也有明显疗效。

随着患病时间延长，慢性乙肝患者发生肝硬化和肝癌的风险逐渐增高，拉米夫定可减少肝硬化的进展和肝癌的发生。因此，拉米夫定可作为治疗慢性乙肝的首选药物。

879. 为什么拉米夫定可用于治疗乙肝、艾滋病和疱疹病毒感染

答：核苷类似物化学结构式简单，便于修饰和合成，是近年来发展最快的一类抗病毒药物。拉米夫定（lamivudine）又名3TC，为核苷类似物，属于核苷类反转录酶抑制药，作用机制为抑制反转录酶或DNA聚合酶的活性，对HIV、HBV和HSV病毒的复制均有较强的抑制作用。拉米夫定进入细胞内被磷酸化为三磷酸化合物，通过对底物的竞争，最终抑制病毒DNA的合成和病毒增殖。此外，目前上市的拉米夫定为口服药物，服用方便且生物利用度高，患者依从性较好。因此，拉米夫定为一种广谱抗病毒药物，适用于治疗乙型肝炎病毒复制活跃的慢性乙型肝炎患者，亦可与齐多夫定联合治疗人类免疫缺陷病毒感染，在抗疱疹病毒等领域也有广泛的应用。

880. 为什么拉米夫定在治疗过程中突然停药可能会加重病情

答：实践证明，使用拉米夫定治疗过程中突然停药可能会出现病情突然加重，甚至出现重症肝病。这是因为HBV同其他病毒一样，在复制过程中经常发生核苷酸变异，这种突变可以随机发生在病毒基因的各个区域。在应用拉米夫定后最常出现的耐药性病毒基因变异是发生在病毒基因P区552位的变异，一般称之为YMDD变异。YMDD指酪氨酸（Y）-蛋氨酸（M）-天门冬氨酸（D）-天门冬氨酸（D），基因序列位于HBV DNA多聚酶包含4个小的高度保守的结构域C区。YMDD基因序列是DNA多聚酶的活性部位，拉米夫定结合于此区，干扰HBV的复制。最常见的YMDD变异是M（酪氨酸）被V（缬氨酸）或I（异亮氨酸）取代，分别称为YVDD或YIDD变异。一旦发生了YMDD变异，拉米夫定对HBV DNA的抑制作用就大大下降，产生拉米夫定抵抗，拉米夫定就失去了对HBV反转录酶的抑制作用，病毒可以重新开始复制，临床上表现为耐药。治疗前没有发生变异的病毒通常称为"野毒株"，它的致病性远比变异株强。当YMDD变异病毒数量超过野毒株时，变异株就会成为优势株。如果突然停用核苷类药物会造成野毒株重新变成优势株，这时病情可能突然加重。此外，YMDD基因序列变异还可能会导致HBV对其他核苷类药物的耐药性增加。

881. 为什么恩替卡韦可用于治疗慢性乙肝

答：恩替卡韦（entecavir）为目前治疗乙肝的核苷类药物中耐药率最低的药物，体外抗乙肝病毒效果非常好。恩替卡韦是鸟嘌呤核苷类似物，磷酸化后可变为有活性的三磷酸盐，通过与HBV聚合酶的天然底物三磷酸脱氧鸟嘌呤核苷竞争抑制病毒聚合酶的启动、前基因组mRNA反转录负链的形成和HBV DNA正链的合成，从而抑制HBV DNA的复制。恩替卡韦是病情重、发展快的慢性肝炎和重型肝炎患者抗病毒治疗的首选药物，适用于病毒复制活跃，谷丙转氨酶（ALT）水平持续升高或肝脏组织学显示有活动性病变的慢性乙肝成人患者的治疗。有临床试验结果表明慢性乙肝患者使用恩替卡韦，5年后其耐药率仅为1.2%。恩替卡韦出色的持续抗病毒能力和极低的耐药率，使之成为慢性乙型肝炎重要的一线治疗药物，可以长期保护患者远离耐药困扰，强效持久地控制病情。

882. 为什么恩替卡韦相比较拉米夫定而言不容易发生耐药

答：恩替卡韦是 2005 年被 FDA 批准用于治疗慢性乙型肝炎的核苷类似物（环戊酰鸟苷类似物）。恩替卡韦不容易发生耐药的原因主要如下：首先，在国内现有的可选核苷类药物中，恩替卡韦的抗病毒效力是拉米夫定的 300 倍。无论是肝组织学、e 抗原转阴还是病毒 DNA 数量转阴等方面的治疗效果指标检测，恩替卡韦均优于拉米夫定。恩替卡韦的抗病毒活性高，对于绝大多数服药患者都有很好的疗效，可使病毒复制水平和复制频率均明显降低，从而降低发生自然耐药的概率。此外，恩替卡韦的耐药基因屏障高，病毒需要在拉米夫定耐药突变的基础上，合并发生另 3 个位点变异时才会对恩替卡韦产生耐药，所以耐药发生率很低。

883. 为什么恩夫韦地可用于治疗艾滋病

答：恩夫韦地（enfuvirtide）又名 T-20，为 HIV 融合入胞阻断剂，可抑制融合所需的构型。恩夫韦地由 gp41（HIV 的一种包膜蛋白）的 HR2（gp41 的核心结构之一，又名七氨基酸重复区）结构域中一段自然存在的氨基酸序列衍生而成，通过模拟 HR2 域的活性并竞争结合 gp41 的 HR1 域，阻止 HR1 和 HR2 的相互作用及 gp41 构型发生改变，使 HIV 包膜和宿主细胞不能相互靠近，最终抑制病毒颗粒与宿主细胞膜融合，从而控制病毒感染。恩夫韦地与齐多夫定、拉米夫定、依法韦仑、茚地那韦、奈非那韦等联用能很有效地抑制 HIV 复制，起到协同的抗病毒作用，并能减少耐药毒株的产生。而且，恩夫韦地与核苷类反转录酶抑制剂、非核苷类反转录酶抑制剂以及蛋白酶抑制剂均无交叉耐药性。

884. 为什么融合抑制剂可用于治疗人类免疫缺陷病毒感染

答：目前国际上治疗人类免疫缺陷病毒（HIV）的药物有核苷类反转录酶抑制剂（NRTI）、非核苷类反转录酶抑制剂（NNRTI）、蛋白酶抑制剂（PI）、融合抑制剂（fusion inhibitor，FI）和整合酶抑制剂。融合抑制剂是一种新兴的 HIV 治疗药物，可以是抗体、蛋白质、多肽，也可以是有机小分子，其作用靶点是人类免疫缺陷病毒（HIV-1）跨膜蛋白 gp41，在病毒侵染靶细胞的膜融合过程中发挥了关键作用。HIV 入侵细胞需要完成下述步骤，首先 HIV 包膜刺突糖蛋白 gp120 与靶细胞上 CD4 受体及 CCR5（或 CXCR4）相互作用，并发生变构；活化病毒糖蛋白 gp41 的融合肽，介导病毒包膜与细胞膜发生融合；核衣壳进入细胞质内脱壳，释放出病毒 RNA 进行复制。gp41 介导的膜融合是一个多步过程，主要包括 gp41 解离变构、融合肽插入、卡结构形成和融合孔出现。针对这一过程设计的药物，可有效地阻断 HIV-1 病毒和靶细胞的融合，阻止 HIV-1 侵入细胞，从而抑制病毒的感染。因此在病毒感染的早期预防和治疗中具有广阔的应用前景。

885. 为什么鸡尾酒疗法能够有效抑制人类免疫缺陷病毒感染

答：高效抗反转录病毒治疗（highly active antiretroviral therapy，HAART）俗称鸡尾酒疗法。这种多药联合组成不同的治疗方案很像西方鸡尾酒的配制方法，鸡尾酒疗法因此而得名。HAART 疗法是通过三种或三种以上的抗病毒药物联合使用来治疗艾滋病。该疗法的应用可以减少单一用药产生的抗药性，最大限度地抑制病毒的复制，使被破坏的机体免疫功能部分甚至全部恢复，从而延缓病程进展，延长患者生命。HAART 由美籍华裔何大一教授所首创，一经问世即受到世人的瞩目。鸡尾酒疗法的临床效果很鼓舞人心，进行实验的 10 名患者中有 7 名病情好转，临床症状缓解，皮肤黏膜溃疡也渐渐消失。HAART 疗法根据药物的不同作用机制，将蛋白酶抑制剂与多种抗病毒的药物混合使用，从而使艾滋病得到有效的控制。患者如果在感染的最初几个月同时服用三种药物，能有效地控制病毒扩散，还能有效地防止耐药性出现。

886. 为什么要进行人类免疫缺陷病毒核酸定量检测

答：HIV 是一种攻击人体免疫系统的病毒，能破坏人体免疫系统，最终人体因免疫系统崩溃而失去对外界疾病的抵抗能力，随之出现各种继发性感染而死亡。HIV 核酸检测，又称"病毒载量检测"，可通过测定 HIV 的 RNA 含量确定血液中病毒的复制水平。HIV 的核酸定量检测既可作为 HIV 感染的辅助诊断（例如疾病窗口期的辅助诊断），又可作为病程监控，疗效判定的有效方法，并可用于监测病毒对药物的耐药情况。HIV 感染后，病毒载量的变化与疾病的进程有着密切联系。HIV RNA 含量较高的孕妇造成母婴传播的危险性较大，可以根据 HIV 病毒载量来确定孕妇是否需要服用抗病毒药物来减少 HIV 的母婴传播机会。

887. 为什么利巴韦林为广谱抗病毒药物

答：利巴韦林（ribavirin）又名三氮唑核苷、病毒唑，为人工合成的广谱抗病毒药物。药物进入体内后在细胞酶作用下磷酸化为利巴韦林单磷酸，后者可竞争性地抑制细胞内的肌苷单磷酸脱氢酶等病毒合成酶，使细胞和病毒复制所必需的鸟嘌呤核苷减少，从而抑制多种 RNA、DNA 病毒的复制。利巴韦林的药理作用为抑制呼吸道合胞病毒、流感病毒、甲肝病毒、腺病毒等病毒的增殖，但是并不改变病毒吸附、侵入和脱壳，也不诱导干扰素的产生，因此，它是广谱性抗病毒药物。它可用于疱疹病毒、痘病毒、流感病毒、副流感病毒、甲肝病毒、乙型脑炎病毒、鼻病毒和肠病毒等多种病毒感染的治疗。

888. 为什么膦甲酸钠可用于治疗疱疹病毒

答：膦甲酸钠（foscarnet sodium）是无机焦磷酸盐的有机类似物，为病毒抑制剂，可非竞争性地阻断病毒 DNA 多聚酶的磷酸盐结合部位，防止焦磷酸盐从三膦酸去氧核苷中分离及病毒 DNA 链的延长。在体外试验中，膦甲酸钠可以抑制包括巨细胞病毒、单纯疱疹病毒 1 型和 2 型等疱疹病毒的复制，而且耐阿昔洛韦的单纯疱疹病毒株以及耐更昔洛韦的巨细胞病毒株可能对膦甲酸钠敏感。因此，膦甲酸钠可用于疱疹病毒的治疗。

889. 为什么阿昔洛韦适用于疱疹病毒感染的治疗

答：阿昔洛韦（acyclovir）又名无环鸟苷，为化学合成的抗病毒药。药物进入疱疹病毒感染的细胞后，与脱氧核苷竞争病毒胸苷激酶或细胞激酶，药物可被磷酸化成活化型阿昔洛韦三磷酸酯，然后通过以下两种方式抑制病毒复制：①干扰病毒 DNA 多聚酶，抑制病毒的复制；②在 DNA 多聚酶作用下，与增长的 DNA 链结合，引起 DNA 链的延伸中断。通过干扰病毒 DNA 多聚酶而抑制病毒的复制。阿昔洛韦对病毒有特殊的亲和力，但对哺乳动物宿主细胞毒性低。对单纯疱疹病毒、水痘带状疱疹病毒、巨细胞病毒等具有较好的治疗效果。虽然某些体外动物实验显示高浓度药物可致突变，但目前无染色体改变的依据，临床上常用来预防或治疗疱疹病毒感染。

890. 为什么金刚烷胺可用于治疗流感

答：金刚烷胺（amantadine）又名三环癸胺，能阻止病毒进入宿主细胞，并能干扰病毒的复制周期，对人甲型流感病毒有特异性抑制作用。金刚烷胺是目前人类开发的第一个抗流感病毒药物，应用广泛。流感病毒表面含有血凝素蛋白（hemagglutinin，HA），HA 对于流感病毒的侵入和传播起着非常重要的作用。金刚烷胺属于 M2 离子通道阻滞剂，能够作用于 HA，改变 HA 构象，阻止病毒脱衣壳，干扰病毒的复制周期，从而起到抗流感病毒的作用。低浓度的金刚烷胺可以与血细胞的凝集素相互作用，抑制病毒装配；高浓度的药物干扰病毒与细胞的融合。因此，金刚烷胺可用于流感的治疗。

891. 为什么奥司他韦可用于治疗流感

答：神经氨酸酶（NA）是流感病毒表面的一种糖蛋白酶，其活性对新形成的病毒颗粒从被感染细胞中释放和感染性病毒在人体内进一步播散至关重要。奥司他韦（oseltamivir）在体内磷酸化生成磷酸奥司他韦，继而转化为活性代谢产物奥司他韦羧酸盐，后者对 NA 具有抑制作用，从而遏止新形成的病毒颗粒从感染细胞中释放，并阻止感染性病毒在人体内进一步传播。研究表明，奥司他韦具有体外及体内抑制流感病毒的复制和致病性的作用。因此，奥司他韦可以用于流感的治疗。

892. 为什么不坚持服药更容易发生病毒耐药

答：病毒在日常复制过程中经常发生变异，但这种变异是随机出现的。使用药物以后，病毒的变异需与外界的环境变化相适应，即药物对病毒会产生筛选作用。起初，乙型肝炎患者体内存在的大多数 HBV 是对药物敏感的野生病毒株，在经过服药治疗后，野生 HBV 株很快受到抑制，不再复制或减少复制产生新的病毒。但极少数病毒由于抵抗力很强，且善于通过改变自己的结构，可以躲避药物的攻击，即耐药的变异病毒。如果坚持治疗，病毒能够持续处于彻底抑制状态，发生变异的概率大大降低，出现耐药的情况较少。反之，如果不规律服用药物，或自行减量，病毒不能被彻底抑制，重新复制过程中病毒发生变异而出现耐药株，耐药株被大量复制，产生临床耐药，从而加重病情。

（徐巍　张雯）

第二节　抗病毒药物敏感性试验

893. 什么是抗病毒药物敏感性试验

答：抗病毒药物敏感性试验（antiviral susceptibility testing）是指直接对药物的抗病毒能力进行定量分析。需要应用细胞培养技术，在药物存在条件下，测试待测病毒的复制能力与野生型病毒的复制能力。由于测试的病毒不同，有时需在生物安全三级实验室（biosafty laboratory-3，BSL-3）完成。首先要确定待测病毒或参考病毒的含量，并确定其滴度，然后与不同浓度的抗病毒治疗药物共同接种于 96 孔培养板，经培养后，依据致细胞病变效应（CPE）或其他参数计算敏感度，来判定药物的抗病毒效果。

894. 为什么需检测抗病毒药物的敏感性

答：与基因型分析方法相比，抗病毒药物敏感性试验可以直接测定病毒株对特定药物的敏感性，并能揭示机体内可能预先存在的交叉耐药性情况，从而为针对不同感染者制订合适的治疗方案、修正已经开展的治疗方案提供依据，指导患者有效地用药。表型分析方法中，药物敏感性一般以被测量的拮抗剂的半抑制浓度值来表示。比如，初期应用核苷类药物治疗的 HIV 患者，可通过抗病毒药物敏感性试验结果选择药物；在治疗过程中，也可通过该试验来监测药物疗效；在长期治疗中，可以监控应用核苷类药物治疗过程中是否产生耐药，如发生耐药，可提示予以更换的药物类型，从而指导临床用药使治疗有的放矢，针对性强，避免不必要的用药。

895. 为什么选用半数效应浓度或半抑制浓度作为抗病毒药物的评价值

答：半抑制浓度（half maximal inhibitory concentration，IC50）是指抑制 50% 的细胞生长、病毒复制等所需的药物浓度。半数效应浓度（half maximal effective concentration，EC50）为引起 50% 的受试对象个体产生一种特定效应的药物剂量，在药敏试验中它指某一药物抑制某种病毒的 50% 时所需的浓度。IC50 值可以用来衡量药物抗病毒的能力，即抗病毒能力越弱，该数值越高。一般情况下，抗病毒药物敏感性试验需要测定一系列药物浓度下的病毒抑制率，因为 IC50 和 EC50 一般需要测定 5 个以上的点，再通过合理的拟合模型计算而得，若利用 IC50（EC50）附近的点连成直线计算，会导致较大的误差。在体外药敏检测系统中，病毒毒株对药物的敏感性测评可通过细胞培养系统、动物模型等方法检测得到的 IC50 或 EC50 来表示。

896. 为什么空斑抑制法是检测抗病毒药物敏感性的有效方法

答：空斑减数法（plaque reduction assay，PRA）是通过观察药物在琼脂上层中对感染细胞内病毒抑制空斑形成来测定最小抑制病毒的药物浓度。PRA 操作简便，即将不同稀释倍数的药物加入到细胞中，培养数小时后，加入病毒，然后再把病毒与细胞的混合液重新吸取到不含药物的琼脂上，进行空斑的计数。通过对比空斑是否显著减少，以观察药物的抗病毒作用。也可将药液加入琼脂上层液内稀释，然后再加入已吸附病毒的细胞进行培养，培养后计数空斑，与对照组比较是否显著抑制，以观察抗病毒效果。PRA 有着其他方法无法比拟的优势，该方法操作简单，对仪器条件要求低，可以直观肉眼观察。但是该方法也有局限性，空斑计数值是肉眼判断的结果，存在主观因素，不同的操作人员对于结果的判断会有所差异，不利于方法的标准化。近年来空斑抑制法发展很快并被进一步完善，如与特异性显色抗体联用，可大大提高灵敏度。

897. 为什么抗病毒药物敏感性试验存在局限性

答：病毒对抗病毒药物的耐药性可采用体外药物敏感性试验进行评价，也可用病毒基因分析或酶生化活性检测来确认。但是抗病毒药物敏感性试验没有统一的标准，其试验结果又受毒株、培养基、细胞系等诸多因素影响，因此抗病毒药物敏感性试验的质量控制非常重要。其主要影响因素如下：①细胞系的选择；②接种病毒量的控制；③培养时间有无统一的标准；④抗病毒药物的浓度范围是否标准化；⑤参考毒株（或标准毒株）的选择；⑥测定方法的选择；⑦终点判定标准需统一；⑧终点值的计算方式；⑨对终点的解释。例如，对 HIV 治疗药物进行敏感性试验时显示，某些药物在 MT4 细胞系试验中表现的抗病毒活性非常好，但是如果换成 CCR5 为受体的细胞系，则药物所表现的抗病毒活性较弱。基于上述各种原因，目前抗病毒药物敏感性试验存在一定的局限性。

898. 为什么进行抗病毒药物敏感性试验需设置阳性参考株与阴性参考株

答：在抗病毒敏感性试验中，一般是通过比较所测毒株与敏感株 IC50 值的相差倍数，以确定毒株是否耐药，但各实验室 IC50 值的判读标准并不统一，且采用的测定方法和仪器也不尽相同，这在一定程度上影响了抗病毒药物敏感性试验的一致性分析和质量控制。而且影响抗病毒药物敏感性测定的因素很多。因此，为了掌握实验测试是否成功或达标，需要设置阳性参照物与阴性参照物。在抗病毒药物敏感性试验中，阳性参考株可以有多种选择，通常选用国际上公认的参考株或者文献报道中应用比较广泛的阳性病毒株作为参考株；阴性参考株则选取一已知的耐药株，可提供敏感度测定试验的这一信号值，从而可以计算出毒株对该试验孔的浓度的药物的抑制率。

899. 为什么常采用 Sanger 或焦磷酸测序检测抗病毒耐药性的分子标记

答：抗病毒耐药性的分子标记（molecular marker of antiviral drug resistance）是在 DNA 水平上的改变，需要测定患者体内病毒的基因情况。DNA 测序法是分析特定 DNA 片段的碱基序列，目前测序的方法主要是 Sanger 测序法、焦磷酸测序法和单分子测序法。焦磷酸测序技术是一种新型的酶联测序技术，其可重复性和精确性能与 Sanger 法相媲美，而速度却大大提高。该技术产品具备同时对大量标本进行测序分析的能力，为高通量、低成本、适时、快速、直观地进行单核苷酸多态性研究和临床检验提供了非常理想的技术操作平台。单分子测序法属于第三代测序技术，该技术通过增加荧光的信号强度及提高仪器的灵敏度等方法，使测序不再需要 PCR 扩增这个环节，实现了单分子测序并继承了高通量测序的优点，降低了测序的错误率。但是，该技术尚未形成完善的测序体系，其信息储备量也很有限；而 Sanger 或焦磷酸测序的实验技术及后期数据分析理论成熟且完备，也积累了庞大的公共数据库，因此目前 Sanger 或焦磷酸测序技术是常采用的抗病毒耐药性的分子标记检测方法。

900. 为什么流感病毒耐药性检测需确定待检毒株的稀释倍数

答：评价流感病毒药物敏感性的方法包括表型分析和基因型分析。表型分析常用化学发光或荧光底物法进行耐药表型分析。试验中待检毒株的荧光强度值反映了病毒的量即毒株的稀释倍数。每一种检测方法都有各自的线性范围，如果超过了线性范围，标准曲线则不呈直线型，无法得到准确的检测结果，因此在检测前必须将待测标本稀释到线性范围。流感病毒耐药性检测试验也是同理，因为待测毒株对药物的抗性不同，有的很强，有的很弱，而流感病毒耐药性检测试剂盒可正确测量的毒株抗性只能在一定量程范围之内，因此，进行流感病毒耐药性检测前必须先检测待检毒株的荧光强度值，然后根据该结果确定毒株的稀释倍数。

（徐　巍　张　雯）

第三节　临床常见耐药病毒

901. 什么是 HBV 表型耐药

答：HBV 表型耐药（phenotypic resistance of HBV）是指在治疗期间患者病毒水平上升，通过体外表型检测证实是对抗病毒药物的敏感性降低的、需要更大的药物剂量才能抑制变异的病毒。HBV 表型耐药测定的方法有：以酶活性实验为基础的表型测定、以瞬时转染肝源细胞系为基础的表型测定、以转导重组杆状病毒/HBV 复合体至肝源细胞系为基础的表型测定、以整合有 HBV 基因组的稳转细胞系为基础的表型测定法等，其中以瞬时转染肝源细胞系为基础的表型测定较为常见。即在体外将 HBV 基因组转染 Huh7 细胞，使得 HBV 能够在 Huh7 细胞内进行复制，将不同浓度的抗病毒药物加入培养基内，作用一定时间后收集培养上清及细胞，用 Dnase 处理后，real-time PCR 检测 HBV DNA 的水平，进而研究 HBV 的药物敏感性。表型耐药分析有极其重要的意义：对治疗前患者进行表型耐药分析，可以指导抗病毒药物的选择；对抗病毒治疗不应答及出现耐药的患者进行分析，可能发现新的耐药相关变异位点，并指导临床换用合适的药物。

902. 什么是 HBV 基因型耐药

答：HBV 基因型耐药（genotypic resistance of HBV）是指在抗病毒治疗中，HBV 基因组中的某些位点出现的核苷酸突变可能会导致相对应的氨基酸改变，且已通过体外表型实验证实这种突变会导致病毒对抗病毒药物的敏感性明显下降。该种 HBV 变异位点与 HBV 的耐药性有直接的因果关系，通过对这些变异位点的检测可判断 HBV 病毒有无耐药性。这些突变通常在有病毒学突破的患者中发现，即常在病毒学突破时可检测 HBV 基因型耐药；但也可以在没有病毒学突破但有持续性病毒血症的患者中发现；少数情况下，在患者治疗前也可发生基因型耐药。鉴定潜在的基因型耐药，可将发生病毒学突破时分离提取的 HBV DNA 序列及其推导的氨基酸序列与治疗前患者携带病毒的序列进行对比以揭示患者体内的病毒是否发生了关键位点的序列改变。

903. 什么是 HBV 临床耐药

答：HBV 临床耐药（clinical resistance of HBV）是指临床出现 HBV 复制不能被抑制，或一度被抑制后又出现 HBV DNA 反跳，同时伴有谷丙转氨酶（ALT）升高。HBV 临床耐药一般最早出现血清 HBV DNA 反跳，即 DNA 拷贝数增加，随后 ALT 开始升高。临床诊断 HBV 临床耐药时，需排除其他原因导致的 ALT 升高，比如近期进行核苷类药物治疗、未按医嘱服用抗病毒药物或服用其他可能造成肝损伤的药物等。

904. 为什么乙型肝炎病毒容易产生耐药性

答：由于人体内 HBV 病毒复制速度快，所以每天都有大量的"新生"病毒产生，血液中 HBV 病毒池每天都在更新。HBV 病毒的复制包含反转录过程。"反转录酶"是控制反转录进程的一个关键性酶，但是由于它缺乏校正功能，所以在每一个 HBV 的复制周期中，都会出现较高的错配率，故 HBV 的变异非常常见，比普通的 DNA 病毒要高出很多倍。这种特性导致每天 HBV 病毒都会复制产生一大批各种类型的突变株，这些突变株里可能存在对 HBV 突变有益的进化株，也可能出现对病毒本身无益的突变，甚至可能对不同核苷类似物耐药的突变株已经存在于患者体内，形成一群由基因十分相似，但不完全等同的病毒株组成的准种。虽然其含量很少，一般不易被检出，但当应用某一核苷类药物时，在药物的选择压力下，野生株被抑制，而突变株生存下来成为优势株，导致对药物产生耐药。

905. 为什么耐核苷类似物乙型肝炎病毒与病毒 P 基因变异有关

答：核苷（酸）类似物的作用靶点是 HBV 中具有反转录酶活性的 DNA 聚合酶，该酶由 ORF P 基因编码，当 P 基因发生自然变异或在药物的压力下发生变异，引起 DNA 聚合酶空间结构改变时，聚合酶与核苷类似物的结合力下降，进而导致药物对病毒的抑制作用丧失或减弱，出现病毒耐药。目前批准上市的五种核苷类药物中，有三种药物即拉米夫定、替比夫定和恩替卡韦的耐药性均与酪氨酸-甲硫氨酸-天冬氨酸-天冬氨酸（tyrosine-methionine-aspartic acid-aspartic acid，YMDD）变异直接相关。而 YMDD 位点位于 HBV ORF P 基因的 C 区，并且 HBV P 基因 C 区的 YMDD 基因序列变异还可能会导致对其他核苷类药物的耐药性增加。

906. 为什么乙型肝炎病毒聚合酶反转录酶区域变异可同时引起 S 基因变异

答：由于 HBV 在复制中有反转录复制过程，缺乏校正功能，容易发生变异。病毒变异后，可引起耐药，降低抗病毒的疗效。核苷（酸）类似物耐药的位点大多都集中在 HBV DNA 反转录酶区域（reverse transcriptase，RT）A 至 D 结构域内。HBV 基因组短小而高效，大部分基因组均重叠进行编码。同一段序列可以编码不同的蛋白。而 HBV 聚合酶的 RT 区域与 ORF S 基因恰恰有部分重合的区域。尤其是 HBV 病毒 RT 区域的 7 个具有催化功能的基因序列与 HBV 病毒的主要中和功能区基本是完全重合的。故 HBV 聚合酶 RT 区域变异可同时引起 ORF S 基因变异。

907. 为什么 HBV 患者出现酪氨酸-甲硫氨酸-天冬氨酸-天冬氨酸变异后易加重病情

答：急性 HBV 感染治疗过程中出现耐药的特征标志是 HBV DNA 反跳，病毒载量大大高于治疗前水平，并伴有 ALT 的反跳，高于 10 倍正常值上限，出现黄疸，少数患者可出现肝衰竭，甚至死亡。对患者体内的耐药情况监视发现这可能是由酪氨酸-甲硫氨酸-天冬氨酸-天冬氨酸（YMDD）变异株引起。因为 YMDD 变异可能导致 HBV 病毒存在复制缺陷，为了弥补这种缺陷，HBV 病毒可能会产生 YMDD 序列以外的基因序列变异来补偿 YMDD 变异株的复制缺陷。所以，出现 YMDD 变异后，患者体内可能会产生更为强大的具有较强复制能力的 YMDD 变异株。这些变异株的出现使得患者体内的 HBV 复制更为活跃，对肝脏损伤更大，从而出现病情加重现象。

908. 为什么应用核苷类似物治疗乙肝患者时需要监测 HBV DNA 载量

答：研究表明，早期病毒学应答（early virologic response）可以用来预测治疗效果和降低耐药危险。治疗前应当进行基线指标测定，包括 HBeAg、HBV DNA 载量、ALT/AST、总胆红素（TBIL）/直接胆红素（DBIl）、血常规、空腹血糖、甲状腺功能测定以及 B 型超声或 CT 检查等。治疗开始后的前 3 个月，每月应复查一次 ALT 和 HBV DNA，若 ALT 活性和 HBV DNA 载量明显下降则提示治疗有效，之后可逐渐延长监测间隔时间至每 3 个月 1 次，并同时监测 HBeAg/HBV e 抗体（HBeAb）。治疗期间的患者，应当密切随访。慢性乙型肝炎治疗过程中动态监测的血清 ALT 水平、HBeAg 和 HBV DNA 载量与肝组织学应答、生化应答和血清学应答有显著的相关性，可作为评估治疗效果的重要依据。在治疗过程中 HBV DNA 载量下降的幅度与出现病毒耐药性突变明显相关。也就是说，如果进行药物治疗后，病毒载量下降，则耐药株出现的概率降低；病毒载量如突然升高，即表明患者体内 HBV 病毒处于高度活动性复制状态，耐药变异株出现的概率增高。

909. 为什么拉米夫定会诱导乙肝病毒出现变异

答：拉米夫定是目前在中国被批准的治疗乙肝的一线药物。拉米夫定起初用于治疗艾滋病，后用于治疗慢性乙肝，该药对抑制 HBV 复制有很显著的疗效。由于其口服方便且耐受性好，所以对于慢性乙肝的治疗迅速从干扰素转至核苷类药物。由于拉米夫定价格低廉、长期使用时安全性好以及在动物实验中不会致畸等优点，因此在世界各地仍然是一个很受欢迎的抗病毒药物。但是，由于拉米夫定属于核苷类药物，而核苷类药物需要长期服药，长期服药必然会导致发生变异耐药的风险增高。长期的拉米夫定治疗会导致 HBV DNA 聚合酶区的功能区 C 的酪氨酸-甲硫氨酸-天冬氨酸-天冬氨酸（YMDD）基因序列的变异以及上游功能区 A 和 B 的代偿变异。当 YMDD 变异病毒数量超过野毒株时，它就成为优势株，拉米夫定失去了对变异病毒的抑制作用。有文献报道，拉米夫定治疗一年和四年后的耐药率分别为 16%~32% 和 70%。

910. 为什么对慢性乙肝患者出现拉米夫定耐药后应迅速给予联合用药

答：拉米夫定是第一批获准进入临床应用的核苷类药物，目前已经在各级医院广泛用于慢性乙肝的抗病毒治疗。但是，随着服药时间延长，拉米夫定容易使病毒发生 YMDD 变异。对于慢性乙肝患者如使用拉米夫定后出现耐药，一定要慎重选择下一步的治疗药物。合理的联合用药可产生药物协同作用，即当两种以上的药物合用时，倘若它们的作用方向是一致的，可达到彼此增强的效果。按照协同作用所呈现的强度不同可分为相加作用和增强作用。例如，当药物合用时，其总效应超过单药治疗效应的总和称为增强作用。大量的临床实践证明拉米夫定耐药后，如果加用阿德福韦，则会产生药物的协同作用，从而对耐药株、原生株均有抑制作用，同时还可降低对阿德福韦耐药的发生率。

911. 为什么需监测流感病毒对神经氨酸酶抑制剂的耐药性

答：流感治疗药物主要有两种，分别是 M2 离子通道阻断剂（如金刚烷胺类药物）和神经氨酸酶抑制剂（neuraminidase inhibitor, NAI）。目前的研究表明，在 1991-1995 年间，全球季节性流感病毒烷胺类药物耐药株的比例仅为 0.8%，而在 2004-2005 年间，全球耐药株比例已达到 15%，而亚洲区耐药株比例高达 93.4%，2007 年以后多数地区的耐药株比例已接近 100%。因此，目前流感的主流治疗药物为 NAI，据监测数据显示，虽然 NAI 对大部分毒株仍然保持敏感，但是随着应用越来越广泛，耐药株也逐渐出现并有范围扩大的趋势，因此开展流感病毒流行株对 NAI 的耐药性监测显得尤为必要。

912. 为什么病毒容易对烷胺类药物产生耐药

答：金刚烷胺是一种应用广泛的烷胺类抗流感药物，研究表明药理机制是封闭细胞膜上的离子通道，作用于流感病毒 M2 蛋白，从而阻止流感病毒脱壳，干扰病毒的复制周期。病毒容易对烷胺类药物产生耐药的原因主要有两点：①金刚烷胺类耐药株的产生是由 M2 蛋白横跨膜部位五个位点的任何一个氨基酸被置换所致；烷胺类药物发生耐药基因屏障低，仅单一位点变异即可发生耐药，而且可发生耐药突变的位点多。②其次，烷胺类药物作为抗病毒药物已经使用超过 30 年，作为长期的治疗药物，产生的耐药株比较多。

913. 为什么免疫功能低下患者体内更容易产生单纯疱疹病毒耐药株

答：单纯疱疹病毒（HSV）是最早发现的人类疱疹病毒，也是人类病毒感染性疾病中较为常见的病原微生物。HSV 一般经呼吸道、生殖器黏膜以及破损皮肤进入体内，潜居于人体正常黏膜、血液、唾液及感觉神经节细胞内。人群中 90% 以上的人曾感染过 HSV，当机体抵抗力下降时，体内潜伏的 HSV 被激活而发病。单纯疱疹病毒感染导致的单纯疱疹，是一种常见的传染性皮肤病，人是唯一的传染源。在人体免疫功能强大的时候，病毒很快地被清除出外周血液循环，因此，病毒的复制程度很低。但在免疫功能低下的人群中，病毒长时间地存在于循环池里，病毒复制活跃，因此更容易发生突变，出现耐药株的概率也升高。

914. 为什么在临床抗病毒药物治疗时更容易出现临床耐药病毒株

答：由于人体内的病毒池更新很快，每天都会产生大量新代子病毒，这些病毒仅少数与原始的模板病毒相同，大部分子代病毒与模板病毒存在一定差异，仅可认为是一类同质的病毒。例如 RNA 病毒，其控制整个反转录进程的反转录酶，虽然它的效率很高，但是由于缺乏校正功能，错误率也很高，这将导致产生的子代病毒存在高度变异性。在每一个复制周期中，都会出现较高的错配率。这些突变株里可能出现对病毒本身无益的突变，也可能存在对病毒突变有益的进化株。当外界应用某一抗病毒药物时，在药物的选择压力下，野生株被抑制，而突变株生存下来成为优势株，导致对该药物表现出临床耐药。因此，在患者使用抗病毒药物治疗时，更容易出现临床耐药病毒株。

915. 为什么在抗病毒治疗过程中监测耐药变异的病毒基因具有重要临床意义

答：病毒耐药不是一步完成的，从病毒变异到临床耐药中间要经历一个复杂的过程。首先出现的是基因水平耐药，即在抗病毒治疗过程中，病毒基因组产生了变异，但这种变异通常不易被觉察，只有通过病毒基因的检测才可发现变异病毒株，此时变异株在体内的总量极少，患者的其他临床指标还未发生明显变化。随着变异病毒株逐渐增多，血液中病毒含量也渐渐升高，但是尚未造成靶器官损害或明显的生化指标改变。若病毒耐药情况继续发展，其复制能力逐渐增强，病毒颗粒逐渐增多，最终可出现细胞功能异常、脏器组织学损伤，即"临床耐药"阶段。在临床耐药期，原本有效的药物就会失去疗效或者疗效大大下降，造成病情进一步恶化，同时患者发生肿瘤等严重疾病的概率大大增加。

916. 为什么进行耐药监测对控制病毒的流行具有重要意义

答：耐药监测意义重大，病毒耐药监测网络的建立对促进临床医生合理用药发挥了积极的作用。耐药株监测的首要目的是了解国家、地区和部门的临床分离病毒耐药性现状，指导临床用药方案的修订；其次在于监测病毒耐药性变化，确定某种药物的适用范围和时间；第三，可以根据病毒耐药监测网络历史数据的变化，推断出病毒耐药性变化趋势，提供有关耐药性机制信息；另外，还可以通过不同人群中的病毒耐药性分布情况，掌握不同感染人群发生耐药的规律。因此，进行耐药监测对控制病毒的流行具有重要意义。但是，由于病毒耐药监测需要大量的人力、物力和财力支持，因此目前还没有国家性质的抗病毒药物的监测网络。目前欧美等发达国家都成立了独立实验室，通过全球范围内选取的哨点实验室来收集病毒耐药情况。

（徐　巍　张　雯）

第二十章　抗寄生虫感染药物

第一节　抗原虫药物

917. 为什么治疗疟疾通常需联合应用氯喹和伯氨喹

答：疟疾（malaria）的发作过程包括寒战、发热、出汗退热三个连续阶段，红细胞内期（红内期）裂殖体胀破红细胞是疟疾发作的导火索。疟疾还存在着复发（relapse），复发是由于肝细胞内的迟发型子孢子（即休眠子）经过一段时间休眠后开始裂体增殖，释放出裂殖子，侵入红细胞进行裂体增殖，胀破红细胞，再次引起疟疾的发作。引起疟疾的间日疟原虫和卵形疟原虫子孢子有两种类型，速发型子孢子和迟发型子孢子。氯喹（chloro-quine）是喹啉类杀寄生虫药物，是快速、有效的红内期裂殖体杀灭药，可抑制疟疾的发作，但对组织内和红外期裂殖体并没有作用。氯喹可杀灭间日疟原虫与三日疟原虫的配子体，但对恶性疟原虫配子体的影响很小。间日疟原虫和卵形疟原虫感染后，伯氨喹可消除肝脏内的休眠子，以防止复发。因而，治疗疟疾一般都采用氯喹与伯氨喹合用，以达到控制发作、避免复发的效果。

918. 为什么部分疟疾患者禁止或不推荐使用伯氨喹治疗

答：伯氨喹（primaquine）也是喹啉类制剂，为 8-氨基喹啉。该药能有效杀灭所有疟原虫子孢子、红外期裂殖体，可防止氯喹治疗后由休眠子引起的间日疟和卵形疟复发。此外，它还可以杀死疟原虫配子体尤其是恶性疟原虫，从而阻止疟疾传播。因此伯氨喹是疟疾有效的抗复发和阻止传播药物。但伯氨喹有一定的毒副作用，部分患者服用伯氨喹后，会出现轻度的胃肠道副作用，如恶心、腹痛等。而 6-磷酸葡萄糖脱氢酶（G-6-PD）缺乏患者服用该药则会引起溶血，NADH-高铁血红蛋白还原酶缺乏症患者服用后有发生高铁血红蛋白血症的风险。伯氨喹偶尔也会导致心律失常，干扰视觉调节。这类药物对胎儿存在溶血的潜在风险，因此怀孕或哺乳期应禁止使用。疟疾患者若存在上述情况应禁止或不推荐使用伯氨喹来治疗疟疾。

919. 为什么间日疟治愈后的次年还需服用一个疗程的伯氨喹

答：疟原虫的主要致病时期是红内期裂体增殖阶段，即裂殖体。在子孢子侵入机体至疟疾发作，需经历一段潜伏期，有长潜伏期和短潜伏期之分。间日疟原虫和卵形疟原虫既有短潜伏期，也有长潜伏期。间日疟的短潜伏期为 11~25 天，卵形疟为 11~16 天；而间日疟与卵形疟的长潜伏期可持续 6~12 个月或更长。而恶性疟与三日疟则无长短潜伏期之分，其潜伏期分别为7~27天和18~35天。间日疟和卵形疟长潜伏期是由迟发型子孢子，即休眠子引起。如当年治疗后疟疾虽不再发作，但进入肝细胞内的迟发型子孢子没有被完全杀灭，经过6~12个月或更长的时间有可能复苏、发育、增殖，并释放裂殖子进入红细胞繁殖而引起疟疾的发作。伯氨喹对子孢子与红外期裂殖体具有较强的杀灭作用，即具有很好的抗疟疾复发作用。为避免间日疟因休眠子未完全清除而复发，需在间日疟治愈后次年再给予一个疗程的伯氨喹治疗。

920. 为什么治疗疟疾尤其是恶性疟宜采用复方制剂

答：疟原虫抗药性的出现，是在长期抗疟治疗过程中诱导产生的。现已逐步出现了对氯喹具有抗性的恶性疟原虫株。云南边境地区患者体内测得恶性疟原虫对氯喹的抗药率达85%~96%，Ⅱ、Ⅲ类地区抗药率达40%以上（Ⅰ类地区指3年均有本地感染病例，且发病率均大于或等于万分之一的县，Ⅱ类地区是指3年有本地感染病例，且至少1年发病率小于万分之一的县，Ⅲ类地区是指3年无本地感染病例报告的疟疾流行县）；体外测得恶性疟原虫对氯喹的抗药率为80%~100%，且在云南地区检测到恶性疟原虫对阿莫地喹、哌喹的抗药率达80%~100%。在临床停止使用氯喹治疗恶性疟原虫后，恶性疟原虫对氯喹的抗药率从20世纪80年代的97%~100%下降到2000年前后的26%~83%不等。研究表明，恶性疟原虫对氯喹及其他抗疟药的抗性呈药物压力依赖性，其抗性与药物压力程度成正相关。青蒿素类药物是我国科学家从中草药中提取与合成的一类高效抗疟药，可杀灭恶性疟红内期疟原虫，也可杀灭恶性疟原虫配子体。但近年来东南亚国家已相继报道出现了青蒿素抗性疟原虫株，并有进一步扩散趋势。为延缓疟原虫抗药性出现，世界卫生组织提倡使用以青蒿素及其衍生物为基础的复方制剂及规范用药，即以青蒿素为基础的联合用药（artemisinin combination therapy，ACT）。

921. 为什么氯喹不能作为疟疾抗复发和阻断传播的预防药物

答：疟疾的复发是指在治疗后疟疾停止发作，红内期疟原虫全部杀灭，无再次感染的情况下，体内原有的迟发型子孢子（休眠子）经过一段或长或短的休眠期后，在肝细胞内分裂繁殖，释放许多裂殖子，侵入红细胞进行分裂繁殖，所引起的疟疾发作称为疟疾复发。间日疟与卵形疟存在迟发型子孢子，即有复发现象。氯喹仅作用于红内期裂殖体，而对肝细胞内（红外期）子孢子无杀灭作用，因而氯喹无抗复发作用。疟疾的传播是由某一传染源传给另一易感宿主的过程，而疟疾传播的根源在于红细胞内期的配子体。红内期雌、雄配子体，被传疟蚊吸入胃中，形成雌、雄配子。雌雄配子接合形成合子，进而变成动合子，穿过胃壁，在胃基底膜下进行孢子生殖，形成卵囊，囊内形成数以万计的子孢子，卵囊破裂释放出子孢子随血液、淋巴液到达按蚊涎腺。当受染按蚊叮吸人血时，子孢子即随唾液进入人体，使人再次感染而患上疟疾。然而，氯喹对配子体无作用，因此，氯喹并不能阻断疟疾的传播。

922. 为什么我国不再将乙胺嘧啶及乙胺嘧啶/磺胺多辛用作疟疾的预防药物

答：乙胺嘧啶（pyrimethamine），分子式$C_{12}H_{13}ClN_4$，分子量：248.7114，中文别名：息疟定。乙胺嘧啶通过抑制二氢叶酸还原酶来抑制红内无性期疟原虫。红内期疟原虫无法利用宿主来源的叶酸，必须自行合成，而乙胺嘧啶可抑制叶酸生物合成，进而阻止疟原虫核酸的复制，最终导致疟原虫死亡。乙胺嘧啶的主要作用是针对红内期裂殖体，但对配子体无杀灭活性；且近年抗药率快速增加；此外还可引起潜在的严重不良反应，对动物有致畸作用。基于上述原因，目前已不再推荐使用乙胺嘧啶作为疟疾常规的预防药物。

923. 为什么在单一间日疟流行区可使用氯喹作为疟疾预防药物

答：氯喹为 4-氨基喹啉类化合物，其主要作用机制是利用血红素聚合的非酶性抑制作用。红细胞内无性期疟原虫在含血红蛋白的囊泡中浓集喹啉环化合物。在没有药物的情况下，疟原虫降解宿主红细胞血红蛋白，为寄生虫生长提供必需的氨基酸营养。血红蛋白降解产生游离的亚铁血红素，以高铁原卟啉IX形式存储在红细胞内。高铁原卟啉IX对寄生虫具有毒性，常被聚合到无毒的疟色素（疟原虫色素）中。在药物作用下，亚铁血红素转入疟色素的过程受到抑制，导致有毒物质向寄生虫聚集，从而引起寄生虫死亡。这些药物也可通过抑制磷酸掺入 DNA、RNA 和抑制 DNA 与 RNA 聚合酶，从而阻止疟原虫 DNA 的复制、RNA 转录与蛋白质的合成。氯喹是一种廉价的、安全的抗疟药物，可杀灭间日疟原虫与三日疟原虫的裂殖子，已被广泛用于治疗和预防各种疟原虫感染。但在大多数疟疾流行地区，恶性疟原虫对氯喹产生了抗药性，故其对恶性疟原虫配子体的影响很小。我国的中东部地区，如湖北、安徽、河南、江苏等地，仅有间日疟的流行，此类单一间日疟流行区可用氯喹作为疟疾预防药物。

924. 为什么在恶性疟与间日疟混合流行区可使用哌喹预防疟疾

答：在我国大多数地区都有间日疟的流行，如中原地区、西南及南部边境地区等；恶性疟则主要分布于南方地区，因此，南方地区多为间日疟和恶性疟的混合流行区。氯喹是预防疟疾发作的有效药物，但恶性疟对氯喹易产生抗性，因而在疟原虫氯喹抗性株泛滥的恶性疟流行地区，则不宜使用氯喹作为预防药物。哌喹（piperaquine）与氯喹一样，也是 4-氨基喹啉类药物，是哌嗪基侧链与双分子 7-氯-4-氨基喹啉相连接的新化合物。哌喹的抗疟作用与氯喹相似，但作用较为持久，其原因为哌喹口服吸收后贮存于肝脏，以后缓慢释放进入血液。哌喹主要用于疟疾症状的抑制性预防，也可用于疟疾的治疗，对间日疟和恶性疟都有作用，尤其是用于耐氯喹虫株所致的恶性疟的治疗与预防。抑制性预防疟疾症状时，每月需睡前服用磷酸哌喹 0.75~1g 一次，可连服 3~4 个月，但不宜超过 6 个月。服药后偶有头昏、嗜睡、乏力、胃部不适以及面部和嘴唇麻木感，轻者一般休息后能自愈。个别会有皮疹或过敏。药厂粉碎工人长期吸入哌喹会使呼吸道免疫力降低。肝功能不全及孕妇慎用。

925. 为什么我国 2016 版《抗疟药使用规范》不推荐使用奎宁治疗疟疾

答：奎宁（quinine）是从南美金鸡纳树皮中提取的喹啉类生物碱，现已可通过化学合成方法获得，治疗时通常使用奎宁的硫酸盐。奎宁的作用机制可能有以下几点：①通过与高铁血红素IX形成复合物干扰血红蛋白消化从而导致裂殖体细胞裂解死亡；②干扰疟原虫 DNA 复制功能和抑制疟原虫核酸和蛋白质的合成；③与某些已感染疟原虫的红细胞内的脂肪酸相互作用，防止红细胞溶解并阻止裂殖体成熟；④通过升高细胞内 pH，对寄生虫产生致命作用。但是，奎宁可产生较多毒副作用，如：恶心、呕吐、上腹痛、耳鸣、烦躁不安和听力下降；奎宁可增加胰岛素的释放，而引起低血糖症，尤其是患有严重疟疾的儿童和孕妇。严重恶性疟原虫感染患者使用奎宁治疗还可伴有严重溶血、粒细胞缺乏症、血小板减少症、视网膜病变和舌头变色等症状。过量服用奎宁可引起共济失调、惊厥和昏迷；对心脏产生毒性，可致心律失常，延长 QT 间期、QRS 波变宽、PR 间期延长，因而导致血压过低和尖端扭转型室性心动过速等室性心律失常；致先天缺陷。由于奎宁所产生的部分毒副作用较为严重，且已有疗效更好、毒副作用更少的替代药物，因此，目前我国新版《抗疟药使用规范》（2016 版）不推荐使用奎宁治疗疟疾。

926. 为什么我国一般不推荐使用甲氟喹治疗疟疾

答：甲氟喹（mefloquine）是一种合成的 4-喹啉-甲醇衍生物，结构上与奎宁相似。其作用机理是与宿主细胞的磷脂和被寄生红细胞内高铁血红素Ⅸ相互作用，干扰红细胞内期血红蛋白的消化，与奎宁作用机制类似，但它不抑制蛋白质的合成。甲氟喹对引起人体疟疾的所有疟原虫红内期裂殖体均有杀灭作用，可用于疟疾预防和治疗，且每周服药一次足以预防疟疾，便于旅游者在疟疾流行区使用。与青蒿素衍生物联用，还可用于恶性疟原虫抗氯喹株的治疗。但是，目前已逐渐出现抗甲氟喹的疟原虫，尤其在东南亚的一些地区。此外，甲氟喹的不良反应较多且严重，包括恶心、呕吐、烦躁、头晕、失眠、做噩梦和共济失调，严重的神经反应，包括谵妄和癫痫发作，还可导致粒细胞缺乏症、再生障碍性贫血。甲氟喹也可作为 β 受体阻滞剂，加重心律失常，高剂量甲氟喹对动物有致畸作用和增加自然流产率。由于其严重的毒副作用，预防治疗效果也不十分突出，且购买不方便，因此我国一般不推荐使用甲氟喹治疗疟疾。

927. 为什么恶性疟和三日疟治愈后的次年不需要再服药防止复发

答：疟原虫可产生速发型和迟发型两种子孢子，速发型子孢子进入肝细胞即进行裂体增殖，释出裂殖子侵入红细胞行裂体增殖，胀破红细胞引起疟疾发作；而迟发型子孢子进入肝细胞后，要经过一段或短或长的休眠期再进行裂体增殖，是疟疾复发的根源。恶性疟原虫和三日疟原虫仅有一种子孢子类型，即速发型子孢子，因此恶性疟原虫和三日疟原虫不会引起疟疾复发，但若治疗不彻底，则会引起再燃（recrudescence）。因而恶性疟和三日疟若彻底治愈，次年则无需服药防止疟疾复发。

928. 为什么恶性疟原虫会对氯喹产生抗性

答：氯喹是 20 世纪上半叶广泛使用的抗疟药物，在过去很长一段时间内，它一直是首选的一线抗疟药物，由于其疗效佳、副作用少、价廉，因此深受欢迎，并得到广泛应用。然而，随着 20 世纪 50 年代末氯喹抗性虫株的出现及迅速播散，氯喹治疗恶性疟患者的效果降低，甚至无效。研究证明，抗氯喹的恶性疟原虫食物泡内氯喹浓度比敏感株低 25%~90%，抗性株细胞内氯喹浓度远低于药物有效水平，以致氯喹治疗无效。研究表明导致虫株对氯喹产生抗性的分子机制是与氯喹抗性转运蛋白基因（*Pfcrt*）的 72~76 位密码子发生突变及恶性疟原虫多药物抗性基因-1（*Pfmdr1*）的突变等有关。氯喹抗性虫株的 Pfcrt 蛋白发生 K76T 突变后，带正电荷的赖氨酸由不带电荷的酪氨酸代替，失去正电荷后，氯喹外流不受抑制，致使氯喹分子移至细胞外；或是氯喹抗性株可能具有能量依赖 Pfcrt 蛋白关联的氯喹外流载体，将食物泡内氯喹转运至膜外；也可能是 K76T 突变引起蛋白构象改变，从而导致氯喹分子外流。此外，*Pfmdr1* 基因的拷贝数也可影响恶性疟原虫对氯喹的敏感性。虽已明确恶性疟原虫对氯喹抗性的产生与基因突变或基因拷贝数有关，但其确切的分子机制还有待深入研究。

929. 为什么常用体外法检测疟原虫对药物的抗性

答：疟原虫，特别是恶性疟原虫对长期使用的抗疟药易产生抗性，致使药物治疗无效，并导致抗药性疟疾的扩散、蔓延，为此，应开展疟原虫抗药性的检测与监测。疟原虫药物抗性的检测方法有体内法和体外法两类。体内药效测定法是测定药物敏感性的"金标准"，包括加大剂量法及 WHO 标准化的 7 天法和 4 周法。但体内法有其局限性，由于不同个体的药物代谢差异，难以进行药敏试验的定量评判，且耗时长、费用高，不适合大范围开展。体外法不受个体因素的影响，可做到规模测定。方法包括有 WHO 推荐使用 48 小时标准体外微量测定法、同位素测定法、酶联免疫吸附法、核酸绿色荧光染料（SYBR Green Ⅰ）法与基因检测法。其中核酸绿色荧光染料（SYBR Green Ⅰ）法性质稳定，不受地域和温度等因素干扰，结果可靠，符合成本效益，操作简单，环境危害小，常应用于小规模实验室。基因检测法（基因序列测定法、基因拷贝数分析法、基因芯片法）则是当前研究的热点，以其快速、准确倍受青睐，将成为今后的主流方法。

930. 为什么治疗巴贝虫病应联合用药

答：巴贝虫病（babesiosis）是由蜱传播的一种人兽共患的红细胞内寄生虫病，巴贝虫（*Babesia*）主要寄生于哺乳动物红细胞内，临床上会出现发热、贫血、脾肿大、血细胞减少等疟疾样症状和体征。年老体弱、罹患肿瘤、免疫功能低下者感染巴贝虫时临床症状更为严重，甚至可导致死亡。已发现 100 余种巴贝虫种类，但可感染人体的巴贝虫主要有田鼠巴贝虫、分歧巴贝虫、邓肯巴贝虫、猎户巴贝虫等。巴贝虫病无特效治疗药，临床常用的药物主要有阿奇霉素、阿托伐醌、克林霉素和奎宁等。初步研究表明，单用阿奇霉素或阿托伐醌对巴贝虫的生长抑制率达 90% 以上，但不能完全杀灭巴贝虫，达不到完全治愈目的；将阿托伐醌分别与阿奇霉素、奎宁、氯胍合用，对巴贝虫感染患者的治愈率则可达 100%。另一项体外试验研究发现，单用阿托伐醌可诱导产生抗该药的巴贝虫虫株。因此，为达到更好的疗效并避免产生抗药性，应采用联合用药方案治疗巴贝虫感染。

931. 为什么推荐使用奥硝唑治疗腔道原虫病

答：甲硝唑（metronidazole, MNZ）、替硝唑（tinidazole, TNZ）、奥硝唑（ornidazole, ONZ），均为硝基咪唑衍生物，可抑制阿米巴原虫的氧化还原反应，使原虫氮链发生断裂。MNZ 经口服吸收率>80%，广泛分布于各组织和体液中，且能通过血脑屏障，口服后 1~2 小时血药浓度达高峰，静脉给药后 20 分钟达峰值，半衰期为 7~10 小时，有效浓度可维持 12 小时。经肝代谢，60%~80% 由肾脏排出，其余经皮肤、粪便、唾液等排出。TNZ 与 MNZ 相比，吸收更快、代谢更稳定、半衰期长、疗效高、疗程短、不良反应也较小。而 ONZ 为第三代硝基咪唑类衍生物，其药效优于 MNZ、TNZ，其抗厌氧菌、抗滴虫及抗阿米巴虫能力强。不良反应与 MNZ 和 TNZ 相似，略轻微，适用人群广，依从性好，毒副作用低，有较好的应用前景。因而推荐临床使用 ONZ 治疗腔道原虫感染。

932. 为什么建议夫妻或性伴侣双方同时服用甲硝唑治疗阴道毛滴虫病

答：阴道毛滴虫病的病原生物是阴道毛滴虫，阴道毛滴虫的生活史仅有滋养体期，这也是其致病阶段和感染阶段。阴道毛滴虫不仅可寄生于女性阴道引起阴道炎症，还可寄生于泌尿道引起尿道炎。女性患者可通过无避孕套性交将阴道毛滴虫传播给男性伴侣，而使男性伴侣罹患滴虫性尿道炎；反之亦然，滴虫性尿道炎的男患者，也可将阴道毛滴虫传播给正常的女性伴侣，可使其发生阴道毛滴虫性阴道炎。这种相互传染的方式叫"乒乓感染"。因此，夫妻或性伴侣一方患有滴虫性泌尿生殖系统炎症时双方应同时服用 MNZ 治疗，以防夫妻或性伴侣相互感染，导致无法治愈的窘境。

933. 我国黑热病常用治疗方案是什么

答：黑热病（Kala-azar）是利什曼病（leishmaniasis）的一种。利什曼病包括内脏利什曼病（visceral leishmaniasis）即黑热病、皮肤利什曼病（cutaneous leishmaniasis）、黏膜利什曼病（mucocutaneous leishmaniasis）等三种，均由利什曼原虫寄生引起。黑热病是由杜氏利什曼原虫、婴儿利什曼原虫或恰氏利什曼原虫寄生于人体淋巴-巨噬细胞系统所引起的一种人兽共患寄生虫病，白蛉为其传播媒介。该病易感人群主要是儿童和青年，临床表现为不规则发热、脾肿大、贫血、消瘦、白细胞减少和高球蛋白血症。主要治疗药物为葡萄糖酸锑钠（又称斯锑黑克）、两性霉素 B 与戊烷脒。斯锑黑克是目前我国治疗黑热病的主要药物，其疗效明显，一般有三种治疗方案：①6 天疗法，成人总剂量 120～150mg/kg，儿童总剂量 200～240mg/kg，分 6 次，每日一次肌注或静滴，6 天为一疗程；②3 周疗法，成人总剂量 150mg/kg，儿童 200mg/kg，分 6 次，每周 2 次，3 周为一疗程；③30 天疗法，20mg/kg，总疗程为 30 天，用 5% 葡萄糖 50～100ml 稀释后静脉注射，10 分钟内注完，治愈率 92%～99% 不等，其中以 6 天疗法疗效较好。如治疗后复发，则可再追加一个疗程，若治疗无效，则首先应考虑是否出现抗性问题，其次为治疗方法是否规范，如给药剂量不足等。

934. 为什么非洲睡眠病晚期不推荐使用苏拉明或戊烷脒治疗

答：苏拉明（suramin）是一种多尿素萘胺衍生物，其抗锥虫的作用机制并不十分清楚，通常认为它是通过抑制锥虫 DNA 代谢和蛋白合成相关的酶而发挥作用。苏拉明是一种钠盐，可溶于水。该药物口服不能吸收，多以 10% 溶液缓慢静脉给药，对引起非洲睡眠病的两种常见病原虫，即冈比亚锥虫和布氏罗德西亚锥虫均有杀灭作用。锥虫感染早期，病原生物存在于血液及淋巴系统中，因此使用苏拉明治疗效果明显。非洲睡眠病发展到晚期，病原体可累及中枢神经系统，苏拉明不能通过血脑屏障，无法起到杀虫作用。戊烷脒（pentamidine），是芳香双脒类化合物，它的抗锥虫机制可能与抑制二氢叶酸还原酶，及干扰原生生物的有氧糖酵解作用有关，或与干扰氨基酸转化、核苷酸沉淀与核酸辅酶，抑制 DNA、RNA 和蛋白质合成有关。该药通过静脉给药，在肾脏、肝脏、脾脏中药物浓度很高，但难以进入中枢神经系统。因此，苏拉明或戊烷脒对病原生物已侵入中枢神经系统的晚期非洲锥虫病亦无效。

935. 为什么治疗布氏冈比亚锥虫病推荐依氟鸟氨酸与硝呋莫司联合用药

答：依氟鸟氨酸（eflornithine），又称二氟甲基鸟氨酸，是治疗非洲锥虫病的主要药物。依氟鸟氨酸可选择性地、不可逆地抑制鸟氨酸脱羧酶，从而抑制寄生虫生长。该药口服生物利用度>50%，但常导致严重腹泻，因其可穿过血脑屏障进入中枢神经系统，所以一般通过静脉给药。依氟鸟氨酸可用于治疗有中枢神经系统症状的布氏冈比亚锥虫病，但是依氟鸟氨酸单药治疗效果不佳。硝呋莫司（nifurtimox）是合成硝基呋喃类。硝呋莫司的代谢可能与自由基生化反应有关，这些自由基可以产生相关毒性产物，如过氧化物、过氧化氢和羟自由基，此类毒性产物可以在锥虫体内积聚，导致毒性反应，如膜损伤和酶失活。硝呋莫司可能破坏寄生虫 DNA，直接抑制蛋白合成。硝呋莫司联合依氟鸟氨酸使用可以加强依氟鸟氨酸对布氏冈比亚锥虫的药理作用，故目前常采用硝呋莫司与依氟鸟氨酸联合治疗中枢神经系统期的布氏冈比亚锥虫病。

（陈家旭）

第二节　抗蠕虫药物

936. 为什么苯并咪唑类药物可用于治疗肠道线虫病

答：苯并咪唑类药物都包含一个具有苯的双环结构，主要包括甲苯咪唑与阿苯达唑。它们的抗肠道线虫机制主要在于它们可以与寄生虫的细胞骨架蛋白即 β-微管蛋白结合，从而抑制微管蛋白聚合成微管，微管合成的中断导致寄生虫肠道细胞吸收功能降低。此外，甲苯咪唑和阿苯达唑可以直接抑制寄生虫对葡萄糖的吸收，导致寄生虫糖原耗竭，没有足够的能量来源形成 ATP，从而不能繁殖或存活。虽然哺乳动物宿主也含有微管蛋白，但苯并咪唑类药物与寄生虫微管蛋白的亲和活性是宿主的几百倍，因而对宿主毒性微小。

937. 为什么推荐使用三苯双脒治疗美洲钩虫感染

答：三苯双脒（tribendimidine），化学名称是 5-氯-6-（2，3-二氯苯氧基）-2-甲硫基-1H-苯并咪唑，为我国自行研制合成的一类新药。该药对肠道线虫的驱虫作用是通过破坏虫体的角质层、肌层、肌纤维、口囊、肠管、生殖器官等特殊结构，使虫体的运动、消化和生殖功能受到影响，从而达到驱虫效果。临床试验结果显示，三苯双脒对多种肠道寄生虫均有驱除作用，例如，对单纯十二指肠钩虫、单纯美洲钩虫和混合钩虫感染都具有明显的驱除作用，其中对美洲钩虫感染的疗效最为显著。1 次口服 400mg 三苯双脒肠溶片对单纯美洲钩虫感染或美洲钩虫与十二指肠钩虫混合感染的治愈率达 85% 以上，有报道称其对美洲钩虫的总体治愈率高达 94.9%，明显高于口服相同剂量阿苯达唑（65%~71%）。临床试验显示使用三苯双脒治疗美洲钩虫感染的效果最好，因此，美洲钩虫感染推荐使用三苯双脒。

938. 为什么治疗盘尾丝虫病（河盲症）患者宜选用伊维菌素而禁用乙胺嗪

答：伊维菌素（ivermectin）是一种放线链霉菌天然代谢物阿维菌素（一种放线链霉

菌天然代谢物）的半合成大环内酯类衍生物，可增强抑制性递质 γ-氨基丁酸（gamma-amino butyric acid，GABA）的释放，打开谷氨酸控制的 Cl 通道，增强神经膜对 Cl⁻ 的通透性，从而阻断神经信号的传递，最终使神经麻痹，肌肉细胞失去收缩能力，而导致虫体死亡。盘尾丝虫等线虫存在以 GABA 为递质的神经传导系统，虽然人及哺乳动物中枢神经系统也受 GABA 调节，但由于伊维菌素不能透过血脑屏障，且外周神经递质是乙酰胆碱，因而它对人体是安全的。治疗盘尾丝虫感染时，伊维菌素对成虫作用不明显，但可抑制微丝蚴的释放，并强力杀伤微丝蚴，且伊维菌素耐受性较好，副作用较轻。乙胺嗪（diethyl-carbamazine，DEC）历来是治疗丝虫病的一线药物，在我国消除淋巴丝虫病的过程中发挥了决定性的作用，但该药副作用较多，患者服药后可有头痛、头晕、食欲缺乏、恶心和关节痛等症状，而在盘尾丝虫病和重度罗阿丝虫病患者中这些反应更严重，并可导致强烈瘙痒、皮疹、发热、低血压和脑病。使用 DEC 治疗盘尾丝虫时可能发生潜在致命的变态反应（Mazzotti 反应）和严重的眼部副作用。所以，DEC 禁忌用于盘尾丝虫感染和重度罗阿丝虫感染。因此，治疗盘尾丝虫病宜选用伊维菌素而禁用 DEC。

939. 为什么用阿苯达唑治疗广州管圆线虫病时建议联合激素类药物

答：广州管圆线虫病是由广州管圆线虫幼虫寄生人体引起的一种人兽共患寄生虫病。广州管圆线虫的幼虫主要侵犯中枢神经系统，引起嗜酸性粒细胞增多性脑膜炎或脑膜脑炎，简称"酸脑"。人因生食或半生食含有感染期幼虫（第三期幼虫）的水产品（如福寿螺）、蔬菜和水等而感染。人是广州管圆线虫的非适宜宿主，广州管圆线虫的幼虫侵入人体，经体内移行到达脑部寄生，不能发育为成虫。临床表现以神经系统症状为主，即剧烈头痛、恶心、呕吐、发热，或颈项强直、感觉异常，严重者可出现嗜睡、昏迷，乃至死亡。阿苯达唑对广州管圆线虫具有较好的杀灭作用。在服用阿苯达唑治疗，虫体死亡后的崩解产物可诱发中枢神经系统产生严重的炎症反应，临床症状加剧，甚至颅内压增高危及生命。因此，在使用阿苯达唑治疗的同时，应适当给予激素类药物，如地塞米松，以减轻虫体死亡所造成的炎症反应。

940. 为什么吡喹酮是广谱的抗寄生虫药物

答：吡喹酮（praziquantel）是 20 世纪 70 年代初国外研发的一种新型抗蠕虫药物，白色或类白色结晶性粉末，味苦，是合成类杂环异喹诺酮-吡嗪衍生物。吡喹酮为口服给药，超过 80% 的成分可被有效吸收。该药物在肝脏中进行生物转化，代谢物主要从尿中排出。吡喹酮可部分穿过血脑屏障，脑脊液中其浓度仅为血浆的 20%~25%。吡喹酮可与血浆蛋白质结合，血清中半衰期为 1~3 小时。其杀虫机制是诱导寄生虫外膜超微结构的变化，提高钙离子通透性使钙离子积聚在寄生虫胞浆中，导致肌肉收缩，虫体瘫痪；通过破坏虫体外膜表面，使寄生虫的抗原暴露引起宿主免疫应答，免疫应答效应导致它们从肠道脱落并随肠道蠕动被清除。吡喹酮对许多吸虫的幼虫和成虫阶段都具有活性，是治疗血吸虫病的首选药物，还可用于治疗华支睾吸虫病、肺吸虫病、姜片虫病、异形吸虫病和后殖吸虫病，但吡喹酮对肝片形吸虫无效。绦虫感染通常也可使用吡喹酮治疗，包括带绦虫、裂头绦虫以及膜壳绦虫引起的感染。吡喹酮也可与阿苯达唑联合使用治疗棘球绦虫感染。

941. 为什么建议服用吡喹酮进行血吸虫病早期预防性治疗

答：吡喹酮是一种新型广谱抗蠕虫药物，是目前治疗血吸虫病的首选药物。20 世纪 50 年代治疗人体埃及血吸虫病、曼氏血吸虫病和日本血吸虫病的唯一有效药物酒石酸锑钾因毒副作用严重，目前已不再使用其治疗血吸虫病。血吸虫病的主要病理过程是：人体感染血吸虫后，童虫经静脉或淋巴管移行到达门脉系统定居，约需 24 天发育为成虫产卵，产出的虫卵约 11 天发育为成熟虫卵，即卵内毛蚴发育成熟，分泌可溶性抗原物质，透过卵壳排至周围组织，导致虫卵肉芽肿的形成；虫卵沉积于肝和肠壁组织，形成肝、肠组织的虫卵肉芽肿，继而出现肝纤维化，乃至肝硬化。杀死童虫、成虫，或阻止发育至成虫均可预防血吸虫病的发生与发展。吡喹酮对体内成虫有强烈的杀伤作用，但其只能杀伤发育 28 天以后的成虫，而对侵入皮肤数小时至数天的童虫则无杀伤作用。对感染后 28 天的虫体杀灭率约 50%，至 35 天后，杀灭率则可达 100%。而这一时期，血吸虫成虫的产卵量较少，肉芽肿尚未形成。因而，建议接触疫水后 4~5 周时服用吡喹酮进行早期预防性治疗。

942. 为什么会出现吡喹酮对某些血吸虫病治疗效果不佳的现象

答：吡喹酮是广谱的寄生虫杀灭药，对绝大多数吸虫病、绦虫病均有效，血吸虫病也不例外。人类罹患的血吸虫病有六种，我国、菲律宾及印尼等主要流行的是日本血吸虫病。吡喹酮是所有流行血吸虫病治疗的首选药物，但非洲与南美洲地区目前已发现对吡喹酮具有抗性的曼氏血吸虫，在我国也已出现治疗效果降低的现象。实验研究证明在亚治疗剂量的吡喹酮压力下，诱导 7~8 代即可出现曼氏血吸虫、日本血吸虫抗性虫株。长期大规模应用吡喹酮，可诱导出现血吸虫抗性虫株，这会导致吡喹酮对此类血吸虫病治疗效果不佳，因此，在临床实践中应注意防范。

943. 为什么治疗合并患有眼囊虫病的血吸虫病患者需慎用吡喹酮

答：吡喹酮是广谱抗寄生虫药物，该药不仅对血吸虫，包括日本血吸虫、曼氏血吸虫、埃及血吸虫、湄公血吸虫、间插血吸虫与马来血吸虫等有效，对华支睾吸虫、卫氏并殖吸虫、姜片虫等吸虫，以及猪带绦虫、牛带绦虫、缩小膜壳绦虫、微小膜壳绦虫、曼氏迭宫绦虫、阔节裂头绦虫等均有杀灭作用，也用于治疗猪囊尾蚴病（猪囊虫病）。若血吸虫病患者合并患有眼囊虫病，在治疗时需格外注意，必须在手术治疗眼囊虫病后并确保眼内再无囊虫存在情况下，才能服用吡喹酮以治疗血吸虫病，否则吡喹酮会杀死眼部囊虫，释出大量异性蛋白抗原，致使患者眼部产生剧烈炎症反应，甚至导致眼睛失明。

944. 为什么青蒿素类仅能预防而不能治疗血吸虫病

答：青蒿素类化合物是治疗疟疾的有效药物，科学们对其是否可用于血吸虫病的治疗与预防亦进行了研究。经动物实验研究显示，青蒿素类化合物仅对侵入机体内的童虫有杀伤作用，特别是侵入机体后第 5~14 天的童虫杀伤作用可达 100%，但对发育成熟的成虫无效。经受试者在血吸虫传播季节接触疫水期间口服青蒿素类药物研究人群保护率调查，青蒿素类药物对日本血吸虫、曼氏血吸虫和埃及血吸虫感染均有预防作用，但青蒿素类药物对已患血吸虫病的患者无效。因此，青蒿素类药物仅可作为血吸虫病的预防药物，而不能用作血吸虫病的治疗药物。需特别注意的是，青蒿素类药物的使用会增加恶性疟原虫对其产生抗性的风险，故应避免大规模、长期使用青蒿类药物来预防血吸虫病。

945. 为什么三氯苯达唑治疗片形吸虫病后体温会更高

答：片形吸虫是人兽共患寄生虫，主要有肝片形吸虫和巨片形吸虫，虫体均寄生于人肝组织与肝胆管内，通常因生食、半生食含片形吸虫囊蚴的水生植物，或饮用片形吸虫囊蚴污染的水而感染人体。囊蚴囊内的幼虫在肠道内孵出，穿过肠壁到达腹腔，再侵入肝脏，在肝组织内穿行，破坏肝组织，最终移行到肝胆管内发育为成虫定居。三氯苯达唑（triclabendazole）是上述两种片形吸虫病的首选治疗药物。三氯苯达唑具有杀虫效果明显、快速、低毒等优点。在服用三氯苯达唑后，虫体很快被杀死，崩解的虫体物质引起组织炎症反应，释出内源性热源质，引起体温升高。这是人体对外源性物质的正常反应，仅需给予对症治疗，4~5天后患者体温即下降至正常范围。

946. 为什么脑囊虫病患者必须住院治疗

答：囊虫病是由猪带绦虫幼虫-囊尾蚴寄生于人或猪体内引起的一种人兽共患寄生虫病。人既是猪带绦虫的中间宿主，又是其终末宿主，即猪带绦虫的幼虫、囊尾蚴和成虫均可寄生于人体内，但仅有囊尾蚴可寄生于猪体内。囊虫病分为脑囊虫病、皮下肌肉囊虫病、眼囊虫病等，以脑囊虫病最为常见。治疗囊虫病的药物包括吡喹酮、阿苯达唑等。使用药物治疗脑囊虫病时，脑部虫体被杀死崩解，骤然释放出大量虫体蛋白抗原等物质，局部组织将产生剧烈的炎症反应，引起癫痫发作，甚至脑水肿、颅压增高等，危及生命，对此必须做相应的应急临床处理。另外要注意的是，在治疗脑囊虫病前，应检查患者眼底，排除眼囊虫病的可能后方能进行脑囊虫病的药物治疗。因此，患者必须住院并在医生指导下进行脑囊虫病治疗，不能随意口服吡喹酮等药物。

947. 为什么常用槟榔和南瓜子驱虫以获得完整的绦虫成虫

答：槟榔（areca catechu）含有多种化学成分，如：生物碱、缩合鞣质、脂肪及槟榔红色素等，其中主要的生物碱为槟榔碱（arecoline），其次为槟榔次碱、去甲基槟榔次碱、去甲基槟榔碱等。南瓜子含南瓜子氨酸（cucurbitine）、脂肪油、蛋白质、维生素B1、维生素C等成分。槟榔和南瓜子发挥驱虫作用的成分分别是槟榔碱和南瓜子氨酸。它们对绦虫成虫驱除作用主要是麻痹其神经，对成虫皮层、实质组织及细胞均无损伤。南瓜子主要对绦虫成虫的中段（成熟节片）与后段（妊娠节片）有麻痹瘫痪作用，槟榔则对绦虫的头节和未成熟节片有麻痹作用。两者共同作用，使虫体不能吸附或贴附于肠壁黏膜而脱入肠腔，再服以硫酸镁或甘露醇等泻药，则可排出完整的虫体。槟榔和南瓜子合用的驱虫效果优于单一使用的效果。大量临床试验结果表明，槟榔和南瓜子合剂治疗猪带绦虫病和牛带绦虫病高效而安全。

948. 为什么眼囊虫病不能使用药物治疗

答：眼囊虫病是由猪带绦虫（也称猪肉绦虫）的幼虫时期-囊尾蚴寄生于眼组织引起的一种寄生虫病。多为单眼感染，偶有双眼同时受累，眼囊虫病占囊虫病的2%以下，临床上较少见。眼囊虫病可因误食猪带绦虫卵而感染，或因患者肠道内有猪带绦虫成虫寄生而发生的自身感染所造成。囊尾蚴可寄生于眼的任何部位，绝大多数是眼球深部组织，在其存活时临床症状轻，患者常可忍受，部分患者仅感视力下降，少数患者自觉眼前有黑影飘动感。当虫体死后即可引起剧烈的炎性刺激而诱发视网膜炎症，造成玻璃体混浊或并发白内障、青光眼，终至眼球萎缩而失明。因此，治疗眼囊虫病应手术取出眼内的囊尾蚴虫体，而不是使用药物进行治疗。此外，还需仔细检查以确保眼内再无囊虫存在，并关注是否同时患有脑囊虫病，并给予相应治疗。

949. 为什么治疗带绦虫病时一定要使其头节完全排出体外

答：带绦虫病，是猪带绦虫病、牛带绦虫病和亚洲带绦虫病的总称，是因误食含活带绦虫囊尾蚴的猪、牛肉而引起的人体肠道绦虫病。人是这3种带绦虫的唯一终末宿主，即其只能在人体肠道内发育为成虫。带绦虫的成虫虫体具有分节，有头节、颈节、幼节、成节和孕节，幼节、成节和孕节称为链体。孕节可单独或数节连在一起脱落，随粪便或主动爬出肛门。在服用药物驱除绦虫成虫时，要注意检查排出的虫体是否完整，特别是要看到是否含有绦虫头节。头节具有生发功能，如头节仍留在体内，一段时间后就会长成同样长度的成虫。因此，在用药物驱除绦虫时须连头节同时排出，才算治疗彻底。

950. 为什么手术治疗包虫病后还需服用药物

答：包虫病（hydatidosis），即棘球蚴病（echinococciasis），是棘球绦虫的幼虫寄生于人与食草动物体内引起的一种人兽共患寄生虫病。包虫病主要包括两种：一是囊型包虫病，由细粒棘球绦虫棘球蚴引起；二是多房棘球蚴病，由多房棘球绦虫棘球蚴引起。寄生部位常为肝脏、其次是腹腔、肺部等，以单囊型为主。棘球蚴囊大小悬殊，小的直径仅数毫米，大的直径可达十厘米甚至数十厘米。多数患者手术时棘球蚴囊体积已很大，手术时一般先将囊内液体抽出，再行切除。但在抽液与切除时，易将囊液洒落于腹腔或组织。囊内液含有棘球蚴砂，即含有原头节、子囊、孙囊（其内也有原头节）。原头节如未被杀死而种植于腹腔或组织，即可在种植部位存活生长，经一段时间（数年后）又会长出与原来同样大小的棘球蚴囊，而不得不再次手术。因此，需要服用相应药物以预防术后复发或继发性包虫感染。

951. 为什么治疗包虫病阿苯达唑乳剂疗效优于片剂

答：包虫病是棘球绦虫的幼虫—棘球蚴寄生人体引起的，其病变特征是在局部组织形成一个囊状占位性病变。囊型病变的外层为宿主的结缔组织形成的外囊壁，其内为内囊壁，囊内充满囊液与棘球蚴砂。药物达到病变部位，要通过囊壁再渗入囊内十分困难，因此囊内的药物浓度很低，以至于不能有效杀死棘球蚴囊内的原头节。阿苯达唑不溶于水，所制成的阿苯达唑片剂在肠道内吸收缓慢，有效血药浓度较低；阿苯达唑乳剂胃肠吸收率、相对生物利用度与有效血药浓度均比片剂高。临床实践也证明，阿苯达唑乳剂治愈率明显高于片剂。因此，建议用于包虫病患者的治疗和手术后防止复发宜用阿苯达唑乳剂疗。

（陈家旭　卢　艳）

参考文献

1. 周庭银，倪语星，陈敏，等. 胃肠道感染实验室诊断与临床诊治［M］. 上海：科学技术出版社，2016.

2. 眼科检验协助组. 感染性眼病细菌学检查操作专家共识（2015 年）. 中华眼视光学与视觉科学杂志 ［J］. 2016，18（1）：1-4.

3. 倪语星，张祎博，糜琛蓉. 医院感染防控与管理［M］. 第 2 版. 北京：科学出版社，2016.

3. 胡必杰，陈文森，高晓东，等. 医院感染［M］. 上海：科学技术出版社，2016.

4. 洪秀华，刘文恩. 临床微生物学检验［M］. 第 3 版. 北京：中国医药科技出版社，2015.

5. 尚红，王毓三，申子瑜. 全国临床检验操作规程［M］. 第 4 版. 北京：人民卫生出版社，2015.

6. 王辉，任健康，王明贵，等. 临床微生物学检验［M］. 北京：人民卫生出版社，2015.

7. 周庭银，倪语星，胡继红，等. 临床微生物检验标准化操作［M］. 第 3 版. 上海：科学技术出版 社，2015.

8. 王辰，王建安. 内科学［M］. 第 3 版. 北京：人民卫生出版社，2015.

9. 樊尚荣，周小芳. 2015 年美国疾病控制中心性传播疾病的诊断和治疗指南（续）—淋病的诊断和治疗 指南. 中国全科医学［J］. 2015，18（26）：3129-3131.

10. 查晔军. 肌肉骨骼系统感染基本原则、预防、诊断和治疗［M］. 北京：人民卫生出版社，2015.

11. 凌均棨. 口腔内科学高级教程［M］. 北京：人民军医出版社，2015.

12. 段义农，王中全，方强，等. 现代寄生虫病学［M］. 第 2 版. 北京：人民军医出版社，2015.

13. 张逸龙，潘卫庆. 恶性疟原虫对青蒿素产生抗性的研究进展. 中国寄生虫学与寄生虫病杂志［J］. 2015，33（6）：418-424.

14. 陆维举. 皮肤及软组织感染的诊断与治疗［M］. 南京：南京大学出版社，2014.

15. 闻玉梅，袁正宏. 微生物与感染研究荟萃［M］. 上海：复旦大学出版社，2014.

16. 陈孝平，汪建平. 外科学［M］. 第 8 版. 北京：人民卫生出版社，2013.

17. 谢幸，苟文丽. 妇产科学［M］. 第 8 版. 北京：人民卫生出版社，2013.

18. 赵堪兴，杨培增. 眼科学［M］. 第 8 版. 北京：人民卫生出版社，2013.

19. 王岩，唐佩福. 坎贝尔骨科手术学［M］. 第 12 版. 北京：人民军医出版社，2013.

20. 张志愿，俞光岩. 口腔科学［M］. 第 8 版. 北京：人民卫生出版社，2013.

21. 陈吉生. 新编临床药物学［M］. 北京：中国中医药出版社，2013.

22. 骆抗先. 骆抗先浅谈乙肝常识［M］. 上海：科学技术出版社，2013.

23. 陈谦明. 口腔黏膜病学［M］. 第 4 版. 北京：人民卫生出版社，2012.

24. 尹跃平. 性病防治培训手册（学院用书）-实验室检测［M］. 北京：人民卫生出版社，2011.

25. 邵肖梅，叶鸿瑁，丘小汕. 实用临床儿科学［M］. 第 4 版. 北京：人民卫生出版社，2010.

26. 聂广，樊群. 慢性病毒性肝炎［M］. 北京：中国医药科技出版社，2010.

27. 倪语星. 手术切口与皮肤和软组织感染实验诊断规范［M］. 上海：科学技术出版社，2009.

28. 倪语星，王金良，徐春英，等. 眼部感染实验室诊断规范［M］. 上海：科学技术出版社，2009.

29. 张秀珍，朱德妹. 临床微生物检验问与答［M］. 北京：人民卫生出版社，2008.

30. CLSIM100-S26. Performance standards for antimicrobial susceptibility testing ［S］, 26th. Clinical and Laboratory Standards Institute. 2016.

31. Guidelines for the use of antiretroviral agents in HIV-1-infected adults and adolescents ［S］, US Department of Health and Human Services, 2016.

32. Xing WJ, Liao QH, Viboud C, et al. Hand, foot, and mouth disease in China, 2008-12: an epidemiological study. Lancet Infect Dis ［J］, 2016, 14 (4): 308-318.

33. James HJ, Michael AP, Karen CC, et al. Manual of Clinical Microbiology ［M］. 11th ed. ASM Press, 2015.

34. Coates BM, Staricha KL, Wiese KM, et al. Influenza A Virus Infection, Innate Immunity, and Childhood. JAMA Pediatr ［J］, 2015, 169 (10): 956-963.

35. Baron EJ, Miller JM, Weinstein MP, et al. A guide to utilization of the microbiology laboratory for diagnosis ofinfectious diseases: 2013 recommendations by the Infectious Diseases Societyof America (IDSA) and the American Society for Microbiology (ASM). Clin Infect Dis ［J］, 2013, 57 (4): e22-e121.

36. Gao R, Cao B, Hu Y, et al. Human infection with a novel avian-origin influenza a (H7N9) virus. N Engl J Med ［J］, 2013, 368 (20): 1888-1897.

37. Schmiemann G, Kniehl E, Gebhardt K, et al. The diagnosis of urinary tract infection: a systematic review. DtschArztebl Int ［J］, 2010, 107 (21): 361-367.

38. Walz JM, Memtsoudis SG, Heard SO. Prevention of central venous catheter Bloodstream infections. J Intensive Care Med ［J］, 2010, 25 (3): 131-138.

39. Kanafani ZA, Perfect JR. Antimicrobial resistance: resistance to antifungal agents: mechanisms and clinical impact. Clin Infect Dis ［J］, 2008, 46 (1): 120-128.

缩略词

AECOPD	acute exacerbation of chronic obstructive pulmonary disease	慢性阻塞性肺疾病急性加重
AURTI	acute upper respiratory tract infection	急性上呼吸道感染
ALT	alanine aminotransferase	血清谷丙转氨酶
ABPA	allergic bronchopulmonary aspergillosis	过敏性支气管肺曲霉病
AAD	antibiotic-associated diarrhea	抗菌药物相关性腹泻
AST	antimicrobial susceptibility test	抗菌药物敏感性试验
ACT	artemisinin combination therapy	青蒿素为基础的联合用药
ABC	ATP-binding cassette transporter	ATP 结合盒式蛋白
ASCUS	atypical squamous cells of undetermined significance	不明意义的非典型鳞状细胞
AIV	avain influenza virus	禽流感病毒
BV	bacterial vaginosis	细菌性阴道病
BSL-3	biosafty laboratory-3	生物安全三级实验室
BSI	bloodstream infection	血流感染
BSE	bovine spongiform encephalopathy	牛海绵状脑病
BALF	bronchoalveolar lavage fluid	支气管肺泡灌洗液
CMA	cornmeal agar with 1% dextrose （or with Tween） agar	玉米粉葡萄糖（或吐温）琼脂
CRAB	carbapenems-resistant *A. baumannii*	碳青霉烯类耐药鲍曼不动杆菌
CRE	carbapenems resistant *Enterobacteriaceae*	碳青霉烯类耐药肠杆菌科细菌
PrPc	cellular prion protein	朊蛋白
CLABSI	central line-associated bloodstream infection	中央导管相关血流感染
CNSI	central nervous system infection	中枢神经系统感染
CSF	cerebrospinal fluid	脑脊液
CHIKF	chikungunya fever	基孔肯亚热
CHIKV	*Chikungunya virus*	基孔肯亚病毒

CT	*Chlamydia trachomatis*	沙眼衣原体
CT	cholera toxin	霍乱毒素
COPD	chronic obstructive pulmonary disease	慢性阻塞性肺疾病
CLSI	Clinical and Laboratory Standard Institute	美国临床和实验室标准协会
CDI	Clostridium difficile infection	艰难梭菌感染
CD14	cluster of differentiation 14	分化抗原簇 14
CNS	coagulase-negative staphylococcus	凝固酶阴性葡萄球菌
CFU	colony forming unit	菌落形成单位
CAP	community acquired pneumonia	社区获得性肺炎
CRP	C-reactive protein	C 反应蛋白
CPE	cytopathic effect	细胞病变效应
DGGE	denaturing gradient gel electrophoresis	变性梯度凝胶电泳
DNM	descending necrotizing mediastinitis	下行性坏死性纵隔炎
DEC	diethylcarbamazine	乙胺嗪
DFA	direct immunofluorescence assay	直接免疫荧光染色
DIC	disseminated intravascular coagulation	弥散性血管内凝血
EBHF	ebola hemorrhagic fever	埃博拉出血热
EBOV	*Ebola virus*	埃博拉病毒
EAEC	enteroaggregative *E. coli*	肠集聚性大肠埃希菌
EHEC	enterohemorrhagic *E. coli*	肠出血性大肠埃希菌
EIEC	enteroinvasive *E. coli*	肠侵袭性大肠埃希菌
EPEC	enteropathogenic *E. coli*	肠致病性大肠埃希菌
ETEC	enterotoxigenic *E. coli*	肠产毒性大肠埃希菌
EV68	*Enterovirus 68*	肠道病毒 68 型
EBV	Epstein-Barr virus	EB 病毒
CSF	cerebrospinal fluid	脑脊液
ESBL	extended-spectrum β-lactamase	产超广谱 β 内酰胺酶
FTA-ABS	fluorescent treponemal antibody-absorption test	梅毒螺旋体荧光抗体吸收试验
FDA	Food and Drug Administration	美国食品药品管理局
FI	fusion inhibitor	融合抑制剂
GM	galactomannan	半乳甘露聚糖
GABA	gamma-amino butyric acid	γ-氨基丁酸
G	generation time	代时
GH	genital herpes	生殖器疱疹

GBS	Group B *Streptococcus*	B 群 β 溶血性链球菌
EC50	half maximal effective concentration	半数效应浓度
IC50	half maximal inhibitory concentration	半抑制浓度
Hp	*Helicobacter pylori*	幽门螺杆菌
HAd	hemadsorption	红细胞吸附
HI	hemagglutination inhibition	血凝抑制试验
HA	hemagglutinin	血凝素
HAV	*Hepatitis A virus*	甲型肝炎病毒
HBV	*Hepatitis B virus*	乙型肝炎病毒
HCV	*Hepatitis C virus*	丙型肝炎病毒
HDV	*Hepatitis D virus*	丁型肝炎病毒
HEV	*Hepatitis E virus*	戊型肝炎病毒
HSE	Herpes simplex virus encephalitis	单纯疱疹病毒性脑炎
HLAR	high level aminoglycoside resistance	高水平耐氨基糖苷类
HAART	highly active antiretroviral therapy	高效抗反转录病毒治疗
HAP	hospital acquired pneumonia	医院获得性肺炎
HCMV	*Human cytomegalovirus*	人巨细胞病毒
HEV	*Human enterovirus*	人肠道病毒
HMP	human microbiome project	人类微生物组计划
HPV	*Human papilloma virus*	人乳头瘤病毒
HTLV-I	*Human T lymphotropic virus type I*	人类 T 淋巴细胞白血病病毒 1 型
ICH	immunocompromised host	免疫低下宿主
IG	immunoglobulins	免疫球蛋白
IDSA	Infectious Diseases Society of America	美国感染性疾病学会
IE	infective endocarditis	感染性心内膜炎
ICU	intensive care unit	重症监护病房
IFN	interferon	干扰素
IFN-γ	interferon-γ	γ-干扰素
IGRAs	interferon-γ release assays	γ-干扰素释放试验
IL-6	interleukin-6	白细胞介素-6
I	intermediate	中介
IPA	invasive pulmonary aspergillosis	侵袭性肺曲霉病
JEV	Japanese encephalitis virus	日本脑炎病毒
KSHV	*Kaposi's sarcoma herpesvirus*	卡波西肉瘤相关的疱疹病毒

LDH	lactate dehydrogenase	乳酸脱氢酶
LPS	lipopolysaccharide	脂多糖
LBP	lipopolysaccharide binding protein	LPS 结合蛋白
LRTI	lower respiratory tract infection	下呼吸道感染
MALDI-TOF-MS	matrix-assisted laser desorption/ionization time offlight mass spectrometry	基质辅助激光解吸电离飞行时间质谱
MBL	metallo-β lactamase	金属酶
MRCNS	methicillin resistant coagulase negative *Staphylococcus*	耐甲氧西林凝固酶阴性葡萄球菌
MRSA	methicillin resistant *Staphylococcus aureus*	耐甲氧西林金黄色葡萄球菌
MNZ	metronidazole	甲硝唑
MERS	middle cast respiratory syndrome	中东呼吸综合征
MBC	minimal bactericidal concentration	最低杀菌浓度
MIC	minimum inhibitory concentration	最低抑菌浓度
MIU	motility、indole、urease	动力、吲哚及脲酶
MDR	multidrug-resistant	多重耐药菌
MDR-TB	multidrug-resistant tuberculosis	多种耐药结核
MLST	multilocus sequence typing	多位点序列分型
MLVA	multiple locus variable numbers of tandem repeats analysis	多位点串联重复序列
MODS	multiple organ dysfunction syndrome	多器官功能障碍综合征
MAC	Mycobacterium avium complex	鸟分枝杆菌复合体
Mg	*Mycoplasma genitalium*	生殖支原体
Mh	*Mycoplasma hominis*	人型支原体
MP	*Mycoplasma pneumoniae*	肺炎支原体
NIH	National Institutes of Health	美国国立卫生研究院
NG	*Neisseria gonorrhoeae*	淋病奈瑟菌
NAI	neuraminidase inhibitor	神经氨酸酶抑制剂
NTM	nontuberculosis mycobacteria	非结核分枝杆菌
NAAT	nucleic acid amplification test	核酸扩增试验
OT	old tuberculin	旧结核菌素
OLB	open lung biopsy	开胸肺活检
ONZ	ornidazole	奥硝唑
OMP	outer membrane protein	外膜蛋白
PDR	pan drug-resistant	全耐药菌

PID	pelvic inflammatory disease	盆腔炎性疾病
PBP	penicillin-binding protein	青霉素结合蛋白
PBP2a	penicillin binding proteins 2a	青霉素结合蛋白 2a
PRSP	penicillin-resistant *Streptococcus pneumoniae*	耐青霉素肺炎链球菌
PDAP	peritoneal dialysis associated peritonitis	腹膜透析相关性腹膜炎
H_2O_2	peroxides	过氧化物
PRA	plaque reduction assay	空斑减数法
PDA	potato dextrose agar	马铃薯葡萄糖琼脂
PCT	procalcitonin	降钙素原
PVE	prosthetic valve endocarditis	人工瓣膜感染性心内膜炎
PSB	protected specimen brush	保护性标本刷
PrP	proteinase resistant protein	蛋白酶抗性蛋白
PFGE	pulsed-field gel electrophoresis	脉冲场凝胶电泳
PPD	purified protein derivative	纯蛋白衍生物
RDT	rapid diagnostic test	快速检测试剂条法
RFFIT	rapid fluorescent focus inhibition test	快速荧光灶抑制试验
RPR	rapid plasma reagent	快速血浆反应素环状卡片试验
RRP	recurrent respiratory papillomatosis	复发性呼吸道乳头瘤
R	resistance	耐药
RTF	resistance transfer factor	耐药传递因子
RSV	respiratory syncytial virus	呼吸道合胞病毒
SABHI	sabouraud brain heart infusion agar	沙氏脑心浸液琼脂
SDA	Sabouraud's dextrose agar	沙氏葡萄糖琼脂
SSS	scald skin syndrome	烫伤样皮肤综合征
SF	selenite enrichment medium	亚硒酸盐增菌液
SARS	severe acute respiratory syndrome	严重急性呼吸综合征
SFTSV	*Severe fever with thrombocytopenia syndrome bunyavirus*	发热伴血小板减少综合征布尼亚病毒
STD	sexually transmitted diseases	性传播疾病
STI	sexually transmitted infections	性传播感染
HSV	*Simplexvirus*	单纯疱疹病毒
$^1O_2$	singlet oxygen	单态氧
SSSI	skin and skin structure infection	皮肤及皮肤结构感染
SSTI	skin and soft tissue infection	皮肤及软组织感染

SCV	small colony variant	小菌落变异体
SAS	sodium allyl sulfonate	烯丙基磺酸钠
SPS	sodium polyanethol sulfonate	聚茴香磺酸钠
SBP	spontaneous bacterial peritonitis	自发性细菌性腹膜炎
SCC*mec*	Staphylococcal cassette chromosome *mec*	葡萄球菌盒式染色体
STEN	staphylococcal toxic epidermal necrolysis	葡萄球菌性中毒性表皮坏死松解症
SOD	superoxide dismutase	超氧化物歧化酶
O_2^-	superoxide ion	超氧阴离子
SSI	surgical site infection	手术切口感染
S	susceptible	敏感
SDD	susceptible-dose dependent	剂量依赖敏感
SIADHS	syndrome of inappropriate secretion of antidiuretic hormone	抗利尿激素分泌失调综合征
TTB	tetrathionate broth	四硫磺酸盐煌绿肉汤
TNZ	tinidazole	替硝唑
TRUST	toluidine red unheated serum test	甲苯胺红不加热血清试验
TSE	transmissible spongiform encephalopathy	传染性海绵状脑病
TNA	transthoracic needle aspiration	经胸壁针刺吸引物
TTA	transtracheal aspiration	经气管穿刺吸引物
TP	*Treponema pallidum*	梅毒螺旋体
TP-ELISA	treponema pallidum-enzyme linked immunosorbent assay	梅毒螺旋体酶联免疫吸附试验
TPHA	treponema pallidum haemagglutination assay	梅毒螺旋体血凝试验
TPPA	treponema pallidum particle agglutination test	梅毒螺旋体明胶颗粒凝集试验
TP-WB	treponema pallidum-western blot test	梅毒螺旋体蛋白印迹试验
TV	trichomonas vaginitis	滴虫性阴道炎
TST	tuberculin test	结核菌素试验
TBM	tuberculous meningitis	结核性脑膜炎
YMDD	tyrosine-methionine-aspartic acid-aspartic acid	酪氨酸-甲硫氨酸-天冬氨酸-天冬氨酸
Up	*Ureaplasma parvum*	微小脲原体
Uu	*Ureaplasma urealyticum*	解脲脲原体
UTI	urinary tract infection	尿路感染
LET	leukocyte esterase test	白细胞酯酶试验
NIT	nitrite test	亚硝酸盐试验

VISA	vancomycin-intermediate *Staphylococcus aureus*	万古霉素中介耐药的金黄色葡萄球菌
VRE	vancomycin-resistant *Enterococcus*	耐万古霉素肠球菌
VRE	vancomycin resistant *Enterococcus*	耐万古霉素肠球菌
VRSA	vancomycin-resistant *Staphylococcus aureus*	耐万古霉素金黄色葡萄球菌
VDRL	Venereal Disease Research Laboratory test	性病研究实验室试验
VAP	ventilator-associated pneumonia	呼吸机相关性肺炎
VAP	viral attachment proteins	病毒吸附蛋白
XDR	extensively drug-resistant	泛耐药菌